VENCENDO A
MORTE

J. M. ORLANDO

VENCENDO A MORTE

COMO AS GUERRAS FIZERAM A MEDICINA EVOLUIR

© 2016 - José Maria Orlando
Direitos em língua portuguesa para o Brasil:
Matrix Editora
www.matrixeditora.com.br

Diretor editorial
Paulo Tadeu

Projeto gráfico e diagramação
Alexandre Santiago

Capa
Monique Schenkels

Revisão
Adriana Wrege
Maria A. Medeiros

CIP-BRASIL - CATALOGAÇÃO NA PUBLICAÇÃO
SINDICATO NACIONAL DOS EDITORES DE LIVROS, RJ

Orlando, J. M.
Vencendo a morte / J. M. Orlando. - 1. ed. - São Paulo: Matrix, 2016.
600 p.; 23 cm

Inclui bibliografia e índice

ISBN 978-85-8230-246-0

1. Medicina - História. I. Título.

16-31125

CDD: 610.9
CDU: 61(09)

Dedicatória

Este livro é dedicado àqueles mais intrépidos, com suas mentes inquietas e criativas, que se recusam a adotar posturas de passividade e conformismo diante do mundo que os cerca e que está constantemente a desafiá-los, inclusive naquelas situações de extrema adversidade irremediavelmente associadas às guerras e outras calamidades enfrentadas pela humanidade. Por isso, estão sempre ousando um pouco mais e "dando carona", em suas conquistas, à imensa maioria dos seres humanos que se conformam, docilmente em representar o papel de meros passageiros nesta breve jornada no planeta azul.

São eles, e elas, que se doam e se mostram dispostos a questionar e mudar aquilo que nos reserva, em princípio, nosso destino inescapável. Graças a esse mix – quase mágico! – de inteligência, intuição, curiosidade, determinação, persistência, paciência e, ainda, a uma generosa e salutar dose de teimosia, há muito deixamos para trás a ignorância e a vida obscura das trevas medievais e fomos, assim, transportados nas asas do conhecimento para uma nova era que se beneficia dos inúmeros avanços proporcionados pela ciência em suas múltiplas e variadas vertentes. Aqui, em particular, nos ocupamos da ciência e da arte médica, que, juntas, vêm se dedicando à luta permanente e obstinada contra a todo-poderosa morte. Uma luta, de fato, indeclinável!

Agradecimentos

Aos dedos ágeis da bióloga Cristiane "Coelho" de Lima, ao acelerar em muito o ritmo da digitação de vários capítulos.

Ao detalhismo sem concessões da jornalista Adriana Cortez, ao revisar parte do texto.

Aos amigos e irmãos Marcelo Moock e Flávio Monteiro de Barros Maciel *(in memoriam),* que se dispuseram não apenas a conhecer as versões preliminares desta obra, mas também a buscar contatos no mundo editorial que pudessem interessar-se em publicá-la; o mesmo se aplica à amiga Rosa Goldstein Alheira.

Às reparadoras e aprazíveis noites regadas a bons vinhos e inspiradoras conversas na companhia dos amigos Márcio Joel Estevam, Orlando Elídio e Pedro Paulo Branco.

Ao escritor e crítico literário Fábio Lucas, por suas preciosas e muito bem-vindas dicas, que só a experiência de toda uma vida dedicada à literatura pode oferecer.

Ao médico, bibliófilo, enólogo, leitor voraz, mas, sobretudo, amigo e "irmão mais novo", Flávio Andrade de Almeida, pela árdua missão de fazer a leitura integral dos originais e dar vários palpites bem apropriados.

Ao meu editor, Paulo Tadeu, por ter compartilhado comigo o interesse e a coragem de levar esta obra ao público em geral – para além dos profissionais médicos e da área da saúde – e ter se dedicado, pessoalmente, à cuidadosa e implacável leitura dos originais, fornecendo comentários mais que pertinentes para, juntos, chegarmos ao melhor resultado possível.

À minha sempre amada e persistente família – Popi, Rafa e Tatao –, que, mais uma vez, permitiu-se resignar com a escassez de minha presença.

Se você quer aprender Medicina... vá para a guerra.
(Hipócrates, 460-370 a.C.)

SUMÁRIO

Introdução 15

CAPÍTULO 1: Guerra é guerra! 23

CAPÍTULO 2: Quem deve viver? 41

CAPÍTULO 3: A hora de ouro 61

CAPÍTULO 4: Hasta la vista, baby! 83

CAPÍTULO 5: Chevalier sans peur et sans reproche 121

CAPÍTULO 6: Carruagens de fogo 151

CAPÍTULO 7: Mash 175

CAPÍTULO 8: Sangue, suor e lágrimas... 201

CAPÍTULO 9: Costureiros franceses... 225

CAPÍTULO 10: A sujeira mata mais que os tiros 241

CAPÍTULO 11: Inimigo invisível... 297

CAPÍTULO 12: O bom e o mau pus 317

CAPÍTULO 13: Mãos que salvam 337

CAPÍTULO 14: O bolor verde 357

Capítulo 15: Exércitos microscópicos 371

Capítulo 16: Shock! 393

Capítulo 17: La sangre 403

Capítulo 18: Hemorragia 421

Capítulo 19: Dias de cão do verão 431

Capítulo 20: Congelados... 441

Capítulo 21: A mão esquerda de Bertha 469

Capítulo 22: Fingimento, covardia ou doença? 481

Capítulo 23: Esculápio cobiçou o tridente de Netuno 517

Capítulo 24: Hipócrates e a Hidra das alturas 551

Referências bibliográficas 577

A Inutilidade das Guerras e Revoluções

*Tudo o que estimula o crescimento da civilização
trabalha simultaneamente contra a guerra.*

(Sigmund Freud, médico psiquiatra austríaco
inventor da técnica de psicanálise, 1856-1939)

INTRODUÇÃO
UMA LUTA DESIGUAL, MAS INDECLINÁVEL

As consequências para o funcionamento do organismo eram devastadoras.

O sangramento agudo e intenso resultante dos ferimentos de batalha era, na maioria das vezes, fatal. A morte arrebatava a vida dos soldados em questão de minutos. Alguns poderiam até resistir por horas ou dias, mas ao final o império da morte impunha-se sempre absoluto, reivindicando seu butim de vítimas indefesas prostradas diante de médicos impotentes e atônitos.

Esse cenário repetiu-se incontáveis vezes ao longo dos séculos. A par de materializar o que poderia ser interpretado até mesmo como um ato de pretensa coragem do guerreiro (ainda que, em geral, destituído de qualquer resultado prático efetivo), deixava transparecer, como pano de fundo, uma realidade aparentemente imutável que se repetia impassível ao sabor do sempre soberano destino.

Por certo a humanidade não chegou ao século XXI – enfrentando e superando toda sorte de desafios e perigos que ameaçavam a sobrevivência de sua espécie – deixando-se simplesmente levar pelo conformismo e pela passividade. A constante batalha pela sobrevivência impunha a necessidade de questionar, a todo momento, a frase imobilizadora: "Tem que ser assim!". Afinal de contas, ela traduzia de forma irrecorrível a vontade de algum deus ou ente superior que detinha em suas mãos o completo domínio sobre a vida e a morte.

A morte quase certa que se seguia à hemorragia profusa pertenceu, durante muito tempo, à categoria dos tais eventos que "têm que ser assim". Parecia até mesmo natural que assim fosse. Algo na linha conformista de pensamento "manda quem pode (no caso, o ente superior) e obedece quem tem juízo" (nós, os mortais). Não obstante pairasse essa pretensa convenção, muitos desobedeceram a esse e a inúmeros outros dogmas. E foi graças a eles que a humanidade não se deixou estagnar e vem, teimosamente, fugindo da extinção. Portanto, um "salve" a esses extraordinários desobedientes e suas mentes inquietas e brilhantes, sempre prontas a questionar o óbvio.

Ora, com foco nessa constatação, por que a grande perda de sangue produzida pela lâmina afiada ou pelo projétil da arma de fogo deveria conduzir, de forma inescapável, à morte da vítima? Teria mesmo que ser assim?

Lá estavam eles, os desobedientes de plantão, para desafiar a todo-poderosa morte. Tentativas para estancar a hemorragia, amarrar ou costurar vasos sanguíneos e, finalmente, buscar maneiras de repor o sangue perdido foram sucedendo-se ao longo da história das guerras. Nessa esteira de tentativas – com erros e acertos –, chegou-se ao desenvolvimento de diferentes tipos de infusões, até que se tornou rotina a administração dos soros diretamente na veia. Esse foi o estágio alcançado por ocasião da Grande Guerra (1914-1918). Sem dúvida, esse avanço foi de grande valia, mas ainda estava longe de resolver o problema. Afinal, já se sabia razoavelmente, então, que o sangue é muito mais complexo que qualquer outra solução "metida a besta", em que se dissolvem em água alguns sais minerais e certas gelatinas. Depois de algumas idas e vindas, polêmicas aqui e acolá, consagrou-se a conclusão soberana de que se sangue foi perdido, deverá ser reposto com algum outro sangue, sob risco de não se promover o reequilíbrio orgânico.

Depois de terem sido postas de lado algumas iniciativas mais temerárias (e que hoje nos soariam hilárias!), a transfusão de sangue entre seres humanos atingiu maior grau de aprimoramento e se firmou definitivamente como método terapêutico realmente eficaz durante a Guerra Civil Espanhola (1936-1939).

Pouco depois eclodiria a Segunda Guerra Mundial (1939-1945), quando já se dispunha de um significativo grau de avanço no tratamento da hemorragia aguda traumática. A sobrevivência de um soldado seriamente ferido em batalha – e que havia experimentado um período de grande instabilidade circulatória e orgânica em consequência do estado de choque hemorrágico – já se mostrava mais viável. Um enorme obstáculo havia sido transposto com considerável margem de sucesso. Afinal, tudo parecia indicar que não tinha que ser apenas assim!

Mas esse foi somente um entre infindáveis *rounds* na eterna luta travada pela Medicina contra seu maior e definitivo algoz. Não tardaria muito para que a morte lançasse mão de novos e poderosos expedientes, pelos quais procurava deixar claro seu poder incontroverso e sua inevitabilidade.

E assim foi. Aqueles que conseguiam sobreviver ao choque hemorrágico viam-se, a seguir, enredados por um novo risco de morte, como consequência do mau funcionamento dos rins (lesados durante o período de choque circulatório, em que a baixa pressão arterial e a má perfusão sanguínea produzem deterioração do tecido renal). A morte impunha-se, então, como resultado da chamada insuficiência renal aguda. Nesse outro *round*, portanto, ponto para a morte.

Para a próxima etapa da luta, a Medicina voltaria ao ringue com o objetivo de surpreender sua temível oponente, trazendo um novo trunfo da inventividade humana: a diálise (técnica artificial para substituir os rins). Essa foi a tônica da atuação dos médicos militares durante a Guerra da Coreia, no começo da década de 1950. A vantagem, agora, estava com a Medicina.

Ardilosa e detentora de recursos certamente inesgotáveis, a morte retornaria para o próximo *round* – eu me arriscaria a dizer –, já denotando uma certa irritação com a presunção daqueles reles mortais. Além da hemorragia e da insuficiência renal, ela agora estava disposta a lançar mão de uma nova e poderosa artimanha: dificultar a respiração.

As generosas infusões endovenosas de soros e transfusões sanguíneas administradas na tentativa heroica de restabelecer o equilíbrio da circulação, somadas às substâncias liberadas pelos tecidos orgânicos lesados pelo trauma, acabavam por impor considerável sobrecarga hídrica e inflamação aos pulmões, que assim se tornavam encharcados (edemaciados, na linguagem médica) pelo excesso de líquidos ofertados nas etapas anteriores. Daí resultava maior dificuldade dos pulmões em realizar as trocas gasosas. Surgia, então, a chamada insuficiência respiratória aguda, altamente letal para os soldados norte-americanos que combatiam em terras do Vietnã nas décadas de 1960-70.

Dá até para imaginar a morte regozijando-se em sua perfídia. Mal comparando, podemos visualizar a cena bastante comum entre os lutadores de

MMA[1], que, ao sobrepujarem o adversário, sobem nas grades do octógono para comemorar sua vitória batendo no peito e gritando: *Yes!* Por sorte, enquanto o juiz da contenda fazia a clássica contagem regressiva para uma Medicina estatelada no tablado, soou o salvador gongo. Uma nova chance para tentar inverter o placar. Abatida, porém não inteiramente derrotada, a arte médica corajosamente retornaria para o próximo assalto, depois de ter recebido um novo alento, uma dica preciosa e providencial de uma parceira inseparável. Com a ajuda estratégica da tecnologia, a Medicina novamente surpreendeu sua oponente, trazendo a tiracolo um aparelho especialmente desenvolvido e capaz de garantir o suporte respiratório (respiração mecânica artificial) enquanto os pulmões eram tratados e se restabeleciam gradualmente. Uma forma criativa de ganhar algum tempo.

Ira total! A morte já estava a ponto de perder o pouco de esportividade que lhe restava e colocar fim àquele joguinho com reles humanos. Afinal de contas, o que era para ser um simples entretenimento – um mero passatempo para ela se divertir com os pobres mortais – vinha se tornando uma rixa algo desagradável, pois havia ali uns sujeitos que insistiam na desconcertante pretensão não só de ousar medir forças com ela, mas de achar mesmo possível vencer "A Invencível"! No entanto, para não assumir um gesto de força unilateral perante um oponente visivelmente mais vulnerável – o que poderia "pegar mal" diante de toda a audiência no mundo inteiro –, ela conteve seu ímpeto destrutivo e ateve-se às regras do jogo, por mais que lhe fosse tentadora a ideia de aplicar logo um golpe definitivo e fatal.

Então, lançando mão de uma sutileza que não lhe é tão peculiar, partiu para um estratagema que incluía certa crueldade temperada com uma dose de dissimulação maquiavélica e alguma paciência. Essa nova tática prometia ir aos poucos minando as forças do adversário, mas sem liquidá-lo de um só golpe. A partir daquele momento (e até os nossos dias), a Medicina teria que se ver por muito tempo com seu inimigo secular – as infecções –, mas agora "turbinado", graças ao surgimento de germes cada vez mais resistentes aos antibióticos. A morte deixou a posição de contendora direta e "terceirizou" a luta para os exércitos microscópicos. Passou a ocupar uma posição mais confortável na retaguarda, de instigadora (quase o equivalente a um técnico

---

1 MMA (*Mixed Martial Arts*) é uma modalidade de luta no estilo vale-tudo, que tem lugar não em um ringue convencional, mas numa espécie de jaula conhecida por octógono.

do time) dos vírus e bactérias mortíferos. Assim, podia aguardar calmamente para colher seus "troféus", que, mais cedo ou mais tarde, iriam para seu abraço mortal, depois de sucumbirem nessa interminável batalha dos seres humanos contra as infecções. E a luta continua...

Quando eu ainda cursava a Residência Médica, e também nos primeiros anos de atuação profissional em unidades de terapia intensiva (UTI), essa sequência histórica delineada nos parágrafos anteriores era mencionada com frequência (quase como um mantra) em aulas e congressos médicos por palestrantes mais experientes. Textos técnicos também traziam tais referências como parte obrigatória da história de nossa especialidade. Situações agudas e graves como o choque hemorrágico, insuficiência renal aguda e insuficiência respiratória aguda, bem como o relato de como haviam sido enfrentadas e superadas, apareciam sempre atreladas aos seguintes conflitos bélicos: Primeira Guerra Mundial, Guerra Civil Espanhola, Segunda Guerra Mundial, Guerra da Coreia e Guerra do Vietnã. Tratava-se, inquestionavelmente, de condições clínicas emblemáticas da atuação prática do médico que lidava com emergências e formavam parte altamente representativa da Medicina Intensiva.

Depois de alguns anos, com a chegada da maturidade profissional, esse instigante apelo histórico estimulou ainda mais meu interesse (até então latente) por conhecer em mais detalhes os primeiros passos da Medicina Intensiva. De início, o foco de minhas pesquisas bibliográficas estava direcionado para as situações já mencionadas e que compõem, ainda nos tempos atuais – e em boa medida –, o dia a dia das UTIs.

Era, no entanto, intrigante constatar que as tais enfermidades mantinham uma relação íntima e conivente com as guerras. Ficava patente que sua superação estava fortemente atrelada à evolução dos próprios conflitos como resultado do trabalho árduo, da criatividade, da persistência e da pressão constante a exigir soluções urgentes por parte dos médicos militares, ou mesmo dos civis a serviço das forças armadas dos países envolvidos no conflito.

Essa relação próxima – quase de cumplicidade – entre a Medicina Intensiva e a história das guerras e conflitos aguçou minha curiosidade. Mas, quanto mais eu lia livros e artigos científicos e pesquisava uma infinidade de sites na internet, mais eu me deparava com outros desdobramentos sobre temas médicos correlatos, e que iam para muito além da área abarcada pela Medicina Intensiva. A influência das guerras e, de resto, da própria Medicina militar – algo já consagrado como líquido e certo – não está restrita ao campo de atuação direta da UTI. Ela é, necessariamente, muito mais abrangente. Cirurgia geral e vascular, ortopedia, neurocirurgia, plástica, bucomaxilofacial, infectologia e psiquiatria despontam igualmente como áreas médicas que há muito vêm se beneficiando das lições aprendidas nos campos de batalha.

Fica, assim, evidenciada a ampla interface de sobreposição existente entre a Medicina militar e a civil, uma zona comum onde interagem, mesclando-se e complementando-se de forma profunda e inquestionável. O considerável campo de investigações em que são realizadas pesquisas médico-científicas (conduzidas extensivamente em tempos de paz) é capaz de assegurar avanços significativos que contribuem para o desenvolvimento paralelo da Medicina militar em sua missão de prevenir, tratar e reabilitar os soldados expostos aos riscos inerentes ao campo de batalha. Mas, quando eclode um conflito armado, é a vez de a própria Medicina militar buscar soluções, ao mesmo tempo efetivas e rápidas, para dar respostas concretas e pragmáticas às situações críticas que surgem a partir daquele imenso "laboratório de pesquisas a céu aberto". As melhores possibilidades devem ser buscadas e encontradas de forma intensiva, no menor intervalo de tempo possível.

Ao final, as experiências positivas extraídas da tragédia poderão ser exportadas, e muitas delas serão, de fato, incorporadas ao cotidiano da Medicina civil, em proveito da sociedade.

Os exemplos em ambas as direções são inúmeros e expressivos, como procurarei evidenciar em mais detalhes ao longo dos próximos capítulos. Os temas que identificam cada um dos capítulos não estão dispostos de maneira a seguir uma cronologia lógica. Os capítulos, um após o outro, não têm a preocupação de sequenciar fatos que necessariamente se sucederam no tempo. Foram apenas pinçados, aleatoriamente, dentre os principais aspectos que marcaram a evolução da Medicina militar – assim como a história da Medicina em geral – ao longo dos séculos e milênios. No entanto, dentro de cada capítulo, com o foco de interesse colocado sobre um tema específico, aí sim, procura-se observar um sequenciamento cronológico que visa facilitar ao leitor a compreensão de como naquele tópico em particular os vários aspectos históricos foram evoluindo com o caminhar da civilização, até desembocar em dias mais recentes. A abordagem adotada na elaboração dos vários assuntos colecionados permite entrever, de modo mais ou menos explícito, as aquisições no campo militar – sejam elas predominantemente médico-assistenciais, científicas ou tecnológicas – que, posteriormente, migraram como progressos concretos e sensíveis, com grande potencial para serem incorporadas à vida civil, recebendo os ajustes pertinentes e podendo incorporar ainda novas contribuições para seu permanente aprimoramento.

Culturalmente, é mais fácil mobilizar os homens para a guerra que para a paz. Ao longo da história, a humanidade sempre foi levada a considerar a guerra como o meio mais eficaz de resolução de conflitos, e sempre os que governaram se serviram dos breves intervalos de paz para a preparação das guerras futuras. Mas foi sempre em nome da paz que todas as guerras foram declaradas. É sempre para que amanhã vivam pacificamente os filhos que hoje são sacrificados os pais...

Isto se diz, isto se escreve, isto se faz acreditar, por saber-se que o homem, ainda que historicamente educado para a guerra, transporta no seu espírito um permanente anseio de paz. Daí que ela seja usada muitas vezes como meio de chantagem moral por aqueles que querem a guerra: ninguém ousaria confessar que faz a guerra pela guerra, jura--se, sim, que se faz a guerra pela paz. Por isso todos os dias e em todas as partes do mundo continua a ser possível partirem homens para a guerra, continua a ser possível ir ela destruí-los nas suas próprias casas (...). (Homem Novo, *in Outros Cadernos de Saramago*, publicado pela Fundação José Saramago, 7/5/2009)

José Saramago (escritor português, Prêmio Nobel
de Literatura em 1998; 1922-2010)

Capítulo 1

GUERRA É GUERRA!

Qual é a idade da guerra?

Não existe resposta inteiramente satisfatória para essa pergunta.

Talvez, em um relance, ela possa até mesmo soar capciosa. Mas poderia, quem sabe, ser respondida de maneira relativamente simples – embora algo indireta. Bastaria para isso tomarmos como premissa razoável que a guerra é, provavelmente, tão antiga e universal quanto a própria humanidade. Nas palavras de Florestan Fernandes, "(...) a guerra é um fenômeno humano (...) e, assim, (...) não se pode dizer precisamente como e quando ela surgiu no passado remoto da humanidade"[2].

Motivos para que os homens entrem em conflito uns contra os outros sempre existiram como parte indissolúvel de sua evolução biológica. Sempre estiveram lá, enraizados em sua própria natureza de "bicho homem", genuíno representante – e inseparável que é – do reino animal. Há que se considerar, no entanto, que mesmo em pleno século XXI as evidências trazidas pela Teoria da Evolução das Espécies de Charles Darwin (1809-1882) continuam – arrisco-me a dizer, de forma anedótica! – sendo questionadas por alguns criacionistas. Parece difícil de acreditar? Mas é fato. Em uma edição da revista *Veja* (26/2/2014), pode-se conferir a informação de que "(...) o congressista republicano Rick Brattin, do estado americano do Missouri, propôs um projeto de lei autorizando os pais de alunos do ensino médio a tirar seus filhos das aulas de biologia caso lhes sejam ensinados os princípios da teoria da evolução, postulada pelo naturalista inglês no século XIX (...)". O mesmo

---

2   *A função social da guerra na sociedade tupinambá.* São Paulo: Pioneira, 1970.

artigo lembra que o ano de 1925 foi palco de outro episódio acirrado sobre esse tema, também nos Estados Unidos. De um lado, aqueles que defendiam ser o barro a matéria-prima a partir da qual Adão foi esculpido. De outro, os darwinistas, que apostam terem sido os protozoários marinhos os nossos mais antigos ancestrais; a partir de então, a cadeia evolutiva prosseguiu em sua marcha inexorável ao longo de muitos milhões de anos. A vida, de início restrita aos oceanos, foi rastejando em direção ao solo firme dos continentes até, finalmente, surgirem os primatas e... bem, o resto da história nós já conhecemos[3]. O tal episódio ficou conhecido como o Julgamento do Macaco.

Ao menos em um aspecto temos que concordar com os criacionistas: descender de míseros protozoários é muito menos glamoroso do que ser moldado por mãos divinas!

Caso se desenhe um cenário em que fiquem caracterizados evidentes conflitos de interesses, a reação natural e impulsionada pelos genes animais é, de forma inapelável, enveredar por um caminho mais do que previsível, em que se busque resolvê-los mediante exteriorização imediata daquela violência latente, entranhada que está nas profundezas cromossômicas de qualquer animal, em que os instintos mais primitivos imperam absolutos. Portanto, diante da insofismável prevalência da força genética, não seria minimamente razoável supor que também assim ocorresse entre os animais humanos?

Parece perfeitamente cabível imaginarmos determinada cena, lá pelos primórdios do ser humano, quando a disputa pela posse de alguma coisa (alimento, por exemplo) era sumariamente equacionada pela imposição daquele que tinha maior força física, como de resto devia se reproduzir nas disputas entre as demais espécies animais. Diferentemente delas, no entanto, o homem logo soube tirar proveito de um atributo que o distinguia como única espécie com inteligência superior. E foi graças a esse maior desenvolvimento intelectual que a força muscular do homem foi suplantada pela capacidade de produzir e manipular objetos que lhe conferiam melhor condição de defesa e ataque contra outros homens e mesmo feras de maior porte físico e força bruta.

---

3 É curioso assinalar que, muito antes de Darwin, o médico, alquimista e astrólogo suíço Paracelsus já teorizava que toda forma de vida em nosso planeta teve origem no lodo primitivo, e os seres vivos foram evoluindo à medida que os mais bem adaptados iam prevalecendo sobre os mais fracos.

As armas passaram a fazer toda a diferença nas disputas pela posse de bens materiais, territórios e, naturalmente... mulheres! Salta aos olhos, da leitura de textos históricos, que muitos conflitos teriam sido motivados pelo roubo de esposas entre grupos rivais. Nos dias atuais, mesmo que essa talvez não mais se configure como motivação relevante para desencadear guerras, ainda assim disputas locais e pontuais entre homens – que se recusam veementemente a ostentar adornos cranianos tão comuns entre os povos vikings (!) – chegam--nos quase diariamente pelas mais diversas mídias. Ah, as mulheres!

Foi com as primeiras e rudimentares armas que se iniciou o processo gradual em que os embates diretos, corpo a corpo, foram dando lugar a um progressivo distanciamento entre os contendores. Desenhava-se, portanto, um novo cenário de lutas em que os corpos em combate se prestavam cada vez menos a um engalfinhamento direto, prevalecendo a interposição de instrumentos capazes de provocar ferimentos no oponente. Não mais se altercavam exclusivamente pela força muscular, mas podiam se servir de certos aparatos criativos com capacidade de infligir danos e ferimentos ao outro, instrumentos que seriam mais eficazes, à medida que o intelecto humano fosse mais capaz de concebê-los e/ou manejá-los.

Esse processo de ferir (e matar) o adversário seguiu seu curso ao longo da história das civilizações, sempre na busca de recursos e mecanismos bélicos que fossem capazes de conferir maior distanciamento e impessoalidade ao ato de matar. Surgiram, assim, as armas que permitiam disparar artefatos a maiores distâncias, como os estilingues, lanças, arco e flecha, catapultas etc.

O auge desse fenômeno evolutivo das armas de combate surge com o advento da pólvora e das armas de fogo, inclusive daquelas de uso individual. Centenas de metros permitiam transformar o inimigo de carne e osso – que em um combate direto poderia até causar algum desconforto quando o agressor fosse obrigado a sujar as mãos com o sangue que esguichava das feridas do outro – em um mero e quase irreconhecível alvo, isento das características que permitissem identificá-lo, de fato, como outro ser humano.

Não eram apenas as mulheres, por óbvio, que impeliam certos povos a promoverem violência. Outras necessidades básicas para a sobrevivência estavam, por exemplo, associadas ao roubo de alimentos produzidos pelas comunidades de agricultores desde os tempos mais remotos. A violência se fazia necessária para concretizar o objetivo de subtrair o produto que havia sido obtido à custa do trabalho alheio. Esses atos de violência se completavam, em geral, com ritos de vandalismo, destruição de propriedade e, muitas vezes, estupros e roubo de mulheres. Muitas áreas que se mostravam particularmente propícias ao cultivo de grãos, quase sempre em terras férteis próximas a rios, se transformaram, em certas épocas, em zonas mais densamente povoadas. Não por mera coincidência, portanto, alguns vales – por exemplo, entre os rios Tigre e Eufrates, na Mesopotâmia, ou o rio Nilo, na África – podem ser considerados berços da civilização, em épocas tão remotas quanto o quarto milênio antes de Cristo. No entanto, concentração de gente tem o risco potencial de facilitar a transmissão de doenças, patrocinada pelo convívio mais próximo entre as pessoas; outra característica dos agrupamentos humanos é que, invariavelmente, também se fazem acompanhar por interesses diversos, muitas vezes conflitantes, entre os seus próprios membros ou em função de desavenças com outras comunidades, dando ensejo a disputas por liderança, o que acaba conduzindo às guerras; estas, por seu turno, têm o condão de potencializar a disseminação de algumas doenças.

Outro fator determinante a atiçar o interesse dos saqueadores de alimentos era, digamos, a facilidade logística da operação, que, se presente, contribuía para minimizar os riscos inerentes ao assalto. Portanto, as comunidades agrícolas mais visadas eram aquelas com melhores vias de acesso e defesas mais frágeis, que pudessem ser suplantadas sem grandes dificuldades.

Por isso, mesmo não sendo, em princípio, belicosos, os povoamentos dedicados às atividades agropecuárias também deviam, no mínimo, providenciar a construção de barreiras que desestimulassem o assédio de predadores. Parece lógico supor que ninguém constrói muros e cercas em suas casas se não houver algo ou alguém de quem se deva proteger. Essa condição já estava presente na Antiguidade, pois mesmo os agricultores dos primórdios da civilização, em terras do Oriente Médio e da Europa, utilizavam-se de tal recurso, provavelmente para evitar o roubo de produtos agrícolas armazenados.

Escavações arqueológicas levadas a cabo durante um período de seis anos, na década de 1950, revelaram a existência da cidade bíblica de Jericó, na Palestina. Infere-se que essa pequena cidade no vale do rio Jordão, de aproximadamente três hectares, existiu lá pelos idos de 7000 a.C., e seus 3 mil habitantes subsistiam do cultivo de trigo e cevada. Mas o que mais impressionou os pesquisadores foi a descoberta de que ao redor da cidade havia um muro de pedra com extensão de 650 metros. Na realidade não se tratava de um simples refúgio, pois, com seus quatro metros de altura e um fosso ao longo do muro, com três metros de profundidade e nove metros de largura, constituía, por certo, uma verdadeira fortaleza. Ademais, foi possível também verificar a existência de uma torre na parte interna, cuja altura se projetava bem acima do muro. Vale ressaltar que Jericó reunia em sua concepção os elementos básicos para provê-la de proteção, mas era também uma base segura para desferir ataques que mantivessem o inimigo afastado. Assim, fica patente que uma alta muralha obrigaria os atacantes a utilizar escadas para ultrapassá-la, o que já fragilizaria qualquer assédio. Da mesma forma, a existência de um fosso ao redor da muralha, suficientemente largo e profundo, seria um obstáculo bastante eficiente, impedindo o adequado posicionamento de plataformas para escalar os muros. Por fim, a existência de uma torre cumpria a função de um posto privilegiado de observação a distância.

Estava ali, portanto, a evidência indiscutível de que a guerra já acompanhava os primeiros passos da civilização. Afinal, se à custa de grande esforço humano aquela muralha foi levantada, não deve ter sido apenas para "estrelar" uma famosa passagem bíblica do Antigo Testamento, quando, sob o comando de Josué e ao som das trombetas, ela veio abaixo.

Como é possível ler nas páginas de *Uma história da guerra*, de John Keegan, os construtores de Jericó conseguiram reunir os conceitos fundamentais que continuariam a orientar a construção de fortalezas pelos 8 mil anos seguintes, até o advento da pólvora.

Em 1973, o médico e zoólogo austríaco Konrad Lorenz (1903-1989) foi laureado com o Prêmio Nobel de Fisiologia e Medicina, por seus trabalhos no campo da Etologia, ciência que se dedica à compreensão do comportamento animal.

Foi Lorenz, por meio de seus estudos de observação, tanto na selva quanto em ambientes controlados em laboratório, que deu destaque ao fato de que as disputas pela supremacia sobre determinado território poderiam funcionar como estímulo para liberar o impulso natural da agressividade animal. O caráter agressivo dos animais encontra respaldo em sua herança genética, o que parece essencial para ampliar as possibilidades de sobrevivência.

Diferentemente, no entanto, de outros animais que possuem a capacidade de reprogramar de forma automática sua explosão agressiva quando se defrontam com outros da mesma espécie, o homem não exibe o mesmo grau de respeito aos seus semelhantes, mesmo quando fica evidenciado um sinal de submissão por parte do perdedor. Esse fato biológico confere ao "bicho homem" uma característica maligna peculiar no reino animal: matar indivíduos de sua própria espécie, substrato indispensável para a existência das guerras.

A considerar, no entanto, a herança genética compartilhada entre o *Homo sapiens* e outros animais, a explicação para tal diferencial evolutivo só poderia encontrar justificativa razoável por interferência do meio ambiente. Assim, supondo que na sua essência também o homem fosse capaz de controlar seu instinto agressivo frente a outros seres humanos, Lorenz formulou a concepção de que o fato de se tornar capaz de produzir armas que aumentavam sua eficiência na caça também permitiu melhorar as condições de sobrevivência de sua prole, o que ao longo do tempo contribuiu para a superpopulação territorial. Portanto, para sobreviver não lhe restava alternativa senão reivindicar e defender um pedaço de terra que assegurasse sua própria subsistência e do grupo mais próximo de indivíduos.

Nesse exato ponto de nossa reconstrução histórica sobre as origens da guerra, permito-me estabelecer outra curiosa correlação com as conclusões a que chegou Lorenz sobre a superlotação territorial e a consequente limitação de recursos naturais.

Estou em meio à leitura de mais um capítulo de *O cemitério de Praga*[4], de Umberto Eco. Simone Simonini, o protagonista do romance, encontra-se em missão na Sicília, durante a invasão comandada por Garibaldi, em 1860. A certa altura, Simonini faz a seguinte reflexão:

> (...) Somos demais e estamos nos atropelando uns aos outros (...). A comida já é pouca agora, imagine se aumentarmos mais. Portanto, é preciso expurgar a população. Claro, existem as pestilências, os suicídios, as penas capitais, existem aqueles que vivem se desafiando em duelo ou que gostam de cavalgar por bosques e pradarias até quebrar o pescoço; ouvi falar de fidalgos ingleses que nadam no mar e naturalmente morrem afogados (...). Mas não basta. As guerras constituem a saída mais eficaz e natural para frear o crescimento do número de seres humanos (...).

---

4 Sétima edição publicada no Brasil pela Editora Record, em 2012.

Ainda que com uma lógica cruel, trata-se de argumento que encontra fundamentação irretocável quando lembramos que somente as duas Guerras Mundiais contribuíram com a impressionante cifra de 60 milhões de seres humanos sumariamente erradicados deste planeta.

Feito esse comentário, fecham-se aspas e voltemos às interessantes teorizações de Lorenz.

O emprego das armas e o consequente distanciamento emocional entre agressor e vítima é um exemplo concreto de como um instinto pode sofrer a interferência de causas externas (ambiente), levando aos poucos à involução da reação instintiva de submissão. O homem sentiu-se mais poderoso, uma vez que seu potencial agressivo se amplificava; assim, galgava, a partir de então, um novo patamar, impulsionado pelo poder artificial das armas. Diante dessa "mutação comportamental", o homem, segundo Lorenz, foi muito além de sua condição prévia de caçador que buscava matar animais de outras espécies apenas para obter o alimento imprescindível a sua subsistência, e dele emergiu, então, uma nova e perversa edição do próprio homem, quase uma nova espécie ou criatura, matadora – consciente e contumaz – de outros homens.

A teoria territorial de Lorenz recebeu contribuições de outros pesquisadores, entre eles Robert Ardrey[5] (1908-1980). Esse autor sugeriu que, ao se darem conta de que o resultado final poderia ser incrementado por meio da caça coletiva, tal qual se podia observar entre outros predadores, os grupos de humanos tiveram sua organização social fortemente influenciada pelos interesses envolvidos na caça cooperativa. Ora, se o trabalho em equipe funcionava bem na caça, estender esse aprendizado não deve ter sido uma conclusão difícil e demorada para situações em que a ameaça a ser enfrentada não vinha de outras espécies animais, mas sim de grupamentos de intrusos igualmente humanos.

Conclui-se assim que, ao substrato já potencialmente agressivo, de fundo genético – e, portanto, irremediavelmente incorporado à herança da raça humana –, juntava-se a partir de então um novo aditivo elaborado em função das exigências impostas pelo ambiente externo; aumentava-se

---

5 Autor norte-americano que se dedicava às ciências comportamentais. Foi um dos que propugnaram a "Killer ape theory", em que a agressão é considerada um atributo essencial na busca por alimentos. Escreveu *The Territorial Imperative*.

ainda mais a octanagem[6] do combustível oferecido ao motor da máquina humana, transformando-a, de fato, em verdadeira engrenagem mortífera turbinada. Esse fato potencializou ainda mais a predisposição inata para agredir e matar.

Da interação entre predisposição genética e condições ambientais resultou um mecanismo propulsor infalível, que lançou a humanidade em uma aventura milenar pontuada por uma sequência interminável de guerras. Lado a lado, raça humana e conflitos caminharam unidos, de forma cruel, por toda a história da civilização, desde tempos imemoriais até o século XXI. E dificilmente abandonarão este nosso mundo em sua marcha constante rumo ao futuro.

A evolução da civilização neste planeta azul vem se desdobrando em sucessivas etapas ao longo dos milênios, sempre de mãos dadas com as guerras e, inclusive, fortemente influenciada e moldada por elas. Nós, viajantes terráqueos, inseridos nesse imenso contexto histórico – mas tão somente numa pequena fração da trajetória humana, quando de nossa breve passagem por este começo do século XXI –, devemos atentar para um fato de grande importância. O desenho elegante e a estrutura organizacional sofisticada dos Estados modernos – com seus arcabouços social, político, administrativo e jurídico –, que transpiram orgulho pelo fato de ocuparem o mais alto patamar civilizatório até então alcançado (ao menos boa parte deles), talvez não deixem transparecer, na superfície mais visível, que sua herança institucional emerge, teimosa e incontroversa, das profundezas de um oceano subterrâneo, sombrio e medonho, alimentado – *per saecula saeculorum* – por um sem-número de cataclismos, e sempre à base de muito sangue extraído violentamente da carne e das entranhas dos homens... pelos próprios homens!

Em uma série de correspondências trocadas entre Albert Einstein (1879--1955) e Sigmund Freud, que se iniciaram em meados de 1932, o famoso físico não se arriscava a bisbilhotar a esfera dos instintos humanos e fazia questão de deixar essa seara de exploração das profundezas da mente para Freud. A questão central discutida por ambos girava em torno do seguinte tema: "Existe alguma forma de livrar a humanidade da ameaça da guerra?". Einstein se

---

6 Octanagem traduz o índice de resistência à ignição espontânea de combustíveis usados em motores de combustão interna; motores mais potentes demandam combustíveis com maior octanagem, o que gera maior compressão e, portanto, potência.

indaga como "(...) mecanismos conseguem tão bem despertar nos homens um entusiasmo extremado, a ponto de estes sacrificarem suas vidas". Ele próprio ensaiou uma tentativa de escapar da Física e enveredar pelos caminhos da Psicologia (o que pode ser permitido a um gênio desse naipe!), provocando Freud a se posicionar, quando sugeriu que "(...) o homem encerra dentro de si um desejo de ódio e destruição".

Freud pega carona na especulação de Einstein e concorda com ele: dos vários motivos que podem insuflar os homens a embarcar na aventura da guerra, é inquestionável a presença sempre marcante do desejo de agressão e destruição, o que também poderia ser qualificado como "instinto de morte".

A guerra é, por excelência, a negação do perfil humano moldado pelo caminhar da civilização ao longo dos milênios (processo civilizatório). Por isso, afirma Freud que "(...) não podemos evitar nos rebelar contra ela (a guerra); simplesmente não podemos mais nos conformar com ela...".[7]

E finaliza sua correspondência – em que assina como "Sigm. Freud" – prognosticando: "(...) tudo o que estimula o crescimento da civilização trabalha simultaneamente contra a guerra".

Essa marca indelével da violência do ser humano acompanhará incólume, e por todo o sempre, o caminhar da humanidade. Talvez, em um futuro ainda com prazo difícil de prever, próximo ou mais distante, em uma sociedade ideal e sem guerras, essa memória malévola fique, finalmente, confinada ao passado que se esvanecerá no tempo.

Mas a besta estará apenas adormecida – morta jamais! – e sempre pronta a retornar.

De volta desse tão sonhado futuro, e agora com os pés firmemente ancorados na realidade presente, temos de nos haver com a violência a nos espreitar em cada esquina. Os conflitos acontecem no dia a dia, surgindo ameaçadores como pontos vermelhos de alerta em diferentes regiões do globo terrestre. Temos de nos convencer, ainda que muito a contragosto, de que nestes tempos atuais, em que pese a maior proximidade e integração entre os povos (sem dúvida, aspectos positivos da globalização), as guerras continuam sendo amplamente inevitáveis.

---

7 Os trechos aqui transcritos foram extraídos das cartas de Einstein e Freud que se encontram reproduzidas na obra *Novas conferências introdutórias sobre psicanálise e outros trabalhos,* da Imago Editora (1976), no capítulo intitulado "Por que a guerra?".

Da mesma forma que as taxas de homicídio refletem o grau de violência a que estamos sujeitos em nossas cidades, e que nos oferecem um parâmetro razoável para avaliarmos a periculosidade da vida moderna, também o índice de mortes em combate representa uma medida aproximada da magnitude da guerra. Portanto, um raciocínio simplista poderia levar--nos à conclusão de que tanto mais mortes deverão ocorrer quanto maior for o poder de fogo envolvido nas batalhas. Para testar a pertinência dessa premissa bastaria analisarmos o que de fato vem se passando na evolução das guerras. Vejamos, por exemplo, o cenário dos conflitos mais recentes, que tiveram lugar a partir do século XX. A taxa de letalidade entre os soldados norte-americanos que se feriram durante a Segunda Guerra Mundial (1939--1945) foi de 30%. Mais tarde, no Vietnã (1959-1975), vamos verificar que a letalidade baixou para 24%. E, quando chegamos às guerras do Iraque e do Afeganistão, constatamos, até com certa surpresa, que cerca de 10% dos feridos morreram. Ou seja, ao contrário de nossa hipótese inicial, à medida que crescem e se sofisticam os recursos bélicos – aumentando seu poder destrutivo contra o inimigo –, o percentual de mortes entre os feridos acaba sendo menor. Esse fato, todavia, não se explica por um eventual contingente menor de feridos nas últimas duas guerras citadas. Eles foram tantos quanto aqueles que se feriram em guerras anteriores das quais participaram os norte-americanos. Também não se pode dizer, em absoluto, que as guerras do Iraque e do Afeganistão foram conflitos de menores proporções! O fato é que morreram menos soldados. Ou, dito de outra forma, mais soldados, mesmo com ferimentos sérios, conseguiram sobreviver. Vamos encontrar constatação semelhante também na vida civil, com redução da mortalidade relacionada a ferimentos provocados por armas de fogo. Assim, por exemplo, no ano de 1964, 16% das vítimas de armas de fogo morreram, ao passo que em 2003 esse percentual caiu para 5%.

Por quê?

Podem estar, sem dúvida, envolvidos vários fatores causais, como teremos oportunidade de discutir ao longo dos próximos capítulos. De qualquer forma, e desde logo, não podemos relevar a importância atribuída às conquistas da Medicina e, em particular, da Medicina militar, ao longo dos séculos. Talvez uma explicação possível – e bastante razoável – esteja exatamente no grau de efetividade do sistema médico-assistencial colocado à disposição dos soldados em combate, desde a linha de frente até a retaguarda. Melhores medidas de ressuscitação e técnicas cirúrgicas mais efetivas, sem dúvida.

Ainda que os serviços médicos não sejam os únicos – ou mesmo os principais – responsáveis por essa significativa mudança nos padrões de letalidade, certamente seu aprimoramento gerou inúmeras contribuições positivas que, ao longo da história das guerras, foram de fundamental importância na preservação de muitas vidas.

Agora, vamos fazer nosso relógio retroceder um pouco mais no tempo, em uma rápida incursão aos meados do século XVII, quando se esboçou uma tímida iniciativa de dotar o exército com alguma assistência aos feridos.

Entre os anos de 1642 e 1651, a Inglaterra, até então uma monarquia em que o rei detinha poderes absolutos, passaria por uma guerra civil, opondo o rei Carlos I (coroado em 1625) aos membros do Parlamento, que se submetia, até então, inteiramente aos desígnios do monarca. Levando-se em conta os registros históricos, cerca de 15% da população acabou morrendo, ainda que o maior contingente de mortes tenha sido em consequência de doenças. Até então o poder estatal não reconhecia nenhuma obrigação quanto a prover cuidados de saúde aos soldados feridos.

Ao final da guerra, o rei foi sentenciado à morte e executado em 1640. Ruim para ele, mas bom para os milhares de militares que, pela primeira vez, foram beneficiados por uma legislação específica, que reconhecia o dever do governo em assegurar cuidados aos soldados feridos e a suas esposas, ou ainda às viúvas e filhos órfãos. As viúvas dos soldados também passaram a poder atuar como enfermeiras nos hospitais militares.

Em 1660, com a restauração da monarquia inglesa – porém, agora uma monarquia parlamentar – e a subida do rei Carlos II ao trono inglês, os hospitais destinados aos militares foram desativados. Da mesma forma, foram retirados os benefícios anteriormente concedidos às viúvas. Portanto, os cuidados de saúde aos soldados deixariam, novamente, de ser considerados obrigação do Estado.

Veja só, diante de exemplo tão auspicioso oferecido por Carlos II, sinto--me tentado a fazer o seguinte comentário. É curioso como fatos corriqueiros no cenário político dos nossos dias encontram raízes e inspiração em atitudes adotadas pelos governantes que se sucediam no poder há mais de 350 anos! Mesmo naqueles tempos distantes, quem assumia o comando do executivo e dos destinos de incontáveis cidadãos primava pela prática de desfazer tudo aquilo que seu antecessor havia feito, inclusive – e talvez principalmente – as coisas boas. O importante era apagar da memória das pessoas as marcas deixadas em um período anterior. Observe que mesmo isso não é criação inédita de muitos de nossos mandatários! Parênteses fechados, voltemos ao que interessa...

É importante também ressaltar que, ao contrário do que muitos imaginam, um grande número de mortes entre os soldados de exércitos em campanha não tem sido, ao longo da história, necessariamente consequência direta de traumatismos sofridos nas batalhas. Essa constatação é especialmente válida conforme retrocedemos mais no tempo e verificamos a enorme precariedade das condições sanitárias a que ficavam submetidos os contingentes militares. Má alimentação, falta de higiene pessoal, vestimentas inadequadas, exposição a condições climáticas adversas e promiscuidade são alguns motivos que nos permitem compreender melhor a grande incidência de doenças e surtos epidêmicos durante as guerras. Foi somente a partir do final do século XIX que as medidas sanitárias, já então com embasamento científico, seriam aceitas como determinantes para se alcançar bons resultados nas operações militares.

Em 1752, surgiria a primeira publicação científica a tratar da ocorrência de doenças entre militares e suas formas de prevenção. Seu autor também é considerado o fundador da moderna Medicina militar. Estamos nos referindo ao médico escocês de nome John Pringle e seu "Observations on the Diseases of the Army", o mais importante texto a tratar dos vários aspectos da Medicina militar em sua época. Aqueles que consideram ser as infecções hospitalares um mal que passou a assolar hospitais de todo o mundo apenas em tempos mais recentes, saibam que em pleno século XVIII Pringle já responsabilizava os hospitais militares da época como grandes culpados pela ocorrência e disseminação de doenças e óbitos entre os soldados. Pringle foi o primeiro a chamar a atenção para o fato de que um certo tipo de febre, que vinha acometendo tanto os pacientes internados em hospitais como a população carcerária, era, na verdade, a mesma doença (posteriormente identificada como tifo transmitido por piolhos). Ainda que não tivesse noção quanto à etiologia, Pringle já recomendava que os prisioneiros recebessem roupas limpas ao deixarem a prisão, e as roupas que haviam usado fossem queimadas.

Referência obrigatória para os aficionados pela leitura de textos sobre guerra é o livro *Da Guerra*, de autoria de Carl von Clausewitz, um veterano prussiano das Guerras Napoleônicas. Morreu em 1831, vítima da última grande epidemia de cólera que assolou a Europa no século XIX, sem que visse publicada sua obra, o que só ocorreria em 1832.

Nem de longe Clausewitz poderia supor que seu livro viria a se tornar a mais famosa referência sobre a guerra até os nossos dias.

Outro livro do qual me servi inúmeras vezes para conferir informações históricas, bem como para compor comentários sobre detalhes das mais famosas batalhas, armas e muitas explicações sobre as origens da guerra, é *Uma história da guerra*, do inglês John Keegan.

Ao percorrer incontáveis textos sobre aspectos médicos nas guerras, torna-se possível compreender melhor como a Medicina pôde não só contribuir para amenizar a dor e o sofrimento e, sobretudo, como a própria ciência médica soube extrair da tragédia o insumo indispensável para seu desenvolvimento científico-tecnológico e colocá-lo a serviço do bem-estar da humanidade também em tempos de paz. Pode-se dizer das guerras que, por sua extraordinária intensidade, comportam-se como verdadeiros laboratórios intensivos de pesquisa, vastos campos de testes clínicos onde se realizam muitas e variadas experiências em diferentes áreas do conhecimento humano, de forma concentrada e, em geral, em curtos intervalos de tempo, inclusive na área médica. Delas surgem, portanto, demandas extremas e dramáticas, que cobram da Medicina respostas imediatas, objetivas e resolutivas a novas e desafiadoras situações.

Não são muitos os materiais que pretendem reunir em um único livro e ofertar ao público em geral uma revisão extensa e sistematizada sobre a "boa luta" (que assim, de fato, se caracteriza na maioria das vezes – mas há também lamentáveis exceções) travada pela Medicina nos campos de batalha em diferentes épocas e lugares. Há, é bom que se diga, iniciativas preciosas que reportam experiências detalhadas e instigantes sobre a participação médica em conflitos específicos. Esse é o caso – eu não poderia omitir – da obra de George Adams *Doctors in Blue,* frequentemente citada nos próximos capítulos. Esse livro, indispensável para aqueles que se interessam pelo tema, reporta o cenário da Guerra de Secessão ou Guerra Civil Americana, que teve lugar dentro das fronteiras dos Estados Unidos entre os anos de 1861 e 1865. Foi, até hoje, a maior mortandade de norte-americanos na história das guerras com participação direta daquele país. Trata-se, sem dúvida, de importante relato para se contemplar – no conforto proporcionado pelo distanciamento cronológico – as constatações e soluções dadas pela Medicina àquela época, entre as quais se destacam:

- as condições sanitárias dos acampamentos e, sobretudo, dos hospitais eram de importância vital para o controle das infecções;
- os médicos, principalmente os menos experientes, tiveram oportunidade ímpar de aprimorar as técnicas operatórias de hemostasia (controle dos sangramentos);
- a implantação de um grande número de hospitais espalhados pelo país, bem como o desenvolvimento de um sistema de ambulâncias, até então inexistente;
- a disseminação das técnicas anestésicas por via inalatória (clorofórmio);
- a regulamentação pelo governo norte-americano da atividade da enfermagem realizada por mulheres.

Algumas dessas soluções foram muito criativas e inovadoras. Outras apenas retratam as dificuldades de se oferecer ajuda aos soldados feridos, tendo em conta os recursos médicos limitados então disponíveis. E, por fim, também nos surpreendemos com episódios curiosos – alguns até mesmo anedóticos –, mas sempre com a ressalva de que eventuais condutas equivocadas eram fruto das conclusões práticas embasadas nas contribuições e conquistas científicas que estavam em voga há 150 anos. Assim, se acaso nos precipitarmos em ridicularizar a ignorância de nossos antepassados, seremos, por certo, igualmente punidos pelo juízo que de nós farão as gerações futuras que por aqui transitarem dentro de mais 150 anos... Fica, portanto, a sensata sugestão para que, ao se deparar com fatos, digamos, pitorescos e que soem até divertidos em razão de uma total falta de nexo – naturalmente, à luz dos conhecimentos que nossa geração já conseguiu acumular neste começo de século XXI! –, em vez de emitir ruidosas e desaforadas gargalhadas, prefira sorrisos encabulados, condescendentes, analisando o passado, mas sempre com o rabo de olho no futuro. Afinal de contas, nós seremos eles (nossos antepassados) amanhã!

Ainda que na guerra moderna o ponto nevrálgico continue atrelado, em grande medida, aos embates mais encarniçados travados na linha de frente, é inegável que o aprimoramento tecnológico permitiu que as forças militares em conflito pudessem lançar mão de recursos bélicos capazes de produzir igual magnitude de destruição também na retaguarda (bombardeios aéreos, mísseis etc.).

Dessa forma, a população civil encontra-se cada vez mais vulnerável, exposta às hostilidades do inimigo. As consequências dessa capilarização da zona de guerra, permeando também o dia a dia da população civil, manifestam-se não apenas nas perdas materiais, mas estendem à retaguarda também uma ofensiva de caráter psicológico. É o que se poderia chamar de guerra de nervos ou moral, com o objetivo de causar desânimo e pânico coletivos. A propósito do estresse psicológico que contamina os civis, vale anotar que Carvalhal Ribas, em 1943, já fazia as seguintes considerações (na grafia original):

> (...) Uma série de fatores decorrentes da guerra contribui para que as populações se tornem ainda mais receptivas à guerra de nervos: a inadaptação emotiva ao estado de guerra entre os civis, a ação deprimente dos raides aéreos, as condições físicas precárias, as circunstâncias penosas oriundas do conflito, tais como a presença de seres queridos no front, a situação moral e material transformada pela guerra, notícias de que a pátria esteja mal situada no conflito, ameaças de bombardeio iminente, evacuação de cidades, afastamento das crianças para lugares seguros, exílio, invasão do país pelo inimigo, recolhimento aos campos de concentração (...). Diante de condições tão precárias, quer decorrentes da guerra de nervos, quer das circunstâncias inerentes à guerra em geral, compreende-se por que as populações civis, na retaguarda, estejam sujeitas a apresentar também verdadeiras neuroses e psicoses de guerra (...). Este estado mental mórbido se mostrou suscetível de propagar-se nas massas populares pelo mecanismo do contágio psíquico e, dessa maneira, originar estados ansiosos... coletivos (...)"[8].

---

8 "Estados Depressivos na Retaguarda", tópico escrito pelo psiquiatra João Carvalhal Ribas, *in* "Conferências do Curso de Aperfeiçoamento de Psiquiatria de Guerra", 1943, organizado pelo prof. A. C. Pacheco e Silva.

E o autor conclui prognosticando: "(...) Se tais fatos se verificaram na Guerra de 1914, o que dizer em relação à atual guerra [a Segunda Guerra Mundial], cujos processos de ofensiva psicológica se apresentam tão aperfeiçoados?".

Ao percorrer os capítulos deste livro, o leitor logo irá notar que as citações, referências e casos verídicos que ilustram a atuação médica em uma multiplicidade de confrontos militares, em diversas épocas, estão relacionados, em sua maior parte, a registros históricos de países da Europa, Ásia, África e América do Norte. Essa constatação objetiva – e, sem dúvida, correta – pode provocar algum desconforto, digamos, de fundo patriótico. Afinal, por que não se valer de exemplos que falem mais de perto à alma do povo brasileiro, relatando eventos históricos que tiveram lugar em nosso próprio país ou, ao menos, com envolvimento bem documentado da Medicina militar brasileira?

Em parte – e felizmente! – isso se deve ao fato de não sermos um país com forte tradição guerreira. Nosso perfil tem sido mais diplomático, mais da paz (exceto no que diz respeito à violência dissolvida no cotidiano de nossas cidades, principalmente no trânsito). Nossa memória nacional não é marcada por episódios tão sangrentos (ainda que possam ter sido bastante sofridos) como a Guerra de Secessão ou a Guerra Civil Espanhola, que deixaram cicatrizes profundas na história dos povos dessas nações.

Nunca tivemos o ímpeto colonizador, que se apresentava tão arraigado em algumas potências europeias em diferentes épocas, impelindo-as a defender seus territórios de além-mar por meio das armas. Tampouco somos dotados de um poderio militar de tal magnitude que nos habilite a arbitrar e interferir, mais amiúde, direta ou indiretamente, em conflitos distantes, como Coreia, Vietnã, Oriente Médio ou Afeganistão.

No entanto – e agora, infelizmente –, a rivalizar com nossa contida tradição belicista está também uma limitada tradição documental. Enquanto se nos apresentam, às centenas, livros e artigos estrangeiros especializados, pouca é a literatura nacional que trata de registrar as atividades desenvolvidas por médicos brasileiros que acompanharam nossas Forças Armadas. As raras exceções devem ser garimpadas com boa dose de paciência – e também alguma rinite e espasmo brônquico – nas prateleiras empoeiradas de certos sebos pelo país afora, de onde desgastados pelo tempo os velhos livros exalam forte cheiro de mofo, tornando o ar carregado por miasmas alergênicos.

De qualquer modo, muito pior seria se no Brasil tivéssemos esse tipo de literatura nativa em profusão. Explico: seria evidência inconteste de que nosso país teria sua história manchada por muito mais guerras sangrentas e o nosso povo marcado pelo sofrimento de muitas gerações.

Por isso, ao me dirigir aos aficionados e interessados em ter acesso a novas publicações sobre literatura de guerra – ou mesmo àqueles interessados de ocasião –, saliento meu desejo de que nos anos, décadas e séculos futuros, os brasileiros continuem sendo obrigados a apelar somente à literatura estrangeira. E, de preferência, àquela também só disponível – em qualquer país do mundo – em sebos empoeirados, em edições amarelecidas pelo tempo e com forte cheiro de mofo. Isso seria um sinal de que as guerras, finalmente, ficaram no passado.

Boa crise de asma a todos!

Capítulo 2

QUEM DEVE VIVER?
NEGOCIANDO COM A MORTE

As guerras demoradas terminam sempre com a destruição ou com a desgraça dos dois beligerantes.

(Xenofonte, historiador grego, século IV a.C.)

Ainda que as táticas bélicas e a tecnologia das armas de combate tenham exibido profundos avanços ao longo dos séculos, o papel da Medicina nas guerras continua fortemente vinculado à necessidade de triar os feridos e estabelecer prioridades para o tratamento, sempre tendo em conta os recursos disponíveis no momento.

A referência mais antiga de que dispomos sobre triagem médica nas guerras aparentemente remonta ao início do século XIX, durante as Campanhas Napoleônicas (1803-1815). Foi no decorrer desses conflitos que Larrey – o principal cirurgião dos exércitos de Napoleão Bonaparte – desenvolveu as bases teóricas e aplicou na prática os fundamentos da triagem de feridos nos campos de batalha. No entanto, não seria de causar espécie se alguma pintura rupestre da era paleolítica já retratasse uma cena em que se identifica o atendimento a um ferido.

Mais do que se entregar a devaneios filosóficos sobre a importância de preservar a vida de cada ser humano e colocar em prática as mais complexas e heroicas técnicas operatórias, as equipes médicas militares devem adotar formas bastante pragmáticas de prestar o melhor atendimento possível aos soldados feridos. Esse *modus operandi*, muitas vezes em condições as mais adversas, pressupõe o imperativo da dolorosa tarefa que é escolher (do francês *trier*) aqueles que terão maior probabilidade de se beneficiar do atendimento médico. Fica implícito assim que, no mais das vezes, o soldado cujo tratamento será priorizado não é aquele com os ferimentos mais terríveis e extravagantes a desafiar a habilidade do cirurgião na montagem de um quebra-cabeça de órgãos dilacerados. Admitir o insucesso como resultado mais provável diante de um caso gravíssimo é uma postura indispensável, principalmente quando tantas outras vidas poderiam ser preservadas. Caso contrário, grande parte do esforço da equipe médica acabaria por ser polarizada na tentativa de salvar aquele indivíduo de pior prognóstico, isto é, com chances remotas de sobreviver.

Em nenhuma outra situação o conceito de triagem teria um campo mais fértil para ser praticado e aperfeiçoado do que nos hospitais de campanha, onde o que conta mesmo é reparar os estragos de batalha o mais prontamente possível e devolver à luta o incauto soldado, futuro herói de guerra ou um candidato quase certo a ser reverenciado em algum monumento ao "Soldado Desconhecido".

O conceito de triagem médica na guerra talvez fique mais claro com o exemplo a seguir.

Com o advento da penicilina, em um momento em que sua disponibilidade ainda se fazia de maneira restrita, ela foi priorizada, durante a Segunda Guerra Mundial, para aqueles soldados que padeciam de doenças venéreas, em detrimento de muitas outras vítimas de ferimentos graves infectados. Por quê? O raciocínio parecia óbvio: os últimos mostravam menores possibilidades de recuperação mais imediata e, portanto, de retornar logo ao front. Além disso, era preciso levar em conta o elevado risco de contágio entre os soldados, o que certamente incapacitaria muitos outros homens para a luta. Controverso? Ainda assim, de uma lógica fria irretocável.

No início do século XIX, a Europa estava mergulhada em uma série de conflitos bélicos que passaram para a história sob a designação genérica de Campanhas Napoleônicas.

Tudo começou com a Revolução Francesa (1789), que obrigou os cidadãos a recorrerem às armas para defender seus ideais libertários, ainda que estes fossem, a princípio, antimilitaristas. No entanto, a postura antimilitarista da nova França foi deixada rapidamente de lado quando, a partir de 1792, o país passou a enfrentar ameaças estrangeiras. Essa contingência, aliada ao espírito conquistador do novo chefe de governo – o primeiro-cônsul Napoleão

Bonaparte, detentor do poder político e do controle total da estrutura militar –, explicaria em boa medida por que a França enveredou pelo caminho da remilitarização e do engrandecimento nacional, entre 1799 e 1815. Tais circunstâncias contribuíram de forma decisiva para dar impulso a uma série de guerras que, em seu conjunto, "(...) transformaram-se rapidamente na ofensiva mais sustentada e ampla até então conhecida pela história europeia".

Os exércitos de Bonaparte chegaram a reunir mais de 1 milhão de soldados, impondo derrotas sucessivas a todos os vizinhos continentais, exceto a Rússia.

Como nos descreve o inglês John Keegan, um dos principais autores da história das guerras, Napoleão conseguiu impor "(...) doze anos de conquistas velozes", entre 1803 e 1815.

Com exércitos de tais dimensões, não é surpreendente que o número de mortes fosse igualmente impressionante. Mais uma vez, é Keegan que nos apresenta estatísticas sobre as muitas carnificinas magistralmente comandadas pelo gênio militar de Napoleão:

> (...) Em Borodino (1812), sua vitória de Pirro[9] nas proximidades de Moscou, ele perdeu 28 mil dos 120 mil soldados em combate, enquanto em Waterloo, uma batalha à qual se podem aplicar métodos estatísticos precisos quase que pela primeira vez, suas perdas foram de 27 mil em 72 mil combatentes, e as de Wellington, 15 mil em 68 mil.

Entre os anos de 1803 e 1815, várias nações europeias formaram diferentes alianças com o objetivo de deter o expansionismo francês do imperador Napoleão Bonaparte.

Em 2 de dezembro de 1805, os Aliados sofreram um importante revés na Batalha de Austerlitz, em que os exércitos de Napoleão derrotaram austríacos e russos. Aos exércitos derrotados do czar Alexandre I – que teria proferido a famosa frase "somos bebês nas mãos de um gigante" (em referência a Napoleão) –, foi permitido que retornassem à Rússia sem que fossem alvo de mais hostilidades.

---

9   A expressão faz referência ao rei Pirro, do Épiro e da Macedônia (318 a.C.-272 a.C.), que durante sua campanha militar na Itália teria conseguido uma difícil vitória na Batalha de Ásculo, na qual, todavia, sofreu considerável perda de soldados.

Naturalmente, os 9 mil franceses mortos naquele dia em nada se beneficiaram com a gloriosa tática empregada por Napoleão. A eles foi tão somente permitido "alimentar" o solo ensanguentado, ao lado de outros 27 mil austro-russos.

Enquanto isso, a supremacia marítima dos britânicos prevalecia, mais uma vez, com a vitória sobre a frota francesa na Batalha de Trafalgar, em outubro de 1805. A estratégia de Napoleão para minar as forças de seus inimigos da Europa Central era impedir que fossem abastecidos a partir do mar Mediterrâneo. Portanto, não lhe restava alternativa senão derrotar a Marinha Real Britânica, que dominava a região, e ainda dar asas a seu sonho delirante e megalomaníaco de invadir a própria Inglaterra pelo Canal da Mancha. Desafortunadamente, o reconhecido gênio militar de Bonaparte – que parecia não ter rivais à altura quando se tratava de empregar táticas terrestres – acabou não sendo páreo para o Almirante Nelson, que, em 21 de outubro de 1805, destruiu a maior parte da esquadra franco-espanhola na costa atlântica da Espanha, próximo ao Cabo de Trafalgar. As profundezas silenciosas do mar, próximo à cidade espanhola de Cádiz, guardam há séculos os cadáveres inglórios de 5 mil marujos franceses e espanhóis, em sua esmagadora maioria.

Com a destruição da Armada francesa, naufragaram também as pretensões napoleônicas de invadir o território inglês.

Os planos de Napoleão, assim, continuavam ameaçados pela resistência inglesa. Era preciso minar os investimentos bélicos da Coroa britânica. Para isso, era indispensável impor um bloqueio ao comércio britânico no continente. A tática para alcançar esse objetivo era impedir a entrada dos ingleses pelo Mediterrâneo, via Península Ibérica. Em fins de 1807, as forças francesas avançaram sobre Portugal e Espanha, com a expectativa de dificultar a comercialização de mercadorias inglesas para os países mediterrâneos a partir dos portos portugueses. O ultimato entregue ao então príncipe regente Dom João (mais tarde, D. João VI) exigia que adotasse uma série de represálias aos ingleses, juntando-se, assim, ao Bloqueio Continental decretado pela França. Em aparente gesto de obediência, o príncipe adotou as ordens de Napoleão, apenas para ganhar tempo e viabilizar a fuga da família real para o Brasil, com o prévio conhecimento e proteção assegurada pelos britânicos. Um dia antes da chegada do exército francês a Lisboa, em 30 de novembro de 1807, a corte portuguesa já velejava em direção à Bahia.

Em abril de 1808, Napoleão nomeou seu irmão José Bonaparte o novo rei da Espanha. As revoltas do povo espanhol contra o domínio imposto por Napoleão tiveram início em Madri. Milhares de espanhóis foram fuzilados, episódio retratado pelo pintor Francisco de Goya no quadro *Os fuzilamentos de três de maio*. Os movimentos de insurreição espalharam-se rapidamente por toda a Espanha e também em Portugal.

A resistência ibérica contou com o reforço de tropas inglesas para impor aos franceses sucessivas derrotas nos anos que se seguiram.

A chamada Guerra Peninsular prolongou-se ainda por vários anos, até que os Aliados alcançassem a vitória final em Toulouse, em 10 de abril de 1814, após as tropas inglesas, sob o comando de Arthur Wellesley, terem invadido a França.

Outra importante frente de batalhas se deu em direção à Europa Oriental. Em 1812, tendo sob seu comando um impressionante exército que somava algo em torno de meio milhão de soldados, Napoleão avançou sobre a Rússia. Após um período inicial em que nada parecia deter a progressão francesa, até mesmo Moscou se rendeu a Bonaparte. Mas, ainda assim, os russos encontraram um meio extremado de impedir que Napoleão usufruísse de sua conquista. Em ato deliberado – atribuído aos cossacos –, um incêndio destruiu Moscou, traduzindo-se em perdas materiais sem precedentes em todo o período das Campanhas Napoleônicas. Na sequência sobreveio a reação dos russos, e os franceses acabaram expulsos e vencidos pelo poderio militar dos donos da casa, pelo frio intenso e pela fome. Em *Uma história da guerra*, John Keegan nos reporta que

> (...) as longas colunas do Grande Exército que se arrastavam enterradas até o joelho na neve esperando encontrar segurança eram espreitadas (...) por esquadrões de cossacos que caíam rapidamente sobre os que se deixavam abater pela fraqueza; quando um grupo sucumbia, era dominado e aniquilado; e quando os cossacos alcançaram os remanescentes do Exército francês que não conseguiram cruzar o rio Berezina, antes que Napoleão mandasse queimar as pontes, o massacre foi em massa.

O número de mortes foi estupidamente elevado de ambos os lados. Napoleão retornou à França trazendo apenas um contingente de aproximadamente 40 mil homens!

No ano seguinte, a França amargou outra importante derrota em Leipzig, e, finalmente, Paris seria dominada pelos Aliados, em 1814.

Quando a Europa já considerava encerrada a era napoleônica, eis que Napoleão foge do exílio na ilha mediterrânea de Elba e retorna a Paris, em março de 1815, dando início ao Governo dos Cem Dias. Mas dessa vez o sonho foi breve e acabou definitivamente na célebre Batalha de Waterloo, com a vitória inglesa. Pouco mais de 70 mil soldados franceses contra 106 mil aliados (ingleses, alemães, prussianos, belgas e holandeses) configurariam um cenário de batalha em que havia ao menos uma certeza: o resultado final só poderia ser mais uma excepcional mortandade.

E quanto aos milhares de feridos? Bem, a estes poderia ser oferecido apenas um sistema de triagem ainda em fase de aprimoramento. A imagem dos serviços médicos britânicos nos vinte anos que antecederam 1815 não era exatamente um primor. Foi somente após 1800 que o departamento médico passou a contar com oficiais médicos em tempo integral. Até então contava apenas com médicos e cirurgiões civis que se dedicavam ao exército em tempo parcial. Para que se tenha ideia, mesmo durante a Guerra Peninsular (1808-1812), o Exército britânico não oferecia nenhum nível intermediário de assistência aos feridos entre o campo de batalha e o hospital militar mais próximo. Nem sequer um sistema de ambulâncias. Já os franceses dispunham de um sistema de evacuação mais bem organizado. Os soldados feridos eram recolhidos do campo por maqueiros – *Corps de Brancardiers* – que os levavam até as *Ambulance Volantes* e estas partiam ágeis rumo aos hospitais de campo.

Alheia ao que a história lhe reservava, a pequena aldeia belga de Waterloo nunca imaginou que no dia 18 de junho de 1815 suas terras pacatas seriam banhadas por tamanho volume de sangue humano, misturado a água e lama. Após uma chuva torrencial na noite anterior, combates encarniçados prolongaram-se, ininterruptos, das 11 horas da manhã até as 20 horas. Wellington, de início, comandava cerca de 66 mil homens, enquanto Napoleão estava à frente de mais de 70 mil combatentes. Com a chegada de reforços (totalizando mais de 106 mil soldados, contando com os aliados belgas e holandeses), foi possível não só repelir os ataques franceses, mas também obrigá-los a recuar. Entre mortos e feridos, contabilizaram-se nada aquém de 45 mil vítimas, além de algo em torno de 20 mil desaparecidos (seja lá o que isso queira dizer). Do lado francês, foram 25 mil mortos e 8 mil prisioneiros. Somente entre o contingente representado pela soma das forças britânicas e as tropas de Hannover (total de aproximadamente 33 mil) foram contabilizadas 10.700 baixas. O serviço médico britânico era, por óbvio, inadequado e insuficiente, pois estava estruturado para dar cobertura a 40 mil homens, mas na realidade o contingente chegou aos 106 mil. Tampouco havia médicos experientes e outros profissionais nos hospitais militares. As poucas instalações eram precárias. Os cirurgiões mostravam-se exaustos pelo longo dia de trabalho incessante diante do enorme contingente de feridos. Também não havia fonte próxima de água limpa, pois estava poluída por sangue e cadáveres. Soldados rasos feridos chegaram a ficar duas noites e um dia – ou até mais – sem nenhuma assistência. Os meios de transporte para os feridos eram escassos. Os que podiam andar iam seguindo a pé até Bruxelas. Igrejas das redondezas ficaram repletas de feridos, mesmo um mês após o fim da batalha. A demora na evacuação dos sobreviventes foi um forte determinante para a ocorrência de elevado número de infecções. Casos de gangrena e tétano foram frequentes.

A vitória dos Aliados foi conquistada sob comando de Arthur Wellesley – o duque de Wellington –, o mesmo que no ano anterior pôs fim à Guerra Peninsular.

Em 1821, Bonaparte morreria exilado na ilha de Santa Helena, território britânico no meio do Atlântico Sul, a mais de 1.200 quilômetros da costa da África.

Agora, já mais bem situados com respeito aos acontecimentos históricos que marcaram as Guerras ou Campanhas Napoleônicas, vamos explorar os aspectos médicos que derivaram dessas batalhas sangrentas.

A necessidade de ter sempre à disposição um grande número de soldados para enfrentar os inimigos impelia os comandantes a lançar mão de todos que pudessem combater, inclusive aqueles que haviam sofrido ferimentos durante as lutas. Cabia, portanto, ao serviço médico de campanha recuperar os feridos e devolvê-los, o quanto antes, para a frente de batalha.

De acordo com os registros históricos disponíveis, teria sido um cirurgião dos exércitos de Napoleão, de nome Dominique-Jean Larrey, o primeiro a utilizar o conceito de triagem (do francês *trier* = escolher) em tempos de guerra. Antes mesmo de seu emprego militar, "triar" já era prática empregada desde o século XV na França e na Inglaterra, quando os compradores de grãos escolhiam os produtos de acordo com o preço e a qualidade.

Órfão desde muito pequeno, Larrey foi criado por seu tio – Alexis Larrey –, professor em um importante hospital de Toulouse, local onde depois Jean estudou Medicina. Aos 21 anos foi para Paris, onde deu continuidade a sua formação profissional sob orientação do cirurgião-chefe do Hôtel Dieu.

Antes de se alinhar ao exército, Larrey teve uma primeira experiência na marinha francesa como cirurgião da fragata *Vigilante*, em sua viagem para a América do Norte; infelizmente, sua carreira naval encerrou-se logo após essa aventura, pois ele enjoava muito no mar. Em 1789, com a França mergulhada na Revolução, Larrey participou da reação popular que culminou no ataque à Bastilha. Alguns anos mais tarde, em 1792, tornou-se major do Exército do Reno; a partir de então ele participaria de toda a interminável campanha napoleônica, na qual a França lutou contra as demais nações da Europa. Acompanhou os exércitos de Napoleão durante aproximadamente 40 anos e participou como cirurgião em 26 campanhas militares, pelo menos 60 batalhas e cerca de 400 combates.

Logo ele se deu conta das inúmeras falhas no sistema médico militar. Algo em particular o incomodava. De acordo com o método até então adotado, os maqueiros deveriam permanecer na retaguarda, aguardando até que os combates fossem encerrados, e somente então poderiam entrar no campo de batalha para evacuar os feridos. Menos mal se o exército saísse vitorioso, pois nesse caso os feridos seriam finalmente recolhidos, ainda que para isso tivessem que esperar por longas e intermináveis horas ou mesmo dias. Agora, se o resultado fosse a derrota... aí então, prezadas vítimas, um abraço e boa sorte na negociação com os abutres!

Era um sistema injusto e cruel. Foi então que Larrey teve a grande "sacada" de implantar a *ambulance volante* – talvez uma versão razoável fosse "ambulância voadora", por se tratar de uma carroça relativamente leve e ágil, puxada por cavalos. Ela cumpria uma tripla função: levar pessoal para prestar socorro às vítimas, diretamente na zona de combate, prover materiais para os curativos e, no retorno para a retaguarda, transportar os feridos para o hospital de campanha. Para cada 10 mil soldados era disponibilizada uma equipe de 340 homens para prestar os socorros, sendo um cirurgião e muitos maqueiros. Esse sistema logo demonstrou ser capaz de reduzir a mortalidade dos feridos nos exércitos de Napoleão e, assim, elevar o moral da tropa, visto que os soldados se sentiam mais respeitados e valorizados: alguém se importava, de fato, com suas vidas.

Como nas guerras também tudo se copia, logo esse modelo foi adotado por outras nações.

E foi assim que Larrey enfrentou o primeiro desafio, que era levar socorro rapidamente até o soldado ferido, enquanto ele ainda estava caído no front, e trazê-lo para um posto de atendimento, onde receberia os cuidados médicos mais adequados.

Nesse ponto surgiria o segundo problema para Larrey. Não era um ou outro ferido, mas, por vezes, dezenas ou centenas deles que chegavam quase simultaneamente para receber assistência médica. Não havia cirurgiões em número suficiente para dar conta de toda aquela clientela gemente. Era preciso, portanto, estabelecer um sistema que permitisse logo reconhecer e classificar os casos por prioridade, ou seja, triar.

Em 1803, Larrey foi nomeado cirurgião-chefe de todo o exército francês. Pouco antes também havia conquistado um lugar como professor de cirurgia na escola Val-de-Grâce, em Paris.

Em abril de 1809, retornou quase por milagre a Paris, depois de ter sobrevivido a uma doença infecciosa que acredita-se ter sido tifo.

Em 1810, o próprio Bonaparte lhe concedeu o título de barão.

Foi graças a Larrey que a atenção aos feridos alcançou, no exército francês, um grau de organização até então sem precedentes na história militar. O reconhecimento do imperador aos serviços prestados à França rendeu-lhe a maior das honrarias concedidas pelo país, a *Légion d'honneur*. Em seu testamento, Napoleão refere-se a ele como "(...) o mais virtuoso homem que eu conheci" (*c'est l'homme plus vertueux que j'aie connu*). Também legou a ele a quantia de 100 mil francos, o que sem dúvida era muito dinheiro à época.

Após a derrota para os ingleses em Waterloo, vários oficiais de Napoleão foram executados. O próprio Larrey acabou sendo poupado por provável intercessão de um oficial inimigo que o reconheceu e o conduziu à presença do marechal de Campo Blücher, cujo filho Larrey havia curado. Conquistou sua liberdade, mas foi privado de todas as vantagens pessoais e passou a atuar como cirurgião civil. Em 1831, foi nomeado para o cargo de cirurgião-chefe do Hôtel des Invalides.

Larrey morreu em 25 de julho de 1842. Seu coração foi retirado e guardado na capela do museu militar da França, em Val-de-Grâce.

O sistema original de triagem tal como foi concebido por Larrey, em 1812, consistia em priorizar o tratamento para aqueles soldados que, pela natureza e menor gravidade das lesões, poderiam com maior probabilidade obter mais benefícios do tratamento disponível e se recuperar em pouco tempo. Assim, de acordo com essa visão – sem dúvida pragmática –, deveria receber atenção médica prioritária não o soldado em estado gravíssimo ou mortalmente ferido, pois este demoraria muito a se recuperar (caso sobrevivesse), mas sim aqueles com lesões ou doenças leves. Estes últimos, com menos recursos, menos atenção médica e em menor tempo, estariam aptos a "receber alta" e... voltar à luta. Tampouco se levava em conta a distinção entre as patentes militares.

Esse sistema foi aplicado e aprimorado por um cirurgião alemão que serviu durante a Guerra Franco-Prussiana (19/7/1870 a 10/5/1871) de nome Johann Friedrich August von Esmarch (1823-1908). Seu sistema levava em conta não só a gravidade da lesão, mas também a efetiva disponibilidade de recursos médicos que seriam necessários para trazer algum benefício palpável à vítima. A evacuação iniciava-se com a coleta dos soldados feridos pelos padioleiros diretamente no campo de batalha, que então os levavam até os postos avançados nas linhas de frente; de lá, as vítimas prosseguiam até estações de curativos, e os casos que necessitassem de assistência adicional seguiam para os hospitais de campo (que acompanhavam os deslocamentos da tropa) localizados na retaguarda dos combates e próximo a ferrovias, de onde trens especialmente adaptados partiam levando pacientes selecionados a hospitais de maior complexidade em cidades alemãs mais próximas.

Já que mencionamos a Guerra Franco-Prussiana, vejamos, então, um pouco mais sobre esse conflito.

Estamos, agora, falando de uma época em que a atual Alemanha era ainda uma federação de vários estados que exibiam certo grau de autonomia. À medida que o poderoso Reino da Prússia, sob o comando do chanceler Otto von Bismarck (1815-1898), ia estendendo seu domínio sobre a Alemanha – em clara sinalização de que sua pretensão era criar um Império Germânico unificado –, o Império Francês sentia-se cada vez mais ameaçado pelo poderio militar prussiano. O temor de Napoleão III vinha se intensificando desde a recente vitória prussiana, em 1866, contra a Áustria.

Na visão estratégica de Bismarck, uma guerra contra a França poderia ajudar a reduzir a resistência francesa à unificação dos estados do sul da

Alemanha. O chanceler também sabia que a Prússia levaria clara vantagem sobre um exército francês que exibia menor grau de organização.

A gota d'água que faltava para fazer transbordar o copo cheio que vinha caracterizando as relações entre franceses e prussianos – em um tempo em que primeiro se partia para a guerra e só depois se pensava em estabelecer alguma negociação – veio com a pretensão do príncipe alemão Leopold von Hohenzollern--Sigmaringen de também ocupar o trono espanhol, que se achava vago. Caso isso se concretizasse, a França ficaria também vulnerável em sua fronteira ocidental. Ainda que Napoleão III tivesse conseguido com o rei da Prússia, Guilherme I, que o príncipe desistisse do trono espanhol, sua insistência em obter mais garantias acabou esbarrando na recusa do rei prussiano em negociar diretamente com o embaixador francês. Essa atitude restritiva foi considerada ofensiva pelos franceses. Bismarck, aproveitando-se da situação, insuflaria ainda mais a discórdia entre os dois soberanos, adulterando o texto de um telegrama de maneira que as declarações nele contidas se tornaram insultuosas à França. Conclusão: a França tomou a iniciativa declarando guerra, mas acabou derrotada em seu próprio território. Em 10 de maio de 1871, os franceses assinaram o Tratado de Frankfurt, pondo fim à guerra. Com isso, cerca de 100 mil prisioneiros franceses foram libertados, porém se viram instados pela nação vitoriosa a se incorporarem compulsoriamente ao Exército prussiano para reprimir a Comuna de Paris. Constituído em março de 1871, esse foco de rebelião foi engendrado pela própria população de Paris, que se recusava a depor as armas contra o inimigo prussiano. Foi um evento marcante, que assinalou o encerramento do período monárquico e deu início à chamada Terceira República na França.

Bismarck conseguiu, finalmente, unificar a Prússia e os demais territórios germânicos, criando, em 1871, o Império Alemão, sob o comando de Guilherme I. Ele foi proclamado imperador da Alemanha em 18 de janeiro de 1871, e veja só que provocação e ultraje aos franceses: em pleno Palácio de Versalhes!

Do ponto de vista da geografia europeia, a maior parte da Alsácia-Lorena (conhecida por suas riquezas em carvão e ferro e cuja população era de maioria germânica) foi anexada ao novo Império Alemão, e assim permaneceu até o final da Primeira Guerra Mundial. Além disso, a França teve que pagar 5 bilhões de francos a título de indenização pelos danos causados à Prússia.

Quando estourou a Guerra Franco-Prussiana, a quantidade de médicos militares a serviço da Prússia superava em muito o contingente de profissionais mobilizados pelos franceses. A qualidade da organização dos serviços médicos prussianos podia ser aferida com base em diversos aspectos: a disponibilidade de equipes de maqueiros; ambulâncias de tração animal inspiradas nos veículos empregados com sucesso pelos norte-americanos durante a Guerra de Secessão; um sistema de evacuação dos feridos hierarquizado, que se iniciava pelos postos avançados de primeiros socorros implantados junto ao front e que prosseguia até os hospitais localizados na retaguarda; havia também vagões ferroviários adaptados para o transporte e assistência aos feridos e doentes. Os franceses, em contrapartida, parecem não ter absorvido as lições durante a Guerra da Crimeia; dependiam em grande medida de assistência provida por hospitais de caridade e voluntários. Parte do desastre sanitário entre os franceses pode ser atribuída, também, à ausência de medidas antissépticas, o que se refletia em elevadas taxas de infecções operatórias.

O sucesso da Medicina militar prussiana serviu de base para os alemães durante a Primeira Guerra Mundial e também foi inspiração para a ampla reforma sanitária militar conduzida pelos britânicos ao fim do século XIX. Para melhor compreender de onde provém a tradição prussiana na organização dos serviços médicos militares, é conveniente retroceder até os tempos do Sacro Império Romano-Germânico[10].

Embora soe surpreendente, de fato foi preciso que transcorressem nada menos de 1.500 anos – desde o tempo em que os romanos conseguiram pôr em prática uma organização militar diferenciada – para que alguns dos principais exércitos europeus voltassem a dar um salto qualitativo e imprimissem alguma modernização em seus serviços médicos. Considera-se que o passo inicial da Medicina militar germânica foi dado por volta de 1555, quando teriam sido adotadas as primeiras medidas sanitárias pelos exércitos do sacro imperador Carlos V (1500-1558)[11]. Tomaria forma, a partir de então, a figura do cirurgião-barbeiro militar voltado ao atendimento dos soldados, visto que os principais comandantes já dispunham de seus próprios cirurgiões. Os cuidados de enfermagem aos doentes e feridos eram delegados às mulheres que acompanhavam os destacamentos militares.

---

10 União de nações da Europa Central que perdurou por toda a Idade Média e só foi desfeita em 1806, durante as Guerras Napoleônicas. Chegou a incluir os territórios que hoje corresponderiam à Alemanha, Áustria, Suíça, República Tcheca, Eslovênia, Bélgica, Países Baixos, Liechtenstein, Luxemburgo e partes da Polônia, França e Itália. O nome foi dado em reverência às glórias passadas do Império Romano.

11 Carlos V assumiu a liderança do Sacro Império Romano-Germânico em 1519; ele já havia sido coroado anteriormente como Carlos I de Espanha, em 1516.

Para os mais interessados em história da Medicina, é curioso assinalar ainda que, ao pesquisarmos os aspectos médicos relacionados à Guerra Franco--Prussiana, chama atenção o fato de Rudolf Ludwig Karl Virchow (1821-1902), considerado o pai da Patologia Moderna e da Medicina Social, ter sido médico responsável por um hospital móvel para atender soldados feridos na linha de frente das batalhas. No entanto, sua contribuição mais reconhecida à história da Medicina foi a descrição da chamada "Tríade de Virchow", que identifica fatores de risco para o aparecimento da trombose (formação de coágulos dentro de vasos sanguíneos). Outro médico renomado que participou como cirurgião durante a Guerra Franco-Prussiana foi o bacteriologista alemão Heinrich Hermann Robert Koch (1843-1910), responsável pela identificação do bacilo causador da tuberculose (artigo publicado em 1882). Diante de tão extraordinária contribuição para o desenvolvimento da Medicina, não é de causar surpresa que tenha sido, em 1905, laureado com o Prêmio Nobel de Fisiologia/Medicina. Mas seu legado para a humanidade incluiria, ainda, a identificação da bactéria que provoca a cólera (vibrião colérico), bem como o esclarecimento sobre a causa da doença do sono.

Também há referências de que, durante o cerco imposto pelo exército prussiano a Paris (a já mencionada Comuna de Paris), em 1870, balões de ar quente teriam sido empregados para evacuar feridos de dentro da cidade. No entanto, não foi possível ter acesso a registros históricos incontroversos que conferissem efetiva credibilidade a esses relatos. Se de fato confirmados, marcariam o primeiro registro conhecido sobre transporte aeromédico.

Voltemos a falar sobre triagem. Ainda que o conceito tenha sido inúmeras vezes aplicado na prática da Medicina militar ao longo de muitas décadas, o nome "triagem" somente viria a ser adotado durante a Primeira Guerra Mundial (1914-1918) por iniciativa de médicos franceses.

Durante o conflito citado, o sistema de triagem foi submetido a um – perdoe o trocadilho – "teste de fogo" sem precedentes. Isso se deu em função do afluxo simultâneo de feridos despejados às centenas nas unidades cirúrgicas avançadas, que se situavam a apenas poucas milhas atrás do front de batalha. Afinal de contas, o arsenal bélico dos exércitos incorporava, então, um novo dispositivo que elevava à enésima potência o poder letal de uma única bala. Refiro-me aqui ao efeito multiplicador dos tiros sequenciais disparados pelas recém-chegadas – e já temíveis – metralhadoras. Havia também as granadas e os morteiros, além de gases venenosos.

A primeira linha de atenção continuava dependente dos padioleiros, cuja missão era resgatar os feridos em meio ao caos das batalhas. No breve texto transcrito a seguir, é possível vislumbrar o tipo de cena que se repetia milhares de vezes. Ernst Jünger, autor do livro *Tempestades de aço*, ele próprio um oficial alemão que atuou durante os anos da Grande Guerra, descreve o momento em que foi resgatado, após ter sido ferido em combate:

> (...) Já escurecia quando dois padioleiros, que vasculhavam o terreno em busca de feridos, acabaram por me encontrar. Eles me puseram sobre a maca e me levaram a um abrigo sanitário coberto de troncos. Um médico exausto atuava entre um bando de homens gemendo, providenciava ataduras, dava injeções e passava instruções em voz tranquila. Puxei sobre meu corpo o sobretudo de um morto em combate e caí em um sono que meu estado febril encheu de sonhos estranhos. Em dado momento, despertei no meio da noite e olhei o médico, que continuava em seu trabalho à luz de uma lanterna.

Nesse contexto os cirurgiões se viam obrigados a dar preferência aos casos de resolução menos demorada. Os casos de maior complexidade cirúrgica acabavam por imobilizar a equipe durante um tempo longo demais, em que os soldados com maior chance de recuperação poderiam ter seu estado de saúde agravado ou mesmo morrer, enquanto aguardavam por uma cirurgia relativamente mais simples[12]. Esses hospitais de campanha eram dotados de anestesistas e enfermeiros e essa equipe não poderia perder de vista a recomendação tácita para priorizar a reposição da mão de obra, ou seja, preservar o contingente de soldados que se mostrassem capazes de retornar, o quanto antes, à sua condição prévia de combatentes ativos.

Caminhemos um pouco mais, até meados dos anos 1930.

Para alguns historiadores a Guerra Civil Espanhola, deflagrada a partir de 1936, constituiu-se em balão de ensaio para a Segunda Guerra Mundial. Nela foram obtidas novas e importantes conquistas para a Medicina militar, entre elas uma forma mais eficiente de operacionalizar transfusões sanguíneas para os soldados feridos. Durante esse conflito também foi desenvolvido e testado um sistema de triagem médica com o objetivo de encurtar ao máximo o tempo que transcorria entre o ferimento e a intervenção cirúrgica. Para isso,

---

12 Em Bioética há o Princípio da Justiça.

estabeleceu-se um posto médico avançado de classificação dos feridos que, em seguida, deveriam ser encaminhados a um hospital preparado para receber os casos mais graves e urgentes; enquanto isso, outro hospital, na retaguarda, recebia os feridos que necessitavam dar prosseguimento ao tratamento.

Durante a Segunda Guerra Mundial, o serviço médico norte-americano implantou o seu próprio sistema de triagem dos feridos. Tinha início por meio de abordagem feita por um paramédico vinculado a cada companhia de soldados. Após um rápido atendimento inicial, ele decidia se o soldado deveria ser encaminhado até o posto de primeiros socorros do batalhão. Caso necessário, o fluxo seguiria até uma estação de estabilização da respectiva divisão. Ali se realizava o procedimento efetivo de triagem e eventual ato cirúrgico. Por fim, hospitais de apoio, de maior capacidade e complexidade, poderiam ser acionados. Segundo alguns autores, essa conjunção de recursos explicaria em grande parte os resultados mais favoráveis obtidos no tratamento de lesões abdominais, quando comparados àqueles alcançados pelos britânicos. Os pacientes submetidos a cirurgia de urgência poderiam, então, ser enviados aos hospitais de retaguarda para dar sequência ao tratamento.

ESQUEMA DE TRIAGEM

```
              FERIDO
                │
                │  Maca ou a pé
                ▼
┌────────────────────┐   ┌──────────────┐   ┌─────────────────────┐
│ Posto de Atendimento│   │ Posto de Apoio│   │  Posto de Triagem da │
│    Avançado de     │──▶│  do Batalhão │──▶│  Divisão + Hospital de│
│   cada Companhia   │   │              │   │  Campanha Adjacente  │
└────────────────────┘   └──────────────┘   └─────────────────────┘
(cuidados iniciais, dados por  (procedimentos essenciais   (capacidade para atender
paramédicos, para permitir a   para assegurar a estabilidade 100-150 pacientes e realizar
continuidade do transporte)    orgânica)                    cirurgias)
                                                                 │
                                                                 ▼
        ┌──────────────────┐        ┌──────────────────┐
        │ Hospitais Gerais │ ◀──────│ Hospital de Apoio│
        └──────────────────┘        └──────────────────┘
```

Àquela altura já não havia mais dúvida quanto à importância de um sistema de triagem bem estruturado para assegurar o sucesso dos cuidados médicos dispensados a um grande contingente de feridos (múltiplas vítimas).

A triagem médica em tempos de guerra é um elemento tático e estratégico indispensável para as forças armadas. Requer treinamento apropriado, pois, em geral, os médicos são preparados para atender, com a máxima dedicação, um número reduzido de pacientes. Mas como deveriam proceder ao se defrontarem com dezenas de pacientes, chegando quase simultaneamente e exibindo ampla variedade de lesões? Como priorizar os recursos disponíveis? Como tomar decisões ponderadas em condições ambientais adversas?

Feitas as devidas ressalvas, essas são questões com as quais o médico civil de nossos dias – também no papel de "triador" – terá que se haver no dia a dia dos hospitais, principalmente nas instituições públicas, em que a demanda, quase invariavelmente, excede a oferta de recursos. Não deixa de ser também uma guerra silenciosa e insidiosa por trás das trincheiras hospitalares civis de nossas cidades.

Portanto, os princípios que vêm norteando a triagem médica há cerca de duzentos anos continuam válidos ainda hoje, guiando inclusive a atitude do médico por ocasião do ritual de admissão do paciente que chega ao pronto-socorro de hospitais civis. O método de triagem a ser empregado deve ter como atributos básicos fundamentais simplicidade e eficiência. Partindo dessa premissa, a atitude inicial do triador deve ser:

1. Identificar aqueles casos que estejam fora de qualquer possibilidade terapêutica e cuja evolução fatal já pode ser estabelecida com razoável antecedência. A propósito desse aspecto, observe o trecho que aparece no tópico intitulado "Agonia", no manual de *Socórros de urgência em tempo de guerra* (1942), de autoria do primeiro-tenente médico brasileiro Carlos Noce. Foi mantida a grafia do texto original:

    (...) Agonizantes não pódem mais lutar... porisso não interessam mais à guerra: tornaram-se seres inúteis e mesmo nocivos ao rude prosseguimento dos combates (...). O serviço de socorro, obediente aos regulamentos militares, não deve perder tempo, não póde hesitar entre um agonizante e um simples ferido, que ainda póde salvar-se, voltar às linhas de fogo, ser de novo um valoroso combatente (...).

"(...) Os vivos acima de tudo! É o lema das guerras (...)", finaliza Noce. Uma vez confrontado com pacientes sem nenhuma expectativa razoável de sobrevivência – em que a morte se afigura iminente e inevitável –, resta ao médico a tarefa indeclinável de prover algum conforto e alívio da ansiedade e da dor. Esse deveria ser o procedimento adotado para as vítimas, civis ou militares, que agonizam, em sofrimento e dor, nas zonas de batalha. Na medida do possível, e sempre que as condições de momento permitirem, deve-se providenciar alguma analgesia e sedação, para que o "processo do morrer" se faça com o mínimo de dignidade. A propósito desse tema vale a pena reproduzir a visão do Dr. René Dumesnil, um médico francês que serviu como major durante a Primeira Guerra Mundial:

> (...) Os feridos, os doentes esperam de nós [médicos] não só os cuidados materiais que farão desaparecer, na medida do possível, seus sofrimentos e seus males corpóreos, como ainda outra coisa que os regulamentos não podem definir e que se encerra em uma palavra: humanidade.

Com respeito ao ato de triar e à terrível missão médica de escolher, entre tantos feridos, aqueles que teriam melhores perspectivas de sobreviver, Dumesnil assim se pronunciaria: "Mas a minha opinião é infalível? Meus conhecimentos tão seguros que eu possa escolher, sem duvidar um instante, sem refletir?".

2. A atenção médica prioritária deve ser canalizada para os casos que exibam lesões a demandar imediata intervenção, na maioria das vezes, de caráter cirúrgico.

3. A última categoria de pacientes inclui todos os demais portadores de ferimentos de menor gravidade que, em geral, exigem abordagens não cirúrgicas. Uma vez realizados os curativos necessários, podem ser liberados para retornar às suas unidades de combate.

Embora existam diferentes sistemas de triagem para avaliar feridos e doentes em eventos com múltiplas vítimas, todos, em sua essência, estão baseados em protocolos que padronizam aquilo que deve ser verificado com prioridade, no momento em que se avalia cada vítima individualmente. Seguindo esse procedimento, estabelece-se, por consequência, quem merece ser socorrido imediatamente e para os quais medidas de ressuscitação não devem ser proteladas, por estarem sob evidente risco de morte (mas plenamente passíveis de recuperação); aqueles para os quais a adoção do tratamento poderá aguardar ainda por algum tempo e, finalmente, aqueles que já estariam fora de qualquer expectativa terapêutica e, portanto, de sobrevivência. Para esse último grupo, em processo inevitável de morte, caberiam exclusivamente medidas humanitárias que visam ao menos assegurar algum conforto, inclusive por meio da administração de analgésicos e sedativos.

Como mencionado anteriormente, essas premissas básicas da triagem foram, a bem da verdade, estabelecidas por Dominique-Jean Larrey, ainda em fins do século XVIII. Observe, a seguir, um trecho extraído das próprias anotações de Larrey:

> (...) aqueles que se apresentam seriamente feridos devem receber atenção em primeiro lugar, sem qualquer distinção, inclusive de patente militar. Os feridos que exibem lesões de menor gravidade podem aguardar até que seus companheiros de armas, com mutilações de maior intensidade, tenham sido operados e recebido curativos, pois caso contrário estes últimos poderiam não sobreviver além de algumas horas e raramente estariam vivos no dia seguinte. Acrescente-se que lesões menos graves poderiam ser reparadas nos hospitais da retaguarda, especialmente no caso dos oficiais que, em geral, dispõem de meios de transporte. Afinal de contas, a vida não é ameaçada por tais ferimentos (...).

Ainda hoje em dia, é essencial que se apliquem tais protocolos de forma objetiva e diligente, pois estamos nos referindo a situações altamente estressantes também para as equipes de saúde. Elas envolvem múltiplas pessoas necessitando de atenção e cuidados, seja no campo de batalha, seja em diversas situações da vida civil, como acidentes de trânsito, catástrofes naturais ou mesmo em surtos de doenças (epidemias). Os modernos protocolos de triagem preconizam que se avalie o paciente conforme sequência preestabelecida de passos cientificamente estudados: verificar se há pulsação e, caso contrário, adotar a massagem cardíaca; verificar se a vítima está ou não respirando e, portanto, se deve ser iniciada respiração artificial; na presença de algum sangramento, instituir a compressão local por meio de bandagens; detectada uma fratura, proceder imediatamente à sua estabilização e imobilização.

Como a teoria na prática – ainda que não precise ser radicalmente outra! – pode exibir diferentes nuances, deixemos um pouco de lado o que rezam os protocolos técnicos, amplamente acessíveis em livros e manuais de emergência médica, e vamos nos aproximar mais do mundo real.

O Dr. Richard Jadick, médico norte-americano, nos dá uma boa noção prática sobre triagem, tal como ela acontece em um campo de batalha, ao relatar suas experiências como cirurgião durante alguns meses em território iraquiano no ano de 2004. Observe o seguinte trecho extraído de seu livro[13]:

> (...) Eu trabalhei rápido, enfaixando o ferimento na virilha com rolos de compressas estéreis (...). Mas nada que eu fizesse parecia ser suficiente. O sangramento continuava intenso. Eu dei uma rápida olhada ao meu redor – três, talvez mais soldados estavam caídos em meio ao tiroteio (que estava longe de acabar!). "Deixe aqueles que estão além de uma possibilidade factível de serem salvos; concentre--se naqueles que você pode salvar" – isto é o que dizem os livros. A triagem de campo faz todo o sentido lógico, porém decidir quem deve receber sua prioridade pode ser algo brutal para a alma.

E, para finalizar, vamos a mais um banho de dura realidade em outra anotação do Dr. Jadick:

> (...) Um socorrista tentava inserir um tubo na garganta [da vítima] na tentativa de restabelecer a respiração. Mas eu fiz sinal para ele deixá-lo e dar assistência ao próximo ferido grave que aguardava assistência (...). Afinal [o soldado] havia lutado bravamente para sobreviver, mas, àquela altura, sua guerra havia chegado ao fim.

---

13 *On Call in Hell – A Doctor's Iraq War Story*, também citado em outros capítulos.

Capítulo 3

A HORA DE OURO
HADES TERÁ DE ESPERAR

Somente os mortos viram o fim da guerra.
(George Santayana, filósofo espanhol, 1863-1952)

Com base em registros médicos militares franceses elaborados durante a Primeira Guerra Mundial, R. Adams Cowley desenvolveu o conceito da chamada "The Golden Hour" (a hora de ouro) no atendimento às vítimas de traumas severos, segundo o qual as melhores chances de sucesso terapêutico acontecem quando o politraumatizado é submetido aos procedimentos de ressuscitação dentro da primeira hora que se segue à lesão.

O Dr. Cowley (1917-1991), ex-cirurgião militar e posteriormente chefe do Departamento de Trauma do Centro Médico da Universidade Maryland, afirmou: "Há uma Hora de Ouro entre a vida e a morte. Se você está seriamente traumatizado, então você terá menos de 60 minutos para sobreviver. Você pode não morrer de imediato – isso pode acontecer três dias ou até mesmo duas semanas mais tarde –, mas algo aconteceu em seu corpo que é irreparável".

Ainda que esse conceito tenha gerado algumas polêmicas entre os médicos especialistas em trauma, é inegável o fato de chamar atenção para que se tenha a maior prontidão possível na adoção dos primeiros socorros, cujos princípios gerais continuam, ainda hoje, a nortear as equipes médicas de resgate, seja nos campos de batalha, seja na vida civil: controle da hemorragia (hemostasia), medidas de ressuscitação, controle do estado de choque, imobilização de fraturas, estabilização clínica da vítima, prevenção de infecção das feridas e rápida evacuação para o hospital.

Pouco mais de 130 anos atrás eram lançadas as modernas bases do sistema que hoje conhecemos como Primeiros Socorros. No entanto, nossa expedição de pesquisa histórica irá retroceder ainda mais no tempo.

Na Grécia Antiga – 500 a.C. – é possível identificar técnicas de salvamento rudimentares que nos chegam por meio de cenas reproduzidas em algumas cerâmicas do pintor Sosias.

Na *Ilíada*, de Homero, segundo pesquisa conduzida recentemente por Pikoulis (2004), a elevada mortalidade observada – ferimentos por flecha 42%, por estilingadas 67%, por lanças 80% e por espadas 100% – nos leva a supor que os cirurgiões daqueles tempos demoravam a atender os feridos, ou somente o faziam após o fim da batalha, sem levar em conta, naturalmente, as limitações técnico-tecnológicas daqueles tempos remotos.

Há também registros de algumas tentativas, igualmente bastante elementares, de oferecer cuidados humanitários, praticados por bons samaritanos em épocas remotas, como nos conta o Evangelho de São Lucas (Capítulo 10, versículos 30-37):

> (...) Jesus, prosseguindo disse: um homem descia de Jerusalém a Jericó e caiu nas mãos de salteadores, os quais o despojaram e espancando-o, se retiraram, deixando-o meio morto. Casualmente, descia pelo mesmo caminho certo sacerdote e vendo-o, passou de largo. De igual modo também um levita chegou àquele lugar, viu-o, e passou de largo. Mas um samaritano que ia de viagem, chegou perto dele e vendo-o, encheu-se de compaixão; aproximando-se, atou-lhe as feridas, deitando nelas azeite e vinho e, pondo-o sobre a sua cavalgadura, levou-o para uma estalagem e cuidou dele (...).

Ao chegarmos ao ano de 1099 (século XI da era cristã), vamos encontrar também relatos de primeiros socorros prestados por cavaleiros religiosos – ou hospitalários, da Ordem de St. John – aos peregrinos e soldados feridos em batalhas durante as Cruzadas (1096-1272). Foram, ao todo, oito expedições, nas quais exércitos organizados por monarcas, papas e nobres europeus aventuravam-se rumo às terras bíblicas, movidos pela missão religiosa de reaver territórios tomados por conquistadores infiéis islâmicos. Só mesmo uma generosa dose de fé incondicional para fazer frente à total falta de higiene e às péssimas condições sanitárias que constituíam a indelével base de uma tragédia mais do que anunciada.

Para não fugir à regra – que vinha imperando absoluta ao longo das guerras travadas desde tempos ancestrais até o limiar do século XX –, o que mais matava os combatentes eram, de fato, as doenças. Em uma disputa corpo a corpo com os ferimentos de batalha, lá estavam elas, sempre alcançando o lugar mais alto no pódio da letalidade. Desnutrição, escorbuto, tifo e disenteria constituíam-se em equipe praticamente impossível de ser suplantada. Durante a Segunda Cruzada, o exército mobilizado pelo rei francês Luís VII contava, de início, algo em torno de 100 mil homens. Ao final daquela campanha, a imensa maioria havia sido impiedosamente massacrada por algozes terríveis, que não usavam turbante e tampouco falavam árabe: a fome e as doenças. É certo que muitos cruzados se sentiam justamente glorificados pelo fato de fazer parte de missões militares- -religiosas que buscavam o engrandecimento da Igreja cristã na luta contra os infiéis. Por ironia do destino, no entanto, inúmeros dos que perderam a vida não chegaram a derramar seu sangue em nome da fé que tanto defendiam. Antes disso, grande parte deles acabou esvaindo-se em – não tão dignificantes – evacuações diarreicas e outras infecções profanas, além de sofrerem com a escassez de alimentos, que produzia quadros sérios de desnutrição.

A Medicina europeia, à época, não era nada além de inexpressiva, para não dizer danosa. Assim, mesmo que os comandantes militares e nobres pudessem, por vezes, se fazer acompanhar por seus médicos pessoais, a virtual ausência de cuidados de saúde voltados aos soldados – que ficavam, assim, entregues à própria sorte – não era, necessariamente, uma grande desvantagem. A verdade é que médicos e cirurgiões pouco tinham a oferecer aos doentes e feridos. Diante de um soldado exibindo uma flecha, espada ou lança cravada em suas entranhas, o que de mais sábio poderia fazer o cirurgião era assim deixar ficar o objeto penetrante. Ao proceder dessa forma, ao menos manteria o sangramento circunscrito ao interior do corpo, oculto e dissimulado. Algo como varrer a sujeira para debaixo do tapete. Caso resolvesse extrair a arma, acabaria por exteriorizar a hemorragia, o que tornaria mais evidente sua incompetência para lidar com a situação. Além de oferecer bebidas alcoólicas e despejar óleo quente nas feridas, pouco mais tinham os cirurgiões a fazer.

Jack E. McCallum cita em sua obra *Military Medicine: from ancient times to the 21st century*:

> (…) Os cavaleiros feridos durante as Cruzadas virtualmente não tinham acesso a qualquer outra forma de tratamento, além do ópio para aliviar a dor. Recebiam alguma bebida estimulante, óleo fervente para cauterizar seus ferimentos e muitas orações para purificar suas almas, antes de serem abandonados para morrer no campo de batalha.

Não sem alguma ironia, talvez o componente mais útil do parco arsenal terapêutico colocado à disposição da Medicina militar nas Cruzadas fosse a clássica armadura metálica trajada pelos cavaleiros. Mesmo com o considerável inconveniente de se transformar em verdadeiro forno a cozinhar a pobre criatura sob o sol inclemente dos desertos do Oriente Médio, caso o infeliz cruzado fosse vítima de um ferimento, a estrutura bastante rígida da armadura poderia converter-se, automaticamente, em uma maca de transporte de razoável eficiência. De igual utilidade acessória era também o grande escudo portado pelos cruzados, prontamente transformado em maca para os feridos.

Em prosseguimento à nossa jornada, vamos nos deparar, entre os anos de 1652 e 1654, com a Primeira (porém não a única) Guerra Anglo-Holandesa. Após este, se desdobraram outros conflitos que tiveram lugar em diferentes períodos nos séculos XVII e XVIII. Motivo? Disputa pela primazia do comércio marítimo, que, ao longo dos séculos anteriores, vinha sendo dominado pelos chamados Países Baixos. Pode-se dizer mesmo que, graças aos resultados financeiros alcançados pelos holandeses, Amsterdã ocupava a posição de capital financeira, não apenas da Europa, mas de todo o mundo conhecido naquele período da história.

Mas, quando nos aproximamos de meados do século XVII, fica patente que a Inglaterra vinha, por um lado, experimentando franca ascensão de sua indústria de manufaturas e, por outro, conquistando novos territórios pelo mundo, em busca de riquezas e também novos mercados consumidores. Para sustentar essa estratégia desenvolvimentista, era natural que buscasse também ampliar seu domínio marítimo, e para isso era imprescindível reforçar sua marinha – mercante e de guerra.

A fim de consolidar suas pretensões, era, portanto, preciso delimitar os espaços de atuação comercial dos Países Baixos que constituíam a principal opção de "logística de transporte" para os demais países europeus e de outras partes do mundo.

Essa estratégia materializou-se em 1651, com a edição pelo Parlamento inglês do "Ato de Navegação". Em resumo, estabelecia que os ingleses teriam, a partir de então, a prerrogativa de intermediar o transporte de mercadorias importadas por quaisquer outros países, que só não deveriam recorrer à marinha mercante inglesa caso utilizassem seus próprios navios. Ou seja, mexeram no bolso dos holandeses, que eram, até então, os transportadores "oficiais", inclusive das mercadorias produzidas na Inglaterra e exportadas para outras nações. Essa iniciativa contribuiu decisivamente para a política expansionista e o florescimento do capitalismo britânico. Também deixou sua marca na história da Medicina de guerra.

Pelo lado da "boa luta", a Primeira Guerra Anglo-Holandesa (1653) trouxe como consequência positiva a implantação de um sistema de postos para recepção de soldados feridos.

Como nos conta F. H. Garrison[14], ecoava pelo século XVII uma voz incisiva a denunciar a indiferença das autoridades com respeito aos cuidados precários dispensados aos soldados doentes e feridos, a cargo de pessoal médico extremamente inexperiente. Tratava-se, no entanto, de um pregador solitário a clamar em meio ao deserto. E de quem era essa voz? Janus Abraham Gehema (1647-1715) foi um cavaleiro de origem polonesa que atuou em quase todas as guerras de seu tempo. Estudou Medicina em Groningen, Leyden e Utrecht e, por fim, serviu como médico em Berlim. Sua fama deriva de três de seus livros em que defende a necessidade de se dedicar mais atenção ao bem-estar das tropas:

- *Wohlversehener Feld-Medicus (The Well-Experienced Field Physician)* – 1684
- *Wohleingerichtete Feld-Apotheke (The Officer's Well-Arranjed Medicine Chest* – 1688
- *Der Kranke Soldat (The Sick Soldier)* – 1690

Sua linha de argumentação baseava-se na constatação prática de que havia uma separação prejudicial entre Medicina e cirurgia. Soldados doentes eram condenados a morrer por serem atendidos não por médicos, mas por barbeiros ignorantes, e muitas vezes nem mesmo pelo barbeiro responsável pelo regimento, mas por simples aprendizes, que eram tão capacitados para a realização de procedimentos cirúrgicos quanto um imbecil qualquer. Gehema mostrava-se também bastante cético com o fato de que, na melhor das hipóteses, havia apenas um médico designado para cuidar da saúde de 20 a 30 mil homens; sem contar que dispunham

---

14 Fielding H. Garrison, tenente-coronel do Medical Corps (US Army), é autor do livro *Notes on the History of Military Medicine,* publicado pela Association of Military Surgeons em 1922.

de caixas para os primeiros socorros cujo conteúdo incluía uma série de remédios totalmente inúteis. Ele também defendia que a responsabilidade de reabastecer as caixas deveria ser do governo, embora na prática acabasse onerando o bolso do próprio médico.

Boa parte daquilo que nos contam os historiadores sobre a situação da Medicina praticada ao longo do século XVII provém dos livros legados por Gehema. A seguir, um breve trecho de sua autoria (em tradução livre) ao dirigir--se a oficiais militares mais graduados, e que traduz suas convicções pessoais:

> (...) Pode haver uma criatura mais miserável (...) do que um desafortunado soldado? Sim, é isso mesmo, senhores oficiais! Tenham em conta que eles (os soldados) não são feitos de madeira ou pedra; ao contrário, são homens expostos aos mesmos riscos e infortúnios a que vocês mesmos estão também sujeitos. Poucos entre vocês, no entanto – até onde eu saiba –, são capazes de demonstrar compaixão a ponto de se dirigir à beira do leito para visitar um soldado doente, dedicar-lhe alguma atenção e oferecer-lhe algo para comer, mesmo que essa atitude custe tão pouco.

Um pouco mais tarde, já chegando a meados do século XVIII, ao término da Guerra de Sucessão Austríaca (1740-1748), Frederico II da Prússia anexou a Província da Silésia, até então pertencente à dinastia austríaca dos Habsburgos. Estes últimos, inconformados, tiveram que amargar a perda de seu território, até que, anos depois, a Áustria resolveu liderar uma aliança com a participação da França, Saxônia, Suécia e Rússia, a fim de retomar aquelas terras. De outro lado, alinharam-se Prússia, Hannover e Grã-Bretanha. Como pano de fundo, no entanto, a justificar o envolvimento de dois tradicionais oponentes – França e Grã-Bretanha –, estava latente a disputa entre ambos por colônias além-mar na América do Norte e na Índia. Assim, teve início a Guerra dos Sete Anos (também conhecida como Guerra Austro-Prussiana), entre 1756 e 1763. Durante esse conflito, Frederico, o Grande, chegou a lutar em várias frentes simultâneas, e por essa razão não podia permitir que seus exércitos se vissem privados do poder de ataque em função de doenças ou ferimentos que alijavam os combatentes das lutas com os inimigos. Diante dessa lógica, ele estimulou a implantação de postos médicos de primeiros socorros e hospitais na retaguarda das batalhas. Partiu dele a ordem para que o socorro fosse desencadeado de imediato, ainda que as lutas estivessem em pleno andamento. Com tal iniciativa, ele foi o responsável por romper com a tradição até então prevalente de iniciar o resgate dos feridos somente após o término dos combates.

Na Inglaterra, as ações de salvamento começaram a se estruturar melhor por intermédio da Royal Humane Society. Fundada em 1774, ocupou-se, de início, em promover medidas de reanimação para as vítimas de afogamento.

Em tempos de guerra, no entanto, era necessário encontrar uma maneira mais rápida e eficiente de chegar até os soldados feridos, ainda na própria frente de combate, e lá mesmo dar um primeiro atendimento. Foi assim que Larrey, em 1792, como cirurgião-chefe do Exército francês, concebeu a ideia de criar uma unidade móvel que, suficientemente ágil, poderia levar socorro médico para dentro do campo de batalha.

Castro Souza nos relata, em *A Medicina na Guerra do Paraguai,* que aquele grupamento originalmente concebido por Larrey, na França, era constituído por

> (...) três cirurgiões e um enfermeiro, montados em vigorosos cavalos, levando os enfermeiros grandes caixas contendo instrumental cirúrgico e material de curativo – ataduras, fios para sutura, compressas, vinho, vinagre, aguardente, sal, caldo etc. As cobertas e padiolas iam em outros compartimentos (...).

Na esteira das atitudes humanitárias incansavelmente perseguidas por Larrey, outro cirurgião militar francês, de nome Pierre-François Percy (1754--1825), chegou a organizar, "(...) em 1796, uma companhia de 120 enfermeiros, escolhidos entre os soldados de boa vontade. Esses homens exerciam a função de padioleiros[15] e atuavam no campo de batalha recolhendo os feridos (...)".

Para melhor visualizarmos a provável cena em que se davam os resgates ancestrais de feridos, imagine um "banana boat" (sim, isso mesmo... e não se preocupe, porque ainda estou lúcido!), desses que são presença quase obrigatória em praias brasileiras, mas também fazem parte da paisagem aquática mundo afora, como opção divertida de lazer náutico. Pois bem, agora

---

15 No original em francês a maca ou padiola era designada por *brancard,* e os padioleiros eram os *brancardiers.* Eles carregavam piques (espécie de lança antiga); duas dessas varas dispostas em paralelo e unidas por faixas de pano transformavam-se em padiolas improvisadas.

pense em algo parecido para ser usado em solo firme. Para isso o tal artefato deveria ganhar rodas, certo? Por fim, como no século XVIII ainda não estavam disponíveis equipamentos infláveis de plástico, transforme, então, o cilindro relativamente macio e confortável de um "banana boat" dos tempos modernos em uma simples caixa de madeira, longa e estreita. Pois bem, essa foi a viatura idealizada – e posta em operação, de fato – por Percy, que transportava oito cirurgiões sentados sobre a caixa (onde eram acondicionados materiais para curativo suficientes para atender cerca de mil feridos) puxada por quatro (ou talvez seis) cavalos; os enfermeiros e ajudantes montavam os cavalos que puxavam o tal veículo. Carinhosamente apelidada de "Wurst" (salsicha, em alemão), não alcançou o sucesso desejado em razão de sua pouca versatilidade em terrenos irregulares, o que, diga-se de passagem, não deveria ser muito confortável para os "traseiros cirúrgicos", submetidos a intenso solavanco! Conta a lenda (provavelmente espalhada de forma maliciosa por médicos clínicos) que os cirurgiões não queriam sentar na tal *Wurst*...

O sistema de evacuação concebido por Percy previa que os feridos resgatados pelos padioleiros fossem levados a um posto de curativo na retaguarda, onde recebiam cuidados de cirurgiões, e de lá poderiam ser transportados por carroças-ambulâncias – caso a situação assim o exigisse – até os hospitais fixos em vilarejos próximos. No entanto, apesar dos seus esforços pessoais, Percy não conseguiu sensibilizar seus superiores para que esse sistema fosse transformado em uma corporação permanente de cirurgiões no exército francês.

Mais tarde, vamos nos deparar com referências históricas que apontam o suíço Jean-Henry Dunant como o pioneiro na adoção e sistematização dos procedimentos utilizados em primeiros socorros, com o objetivo de treinar pessoas leigas de comunidades constantemente assoladas por guerras.

Estamos, agora, no ano de 1859, mais precisamente no dia 24 de junho, data em que teve lugar a grande Batalha de Solferino (durante a Segunda Guerra de Independência Italiana), em terras da Lombardia, que, àquela época, ainda pertencia à Áustria. De um lado, os exércitos aliados formados por soldados franceses, sob o comando de Napoleão III, e os piemonteses, liderados por Vítor Emanuel II. Em oposição a eles vinha o exército austríaco do imperador Francisco José I. Ao final, a vitória foi dos aliados. Mesmo sem ter tomado parte nos combates diretamente, Dunant registrou em seu livro – *Un Souvenir de Solferino*[16] – o cenário de sofrimento e desolação que ele presenciou após o término dos combates. Foram 6 mil mortos e mais de 40 mil feridos. A falta de estrutura do exército francês para prestar assistência aos feridos causou um forte impacto em Dunant. Foi quando ele decidiu organizar leigos para prestar ajuda humanitária aos feridos.

Em 1863, juntamente com Gustave Moynier e outros companheiros, Dunant criou o Comitê Internacional de Socorro aos Feridos[17], mais tarde denominado Cruz Vermelha, cuja missão era prestar ajuda aos soldados feridos e doentes no campo. Em outubro do mesmo ano, foi realizada uma conferência internacional em Genebra (Suíça), com a participação de catorze países. No ano seguinte, alguns países haviam organizado suas próprias sociedades nacionais. Em agosto foi organizada a segunda conferência em Genebra, cujo tema central versava sobre a "melhoria das condições dos feridos nos exércitos no campo de batalha". Nesse mesmo encontro foi adotada a recomendação para que os serviços médicos fossem identificados com o logotipo oficial, que era uma cruz vermelha. Esperava-se com tal iniciativa que os exércitos em luta respeitassem a neutralidade do pessoal médico, dos hospitais, feridos e doentes. Enquanto entre os países cristãos a cruz foi rapidamente consagrada como emblema oficial da entidade, a partir da Guerra Russo-Turca (1876) as nações muçulmanas optaram por adotar como símbolo o crescente vermelho.

Por seu trabalho, Dunant foi agraciado, em 1901, com o Prêmio Nobel da Paz.

Com raízes e apoio financeiro da venerável Ordem do Hospital de St. John, de Jerusalém, era implantado, em 1875, o primeiro serviço britânico de veículos de transporte para doentes, que ficou conhecido como St. John Ambulance. Pouco depois (1877), constituiu-se a associação de voluntários de mesmo nome, cuja missão seria apoiar o departamento médico do exército britânico, promovendo o treinamento em primeiros socorros para a população civil, medida estratégica para auxiliar nos cuidados médicos aos feridos em tempos de guerra, mas também em atividades civis caracterizadas por maior risco de acidentes, como em portos, ferrovias e minas.

---

16 "Recordação de Solferino", publicado em 1862.

17 International Committee for the Relief of Wounded Soldiers.

A partir de 1878, graças à colaboração e aos ensinamentos de alguns cirurgiões militares, as técnicas de imobilização de fraturas e hemostasia (controle do sangramento), que já vinham sendo praticadas nos campos de batalha, passaram a ser retransmitidas aos civis por meio de programas de treinamento sistematizados. Para a viabilização dessa iniciativa, dois nomes foram de especial importância: o major-cirurgião Peter Shepherd e o coronel Francis Duncan. O primeiro curso dirigido a membros da comunidade leiga foi coordenado pelo próprio Shepherd e teve como sede uma escola presbiteriana do subúrbio londrino de Woolwich, a expensas da St. John Ambulance Association. O programa do curso incluía noções sobre circulação sanguínea, localização das principais artérias, queimaduras, fraturas e luxações, preparo de bandagens, medidas a serem adotadas em casos de afogamento, exposição a gases tóxicos, atendimento a pessoas alcoolizadas, epilépticas e desmaiadas, transporte de pacientes em macas etc. Ao final do treinamento, os alunos deveriam submeter-se a uma avaliação de competência para fazer jus ao certificado. Veja como a máxima "nada se cria, tudo se copia" (por sua vez, parodiando a famosa frase de Lavoisier), de fato, mostra como as "modas" se repetem ao longo da história. Não é incrível a semelhança do tipo proposto, e até de formato, desse tal curso ancestral quando o comparamos com os modernos treinamentos simulados de suporte de vida dos nossos dias?

O primeiro manual publicado (1878) em língua inglesa – "Primeiros socorros para os feridos" *(First aid to the injured)* – foi organizado pelo doutor James Cantlie, tendo por base alguns textos preparados por Shepherd.

É certo que os recursos de simulação eram muito mais restritos que hoje em dia, mas, de qualquer forma, a ansiedade dos primeiros alunos treinados logo pôde ser saciada e suas habilidades testadas. Mesmo em períodos de paz – ou, se preferir, sem guerra formalmente declarada –, a história da humanidade sempre foi pródiga em oferecer várias outras opções de catástrofes que, à parte o lado triste e trágico, constituem, inegavelmente, extraordinários campos de prova para o progresso das ciências. Essas situações dramáticas, embora obscurecidas pela devastação de parcelas – maiores ou menores – da raça humana e do meio ambiente, acabam por oferecer oportunidade não apenas para testar e desenvolver novas e mais eficientes armas de morte, mas também para experimentar novos e mais eficientes arsenais de cura.

E não tardou muito para que aquele primeiro manual de socorros (que fornecia as bases para um treinamento teórico) logo fosse convenientemente complementado por uma inesperada *"Skill Station"* (estação para prática de manobras oferecidas pelos modernos cursos de simulação), mas, infelizmente, com uma indefectível dose de trágica realidade. Em março de 1878, aconteceu um grande desmoronamento em um galpão que estava sendo construído junto ao estaleiro da cidade de Londres. Trabalhavam nas obras cerca de 160 homens. O resgate das vítimas e o transporte até o hospital mais próximo contou com a ajuda das ambulâncias e de voluntários treinados pela Sociedade St. John.

Alguns meses mais tarde, outro desastre serviria para demonstrar, de forma inequívoca, a importância da popularização dos primeiros socorros entre os leigos. Em decorrência do choque entre dois navios, resultou o naufrágio de um barco de turismo – *Princess Alice* – nas águas do rio Tâmisa, também em Londres. Nesse acidente perderam a vida cerca de 600 pessoas. Mais uma vez, civis e militares acorreram ao local para oferecer seus préstimos às vítimas da tragédia.

Pelo que nos foi possível deduzir a partir de nossa "garimpagem bibliográfica", o termo "primeiros socorros" teria sido originalmente proposto pelo cirurgião do exército da Prússia, Johann Friedrich von Esmarch, por volta de 1870. O seu sistema assentava-se na possibilidade de que os próprios soldados deveriam estar capacitados a dispensar os primeiros cuidados aos companheiros feridos, desde que dispusessem de recursos materiais e noções rudimentares para realizar bandagens e imobilizações simples. A adaptação do termo germânico "erste hilfe" para o inglês "first aid" é atribuída a Shepherd e começou a ser utilizado em 1879. Mais que uma questão puramente semântica, a iniciativa de Shepherd trouxe para o exército britânico os princípios adotados por Von Esmarch no exército prussiano. Todavia, a preocupação de Shepherd era ampliar essa doutrina militar também em benefício das vítimas de várias outras condições médicas emergenciais, ainda que fora do âmbito militar.

Embora não se possa ponderar com certeza qual teria sido o fator principal de sucesso – se o prazer e a curiosidade mórbidos em vivenciar o sofrimento de outrem ou os mais puros e sinceros impulsos de ajuda humanitária –, o fato é que tais cursos de primeiros socorros traduziram-se em iniciativa bastante positiva, de tal forma que já eram replicados em diversas partes do mundo, antes mesmo do final do século XIX.

Atravessando o Atlântico... À época da Guerra da Independência dos Estados Unidos (1775-1783), pouca importância se dava aos soldados doentes ou feridos em combate, mesmo porque o número de médicos realmente habilitados devia girar em torno de 200 em todos os Estados Unidos da América, formados pela primeira escola de Medicina, fundada em 1765, na Universidade da Pensilvânia (cidade da Filadélfia). Esse desinteresse fica bem evidenciado pela atitude de certo general de nome Horatio Gates, que, ao fim da Batalha de Bunker Hill, simplesmente deixou para trás os soldados feridos, que ficaram abandonados à própria sorte durante três dias até que chegasse alguma ajuda. Essa atitude de absoluto desprezo pela vida dos combatentes motivou a criação, no estado de Massachusetts, de corporações médicas em cada regimento de campo, formadas por um cirurgião e dois auxiliares. O objetivo era encurtar o tempo de atendimento aos feridos no campo de batalha.

De passagem pelo extremo sudeste do continente europeu, adentrando a Ásia, a Guerra da Crimeia (14/9/1854 a 12/7/1856) permitiu avaliar e contrapor os resultados alcançados pelos exércitos francês e inglês. Os franceses, mais uma vez, colocaram em prática o método testado por Larrey durante as Guerras Napoleônicas e que, basicamente, consistia em estabelecer um sistema organizado de evacuação e triagem dos soldados feridos, bem como oferecer tratamento cirúrgico nas linhas de frente.

De outro lado, reinava a completa falta de planejamento estratégico no serviço médico militar britânico. Faltavam abrigos (tendas), uniformes apropriados para o inverno rigoroso na região e as rações de alimentos eram insuficientes. A ineficiência do sistema de resgate dos soldados começava com a decisão equivocada dos ingleses de levar para a Crimeia uns poucos carroções que fariam as vezes de ambulâncias; eram grandes e pesados, e, por isso, incompatíveis com o porte dos cavalos disponíveis, dificultando muito a agilidade no transporte dos feridos.

Toda aquela situação caótica só começou a ser revertida com a chegada da enfermeira Florence Nightingale a Constantinopla (atual Istambul), na Turquia, ainda que sua atuação firme tenha gerado muitos ressentimentos perante a estrutura médica do exército, que a princípio lhe foi bastante hostil. No entanto, a dura realidade da guerra – com seus milhares de enfermos a inundar constantemente os serviços médicos na retaguarda – encarregou--se de atenuar o orgulho ferido dos oficiais médicos, que aos poucos foram cedendo espaço e se convencendo de que a atuação complementar trazida pelas enfermeiras poderia ser de alguma utilidade.

Florence e suas enfermeiras alojaram-se no edifício de um quartel turco conhecido por Escutári (Scutari), que durante a guerra fazia as vezes de lazareto[18] para receber os soldados britânicos feridos e doentes. Chamá-lo de hospital seria, de fato, atribuir àquele antro de infecções e de profundo sofrimento uma condição irreal. Construído ao lado de estábulos imundos, abrigava ainda em seus porões centenas de prostitutas em franca atividade! O soldado que porventura lá entrasse, ainda sem exibir sinais de infecção, dificilmente deixaria de ganhar alguma durante sua internação. Soldados mal alimentados e submetidos a péssimas condições sanitárias se transformavam em excelentes candidatos para contrair um cardápio bastante variado de doenças: escorbuto, tifo, febre tifoide, cólera etc.

Notícias alarmantes vindas da Turquia chegavam à Grã-Bretanha com mais agilidade graças ao recém-inventado telégrafo e causavam forte comoção perante a opinião pública inglesa. Um jornalista do periódico londrino *The Times* enviado à frente de guerra como correspondente especial relatava a condição indigna do tratamento médico oferecido aos soldados, a exemplo do seguinte artigo:

> (...) É com um sentimento de surpresa e raiva que o público [britânico] vai se dar conta de que não foram feitos os preparativos médicos apropriados para o bom atendimento aos feridos. Não só o número de cirurgiões é insuficiente – o que, aliás, pode ser considerado inevitável –, como também não há pessoal suficiente para fazer curativos, incluindo enfermeiros – uma aparente falha do sistema para a qual ninguém parece ser apontado como responsável; mas o que dizer, então, quando se sabe que não há nem mesmo material para fazer curativos para os feridos? Uma grande comiseração prevalece para com o sofrimento dos infelizes [doentes e feridos] internados em Scutari, e por isso cada família tem procurado doar lençóis e roupas velhas para suprir sua falta. Mas por que razão essas demandas tão óbvias não poderiam ter sido previstas e supridas... Cabe ao governo fazer os questionamentos àqueles que tão grandemente negligenciaram seu dever.

---

18 O termo "lazareto" é aqui empregado com o sentido de um hospital geral para tratamento e recuperação de feridos e doentes.

No dia seguinte, 13 de outubro de 1854, *The Times* publicou outra matéria:

(...) Aposentados com condições físicas já debilitadas que foram trazidos para a frente de guerra a fim de compor grupamentos de resgate e transporte dos feridos têm se mostrado totalmente inúteis... Aqui os franceses dispõem de condições muito superiores às nossas. A organização de seus serviços médicos é extremamente boa, seus cirurgiões mais numerosos, e eles também têm a ajuda das Irmãs da Caridade, que acompanharam a expedição em número considerável. Essas mulheres dedicadas são excelentes enfermeiras.

Se Nightingale foi um bálsamo providencial para os soldados britânicos, ainda que tivesse enfrentado, ao menos de início, considerável resistência do *staff* médico entre seus compatriotas, do lado da Rússia o cirurgião Nikolai Pirogoff, sabedor dos resultados positivos alcançados por Florence, apoiou de forma decisiva a vinda de mulheres para atuar como enfermeiras durante os meses em que trabalhou como cirurgião militar em Sebastopol.

Os preciosos registros históricos acumulados ao longo de muitos anos pelo Dr. H. E. Hartmann serviram de base para que seu neto – o também médico e escritor Jürgen Thorwald – pudesse compor uma obra literária que é referência obrigatória para a história da Medicina. Em uma das inúmeras e curiosas passagens do livro – *O século dos cirurgiões*[19] –, há o relato da curta mas marcante visita de Hartmann a Escutári, em novembro de 1854. Ele foi até lá movido pela curiosidade de conferir pessoalmente a aplicação da nova anestesia inalatória (éter e clorofórmio) e também observar *in locu* a veracidade de notícias inquietantes sobre a situação dos soldados britânicos feridos e doentes durante o desenrolar da Guerra da Crimeia. Enquanto caminhava pelos mórbidos corredores impregnados do odor repugnante das secreções infectadas e adentrava recintos apinhados de vítimas das infecções "onde a morte ceifava sem misericórdia", ele não pôde deixar de notar algo que contrastava em meio à imagem do caos absoluto. Em suas visitas de inspeção aos pacientes e moribundos espalhados pelos cômodos lúgubres daquele nosocômio, a presença das enfermeiras da equipe de Nightingale parecia irradiar uma espécie quase tangível de energia acolhedora e reconfortante para

---

19 N.A.: Título original: *Das Jahrhundert Der Chirurgen.*

aqueles pobres infelizes que, já desesperançados, agonizavam tragados pelo sofrimento que transbordava das dores e infecções mortíferas. Entre o corpo de enfermagem destacava-se, sem dúvida, a figura elegante e sóbria da própria Florence Nightingale. Ela se deixava realçar em meio à penumbra – que tantas agonias encobria –, sempre se fazendo conduzir pela tênue luminosidade de uma lamparina que carregava consigo. Aquela imagem de esperança revelava--se, à luz da chama bruxuleante do candeeiro, muito bem-vinda para quem, sem muitas expectativas, ansiava ao menos por um pouco da mais singela atenção humana. Sua inconfundível imagem ficou gravada na memória de incontáveis soldados que receberam daquela mulher extraordinária sempre algum gesto de solidariedade: "a Dama do Lampião". Assim nasceu o símbolo da Enfermagem. Em 1895 ela se tornou inválida, vítima de cegueira, e morreu em 1910, aos 90 anos.

Quando eclodiu a Guerra Civil dos Estados Unidos (1861-1865), já estava razoavelmente implantada, no âmbito militar, a cultura de prover atendimento médico aos soldados, de tal sorte que nesse conflito havia um terreno favorável para a adoção de novas e mais eficientes medidas de salvamento durante as batalhas. O padrão de transporte mais difundido era um tipo de ambulância capaz de carregar até doze homens, mas que nas "horas vagas" também cumpria o papel de veículo de carga.

O cenário começou a mudar assim que entrou em cena outro personagem importante na história dos primeiros socorros. Trata-se de Jonathan Letterman (1824-1872), que recebeu delegação para rever a organização do Exército da União (Norte) e, assim, melhorar as condições de resgate dos soldados feridos, depois de um episódio lamentável e vexatório para o comando do Exército da União. Foi durante a Batalha de Bull Run, em 1862, em que soldados feridos tiveram que aguardar até uma semana para serem retirados do campo.

Seu sistema de remoção foi colocado à prova durante a famosa Batalha de Antietam[20], travada em 17 de setembro de 1862: mais de 12 mil soldados foram evacuados em menos de 48 horas, o que foi possível em função da disponibilidade de duzentas ambulâncias (uma para cada 150 soldados)

---

20 Confronto que se deu em 17 de setembro de 1862, na localidade de Sharpsburg, no estado de Maryland. Considerado o dia mais sangrento da história norte-americana, em que o número de baixas, dos dois lados, somou cerca de 23 mil mortos e feridos. Terminou com a vitória da União.

puxadas por cavalos e que se prestavam exclusivamente ao transporte de doentes e feridos, e não mais a outros tipos de cargas, como munição e suprimentos. Homens espalhavam-se pelo campo de batalha, com o objetivo de identificar e retirar de lá os feridos. Em seguida, esses maqueiros transportavam as vítimas até um posto médico, onde era realizada a triagem dos casos, com base na maior ou menor probabilidade de sobrevivência – uma providencial e efetiva combinação daqueles princípios adotados, muito tempo antes, pelos famosos cirurgiões dos exércitos de Bonaparte: Larrey e Percy. A isso poderíamos chamar de "aprendendo com a história".

Não seria impróprio afirmar que os antigos maqueiros deram origem aos socorristas pioneiros, que então já não mais se limitariam a resgatar, mas davam também os primeiros socorros aos soldados feridos. A propósito do atendimento inicial dispensado aos soldados feridos no próprio campo de batalha, a equipe de frente designada por "posto avançado" era composta por cirurgião-assistente, um atendente e um ajudante de ordens; conectava-se ao hospital de campanha por meio de maqueiros e "ambulâncias". O protocolo de atendimento imediato consistia em derramar goela abaixo da vítima uma generosa dose de uísque para profilaxia do *shock* (queda da pressão sanguínea) entre aqueles feridos que sangravam de forma mais abundante; os equipamentos de "suporte vital" compreendiam baldes, bacias, esponjas, gaze e bandagens. Tendo em conta os resultados quase sempre desastrosos da aplicação de torniquetes em casos de hemorragia nos membros, essa técnica era, na maioria das vezes, desencorajada pelos cirurgiões.

Caso houvesse necessidade, os pacientes eram transferidos para um hospital de campanha nas imediações (leia-se uma casa, igreja ou celeiro adaptados), ou ainda para um hospital na retaguarda, onde se dava continuidade à recuperação. Nas batalhas que se seguiram, o sistema de Letterman foi testado e amplamente aprovado. Em 1864, foi adotado como modelo oficial do Exército dos Estados Unidos (Norte). Enquanto isso, entre as guarnições sulistas continuava imperando a improvisação habitual, em que feridos tinham que disputar espaço nas carroças de carga. Os Confederados nem sequer chegaram a constituir grupamentos organizados de resgate.

Mesmo após o sucesso incontestável do sistema de evacuação dos feridos desenvolvido e implantado por Letterman, o problema gerado pela elevada demanda foi, por assim dizer, "empurrado com a barriga". O gargalo, agora, havia sido transferido para os serviços médicos, que, superlotados, mostravam-se incapazes de dar conta de todo o volume de casos resgatados e que necessitavam de assistência. Portanto, em meio àquele caos, o critério de triagem ficava basicamente na dependência direta da ordem de chegada, sem que fosse levada em consideração a efetiva classificação dos casos de acordo com seu real risco de morte.

Também se tornou indiscutível nos hospitais norte-americanos pós--Guerra Civil (ou Guerra de Secessão) o conceito que impunha um rígido padrão de qualidade quanto a limpeza e boa ventilação. Esse sistema foi desenvolvido, graças às duras lições aprendidas durante a guerra, pelo cirurgião geral William Hammond, que foi posteriormente encarregado, em 1862, de alterar os padrões até então vigentes no serviço médico do Exército da União.

A bem da verdade, a principal contribuição dada à Medicina, a partir da Guerra de Secessão, foi o estabelecimento de um Serviço Médico Militar organizado com base em um sistema de evacuação de feridos, cirurgiões treinados e hospitais de suporte, que serviu de modelo, inclusive, aos serviços médicos que atuaram durante a Primeira Guerra Mundial.

Para F. W. Blaisdell, considerado o pai dos modernos centros de trauma, o sistema de atendimento dispensado aos soldados feridos durante a Guerra Civil Americana teve decisiva influência na estruturação do atual modelo de atendimento às situações da vida civil que produzem múltiplas vítimas. Estas recebem, em geral, tratamento imediato em unidades ou hospitais de campanha e, quando devidamente estabilizadas, são removidas para hospitais de maior resolubilidade, em moldes semelhantes aos dos chamados hospitais gerais *(General Hospitals)* que ficavam localizados na retaguarda da frente de batalha, durante a Guerra de Secessão.

Alguns anos após a Guerra de Secessão e certamente motivada pelas demandas constatadas durante esse conflito – altamente traumatizante para o jovem país –, acontece a fundação, em maio de 1881, da Cruz Vermelha Americana, com sede em Washington. E veio mesmo a calhar, porque não tardaria muito para ter início outro teste prático, durante a Guerra Hispano--Americana, em 1898 (trataremos mais dessa guerra em outro capítulo).

Com o descortinar do século XX, as esperanças de mais paz no mundo foram impiedosamente arrancadas do imaginário da humanidade com o início da Primeira Guerra Mundial (1914-1918). Com ela surgiriam outras novidades bélicas, mas, felizmente, também algumas boas aquisições no campo médico.

Pela primeira vez, o exército norte-americano fez com que o pessoal paramédico atuasse diretamente no front, lado a lado com os soldados regulares. Com tal medida se pretendia alcançar – como de fato aconteceu – maior agilidade na adoção dos primeiros socorros, bem como na retirada dos feridos em direção aos postos médicos de atendimento.

Diante de uma conflagração de proporções nunca antes vistas, era mesmo de esperar que a Cruz Vermelha tivesse um impulso igualmente notável, pois a demanda por pessoal de enfermagem não parava de crescer durante os anos da Grande Guerra, tanto para apoiar as equipes médicas dos hospitais quanto para prover o sistema de ambulâncias. Foi a partir dessa guerra que a Cruz Vermelha estendeu sua atuação para também prestar assistência aos prisioneiros de quaisquer países envolvidos no conflito. Em reconhecimento por seu grandioso trabalho humanitário, a organização foi agraciada, em 1917, com o Prêmio Nobel da Paz. Outros mais viriam.

Em uma espécie de prenúncio sinistro, preparatório para uma próxima hecatombe mundial, teve início, em solo espanhol, um ensaio geral para aquecer os motores da engrenagem bélica das principais potências militares. A Guerra Civil Espanhola (1936-1939) trouxe ao mundo, além das inescapáveis experiências de dor e sofrimento, um avanço significativo para o aprimoramento dos primeiros socorros em combate. Estamos falando do desenvolvimento de novas técnicas que permitiram a realização de transfusões sanguíneas nos soldados feridos – mas esse é tema de outro capítulo.

A evacuação dos feridos seguia um fluxograma que tinha como ponto de partida os próprios campos de combate, por meio de equipes de primeiros socorros que, na medida do possível, transportavam os feridos para os hospitais de campanha denominados "Hospitales de Sangre", que mais tarde, durante a Guerra da Coreia, evoluíram para os *MASHs – Mobile Army Surgical Hospitals –*, do exército norte-americano (abordaremos esse tema no capítulo 7). A etapa seguinte era cumprida nos hospitais gerais, na retaguarda, tanto os militares quanto alguns já previamente existentes e que se dedicavam, até então, a atividades civis.

Nesse aspecto há que se atribuir mérito especial ao serviço médico dos rebeldes antidemocráticos, pois aparentemente conseguiam assegurar que os feridos no front chegassem aos hospitais de campanha em melhor estado clínico, não apenas graças a um sistema de transporte mais bem estruturado, mas também por empregarem equipes com cirurgiões vasculares, cuja atenção era prioritariamente voltada à realização do controle de hemorragias o mais prontamente possível.

Sem ao menos dar um fôlego para a sofrida população europeia, ainda em 1939 teve início aquela que seria a maior de todas as guerras.

Não obstante toda a incomensurável tragédia humana, mais uma vez a "boa luta" se fez presente, oferecendo avanços médico-científicos que ao menos contribuíram para minimizar o despropósito daquela carnificina. Já desde a Primeira Guerra Mundial, o exército norte-americano começou a se valer de seringas com morfina (analgésico potente), que permitiam, inclusive, a autoaplicação pelos feridos, para que obtivessem algum alívio das dores. Durante a Segunda Guerra Mundial, essa prática ampliou-se ainda mais, e os soldados tiveram acesso a milhões de seringas especiais (produzidas pelo laboratório Squibb). Foram também disponibilizados kits dotados de bandagens com fitas longas que agilizavam a aplicação de curativos para tamponar o sangramento e vedar a ferida, a fim de reduzir os riscos de contaminação. Cabe lembrar que os precursores dos modernos kits de primeiros socorros começaram a ser utilizados durante a Guerra da Crimeia (1854-1856). Em 1894, os britânicos inovaram incluindo nos kits chumaços de tecido embebidos em ácido carbólico (fenol) para desinfetar as feridas, seguindo os recentes ensinamentos de Joseph Lister.

Outro avanço que trouxe benefícios sensíveis ao atendimento dos casos de hemorragia e choque (do original *shock*, em inglês) foi o desenvolvimento da técnica de congelamento do plasma que dispensava o uso de recipientes de vidro e, assim, facilitava seu transporte e estocagem. Infelizmente, esse ganho foi neutralizado pela ocorrência de casos de contaminação pelo vírus da hepatite. Novas técnicas de coleta, processamento, estocagem, conservação e transporte permitiram a implementação de um sistema de bancos de sangue capaz de suprir as necessidades de soldados lutando em territórios distantes.

Quando ultrapassamos a primeira metade do século XX, o teatro das principais operações bélicas muda-se da Europa para a Ásia.

Tanto na Guerra da Coreia (1950-1953) quanto na do Vietnã (1959-1975), as mais impactantes aquisições em termos de primeiros socorros estiveram atreladas principalmente ao transporte aéreo-médico, por meio de helicópteros, que foram capazes de reduzir muito o tempo entre o trauma e a intervenção médico-cirúrgica.

Se nossos antepassados foram transportados nos ombros de outros soldados, em macas ou carroças com tração animal, o século XXI nos oferece moderníssimas macas de transporte que já trazem acoplados vários itens de suporte vital indispensáveis, como desfibrilador, ventilador artificial, fonte de oxigênio e monitor multiparamétrico, que permitem vigiar e estabilizar o paciente enquanto ainda está sendo transportado para a sala de emergência, aumentando, assim, as suas chances de sobrevivência.

Um dilema básico que sempre desafiou o planejamento médico militar era o de remover os feridos até o local onde está baseada a equipe médica ou levar a equipe até o front. Em qualquer dos casos, há outra preocupação secundária: a necessidade de planejar, desenvolver e implantar a melhor logística possível para dar conta dessa tarefa.

A infraestrutura médica que permite a realização dos procedimentos cirúrgicos emergenciais nos feridos em combate, tradicionalmente, tem ocupado área mais distante da linha de frente (onde se dão os combates diretos). Assim, a praxe é que o cirurgião do batalhão aguarde até que as vítimas sejam resgatadas pelos socorristas – desentranhadas diretamente do coração da batalha – e, então, transportadas à estação de atendimento, onde haveria melhores condições de segurança.

No entanto, esse modelo-padrão foi questionado por Richard Jadick no final de 2004, durante o período em que serviu como cirurgião em um batalhão com cerca de mil *marines* norte-americanos na cidade de Fallujah, no Iraque. Segundo ele, "(...) essa solução significa muito tempo perdido no transporte de homens feridos até a base de operações; momentos preciosos que seriam mais bem gastos na imediata estabilização das vítimas e, quem sabe, decisivos para salvar suas vidas (...)".

Durante a operação de guerra em Fallujah, esse tempo significava algo em torno de 45 minutos. Tempo demais! O dr. Jadick acreditava que cirurgiões militares deveriam acompanhar a luta mais de perto e, para isso, bastaria avançar a equipe para um ponto que ficasse o mais próximo possível do front – ainda que sob um risco maior.

Observe o relato a seguir, extraído de um trecho do livro *On Call in Hell – A Doctor's Iraq War Story*[21], escrito com base na experiência pessoal do dr. Jadick:

> (...) de dentro de um Humvee [aquele jipão militar norte-americano] saltou [um soldado] e correu apavorado em minha direção, dizendo que seu melhor amigo estava morrendo. Eu me dirigi imediatamente ao veículo, e lá estava o sujeito inconsciente, com os olhos revirados, em evidente estado de choque e sangrando em profusão. Era possível visualizar vários orifícios de tiros no braço, panturrilha e um outro – potencialmente letal! – na coxa direita, que havia atingido a veia femoral (...).

Aqui cabe um comentário adicional. Diante desse tipo de ferimento (que atingiu um grande vaso sanguíneo), a atitude automática do socorrista é imediatamente tamponar a lesão. Para isso, aplica-se no local um grande chumaço de compressas ou gazes (estéreis, de preferência) e sobre ele toda a força de compressão possível. O objetivo é exercer forte pressão de fora para dentro, para que as partes moles (pele, subcutâneo, músculos) ao redor do vaso possam comprimi-lo e, assim, deter a hemorragia.

Voltando ao caso atendido pelo dr. Jadick:

> (...) o homem estava de tal forma branco que sua pele parecia fluorescente. É difícil imaginar que alguém assim tão pálido [obviamente, em consequência de grande perda sanguínea] ainda estivesse vivo. Havia pulso, porém muito tênue, e o sangramento continuava intenso. Já não se obtinha qualquer leitura da pressão arterial. Enquanto isso, o auxiliar tentava a todo custo inserir mais uma agulha em outra veia para acelerar a infusão de soro; mas as veias estavam colapsadas [pouco identificáveis]. Quase por milagre ele conseguiu inserir uma agulha de grosso calibre e iniciamos a administração [de um expansor plasmático]. Um litro foi infundido rapidamente. Então, a coisa mais inusitada aconteceu. O homem começou a readquirir sua cor original. De repente, ele abriu os olhos. Ainda extremamente fraco, mas alerta. (...) Parecia o homem de gelo voltando à vida (...). Mas, se o socorro tivesse demorado uns poucos minutos a mais, é provável que ele tivesse morrido (...).

---

21 Uma tradução razoável seria "A serviço no inferno – a história de um cirurgião na Guerra do Iraque".

Desafiar a inevitabilidade da morte é, ao final, uma batalha inglória. Quanto a isso não resta dúvida. Mas obrigá-la, em muitos casos, a adiar seus planos e rever seu cronograma funesto é ao menos uma tentativa, digamos, travessa, de dar mais sabor a essa eterna, fatídica, porém altamente estimulante disputa travada desde sempre pela esperançosa humanidade, tendo a Medicina como sua ponta de lança.

Por fim, cabe esclarecer que o título deste capítulo faz referência a um deus da mitologia grega, *Hades,* o implacável governante do Mundo dos Mortos.

Capítulo 4

HASTA LA VISTA, BABY![23]

ENQUANTO T-1000 NÃO VEM...

Não há nenhum exemplo, nas nossas nações modernas, de uma guerra
que haja compensado com um pouco de bem o mal que fez.
(Voltaire, filósofo francês, 1694-1778)

Em algum lugar no futuro, organismos cibernéticos avançados – androides – irão substituir os soldados mortais em suas versões biológicas totalmente ultrapassadas. Graças à sua estrutura construída com liga especial de metal líquido, serão dotados de incrível capacidade de autorregeneração espontânea e instantânea.

Exércitos desses autômatos humanoides poderão se enfrentar, comandados a distância por cientistas mecatrônicos e estrategistas militares das nações em guerra, baseados em centros de inteligência totalmente computadorizados e operados via satélite. Uma espécie de jogo de xadrez virtual. Vencerá aquele capaz de combinar a tecnologia mais avançada com as mais bem estudadas estratégias da guerra convencional.

A guerra controlada a distância, de fato, já é realidade neste começo de século XXI. Teve início ainda na década de 1980, quando aviões de

---

22 O título deste capítulo faz referência ao filme norte-americano *O exterminador do futuro 2*, de 1991, dirigido por James Cameron. O segundo filme da série, a exemplo do primeiro, é protagonizado por Arnold Schwarzenegger, que encarna um ciborgue futurista, porém numa versão anterior e menos sofisticada que a de seu oponente – T-1000 –, um android fabricado em metal líquido, dotado de uma incrível capacidade mimética e praticamente invulnerável aos danos produzidos por armas convencionais.

reconhecimento não tripulados foram empregados por Israel em seus enfrentamentos regionais. Os norte-americanos vieram em seguida e colocaram em operação seu primeiro modelo, em 1995. Após os atentados terroristas em Nova York e Washington, em 2001, foi inaugurada uma nova versão de drones (palavra inglesa para "zumbido", ou ainda em referência a um inseto, zangão), que não mais se restringiam a missões de reconhecimento e espionagem aérea. As novas aeronaves podem alcançar até dezenas de metros de comprimento e carregar mísseis de grande poder letal. Foi o que observamos durante os ataques a alvos inimigos em missões no Afeganistão. Mesmo voando a grandes altitudes, utilizam-se de câmeras sofisticadas de alta resolução, capazes de reconhecer o alvo com precisão e sobre ele lançar bombas e mísseis guiados por laser. E o piloto? Permanece o modelo convencional de duplo comando – porém remoto –, em que o piloto dirige o avião enquanto seu parceiro (talvez equivalente ao copiloto ou engenheiro de bordo dos aviões de carreira) comanda os equipamentos que se prestam a rastrear e localizar os alvos. Confortavelmente instalados e seguros em algum centro militar de controle, ambos dirigem toda a operação, via satélite, desde a decolagem até o disparo do míssil. Para isso, basta movimentar habilmente seus joysticks. Os drones, ou, se preferir, VANTs – veículos aéreos não tripulados –, foram armas definitivas na localização e eliminação de muitos líderes da Al Qaeda.

Mais uma vez, nos vemos diante de tecnologia de vanguarda, produto de pesquisas que se desenvolveram, ao menos de início, no âmbito militar. Da leitura dos parágrafos anteriores fica evidenciado que em suas primeiras gerações esses equipamentos eram concebidos com o intuito de tão somente tomar o lugar de pilotos humanos e, assim, poupá-los dos riscos envolvidos em cena real de batalha. De qualquer modo, eram controlados a distância e cumpriam funções atreladas a decisões de seus pilotos remotos, em centros militares de controle. No entanto, as mais modernas versões já passaram a incorporar programas computadorizados que utilizam algoritmos capazes, inclusive, de decidir o desfecho de determinada missão de forma autônoma. Por exemplo: lançar um míssil ou não contra um alvo? O computador decide. Portanto, em futuro mais próximo do que se poderia imaginar, não só os ataques militares ocorrerão por meio de máquinas comandadas por controle remoto, mas também as decisões cruciais a serem adotadas por elas, no calor da batalha, poderão prescindir das ponderações humanas – com seus inevitáveis equívocos, frutos da emoção – e ficarão na dependência exclusiva de cálculos matemáticos precisos e frios, comandados por inteligência artificial. Será esse um bom caminho? O tempo irá nos responder.

No entanto, ainda por um bom tempo os conflitos bélicos continuarão sendo muito mais reais e sangrentos do que ficcionais. Organismos 100% biológicos e convencionais – portanto, imperfeitos e vulneráveis – seguirão expondo sua constituição orgânica frágil, como tem acontecido, aliás, ao longo dos séculos, por toda a história da humanidade.

Basta serem atingidos por pedras, fogo, flechas, lanças, lâminas, projéteis, granadas, minas terrestres ou mísseis para – veja só que imperfeitos! – no instante seguinte mostrarem-se danificados por toda sorte de ferimentos contusos, corto-contusos, perfurantes, fraturas, queimaduras e, algumas vezes, até mesmo com todo esse cardápio de variadas e horrorosas lesões reunido em uma só criatura.

Portanto, não há motivos para inquietação entre os profissionais da saúde, em especial médicos e cirurgiões. Todos continuarão sendo necessários e bem-vindos por muito tempo ainda para remendar esses exércitos de corpos avariados!

Para melhor compreender a evolução histórica do tratamento das feridas, eu o convido a uma viagem de volta no tempo. Vamos retroceder, inclusive, para além do marco cronológico que registra o início da era cristã.

Estamos nos avizinhando de tempos imemoriais na Grécia Antiga. Lá pelos idos de 750 a.C., buscando os poucos registros disponíveis, nos deparamos com o primeiro dos grandes clássicos da literatura ocidental. Entre os 15.693 versos que compõem a *Ilíada*, de Homero, é possível identificar interessantes descrições sobre duelos e ferimentos de batalha.

Ao contrário do que se possa inicialmente supor, o poema épico tem como cenário tão somente um breve período, durante o último dos dez anos da Guerra de Troia. O tema principal da obra gira em torno das razões que levaram o herói Aquiles a se afastar dos combates e, depois, aborda seu retorno para enfrentar e vencer o príncipe troiano Heitor. Estudos arqueológicos mais recentes tendem a datar o conflito, que opunha gregos (espartanos) e troianos, por volta do ano 1250 a.C. A guerra teria sido motivada pelo rapto de Helena, esposa do rei Menelau, de Esparta. Ela foi levada por Páris – filho do rei Príamo, de Tróia –, que se apaixonou por Helena...

História ou mitologia[23]? Deixemos essa polêmica para os historiadores e vamos nos ater à descrição de Homero, daquele que talvez seja o mais antigo registro literário sobre ferimentos de guerra. Espadas e lanças bem afiadas cortavam o ar – e, naturalmente, bons nacos de carne humana! – em duelos corpo a corpo.

A certa altura do poema, Homero descreve a abordagem realizada por um cirurgião de nome Makaon, que retira uma flecha do abdome do rei Menelau (marido de Helena) e, em seguida, suga o sangue acumulado no ferimento, para remover o veneno, e, finalmente, aplica um unguento no local.

Em outra passagem, o rei Eurípilo tem uma flecha retirada de sua coxa com a ajuda de uma faca e o sangue escuro que se acumulava no ferimento é lavado com água quente, o que poderia ser interpretado como o registro mais antigo de um desbridamento (limpeza) de tecidos macerados.

Também é da Grécia Antiga que provêm importantes observações práticas e ensinamentos dados por Hipócrates (460-370 a.C.) e que se mantiveram como verdade inquestionável pelo milênio seguinte. Suas descrições sobre a abordagem e os cuidados das feridas, técnicas empregadas para redução de luxações e formas de imobilizar fraturas em ossos longos permaneceram como o melhor padrão de referência médica até as publicações feitas por Celsus, bem mais à frente, no início do século I da era cristã. Ele entendia ser o pus das feridas parte do processo natural e salutar de cura. Depois dele, o famoso médico do Império Romano, porém de origem grega, Cláudio Galeno – mais conhecido como Galeno de Pérgamo (em referência a sua cidade de nascimento, na região da Anatólia, na Grécia, que poucos anos depois passou para o domínio romano) –, que viveu no século II d.C. (130-200, aproximadamente), também se referia ao "pus bom", cuja presença era observada (e desejável!) nas feridas que habitualmente cicatrizavam de forma mais rápida e benigna.

O conceito equivocado de que a supuração (presença de pus) nas feridas era algo bem-vindo prevaleceu ao longo da maior parte da Idade Média. Ao

---

23   O episódio que retrata o rapto de Helena, na verdade, não aparece na estrutura da própria *Ilíada*, mas é mencionado em outros poemas, cujos fragmentos também sobreviveram ao tempo e versam sobre a mesma Guerra de Troia. Neles encontramos várias outras passagens impregnadas de aspectos míticos, entre os quais se pode incluir, da mesma forma, o caso do célebre relato sobre o cavalo de madeira que ocultou em seu interior os guerreiros espartanos.

contrário dos romanos, os médicos medievais ainda davam uma "ajudazinha", adicionando ao ferimento, entre outras substâncias nojentas, até mesmo fezes, movidos pela crença de que tal procedimento facilitaria o aparecimento do pus e, portanto, estimularia a própria cicatrização.

Esse conceito, no entanto, foi questionado mais tarde. O frei dominicano Teodorico (século XIII) entendia não ser necessária a presença de supuração (isto é, a presença de pus) nas feridas como parte indissociável do processo de cura. A propósito desse assunto, alguns cirurgiões daqueles tempos identificavam, inclusive, dois diferentes tipos de pus: aquele mais cremoso e branco-amarelado, cuja ocorrência sinalizava boa evolução, em oposição àquele de aspecto sanguinolento, aquoso e de odor fétido, que invariavelmente se acompanhava da temível piemia (a septicemia dos tempos mais recentes) e esta, por sua vez, evoluía, em geral, para a morte.

Por volta dos séculos XIII e XIV (entre 1298 e 1368), portanto em plena Idade Média, é possível identificar alguns tratados de autoria do famoso cirurgião francês Guy de Chauliac (ca. 1295-1368). Seus estudos médicos iniciaram-se sob a tutela do maior cirurgião dos tempos medievais na França, Henri de Mondeville, dono de uma técnica de sutura bastante respeitada por seus contemporâneos. Mais tarde em sua carreira profissional, Guy serviu como médico pessoal de vários papas em Avignon. O momento emblemático no desenvolvimento da cirurgia, tal como a conhecemos e respeitamos hoje em dia, tem início com a publicação do livro *Chirurgia Magna*, pelo próprio Chauliac, em 1363, enquanto vivia em Avignon. O livro tornou-se o principal texto de referência para a cirurgia da época e assim permaneceu por mais alguns séculos, até que foi substituído pela publicação mais atualizada de Ambroise Paré (1510-1590). Chauliac descreve suas técnicas para tração e alinhamento de ossos fraturados por meio de um mecanismo de contrapesos. Ele também advogava a importância da remoção de corpos estranhos presentes na área ferida, seguida da irrigação com algum *brandy*, bem como a necessidade de promover a reaproximação das bordas da lesão para favorecer a formação da cicatriz. Como tantos outros de seu tempo, ele também defendia a importância da formação de pus como parte essencial do processo de cicatrização.

Foi também por essa época que se estabeleceu outro significativo divisor de águas na história da Medicina, pois assinala a identificação mais clara da figura do cirurgião-barbeiro, cuja atividade era muito mais baseada na experiência prática, com pouco treinamento médico. Os barbeiros eram o que se poderia chamar de "cirurgiões práticos". Durante muitos séculos, principalmente ao longo da Idade Média, funcionaram como alternativa mais popular de tratamento médico. Aliás, os poucos médicos que frequentavam universidades consideravam a prática cirúrgica uma atividade pouco dignificante e, portanto, à margem da verdadeira ciência médica. O treinamento dos médicos na Paris do século XIII impunha até mesmo um juramento aos futuros médicos praticantes, que deveriam comprometer-se a não realizar cirurgias. Esse comportamento elitista era, no fundo, nada menos do que reflexo da total incompetência dos acadêmicos daqueles tempos de penetrar, com segurança, os segredos anatômicos do corpo humano sem precipitar a morte do paciente. Consequência mais do que óbvia e esperada, esse vácuo foi sendo gradualmente preenchido por curiosos que, para sobreviver, dispunham-se a oferecer técnicas mais intervencionistas na tentativa de vender cura aos doentes e familiares em desespero. Afinal de contas, a alternativa para os doentes era persistir na dor e no sofrimento e sobreviver miseravelmente à sombra da morte. Não havia, portanto, muito mais a perder, por isso, entregavam-se a quem lhes oferecesse alguma esperança real ou, na maioria das vezes, puramente ilusória.

Dada certa intimidade com tesouras e lâminas, o novo ofício desenvolveu-se com certa naturalidade a partir do trabalho executado por barbeiros. De toda forma, eram eles os mais habituados a cortar – ainda que fosse só barba, cabelo e bigode! Assim, já que estavam com a mão na massa, por que não expandir seu cardápio de opções? Oferecer uma promoção especial para extrair um dente estragado e que submetia seu infeliz proprietário a um sofrimento atroz ou, ainda, consertar um osso quebrado; sangrias eram indicadas como excelente método terapêutico para uma grande variedade de males.

Como os religiosos tinham entre seus hábitos mais arraigados a necessidade de aparar o cabelo e a barba, os barbeiros mantinham convivência relativamente próxima com as comunidades eclesiásticas. Essa proximidade, de certa forma, contribuía para lhes conferir credibilidade perante os demais cidadãos. Muitas vezes, era nessas casas religiosas que os barbeiros realizavam algumas de suas "intervenções cirúrgicas". Esse fato também ajuda a explicar a relação que desde muito cedo se estabeleceu entre antigos mosteiros e conventos e os ancestrais desses edifícios, que mais tarde dariam origem aos primeiros hospitais.

Ainda em plena Idade Média, surgiria na França um movimento que divergia da restrição imposta pela classe médica às atividades profissionais dos cirurgiões--barbeiros. Por aqueles tempos, a Confrérie de Saint-Côme et Saint-Damien passou a dar treinamento básico para os interessados em adquirir conhecimentos, fundamentalmente de caráter prático, sobre técnicas operatórias. No entanto, mesmo esse tipo de treinamento ofertado fora dos muros da universidade tradicional previa certa hierarquia para os futuros cirurgiões. Havia os chamados cirurgiões propriamente ditos, que eram identificados por trajar aventais longos, e os cirurgiões-barbeiros, que usavam aventais curtos. Estes últimos só estavam autorizados a realizar cirurgias mais simples.

Com o passar do tempo, essas novas categorias profissionais – ainda que hostilizadas pela academia médica tradicional – acabaram ganhando credibilidade. Chegamos ao século XV com seu reconhecimento formal, tanto na França quanto na Inglaterra. Aos poucos, os cirurgiões foram seguindo uma trajetória independente da dos barbeiros. Mesmo com a rivalidade histórica a separá-los, médicos e cirurgiões foram caminhando para uma convergência maior de interesses e uma aproximação gradual, ao mesmo tempo que uniam forças para isolar cada vez mais os cirurgiões-barbeiros. Como se vê, reserva de mercado é coisa antiga! Esse processo de marginalização culminou, ao final, na proibição de exercer essa atividade, cujo caráter era meramente prático e com pouco embasamento científico.

Ainda assim, foi pelas hábeis mãos e a excelência técnica de Ambroise Paré – o famoso cirurgião militar francês – que a cirurgia ascendeu de sua condição original de mero ofício e foi capaz de galgar o status de profissão, cada vez mais reconhecida e respeitada, não apenas no próprio meio médico, como perante a opinião pública. Por fim, coube ao rei francês Luís XV, em 1724, dar o impulso que faltava para que a cirurgia fosse finalmente aceita na comunidade médica acadêmica. Foram, dessa maneira, criadas as primeiras disciplinas cirúrgicas formais na Confrérie de Saint-Côme et Saint-Damien.

Com o advento da pólvora, lá pelos idos dos anos 1300, e principalmente quando adentramos o século XVI, deparamos com mais um produto da criatividade bélica do ser humano: as armas de fogo. Diante dessa novidade – engenhosa e terrível ao mesmo tempo –, a Medicina precisava também se atualizar, buscando formas de tratamento capazes de suplantar o desafio daquela até então desconhecida categoria de ferimentos. Aliás, uma categoria em que se ampliava a destruição dos tecidos corporais e, portanto, cresciam também as chances de infecção. Naturalmente, à época, nada se sabia sobre a etiologia microbacteriana das infecções, de sorte que se atribuía a responsabilidade pela piora clínica ao fato de ser a pólvora venenosa!

Bem, em termos de criatividade malévola, pode-se dizer que os cirurgiões de então não ficavam muito atrás dos artífices militares. Afinal, se era necessário neutralizar rapidamente o efeito do "veneno" da pólvora, nada mais eficaz do que promover a cauterização do ferimento, derramando sobre ele óleo fervente! Entre os mais entusiasmados com o método destacava-se Giovanni da Vigo, um cirurgião italiano que viveu entre 1460 e 1525.

Com o advento das armas de fogo, foram rareando os embates diretos dos duelos corpo a corpo.

Da mesma forma que as conversas pessoais, olho no olho, cederam lugar nos dias de hoje para os contatos distantes via e-mail, SMS e que tais, as armas de fogo foram tornando os combates menos pessoais. A "sutileza" do corte bem aplicado pela lâmina afiada de uma espada foi dramaticamente substituída pela cavidade grosseira de um tiro; o esfacelamento grotesco de partes do corpo produzido por uma explosão deixou no passado a perfuração "geometricamente construída" por uma punhalada ou por uma flecha certeira.

Deixando de lado essa digressão, o fato relevante é que as armas de fogo aumentaram a complexidade dos ferimentos. A destruição de partes dos ossos passou a ser muito comum, favorecendo ainda mais o aparecimento de infecções que não podiam ser debeladas, o que tornava muitas vezes mandatória a realização de amputações. Os recursos terapêuticos eram escassos; as técnicas operatórias disponíveis não contemplavam intervenções ortopédicas e, principalmente, abordagens vasculares mais complexas. As complicações infecciosas e a temível gangrena eram devastadoras. Portanto, não restava aos cirurgiões militares outra opção senão cortar o mal pela raiz. Por isso mesmo as amputações estiveram, durante séculos, entre os procedimentos cirúrgicos mais comumente adotados no âmbito dos exércitos em conflito. O instrumental resumia-se a uma longa e afiada faca e um serrote para cortar o osso. Eram tempos em que o melhor era sinônimo de mais rápido. Afinal, sem anestesia, a principal preocupação do cirurgião era abreviar a agonia do paciente e realizar a amputação em tempo extraordinariamente curto.

Ainda que a técnica de amputação tenha suas origens em épocas remotas e, portanto, imprecisas da história da civilização, por certo ela já era recomendada por Hipócrates. Somente é possível ter acesso a registros mais bem documentados a partir do século I da era cristã, por meio das anotações legadas pelo enciclopedista médico Celsius, da Roma Antiga. Entre outras recomendações, ele estabeleceu o local da incisão exatamente no limite entre a área gangrenada e o tecido que ainda permanecia relativamente saudável.

Além do sofrimento excruciante da amputação, realizada a sangue frio, o pós-operatório imediato trazia ao cirurgião outro dilema. Como enfrentar a profusa hemorragia?

Mentes brilhantes – e com uma generosa dose de sadismo – logo adotaram a mesma técnica da cauterização para selar a abertura dos vasos sangrantes. Desculpe, mas não se tratava de algo parecido com um bisturi elétrico... Estamos aqui nos referindo novamente ao velho e "bom" óleo escaldante! Havia, é claro, aqueles mais "piedosos", que preferiam o ferro em brasa... O cirurgião germânico Wilhelm Fabri[24] (Hildanus Fabricius, em latim) servia-se de facas de metal em brasa, o que lhe permitia ir cauterizando os vasos sanguíneos durante as amputações, minimizando, assim, os sangramentos da pele e dos músculos.

Para tudo, porém, há sempre algum remédio. Nesse caso chamava-se Ambroise Paré, responsável, em grande medida, por banir esses métodos sádicos do arsenal médico da época. Vejamos como foi.

Em 1536, a França estava envolvida nas campanhas militares da Itália. Durante o cerco à cidade de Turim, um jovem cirurgião, então com 26 anos de idade, estava às voltas com um grande número de feridos e suas respectivas hemorragias. Dava conta de sua extenuante tarefa lançando mão dos métodos até então utilizados por seus colegas mais experientes, leia-se – em grande medida – a cauterização com óleo fervente. Os experts enalteciam essa modalidade terapêutica destacando-lhe dois benefícios óbvios. Ao mesmo tempo que era boa para estancar o sangramento, prestava-se ainda a promover a esterilização da ferida.

---

24 Wilhelm Fabri (1560-1634) é considerado o pai da cirurgia germânica. Ainda jovem, foi vitimado pela peste, o que o impediu de ir para a universidade. Restou-lhe, então, tornar-se aprendiz de cirurgião. Bastante habilidoso, desenvolveu ele próprio uma variedade de instrumentos cirúrgicos.

– Alto lá! Alguma coisa aqui não tem sentido... Como assim, "esterilizar", se àquela altura não se tinha nem o menor vislumbre sobre bacteriologia e a natureza infecciosa de tais complicações?

– É verdade. Essa objeção faz sentido. No entanto, acreditava-se que os tecidos orgânicos sofressem uma espécie de "envenenamento" pela pólvora, e esta seria a responsável pelo desencadeamento das complicações locais. Portanto, o termo "esterilizar" foi usado no sentido de combater ou neutralizar os efeitos nocivos da presença da pólvora "contaminando" a ferida. E, para isso, o óleo quente era um santo remédio, apesar de que, se os clientes fossem submetidos a uma pesquisa de opinião, com certeza absoluta todos diriam que se tratava, na verdade, de obra do demônio! No entanto, na falta de coisa melhor, impunha-se por força de teimosa tradição médica.

Assim, Paré servia-se da cauterização, muito a contragosto, até porque não tinha ao alcance nenhuma alternativa mais efetiva. Será mesmo? Não seria possível encontrar outra forma de deter a hemorragia sem provocar tão excruciantes dores e sofrimento ainda mais terrível a alguém que já experimentava indescritíveis sensações de tormento por causa do próprio ferimento? Não haveria um modo de ele, Paré, deixar de seguir, passivo, aquele rebanho de cirurgiões que simplesmente se limitavam a repetir o que lhes fora ensinado sem contestação? Não seria possível romper aquela onda de conformismo, aquela "corrente da felicidade"[25]?

Pois bem, uma oportunidade preciosa surgiu naquela mesma batalha, que o transformou no protagonista de um momento de mudança marcante em relação ao velho paradigma até então prevalente e inquestionável. O número de feridos era tão elevado que acabou pondo fim aos estoques de óleo. Assim, sem opção, não lhe restou outra saída senão improvisar.

---

25 Faço aqui referência à famosa frase do professor Walter Edgard Maffei, médico patologista da Santa Casa de São Paulo. Em suas aulas, ele se servia do termo "corrente da felicidade" com o intuito de chamar a atenção de seus alunos para que adotassem sempre visão crítica sobre tudo quanto lhes fosse ensinado e dito como verdades definitivas. Usava a expressão de forma pejorativa e provocativa e logo esclarecia: "Um idiota saca uma bobagem qualquer e os outros imbecis vão logo atrás". Isto é, passam a repeti-la e, assim, a corrente vai crescendo no rastro de alguma constatação que, afinal, pode até ser uma grande bobagem. Ninguém se dá ao trabalho de esmiuçar o que lhe foi apresentado, criticar e, eventualmente, discordar. Engole-se e pronto! Infelizmente, essa história é recorrente.

Estava claro que aquela "fritura grotesca" de carne humana era por demais agressiva e carecia de resultados convincentes. Ambroise Paré passou a testar uma alternativa mais sutil – menos dolorosa, por certo, e também menos malcheirosa –, que empregava uma espécie de pomada à base de gema de ovo, óleo de rosas e terebintina[26]. Não fosse por esse último ingrediente, a mistura criada por Paré poderia até ser uma receita culinária, no mínimo curiosa, para uma omelete! Seja lá como for, a tal "omelete de Paré" parecia ser mesmo capaz de reduzir o quadro inflamatório local, certamente menos pelos ovos e o romantismo das rosas, mas principalmente pela presença da terebintina, cujo poder bactericida seria confirmado no futuro. Suas observações de ordem prática foram compiladas no *Tratado sobre feridas produzidas por armas de fogo*, publicado em 1545, e nos dez volumes da obra *Tratado sobre cirurgia*.

Sem que fosse uma atitude deliberada, Paré se viu diante de um estudo espontâneo que lhe permitiu comparar os resultados de dois métodos terapêuticos. Isso se deu porque vários soldados haviam sido submetidos à "fritura" com óleo quente às vésperas do estoque se esgotar. A próxima leva de feridos foi, então, levada a testar o novo bálsamo improvisado. Ao visitar os pacientes, no dia seguinte – tanto os "fritos" como aqueles que receberam a "omelete" –, Paré notou surpreso uma abismal diferença entre eles. Os integrantes do segundo grupo mantinham-se bem e razoavelmente confortáveis. Já os outros desafortunados mostravam-se agitados, com o local do ferimento muito inchado, febris e com fisionomia que traduzia, de forma bastante expressiva, as dores agonizantes que experimentavam. Se é que alguma dúvida ainda pairava, depois dos últimos acontecimentos, Paré não mais vacilou em abandonar definitivamente a cauterização.

De modo significativo revelava-se, naquela oportunidade, a linha demarcatória entre a barbárie e um novo patamar civilizatório na forma de lidar com o sofrimento dos feridos.

Quando as coisas não davam certo, porém, o que restava mesmo era a amputação.

A lógica da amputação era transformar uma lesão complexa em uma incisão mais simples e, portanto, com maior probabilidade de cura. Com a base técnica preconizada por Paré, a amputação difundiu-se amplamente

---

26 Terebintina é um solvente obtido por destilação da resina do pinheiro. Aguarrás.

como o método cirúrgico mais empregado para tratamento dos ferimentos graves das extremidades.

A fama de Paré foi se consolidando durante sua longa carreira como cirurgião militar. Ele participou de pelo menos dezessete campanhas de guerra. Graças ao seu alto conceito, foi também o cirurgião particular de quatro reis da França.

Ainda que possa estar mais no terreno da lenda histórica do que ligado a fatos reais, consta que soldados franceses sitiados durante a Batalha de Metz[27] teriam exclamado: "Nós não vamos morrer, mesmo feridos. Paré está conosco!". No entanto, Paré havia morrido havia quase trezentos anos.

À época de Paré, e também nos dois séculos seguintes (XVII e XVIII), a técnica de amputação empregava um corte único, que circundava o membro. Esse método somente receberia modificação significativa cerca de 150 anos depois, pelas mãos de outro francês, Jean-Louis Petit (1674-1750). Em vez de utilizar uma única incisão que transpassava pele, tecido subcutâneo, músculos e osso – tal qual uma guilhotina –, ele cortava a pele ligeiramente mais abaixo, de tal sorte que restava uma faixa de pele excedente, o que permitia o fechamento mais adequado da ferida operatória. Foi também Petit quem desenvolveu um sistema de torniquete em que a intensidade de compressão ao redor do membro podia ser regulada por meio de um parafuso. Tal dispositivo permitia controlar de forma mais apropriada o fluxo de sangramento durante a amputação.

Nomes emblemáticos em suas respectivas épocas, Paré e o próprio Larrey foram ícones que em muito contribuíram para ungir a figura do cirurgião – principalmente o cirurgião militar – com uma aura de respeitabilidade e prestígio. Nem sempre, todavia, o trabalho dos antigos médicos e cirurgiões mereceu o tão almejado reconhecimento. O dom do tratamento e, mais ainda, a capacidade quase sobrenatural de curar doentes e feridos foram, nos tempos mais primitivos da humanidade, atributos mais ligados à magia e à bruxaria do que propriamente à Medicina.

É razoável inferir que a prática médica teve suas origens em terras do Antigo Oriente[28], como Egito e Mesopotâmia. Os textos mais antigos de

---

27 A Batalha de Metz teve lugar durante a Guerra Franco-Prussiana (1870-1871).

28 Também designado por Oriente Próximo, corresponde ao atual Oriente Médio: Iraque, parte do Irã e da Turquia, Síria, Líbano, Israel e Egito.

que se tem notícia datam do final do terceiro milênio antes de Cristo. Por meio de tais registros é possível concluir que os sumérios – primeiro povo a habitar a Mesopotâmia – já compreendiam haver uma relação direta entre a ocorrência de certas doenças e as condições sanitárias locais. Por essa razão eles já dispunham de sistemas de abastecimento de água e esgoto. A figura equivalente ao "doutor" surgiria entre os membros da corte, indissociável dos sacerdotes e escribas[29], embora na Mesopotâmia, em particular, esse vínculo se fizesse diretamente com o rei. Cabia aos "médicos"[30] acompanhar os soberanos durante as campanhas militares e se manter sempre próximos aos principais comandantes. Pouco se prestavam, portanto, a atender as necessidades dos soldados; sua presença revestia-se de valor suficiente para que eles próprios fossem poupados de excessiva exposição aos perigos das batalhas. Esse cenário caracterizado pela ausência de assistência médica aos soldados ainda podia ser observado por volta de 1200 a.C. Sabe-se que durante a Guerra de Troia (que teria ocorrido entre 1300-1200 a.C.), os médicos não se apresentavam em número suficiente para dar assistência à maioria das tropas de guerreiros.

O status, digamos, bastante rarefeito e, por isso mesmo, mais elitizado dos médicos durante as guerras começaria a ter seu perfil modificado no início do primeiro milênio antes de Cristo. O novo cenário começaria a moldar-se na Assíria. Antes membros da corte, os médicos passaram da condição prévia de civis a cirurgiões do exército assírio. Entre suas atribuições destacava-se aquela já tradicional de cuidar da saúde do rei e dos comandantes militares, mas a ela foi agregada também a responsabilidade pelo acompanhamento da condição física das tropas, além de supervisionar o estado geral de saúde de técnicos mais gabaritados e de certos grupos de prisioneiros.

Mas, como tudo na vida passa, o poderoso império assírio também passou. E com ele desapareceria a figura do cirurgião com vínculo militar. De impacto transcendente, a produzir incomensurável dano ao futuro da história da civilização, foi a completa destruição daquela que teria sido uma extraordinária biblioteca idealizada por Assurbanípal (690-627 a.C.), o último dos reis assírios. Localizada no palácio real da cidade de Nínive, supõe-se que lá estariam guardadas cerca de 20 mil tábuas de argila, reunindo a maior parte do conhecimento acumulado

---

29 Aqueles que na Antiguidade dominavam a escrita e serviam aos seus soberanos redigindo o conjunto de normas a serem seguidas pelo povo.

30 Eram designados por *asu* e cumpriam o papel de meros práticos.

pelos povos mesopotâmios ao longo de muitos séculos. As informações eram gravadas pelo sistema cuneiforme de escrita (criada pelos povos sumérios), em que marcas eram moldadas em placas de barro. Parte desse material, de valor histórico inestimável, foi redescoberta como resultado de escavações realizadas em 1920 por arqueólogos ingleses. Chama a atenção um conjunto de tábuas com inscrições datadas de 1600 a.C., que foram estudadas pelo arqueólogo francês Richard Labat e receberam o nome de "Tratado de diagnósticos e prognósticos médicos". Nele está reunido todo o conhecimento médico acumulado até então na antiga Mesopotâmia. É possível constatar que os inúmeros sintomas estão organizados de acordo com as diferentes partes do corpo humano, desde a cabeça até os pés, e guardam correspondência com os respectivos diagnósticos. É considerado um dos mais antigos tratados de Medicina descobertos até hoje. A maior parte das tábuas encontra-se atualmente no Museu Britânico, em Londres.

Ao longo dos séculos seguintes a concentração de poder, antes nas mãos do Império Assírio, migraria para os babilônios e persas. Entre os persas o médico retornou à sua condição de membro da corte, ou seja, não mais como membro da hierarquia militar, mas sim como civil. As campanhas militares empreendidas pelos persas contra os gregos permitiram, ao final, que a influência da Medicina praticada na Grécia fosse disseminando-se por outras regiões da Ásia Ocidental[31].

Aquelas práticas ancestrais difundiram-se lentamente até serem assimiladas e, finalmente, galgarem um status de maior desenvolvimento entre os gregos, sobretudo pela maestria de Hipócrates (460-370 a.C.), aliás, o responsável por estabelecer a necessária distinção entre a forma de atuar dos médicos daquela praticada por sacerdotes.

A partir de 570 a.C., a influência da Medicina grega tornou-se mais marcante na região, até se consagrar definitivamente, após a conquista do Egito por Alexandre, o Grande, em 332 a.C. Foi assim que a cidade de Alexandria foi alçada à posição de mais importante centro de treinamento médico daquela época.

Com a ascensão do Império Romano, a atenção médica dedicada às tropas continuaria quase inexistente. Porém, com a conquista do Egito e da Grécia, a influência da Medicina helênica logo levou à incorporação de médicos

---

31 Também denominada Ásia Menor ou Península da Anatólia, delimitada ao norte pelo Mar Negro, ao sul pelo Mediterrâneo e tendo a oeste o Mar Egeu. Hoje é composta em sua maior parte pela Turquia.

civis gregos – que praticavam métodos hipocráticos – às legiões romanas. O general romano passou a ter a companhia permanente de um médico durante as batalhas. Mesmo assim, não se pode afirmar que os cirurgiões gozavam de maior consideração e respeito dentro da hierarquia militar. A deficiência dos serviços médicos no âmbito dos exércitos romanos ainda era patente ao tempo da Segunda Guerra Púnica (201 a.C.)[32]. No entanto, essa situação viria a ser corrigida quando, já no primeiro século antes de Cristo, o *medicus* passou a ocupar posição de oficial auxiliar dentro da estrutura da legião romana. Não obstante essa "ascensão na carreira", os serviços médicos ainda não recebiam efetivo apoio do governo central de Roma, que ainda resistia em reconhecer a figura do cirurgião. Essa situação de pouco prestígio só começaria a mudar no início da era cristã, quando aos poucos vai reaparecendo e se firmando o cirurgião militar. Se antes era representado em grande parte por gregos, com o passar do tempo novos discípulos praticantes iam se formando também entre os próprios cidadãos romanos.

Nenhuma modificação de maior importância ocorreu na estrutura dos serviços médicos ao longo dos séculos que se seguiram. Ao contrário, com a queda do Império Romano e a desintegração de seus exércitos, também foi por terra a estrutura de cuidados médicos oferecida aos soldados feridos e doentes. Durante a Idade Média[33], a própria Medicina também sucumbiu às trevas de forma geral, cedendo novamente espaço para o predomínio da magia e da alquimia. As doenças estavam ligadas aos demônios, e para curá-las era preciso apelar aos anjos e santos a fim de exorcizar os doentes. Os cirurgiões não ousavam realizar procedimentos cirúrgicos durante a vigência do Código Visigótico[34], que previa punições violentas para o profissional

---

32 Entre 218-201 a.C., opondo Roma e Cartago. Terminou com a vitória dos romanos, dando início à grande expansão do Império Romano.

33 Período histórico situado entre os séculos V e XV. Teve início com a queda do Império Romano.

34 Também designado por *Lex Visigothorum*, é uma compilação de leis visigodas publicada em meados dos anos 600 (século VII), com forte influência do direito romano. Os visigodos eram uma ramificação dos godos, povo de origem germânica oriundo da região dos Bálcãs (Leste Europeu). A partir do século IV e principalmente depois da queda do Império Romano, eles foram se espalhando pela Europa, com forte presença sobretudo na Península Ibérica, até o início do século VIII.

responsável caso o paciente operado morresse. Por isso, a cirurgia foi deixada de lado pela Medicina medieval e passou a ser praticada quase exclusivamente pelos barbeiros.

Com o advento da pólvora e o desenvolvimento das armas de fogo, a partir do século XVI, cada vez mais cirurgiões competentes eram necessários para cuidar dos ferimentos de batalha e, assim, tentar recompor a força de ataque das tropas em luta.

Em 1645, Oliver Cromwell (1599-1658) foi o primeiro comandante britânico a valorizar a atuação dos cirurgiões militares em campo. Ele implantou um novo modelo de "exército regular e permanente", que passou a reunir condições mais favoráveis para abrigar a atividade dos médicos. Tornaram-se oficiais dentro da hierarquia militar, com remuneração digna e mais atrativa. Reafirmava-se, assim, a importância do cirurgião militar, que no âmbito do exército britânico iria firmar-se, principalmente, a partir da Guerra Peninsular (1807-1814), durante as Campanhas Napoleônicas.

Voltemos ao tema da amputação.

Pois bem, partimos da Grécia Antiga e, de passagem pelo século XVIII, iremos nos deparar com alguns conceitos mais bem delineados no que diz respeito à técnica de amputação. O plano de incisão (corte cirúrgico) deveria estar acima da zona de necrose (gangrena), e não em meio a ela, como em tempos anteriores; a hemostasia (controle do sangramento) não se fazia mais pela cauterização, e sim por meio da ligadura, técnica em que o cirurgião amarrava os vasos sanguíneos; a incisão na circunferência do membro era realizada em dois planos distintos: um restrito à pele (mais acima no membro) e outro para os músculos e ossos (mais abaixo), o que resultava em sobra de pele suficiente para permitir o fechamento do coto do membro amputado; a aplicação de torniquete ajustável passou a ser mais frequente durante o ato operatório para conter o sangramento.

Falta, no entanto, examinar outra questão que também suscitou muita polêmica ao longo dessa história. Qual o melhor momento para decidir pela amputação?

Nesse tema observamos, de imediato, que séculos atrás – tal como se mantém ainda nos dias atuais – havia aqueles cirurgiões mais conservadores e os mais arrojados ou intervencionistas. No primeiro grupo destacava-se o britânico John Hunter (1728-1793), nascido na Escócia, a quem se atribui a transição da cirurgia de mera técnica manual para o status de ciência, mesmo não tendo ele próprio frequentado a universidade e aprendido as técnicas cirúrgicas como discípulo de outros cirurgiões. Entre os anos de 1760 e 1763, atuando como cirurgião do exército britânico, acumulou considerável experiência no tratamento de ferimentos por armas de fogo. Mais tarde, Hunter reuniria suas observações e ensinamentos na respeitável obra *Treatise on the Blood, Inflammation, and Gunshot Wounds*. Ele defendia, antes de 1800, um prazo maior para que a inflamação pudesse ser aliviada antes da realização da amputação. Esse, no entanto, não era o ponto de vista de um famoso médico militar francês: Larrey defendia a amputação como recurso terapêutico imediato, dentro das primeiras 24 horas após ferimento provocado por arma de fogo em que houvesse também a presença de fraturas cominutivas (com múltiplos fragmentos ósseos) associadas a lesão significativa de partes moles (pele, subcutâneo, músculos) e, principalmente, acometimento de importantes vasos sanguíneos. Segundo seu entendimento, o soldado que havia sido gravemente ferido, exatamente por ainda estar em estado de choque, podia suportar melhor a dor da amputação. Em sua técnica, era mandatório um cuidadoso e amplo desbridamento (limpeza cirúrgica com remoção de tecidos mortos e corpos estranhos) no coto do membro amputado, bem como deixar a ferida do coto aberta, apenas coberta por um curativo leve.

Larrey foi um cirurgião habilidoso e, diz-se, extremamente ágil ao fazer amputações. Há relatos de que ele teria realizado cerca de duzentas amputações em apenas 24 horas durante a Batalha de Borodino[35], em 1812.

No dia 7 de setembro de 1812, o número de baixas, tanto no lado francês quanto entre os russos, atingiu cifras extraordinariamente brutais e insanas: 58 mil soldados franceses (de um contingente que somava 135 mil) e 66 mil russos (entre os mais de 150 mil homens). Esses números foram decisivos para tornar aquele enfrentamento militar o mais sangrento entre todos os registrados durante as Guerras Napoleônicas.

Citando outros autores, o historiador militar inglês John Keegan, em seu livro *Uma história da guerra*, afirma que "(...) em Borodino, diz-se que os corpos de infantaria (...) ficaram diante do fogo à queima-roupa da artilharia por duas horas, durante as quais o único movimento era a agitação das linhas provocada pelos corpos que caíam".

---

35 Também conhecida como Batalha de Moscou, ocorreu por ocasião da ofensiva de Napoleão Bonaparte sobre a Rússia.

Mais à frente, outro trecho ilustra bem a dramaticidade daquele matadouro:

(...) quase todos os feridos, por um instinto natural, vinham se arrastando para lá (o interior das valas) em busca de proteção (...) empilhados uns sobre os outros e nadando desesperadamente no próprio sangue, alguns pediam aos que passavam que os livrassem de sua miséria.

Todo esse cenário terrível ocorreu a cerca de 150 quilômetros de Moscou e não durou mais que dezesseis horas, resultando na retirada do exército russo comandado pelo general Mikhail Kutuzov.

Larrey passou ainda para a história graças ao seu sistema organizacional para evacuação dos homens que se feriam na frente de batalha. Esse tema já foi discutido, em mais detalhes, em outro capítulo.

Também é conveniente deixar claro que por aquela época – fins do século XVIII – as cirurgias, na sua quase totalidade, restringiam-se a abordagens nos quatro membros. Nada ainda se ousava fazer no caso de lesões das cavidades do tórax e abdômen, pelo receio do advento de infecções, cujas causas ainda estavam longe de ser desvendadas. As lesões penetrantes de abdômen eram, em sua maior parte, mortais, pois até o século XVIII não havia abordagem cirúrgica disponível. A morte sobrevinha quase imediatamente em consequência da hemorragia ou das complicações infecciosas decorrentes de perfurações intestinais, com saída de fezes para dentro da cavidade abdominal. Quanto aos eventuais – se houvesse! – melhores resultados operatórios, nem sequer se cogitava atribuí-los a algum cirurgião mais iluminado que tivesse se preocupado em realizar a cirurgia em condições de higiene um pouco menos tenebrosas.

O advento da anestesia inalatória foi decisivo para tornar a amputação um procedimento médico menos bárbaro. No entanto, esse avanço civilizatório ainda demoraria umas boas seis a sete décadas para aliviar as dores e o terror daqueles que se submetiam às operações. Portanto, até que se concretizassem as boas-novas, as melhores alternativas para amenizar as dores ficavam mesmo por conta da ingestão de bebidas alcoólicas e do ópio. Para além disso, só restava mesmo aos feridos o "excelente e eficaz" recurso de morder com força um projétil de arma de fogo ou algum pedaço de madeira, capaz tão somente de abafar os gritos de dor e, assim, oferecer um pouco mais de conforto (acústico, naturalmente) aos cirurgiões!

A anestesia representou um avanço inegável para a evolução da cirurgia, porém, não interferiu nos altos índices de mortalidade, atrelados, em grande medida, às infecções pós-cirúrgicas. Esse cenário só viria a se modificar de forma radical com a adoção da antissepsia listeriana, já em fins do século XIX.

Ainda que o repertório cirúrgico não fosse dos mais amplos – restringia-se à fixação de fraturas, à redução de luxações (isto é, quando a extremidade do osso sai de seu correto posicionamento dentro de uma articulação e, por meio de manobras específicas, é reposicionada) e às temíveis amputações –, alguns poucos cirurgiões mais experientes podiam até mesmo se aventurar em incursões mais profundas no abdômen (em casos de lesões penetrantes). Embora fosse absoluta exceção, ao final, até poderiam exibir alguns sobreviventes. As possibilidades de obter sucesso na exploração da cavidade abdominal tornaram-se reais com o advento da anestesia e das técnicas cirúrgicas assépticas.

Outro aspecto interessante é que, ao contrário do que ocorria em tempos anteriores, já não mais se considerava que os projéteis seriam "venenosos", de tal forma que, em vez de tentar extraí-los a qualquer custo (e profundidade), optava-se agora por deixá-los ficar, caso não fosse possível localizá-los rapidamente. Lembre-se: o paciente permanecia acordado (e sentindo tudo!), por isso, o cirurgião precisava ser rápido.

Embora o assunto relativo às fraturas seja abordado também em outras partes deste livro, cabe recordar que durante a Guerra da Independência dos Estados Unidos da América (1775) – ou Guerra Revolucionária – as fraturas cominutivas (que produzem múltiplos fragmentos ósseos) quase invariavelmente caminhavam para amputação. Alguns cirurgiões já a realizavam de imediato, enquanto outros preferiam adiá-la até o ponto em que a presença ou a piora da infecção local tornavam-na mandatória. Desafortunadamente, a todo aquele imenso sofrimento associado à amputação – pois que se realizava sem anestesia – ainda se somavam taxas de mortalidade elevadas, da ordem de 45%-65%! A prescrição pós-operatória resumia-se a ópio, vinho e infusões à base de casca de quinquina (rica em quinino).

Em seu bastante restrito arsenal de procedimentos técnicos então disponíveis, o cirurgião também podia optar pela realização de sangrias (técnica pela qual o médico extraía sangue do paciente na tentativa de tratá-lo de algum mal), caso houvesse evidências de piora da inflamação local. Qual volume de sangue costumava ser retirado? Variava de acordo com a "experiência" do médico. No limite, a sangria podia prosseguir até que praticamente não restasse mais sangue algum circulando no corpo da pobre criatura! Embora esse método já fosse havia muito tempo questionado pelos cirurgiões mais ciosos, preocupados com o potencial deletério para o organismo do paciente (muitas vezes já debilitado), essa prática ainda se estendeu até o início do século XX. Portanto, ao tempo da Guerra Revolucionária, de fato, não se revestia de maior estranheza o fato de um soldado ferido, e que já deveria exibir algum sangramento, vir a ser mesmo assim submetido a "sangria terapêutica" antes do início do ato cirúrgico propriamente dito. Não é difícil supor que o resultado da operação não seria dos melhores. Mas como podemos nós recriminá-los se, à luz da ciência médica, à época, nem sequer se supunha que um indivíduo poderia morrer em consequência exclusiva de perda sanguínea?

Ainda nos tempos da Guerra da Independência dos Estados Unidos, ingleses e norte-americanos tendiam a ser mais conservadores, evitando desbridamentos agressivos. Os antigos ensinamentos hipocráticos também não pareciam perder seu "charme" (mesmo passados milhares de anos!), visto que queimaduras mais superficiais eram tratadas com irrigações tópicas de vinho. Já nas queimaduras de terceiro grau (mais profundas) utilizava-se banha de porco!

Por essa época, um professor de cirurgia do King's College, de Nova York, recomendava aos seus pupilos que retardassem o fechamento das feridas e também evitassem a aplicação de pomadas e medicamentos sobre as lesões recentes, impedindo, assim, que tais produtos acabassem por comprometer o processo natural de granulação e cicatrização. Bastava que os ferimentos fossem protegidos com curativos secos. Também julgava apropriado auxiliar o processo de cura por meio da aplicação de bandagens que asseguravam maior aproximação entre as bordas da ferida. Observe que, por vezes, o bom senso felizmente dava os ares de sua graça... Desafortunadamente, no entanto, por séculos a fio os trapos empregados para proteger os ferimentos eram quase sempre reaproveitados, tornando-se, por isso, fonte de disseminação das infecções. Essa prática inadequada ainda podia ser observada mesmo durante a Primeira Guerra Mundial (1914-1918); as gazes estéreis só se tornaram disponíveis no período final desse conflito.

Como prova, mais uma vez, de que Medicina e culinária têm algo em comum, nos casos em que a decisão fosse pela sutura de um ferimento, optava-se por colocar dentro dele um pedaço de cebola, e poucos dias depois a ferida era reaberta. Talvez a crença fosse de que a cebola ajudaria no processo de digestão dos tecidos desvitalizados e na formação do "bom pus" ou "pus saudável".

Em prosseguimento à nossa caminhada histórica, quando focamos a atenção na Guerra da Crimeia (1854-1856), percebemos o emprego, pela primeira vez, de um artefato batizado de "Minié ball". Mas que diabos era isso, afinal?

Até o início do século XIX as armas de fogo de uso pessoal tinham no mosquete o seu padrão mais comum. A munição era introduzida através da boca da arma e disparava chumbo miúdo. Esse cenário começaria a se modificar a partir de 1850, quando um francês de nome Claude-Étienne Minié desenvolveu armas de menor calibre que empregavam projéteis de formato diferente. As chamadas "Minié balls" tinham a base escavada (côncava) e a extremidade ligeiramente cônica. Essa "belezura" era dotada de desempenho aerodinâmico que lhe permitia alcançar velocidade superior à das balas convencionais. Maior velocidade, aliada a esse novo formato, fazia com que ela sofresse um grau de deformação mais acentuado no momento do impacto. Ao atingir o corpo de um desgraçado qualquer, era capaz de fragmentar ossos e produzir área de lesão ainda mais extensa.

Como iniciativas de sucesso acabam, invariavelmente, despertando o interesse e sendo imitadas por outros, a tal bala Minié apareceria, anos mais tarde, como vedete durante a Guerra de Secessão (1861-1865). Observe a seguinte descrição do ferimento provocado por ela, de acordo com os cirurgiões responsáveis por remendar os soldados feridos:

> (...) a quantidade de tecidos desvitalizados ao redor das feridas ósseas (...) mimetizam o efeito de uma explosão (...) e a lesão dos tecidos moles podia ser notada a alguma distância do trajeto da bala (...) o ferimento de saída [local por onde a bala saía do corpo] era irregular e media, em geral, tanto quanto 3-4 polegadas em seu maior diâmetro (...).

Eis aqui, portanto, mais um exemplo inquestionável de evolução tecnológica que impôs novos desafios a serem enfrentados pela arte médica na guerra. Assim, as fraturas cominutivas transformaram-se no tipo mais frequente e com as consequências de maior gravidade entre os inúmeros tipos de lesões potenciais durante os combates. A morte podia ser antevista com grande probabilidade.

Estava aí caracterizada uma situação em que a conduta mais conservadora só iria traduzir-se em maior índice de mortalidade. Por isso se partia logo para a amputação do membro atingido.

E quanto aos ferimentos que atingiam o tronco? Os ferimentos abdominais, durante a Guerra de Secessão, acompanhavam-se de índices de mortalidade da ordem de 87%; as alças intestinais exteriorizadas eram, normalmente, empurradas de volta para a cavidade e em seguida a parede abdominal era suturada. Os ferimentos por projéteis no tórax apresentavam mortalidade de 62%. O tratamento que entrara em voga havia pouco tempo preconizava apenas a remoção de corpos estranhos e a simples drenagem torácica aberta, por meio de um tubo de borracha (que permitia que o sangue residual fosse escoando e não se acumulasse no interior da cavidade torácica). Caso a hemorragia persistisse, tentava-se a ligadura direta da artéria sangrante. O maior temor ficava por conta do empiema (acúmulo de pus no espaço entre a superfície do pulmão e a face interna da parede do tórax). A prática defendida por alguns de promover o fechamento hermético das feridas do tórax logo mostrou associar-se a uma maior mortalidade.

Ainda durante a Guerra de Secessão, nos Estados Unidos, a principal "discussão acadêmica" recaía, sem dúvida, sobre quando amputar um membro ferido, uma vez que na recente experiência vivenciada pelos ingleses na Crimeia as amputações mostravam uma elevada mortalidade. Não obstante essa experiência prévia negativa, a tendência era mesmo efetuar as amputações dentro das primeiras 24 horas e, assim, evitar o aparecimento da piemia (septicemia).

Hoje em dia (refiro-me ao início da segunda década do século XXI), graças aos efeitos quase sempre saudáveis da globalização, qualquer nova descoberta que agregue valor ao conhecimento humano é divulgada e incorporada, de forma praticamente instantânea, em quase todos os cantos do mundo, por meio dos recursos da internet, satélites de comunicação etc. Mas não estamos aqui tratando de fatos ocorridos no século XXI. Nossa referência de momento é a segunda metade do século XIX e o solo é norte-americano, fartamente tingido de sangue, em plena Guerra Civil.

Pelo fato de as várias formas de comunicação estarem ainda em estágio rudimentar ou, quem sabe, os cirurgiões da América não se dedicarem à leitura de textos médicos franceses (mera hipótese), o fato é que foram adotadas técnicas cirúrgicas que décadas antes já haviam sido abandonadas na Europa. Isso explica por que se empregou, como procedimento rotineiro, a amputação por meio de uma única incisão circular, tipo guilhotina – desde a pele, passando pelos músculos até chegar ao osso –, sem a preocupação de deixar uma faixa excedente de pele para permitir o adequado fechamento do coto do membro amputado. Da mesma forma, o nível da incisão realizada pelo cirurgião voltou a ser dentro da área já acometida pela gangrena, com o risco (também já conhecido!) de que a lesão gangrenosa se estendesse em direção à parte proximal (superior) do membro que ainda se mantinha livre da gangrena. Era maior, portanto, a probabilidade de o paciente vir a ser submetido a nova amputação, pouco tempo depois.

Felizmente, ainda no início daquela guerra as recomendações de Samuel Gross (1805-1884) – professor de cirurgia – foram sendo progressivamente aceitas e incorporadas à rotina dos cirurgiões militares. Ele propunha não só que a amputação fosse realizada precocemente (dentro de 12 a 24 horas após o diagnóstico da gangrena), como também que se praticasse a incisão acima da zona gangrenada. Com tais providências, a taxa de mortalidade foi de 23,9%, em comparação aos 34,8% dos casos operados mais tardiamente.

A experiência de operar milhares de soldados permitiu que as equipes cirúrgicas do Exército da União adquirissem habilidade suficiente para realizar ligaduras de vasos sanguíneos, incluindo as artérias, e assim controlar melhor as hemorragias.

Segundo os registros do Serviço Médico do Exército, teriam sido também praticadas 66 amputações primárias, em que houve necessidade de se realizar a desarticulação do membro no nível do quadril! Naturalmente, por se tratar de cirurgia muito mais radical e agressiva, a mortalidade nesses casos foi ao redor de 88%.

De forma geral, considera-se que a experiência médica acumulada durante a Guerra Civil Americana agregou poucos avanços à ciência médica. Se tanto, é possível que algo tenha sido acrescentado às habilidades cirúrgicas daqueles profissionais que raras oportunidades de treino haviam experimentado até então. Essa constatação talvez seja particularmente correta no que se refere ao controle das hemorragias. Até então eram abordadas pelos métodos tradicionais – torniquetes e cauterização –, os quais foram dando lugar à hemostasia (controle do sangramento), realizada à exaustão pelos cirurgiões por meio da ligadura direta dos vasos sanguíneos danificados – naturalmente, sem nenhuma preocupação com assepsia. Mesmo assim, 61,7% dos casos de hemorragia acabavam evoluindo para a morte, enquanto mais tarde, durante a Primeira Guerra Mundial (1914-1918), a mortalidade secundária à hemorragia foi de apenas 2%.

Um aspecto contrastante que deixava patente a estrutura mais robusta dos serviços de saúde à disposição dos exércitos da União quando comparada à dos sulistas, era exatamente o contingente de cerca de 11 mil cirurgiões, enquanto os confederados contavam com algo em torno de 3 mil.

E a evolução arrastada da cirurgia seguia sua trajetória...

O cirurgião alemão Johann Friedrich von Esmarch, que ganhou notoriedade durante a Guerra Franco-Prussiana (1870-1871) por suas contribuições ao aprimoramento do sistema de triagem e evacuação dos soldados feridos, também é lembrado por ter introduzido um tipo inovador de curativo – a bandagem triangular Esmarch. Ele também defendia o emprego de banhos de gelo para reduzir o processo inflamatório local das feridas e, por isso, foi apelidado de "Fritz, Ice Pack" (Pacote de Gelo). De todo modo, esse método não trouxe nenhum benefício evidente.

Ao mesmo tempo que o desenvolvimento tecnológico buscava artefatos militares cada vez mais eficazes – leia-se com maior capacidade mortífera –, os artífices, digamos, cheios de boas intenções, também demonstravam seu interesse em não impingir ao "futuro cadáver" grandes deformidades, em genuína preocupação com os aspectos plástico-estéticos do morto.

Depois da Guerra Civil Americana, as balas ganharam revestimento externo, de tal forma que o núcleo de chumbo passou a ser envolto por uma sobrecapa de aço ou cobre. Seu calibre também era menor. Isso tornou os projéteis ainda mais velozes e permitiu que atingissem alvos mais distantes. Assim, os conflitos que eclodiram nos estertores do século XIX – Guerra Hispano-Americana (1898) e Guerra dos Bôeres (1899-1902) –, e mesmo a Guerra Russo-Japonesa (que despontou logo nos primeiros anos do século XX, entre 1904-1905), foram os palcos de estreia dessa inovação bélica. Durante a Guerra Hispano-Americana essas balas surgiram como as estrelas do momento. Veja só que atitude piedosa e humanitária para com os inimigos! As primeiras impressões davam conta de que os novos artefatos pareciam produzir menos danos aos tecidos corporais. Suas antecessoras – balas de maior calibre e mais lentas – deformavam-se mais ao atingir o alvo, produzindo lesões mais grosseiras.

Mas, no fim das contas, sua tão propalada intenção de produzir ferimentos mais "minimalistas" revelou-se, na prática, um inesperado desastre. A *avant première,* durante a Batalha de Santiago de Cuba, deixou evidenciada a capacidade de o novo artefato produzir, sim, danos ainda mais profundos, exatamente graças a sua grande velocidade no momento do impacto contra o corpo humano.

De qualquer forma, aquela propaganda de que conferiam maior "elegância" ao ferimento – uma espécie de "balas humanizadas " – não caiu no gosto dos exércitos, que estavam habituados a infligir lesões mais substanciais e destrutivas ao inimigo. Para fugir ao tal padrão "minimalista" (ao menos no plano teórico) dos novos projéteis, nada como uma dose suplementar de perversa criatividade. Tropas britânicas estacionadas na localidade de Dum Dum, próximo a Calcutá (Índia), descobriram que usando um simples – e maligno – artifício era possível transformar as novas munições em algo muito mais devastador quanto à magnitude dos ferimentos. Para isso bastava limar a ponta das balas revestidas com capa metálica, expondo seu miolo (mais mole) de chumbo. Essas "gracinhas" receberam o apelido de "balas dum-dum".

No entanto, a festa de horrores patrocinada pela turma dos fanáticos (loucos por causar ferimentos devastadores) felizmente chegou ao fim, quando, em 1899, a "Terceira Declaração" emitida durante a Convenção de Haia baniu o uso de balas que se deformassem intensamente. Ufa! Graças ao bom Deus, e por amor à humanidade (?), daquele momento em diante só poderiam ser empregados projéteis com revestimento externo de metal. Moral da história: podem continuar a se matar, mas sem ofender em demasia a estética corporal do inimigo! É certo também – lamentavelmente – que apenas os signatários desse documento obrigavam-se a seguir a nova regra.

A arte médica também, é fato, aprimorava-se em grande medida como resposta à sempre presente e vigorosa pressão do comando militar, ávido por assegurar a efetiva disponibilidade do pleno potencial de seu contingente de soldados. Um homem ferido em processo de recuperação e, portanto, afastado de sua missão de lutar representava um desfalque precioso, principalmente se os seus companheiros de infortúnio fossem multiplicados às dezenas e centenas. Assim, cabia aos médicos e cirurgiões buscar não apenas novas técnicas eficazes de tratamento, mas que se mostrassem capazes de devolver o pobre infeliz rapidamente à frente de batalha. Como a sabedoria popular diz que um raio não cai duas vezes no mesmo lugar, se depois dessa incrível chance que a sorte e a Medicina lhe concederam – salvando sua vida uma vez – o soldado acabasse novamente ferido ou mesmo morto após retornar ao front, provavelmente, era mesmo o tipo do sujeito azarado!

Em resumo, até aqui, temos então que: a abordagem pragmática inicial do ferimento consistia, em geral, na limpeza para reduzir a possibilidade de infecção, bem como na necessária hemostasia (controle do sangramento). A ferida era deixada aberta (isto é, sem sutura imediata, o que se acreditava ser uma maneira apropriada de reduzir a ocorrência de infecção), já se prevendo uma próxima intervenção cirúrgica alguns dias depois.

Pois bem, chegamos ao século XX e logo direcionamos nossa atenção para o estado da "boa luta" colocada em prática durante a Primeira Guerra Mundial (1914-1918). A rotina mais aceita até então levava em conta a exploração cirúrgica mínima da ferida, bem como se adotava, como regra, o seu fechamento primário em vez de deixá-la aberta (veja como, de fato, a memória é curta!), o que já havia sido provado ser a técnica mais adequada. Mas os resultados não vinham se mostrando satisfatórios, como notou um cirurgião belga das Forças Aliadas. Antoine Depage (1862-1925) percebeu que a presença de tecidos necrosados favorecia o desenvolvimento de infecção secundária. Portanto, passou a recomendar não só um completo desbridamento (limpeza dos tecidos mortos e remoção de material estranho), como também que a ferida fosse deixada aberta durante certo tempo (parece que se recuperou a memória!). Com a progressiva adoção dessa técnica por outros cirurgiões militares, os resultados obtidos foram melhorando ao longo dos anos da guerra. O tempo que se aguardava para fechar a ferida dependia do aspecto visual e também dos resultados da contagem de colônias bacterianas, mas, em geral, variava entre 24 e 48 horas. Portanto, em determinados casos, optava-se por deixá-la aberta e irrigada com líquido de Dakin (algo parecido com água sanitária diluída, à base de cloro).

Em uma análise mais superficial, a sensação primeira era de que a tríade – desbridamento + uso de antissépticos + adiamento na sutura da ferida – pouco representaria na melhora do prognóstico. Mas as estatísticas mostraram o contrário. Tendo em vista a taxa de amputações observada durante a Guerra de Secessão (em torno de 12%), não deixou de ser extremamente animador o fato de que apenas 1,7% dos casos tenham necessitado de amputação durante a Primeira Guerra Mundial.

A história tornava-se completamente diferente quando o osso atingido era o fêmur: 80%. Essa era a taxa de mortalidade associada às fraturas cominutivas (com múltiplos fragmentos) de fêmur por ocasião da Primeira Guerra Mundial. A causa da morte associava-se quase sempre à sepse. Mais uma vez, a arte médica entraria em campo na busca de soluções criativas para se contrapor ao caos da guerra. Foi assim que o cirurgião-ortopedista inglês Robert Jones (1857-1933), membro do serviço médico do exército britânico, passou a adotar como rotina as talas para imobilização imediata das fraturas, com o objetivo de reduzir as lesões e a hemorragia consequentes ao movimento dos fragmentos ósseos instáveis. Sem dúvida, um procedimento mais simples e rápido do que a aplicação das bandagens de gesso, invenção atribuída também a outro médico militar, o holandês A. Mathijssen, em 1852. A técnica de imobilização das fraturas foi, por certo, um importante avanço para o tratamento dos ferimentos de batalha, mas não exatamente algo inédito. Afinal de contas, por volta de 2.750 a.C. os médicos egípcios já preparavam talas com tecidos ou mesmo com fatias do papiro, que, após serem impregnadas com um certo tipo de resina, prestavam-se a imobilizar o membro fraturado e, assim, facilitar a cicatrização óssea. Por volta do século XII, os acadêmicos da Escola Médica de Salerno (Itália) também utilizavam bandagens de pano para imobilizar membros feridos. Os panos eram embebidos em mistura de ovos e farinha (parecido com a técnica culinária usada para fazer bife à milanesa!); após secar, tornavam-se endurecidos.

O fato curioso é que Jones exigia que o pessoal paramédico e os maqueiros se submetessem a sessões de treinamento simulado com vendas nos olhos, a fim de capacitá-los a posicionar as talas no membro fraturado mesmo na mais completa escuridão em meio ao campo de batalha. Ainda que à primeira vista o uso da tala possa parecer um método por demais simplório, a imobilização imediata das fraturas de fêmur foi capaz de diminuir drasticamente os óbitos, de tal sorte que, já em 1915, a taxa de mortalidade havia sido reduzida daqueles assustadores 80% para 20%! A partir dessas iniciativas bem-sucedidas, ficou cada vez mais evidente a necessidade de estabelecer serviços ortopédicos especializados no tratamento de lesões ósseas no âmbito dos hospitais gerais. Robert Jones é considerado o pai da moderna Ortopedia britânica.

E foi assim que as fraturas passaram a ser, de imediato, alinhadas e imobilizadas por meio de talas, permitindo que o processo natural de fusão do osso tivesse prosseguimento. Eis aí, portanto, mais um exemplo de importante contribuição nascida da Medicina militar e que logo foi incorporada à prática civil como procedimento obrigatório, inclusive nos serviços de primeiros socorros.

Quando o assunto é tratamento de fraturas, outro nome que sobressai é o de Josep Trueta Raspall. Por ocasião do início da Guerra Civil Espanhola (1936--1939), ele havia sido designado chefe do departamento de cirurgia do Hospital de La Santa Creu i Sant Pau (grafia original, em catalão), em Barcelona. Até então, as fraturas expostas de ossos longos estavam quase obrigatoriamente associadas à alta incidência de gangrena gasosa, amputações e mortes. Pois bem, o hospital de Trueta recebeu, em apenas três dias, algo em torno de 2.200 feridos como resultado dos bombardeios realizados em Barcelona pela força aérea italiana baseada na ilha de Maiorca.

Mas, afinal, qual era a abordagem empregada por Trueta e sua equipe que mudou a evolução natural esperada para tais casos? Eis aqui relacionados alguns dos motivos aparentes para o sucesso alcançado:

– Sempre que possível, em um cenário de tantas adversidades, a intervenção cirúrgica deveria ser realizada dentro das primeiras oito horas, o que também exigiu maior agilização no sistema de transporte dos traumatizados; era realizado amplo desbridamento de todo o tecido subcutâneo e muscular já mortos ou com evidentes sinais de sofrimento e/ou contaminação; ao mesmo tempo, preservava-se, o máximo possível, pele e ossos; a ferida era mantida aberta (sem sutura) e sob drenagem; o ferimento também era submetido a um processo de lavagem com água e sabão; para a assepsia da pele empregava-se solução iodada; após a intervenção, a ferida era envolvida em bandagens secas e esterilizadas; as fraturas devidamente reduzidas (isto é, alinhadas) conservavam-se imobilizadas com gesso até sua consolidação (fusão das partes fraturadas); as talas só eram trocadas caso ficassem úmidas ou exalassem odor fétido.

Com respeito aos resultados alcançados, nunca antes se atingiram cifras tão promissoras. Uma casuística de 1.073 casos apontou 976 resultados considerados bons, pois não só os membros atingidos foram conservados, sem necessidade de amputação, como também tiveram suas funções preservadas. Ocorreram apenas seis óbitos.

O trabalho de Trueta revolucionou a Traumatologia e foi, posteriormente, publicado nos livros *The Treatment of War Wounds and Fractures* (1939) e *Principles and Practice of War Surgery* (1943).

Quando a Catalunha passou para o controle dos rebeldes antidemocráticos (sob o comando do General Franco), em 1939, Trueta iniciava uma jornada pelos Pirineus e foi acolhido no Reino Unido, onde permaneceu durante os 28 anos seguintes. Tornou-se professor de Cirurgia Ortopédica na Universidade de Oxford. Finalmente, retornou a Barcelona, em 1967, depois que a democracia foi restabelecida na Espanha.

Eis, portanto, mais um exemplo inconfundível da "boa luta", mesmo em meio ao caos da guerra.

Esse conjunto de aprendizados práticos adquiridos ao longo dos anos – e das guerras – foi aperfeiçoado durante a Segunda Guerra Mundial. O melhor momento para proceder ao fechamento da ferida era determinado não pelo resultado negativo de culturas bacteriológicas (para identificar a presença e o tipo de bactéria), mas pela simples inspeção do aspecto da lesão. A decisão de suturar ou não levava em conta a presença de secreção, corpos estranhos residuais e intensidade do processo inflamatório. Em uma reafirmação da clássica constatação de que em Medicina a avaliação clínica é sempre soberana – ensinamento frequentemente repetido aos estudantes e jovens médicos –, podem-se encontrar relatos de milhares de casos colecionados pelos serviços médicos dos Estados Unidos e da Grã-Bretanha apontando taxas de sucesso superiores a 93% no tratamento de feridas cujo fechamento foi baseado exclusivamente no aspecto clínico evolutivo das lesões.

Naturalmente, a experiência dos médicos militares também influenciava na evolução das feridas. Essa constatação ficou patente durante a Segunda Guerra Mundial, quando milhares de cirurgiões com pouca ou mesmo nenhuma vivência em relação à abordagem de feridas traumáticas foram convocados para prestar serviço nas forças armadas de vários países. Tal fato provocou aumento na taxa de infecções associadas ao fechamento primário imediato das feridas (lá se vão, novamente esquecidas, as experiências adquiridas em guerras anteriores...). Amputações eram realizadas em nível mais alto do que seria realmente necessário, além de não se prever a necessidade de deixar um excedente de pele e partes moles, a fim de permitir o fechamento esteticamente mais adequado do coto do membro amputado. Por causa disso, para que fosse possível a reconstrução posterior, era preciso submeter a pele a um período de tração para que seu comprimento se tornasse suficiente e, assim, permitisse o fechamento do coto.

Tanto no que diz respeito ao momento mais apropriado para fechar (suturar) uma ferida como também em relação a qual o melhor tipo de incisão a ser empregada nas amputações, repare no vaivém de condutas antagônicas que se alternavam, em demonstração inequívoca e lamentável da enorme dificuldade de absorver os bons ensinamentos obtidos de experiências adquiridas em épocas anteriores.

Ao tempo da invasão da Normandia, em junho de 1944 (que teve início no chamado Dia D), os *guidelines* dos cirurgiões norte-americanos davam como válidos os dois métodos: tanto a "guilhotina" (incisão circular única e no mesmo nível, desde a pele até o osso) quanto o método que permitia uma sobra de pele e partes moles. No entanto, não demorou muito para que o método da incisão única em todos os planos fosse (novamente!) abandonado em face dos melhores resultados obtidos com a segunda opção. Felizmente, a melhor técnica acabou prevalecendo, mas não sem que o saudoso Jean Petit tivesse se revirado muitas vezes em seu túmulo. Afinal, ele já havia chegado a essa conclusão e optado por tal método muito, muito tempo antes.

A propósito dessa nociva descontinuidade histórica, veja como se pronunciou o coronel Edward Churchill, chefe da consultoria cirúrgica durante a Segunda Guerra Mundial, em 1951:

> (...) Pelo fato de a Medicina militar ser uma especialidade descontínua, a cada nova guerra os mesmos erros estúpidos são cometidos novamente e os soldados acabam por perder suas vidas ou seus membros, porque os médicos ignoram a experiência pregressa. (...) os cirurgiões em atividade em determinada guerra nunca dão continuidade do ponto em que pararam os cirurgiões da guerra anterior; parece inevitável que eles tenham sempre que passar, novamente, por um longo período de reaprendizado.

A experiência com o emprego de dispositivos (pinos e hastes) que permitiam fixar os fragmentos e, assim, manter o adequado alinhamento do osso fraturado e acelerar a formação do calo ósseo (consolidação) não alcançou os resultados esperados durante a Segunda Guerra Mundial devido à ocorrência de infecções. Por isso, optou-se por manter a abordagem clássica, que era a imobilização com gesso e repouso para os ossos longos. Esse fato acabou privando muitos cirurgiões ortopédicos de ganhar mais experiência com a técnica da fixação externa durante os tempos de guerra. Essa conduta só viria a ser definitivamente alterada na década de 1970.

Em fins da década de 1930, no entanto, uma técnica inovadora já havia sido desenvolvida por um cirurgião alemão – Gerhard Küntscher (1900-1972) –, que passou a empregar uma haste metálica intramedular (isto é, posicionada dentro do osso, uma espécie de guia) para aperfeiçoar a consolidação de fraturas em ossos longos. Como a guerra impediu as trocas de experiências entre médicos alemães e os colegas dos países aliados, essa técnica só chegou ao conhecimento dos médicos norte-americanos quando estes depararam com pilotos aliados que haviam sido abatidos pelos alemães e submetidos a tratamento por meio desse novo método. A inovação, no entanto, só começou a ser empregada pelos americanos na década de 1950, na Guerra da Coreia – mesmo assim, quando a simples tração não era capaz de atingir o sucesso esperado.

A Segunda Guerra Mundial também foi pródiga em gerar um grande número de vítimas de queimaduras. De um lado, os soldados estavam sempre às voltas com agressões que partiam de lança-chamas e bombas. Por sua vez, a população civil teve também inúmeras oportunidades de provar a chamada "tática da terra devastada", muito apreciada pelos militares ingleses. Consistia em arrasar tudo pelo fogo, de tal sorte que o inimigo, ao conquistar e se apossar de determinado território, nada mais encontraria que ainda estivesse em condições mínimas de ser aproveitado. As grandes vedetes desse espetáculo explícito de horrores foram, sem dúvida, as bombas químicas em suas diferentes versões. Conforme explicação dada pelo primeiro-tenente médico Carlos Noce, em seu manual de *Socórros de urgência em tempo de guerra* (1942), dois tipos de bombas foram as que alcançaram "mais sucesso" durante aquela guerra (não estranhe, pois o texto está reproduzido conforme a grafia original):

> (...) a **incendiária**, cujo peso oscila entre 1 e 25 kg e que ao detonar produz uma ignição cuja temperatura atinge a 3 mil graos, durante 15 minutos, propagando-se o incêndio a tudo o que for inflamável nas proximidades; e a **explosiva**, dotada por sua vez de enórme poder destrutivo: ao deflagrar, cada 16cc da substância se transforma em 1600cc de gaz, com um volume assim 10 mil vêzes maior do que

possuía antes; com a explosão, o ar sofre uma compressão imensa, deslocando-se numa onda expansiva crescente, arrasadora, que chega a vários quilômetros de distância.

Durante os anos da Segunda Guerra, manuais de primeiros socorros, por certo, estiveram bastante em voga também no Brasil (afinal de contas, também estávamos em guerra), com textos voltados principalmente para a área de Enfermagem. É o caso do *Manual do socorrista de guerra*, organizado pelo prof. Raul Briquet, catedrático da Universidade de São Paulo e diretor-geral dos cursos de Enfermagem e Socorros de Guerra da 2ª Região Militar, publicado em 1943. No capítulo dedicado a uma breve explicação sobre "Bombas e Explosivos", ele faz referência aos tipos de projéteis e às consequências para as vítimas:

> (...) Os projéteis serão: a bomba explosiva ou incendiária, a granada, a bala de metralhadora e os escombros das casas destruídas. As consequências de todos esses agentes vulnerantes podem ser: 1º) ferimentos por estilhaços de bombas e granadas ou por balas; 2º) lesões causadas pela ação dos escombros; 3º) efeito puro e simples da explosão dos petardos (concussão); e 4º) queimaduras (...).

Com o advento da Guerra da Coreia (1950-1953), veio também a ênfase e priorização das medidas de pronta ressuscitação dos soldados feridos, ainda no campo de batalha, e antes mesmo do efetivo transporte para algum serviço médico na retaguarda. Os torniquetes foram colocados em segundo plano e eram empregados somente se os curativos compressivos se mostrassem incapazes de estancar o sangramento. A transfusão era iniciada imediatamente, na tentativa de restabelecer o bom funcionamento da circulação sanguínea, mesmo antes de colocar o soldado em uma ambulância ou helicóptero. As fraturas eram imobilizadas por meio de talas. Diante da perspectiva de haver atraso de algumas horas na remoção do paciente, a equipe paramédica estava autorizada a iniciar a administração de antibióticos, o que se caracterizou como importante e decisivo diferencial em relação aos conflitos anteriores. De todo modo, manteve-se a conduta de deixar os ferimentos abertos, isto é, sem sutura definitiva, até que isso fosse possível em um segundo momento.

Tão inesgotável quanto o arsenal de boas intenções oferecido pela Medicina é aquilo que foi alcunhado na série cinematográfica *Guerra nas Estrelas* como *o outro lado da força,* que reúne um infindável cardápio de inventividades perniciosas, a ponto de colocar o "exército médico" na desconfortável posição de estar sempre correndo atrás do prejuízo! Vejamos como esse embate se deu durante a Guerra do Vietnã (1959-1975).

Caso pudéssemos, por obra de algum recurso de ficção científica, retroceder no túnel do tempo, nos veríamos em meio àquele conflito, em solo vietnamita, tentando desesperadamente nos proteger de repetidos disparos de projéteis feitos por rifles semiautomáticos. E qual seria o resultado, caso algum de nós fosse alvejado por balas que alcançavam altas velocidades no momento do impacto? Com toda a certeza, um estrago e tanto. Adicionem-se também as detonações produzidas por minas terrestres e armadilhas explosivas e, então, o rol maligno de injúrias atingiria proporções ainda mais grotescas. Conclusão: lá vão os cirurgiões em busca de novas técnicas para dar conta de ferimentos ainda mais complexos. Claro que tudo poderia ser amenizado caso os alvos humanos multiperfurados pudessem chegar às mãos habilidosas dos médicos no menor tempo possível. Mas, então, a coisa toda poderia ser muito simplificada, não é mesmo? Que graça teria? A ideia cruel está exatamente em testar o potencial da resposta médica em um cenário de extrema adversidade. Assim, mesmo com todo o aprimoramento do sistema de evacuação dos feridos conquistado na Coreia e no Vietnã, a realidade é que muitos soldados acabavam demorando entre quatro e seis horas para dar entrada nos MASHs, os hospitais de campanha do exército norte-americano.

A expansão do volume sanguíneo circulante das vítimas para recuperar a pressão arterial (cuja queda era resultado de hemorragias severas) se fazia à custa de infusão intravenosa de soros e, tão logo possível, seguida de transfusão de sangue. A administração precoce de antibióticos já havia se tornado parte da rotina. Ali, mais uma vez, prevalecia a conduta de limpar (isto é, lavar e desbridar) as feridas e deixá-las sem sutura, apenas com um curativo oclusivo, até que fosse realizado o fechamento, em geral, cerca de sete dias mais tarde.

Como versão mais moderna e resolutiva – em relação aos pioneiros e primitivos hospitais de campanha –, os MASHs no Vietnã dispunham também de ortopedistas e cirurgiões vasculares para abordagem conjunta das fraturas complexas, frequentemente acompanhadas de danos significativos em vasos sanguíneos (em consequência dos deslocamentos de fragmentos ósseos). Aliás, a Guerra do Vietnã foi um excelente campo de testes para novas e sofisticadas técnicas de reconstrução vascular.

O conceito de redução/imobilização de fraturas continuava prevalecendo, sendo que as alternativas de uso de tala ou tração (por meio de contrapesos) estavam condicionadas à gravidade de cada caso.

Fato curioso foi o aumento observado nas estatísticas de amputações no Vietnã (3,4%) em comparação com a Guerra da Coreia (1,4%) e mesmo com a Primeira Guerra Mundial (1,2%-1,7%). Como explicar tal constatação, que parece soar incoerente se levarmos em conta que entre esses conflitos sucessivos houve, certamente, maior desenvolvimento médico-científico? Esse fato justifica-se porque a Guerra do Vietnã foi travada mais ao estilo guerrilha. O clássico fogo disparado por artilharia pesada não foi uma modalidade de ataque muito empregada, como ocorrera em conflitos anteriores. Os vietcongues, desprovidos de armamentos mais pesados, se valiam principalmente do emprego de minas terrestres e armadilhas explosivas, que atingiam em grande medida os membros inferiores dos soldados norte-americanos.

Agora chega de Ásia – afinal, não só por lá aconteceram guerras durante a segunda metade do século XX. Vejamos, então, alguns aspectos de experiência médica militar durante a Guerra das Malvinas.

Quando, em 4 de maio de 1982, o navio britânico *Sheffield* foi atingido por um míssil Exocet, disparado pelos argentinos nos arredores do arquipélago das Malvinas, quatro horas mais tarde a belonave teve que ser abandonada pela tripulação. Fortes explosões e uma densa nuvem de fumaça negra tomaram conta do convés, onde a temperatura subiu a níveis insuportáveis. Em consequência da inalação de fumaça, as vítimas apresentavam-se com irritação nos olhos, dificuldade para respirar, dor no peito e expectoração sanguinolenta.

Nas semanas que se seguiram, a batalha naval travada nas águas gélidas do Atlântico Sul produziria muitos outros casos de queimaduras. Do lado britânico, responderam por 14% do total das lesões durante a guerra. Para que se tenha uma base de comparação, durante a Segunda Guerra Mundial as queimaduras representaram 1,5% de todos os ferimentos das forças britânicas.

Os queimados tinham a superfície do corpo lavada com água fria e recebiam analgésicos por via intramuscular. As lesões eram tratadas com creme de sulfadiazina de prata a 1% (antimicrobiano) e, então, recobertas com curativos fechados. A hipnose mostrou-se útil como técnica para aliviar a ansiedade e a dor no momento das trocas dos curativos dos queimados mais graves. Semanas mais tarde, alguns casos foram submetidos a enxertos de pele.

Até aqui, nos limitamos a comentar sobre algumas aquisições que foram capazes de aumentar a gravidade das lesões produzidas por projéteis de diferentes armas de fogo e pelo impacto de explosões. Mas será que, do ponto de vista de proteção individual, novas invenções também não trouxeram conquistas significativas? Nos combates mais recentes – Iraque e Afeganistão – a tecnologia militar foi capaz de dotar as vestimentas dos soldados com materiais capazes de proteger toda a região do tórax e abdômen (torso) contra certas categorias de projéteis e estilhaços produzidos por explosivos. Essa alternativa, aliás, já havia sido considerada pelo Departamento Médico Americano por ocasião da Primeira Guerra Mundial, para oferecer maior proteção corporal aos soldados. Dispositivos desse gênero foram, de fato, adotados pela força aérea durante a Segunda Guerra Mundial, permitindo redução de ferimentos e mortes, mas não foram disponibilizados para a grande maioria das forças armadas. De acordo com o cirurgião e oficial Michael DeBakey[36],

> (...) Aquela experiência e vários outros estudos sugerem que tais proteções empregadas durante combates ativos podem reduzir as fatalidades em cerca de 12% e baixar a incidência de feridas em 8%. Não obstante, não chegaram a ser utilizadas em qualquer das frentes de batalha até o final da guerra no Pacífico. De novo, nós falhamos por não prestar atenção às lições da história (...).

Apesar de muito bem-vindas, de tal forma que a região do tronco ficava razoavelmente protegida, os membros superiores e inferiores continuavam mais vulneráveis, o que explica o grande número de ferimentos penetrantes em partes moles e fraturas nas extremidades, tanto no Iraque quanto no Afeganistão, o maior percentual delas expostas (em que o foco de fratura óssea fica exposto, portanto, com o osso aparente e em contato com o ambiente externo).

Cabe mencionar que os *marines* norte-americanos lutaram na sangrenta Batalha de Fallujah (entre novembro de 2004 e janeiro de 2005) protegidos com uniformes especiais. Além do capacete com estrutura de Kevlar[37], usavam proteção blindada na região do torso – igualmente à base de Kevlar e placas de cerâmica –,

---

36 DeBakey, M. E. *Military Surgery in World War II*. N. Engl J Med 1947; 236:341-50.

37 Fibra sintética de aramida, muito resistente e leve, desenvolvida pela DuPont em 1965. Resistente ao calor e cinco vezes mais resistente que o aço por unidade de peso.

capaz de evitar ferimentos em órgãos nobres (como coração e pulmões) e, assim, reduzir muito o potencial de letalidade. No entanto, tais dispositivos de proteção individual não oferecem – ao menos até o presente momento – condições de cobrir todo o corpo. Ainda lhes faltam a necessária leveza e flexibilidade. Assim, restam vulneráveis os quatro membros e o pescoço. Ainda que se pudesse considerá-los partes menos nobres (por não conterem órgãos vitais), através deles (principalmente nas áreas mais próximas ao tronco) transitam vasos sanguíneos de grosso calibre. Esse é o caso, por exemplo, da artéria e da veia femorais, que cruzam a região da virilha. Aqui, o conceito clássico de órgãos nobres torna-se um tanto discutível, pois um tiro que acerte em cheio uma grande veia, se não for abordado imediatamente, pode matar em questão de poucos minutos. Caso se trate de lesão arterial, às vezes, a hemorragia maciça pode ser fatal em um período ainda mais breve. Portanto, uma forma eficiente de driblar a blindagem corporal é mirar os disparos exatamente nas regiões mais expostas: pescoço, virilha e parte superior das coxas.

Sabedores de que enfrentavam oponentes com melhor aparato tecnológico, inclusive no quesito proteção individual, muitos franco-atiradores rebeldes em território iraquiano atacavam os soldados invasores (leia-se norte-americanos, ingleses e australianos) de pontos estratégicos, camuflados nos telhados dos prédios e nos minaretes. Lá posicionados, e quase invisíveis, valiam-se de seu treinamento para, com paciência, mirar o corpo do inimigo em suas partes mais vulneráveis. Explica-se, daí, o número nada desprezível de lesões vasculares de membros, que, embora não necessariamente mortais, acabavam evoluindo para amputações. Outras sequelas incluíam ainda deformidades na face e cegueira.

Ao contrário do ferimento, digamos, mais simples produzido por projéteis de arma de fogo, os explosivos (granadas, morteiros, minas etc.) produzem lesões muito mais complexas e que reúnem maior diversidade de ingredientes. A abordagem dessas lesões é – perdão pelo trocadilho! – uma verdadeira operação de guerra para os cirurgiões. A área traumatizada exibe um cardápio grotesco: partes moles contundidas e desvitalizadas, queimaduras, zonas de sangramento, além de um diversificado repertório de corpos estranhos, em que se misturam fragmentos metálicos do próprio artefato explosivo, terra, cacos de vidro, pedras etc. Diante de tal mosaico de horrores, a abordagem médica deve ser igualmente multifacetada e inclui medidas emergenciais diversificadas, tais como controle do sangramento, infusão endovenosa de soro e/ou sangue para estabilização cardiocirculatória, reequilíbrio dos parâmetros bioquímicos do sangue, remoção dos corpos estranhos, desbridamento, fixação de fraturas etc., sem esquecer o adequado combate à dor intensa que acompanha esses quadros. Ataques dessa modalidade quase sempre resultam em lesões extensas, que acabam por exigir a amputação de membros das vítimas. O cirurgião que realiza a amputação deve ter sempre em mente a orientação de preservar o máximo possível do membro comprometido. O desbridamento inicial (limpeza das partes moles: pele, subcutâneo e músculos), feito dentro das primeiras horas, deve ser repetido nos dias subsequentes. Todos os tecidos moles que se mostrem desvitalizados devem ser removidos, de tal sorte que o determinante maior do nível em que será praticada a amputação deriva das condições locais dos tecidos, e não propriamente da altura em que se deu a fratura óssea. A ferida cirúrgica é deixada aberta, a fim de permitir a realização de repetidos desbridamentos, até que as condições locais permitam seu fechamento.

As intervenções paramédicas, em tempos mais modernos, iniciam-se, à semelhança dos conflitos anteriores, também já no próprio campo de batalha, visando o controle da hemorragia e do choque circulatório. No entanto, as semelhanças param por aí, pois nos embates mais recentes houve um significativo ganho de efetividade das medidas de primeiros socorros, em virtude, entre vários outros fatores, dos novos tipos de curativos aplicados de imediato e dotados de capacidade hemostática (ou seja, que facilita a formação de coágulo no local da hemorragia e, assim, estanca o sangramento). Tão logo a vítima fosse removida para um local mais resguardado (o que nos conflitos mais recentes poderia levar de trinta minutos até uma hora e meia), a equipe médica seria capaz de realizar reparos vasculares provisórios, a fim de permitir melhor estabilização circulatória. Na sequência, e assim que possível, seria providenciada a reconstrução vascular definitiva, por meio de enxertos de veias retiradas do próprio paciente. Na tentativa de salvar um membro seriamente ferido por explosão, as modernas técnicas ortopédicas valem-se de fixação das fraturas (a depender da complexidade da lesão), com o objetivo de reduzir o risco de os fragmentos ósseos se movimentarem, causando lesão secundária em algum vaso sanguíneo.

Por fim, cabe mencionar outra novidade "bestial" que passou a ameaçar os soldados envolvidos em conflitos modernos. Despontou nas últimas décadas e ganhou impulso extraordinário nas guerras do Iraque e do Afeganistão. Na verdade, não tem forte dependência de sofisticação tecnológica, mas nem por isso deixa de ser tão letal quanto ataques que utilizam rifles de alta precisão, granadas ou minas terrestres. Trata-se de método "artesanal" que emprega a mobilidade humana associada ao poder destrutivo de explosivos. Não, não nos referimos aqui a alguma traquitana robotizada. Estamos diante da violenta e triste realidade trazida pelo advento dos "homens-bomba". Amarram ao próprio corpo explosivos caseiros, designados na linguagem técnica militar por *IEDs – improvised explosive devices*. Estes nada mais são do que invólucros de metal contendo, além do material explosivo propriamente dito, um recheio sinistro com toda sorte de pregos, pinos ou outros elementos metálicos. Assim paramentados – vestidos para matar e para morrer –, avançam em direção ao seu alvo. Ao explodirem, lançam contra suas vítimas uma miríade de estilhaços de metal. Até aí, nada de muito extraordinário. No entanto, os ataques realizados por homens-bomba trazem algo bastante peculiar em relação aos demais armamentos convencionais. Trata-se de um aspecto surpreendente e mórbido. Algumas das lesões produzidas nas vítimas são resultantes do impacto de estilhaços absolutamente "inusitados": fragmentos ósseos do próprio corpo do suicida. Com a violência da explosão, são arremessados em alta velocidade e se transformam em verdadeiros projéteis mortíferos.

O resultado final são lesões bastante complexas em que se fazem presentes ferimentos cortantes, penetrantes, contusos e queimaduras, constituindo um desafio e tanto para as equipes médico-cirúrgicas.

Ah, faltou qualificar outros ingredientes indispensáveis ao sujeito que pratica esse ato ao mesmo tempo suicida e multi-homicida: doses generosas de fanatismo, ignorância e alienação, tudo isso misturado a uma inquestionável base psicopatológica.

Capítulo 5

CHEVALIER SANS PEUR ET SANS REPROCHE *
ADEUS AO CAVALEIRO DE CAPA E ESPADA

A humanidade tem de acabar com a guerra antes que a guerra acabe com a humanidade.

(John Kennedy, presidente norte-americano, 1917-1963)

Falar em ferimentos provocados por armas de fogo irá nos remeter, obrigatoriamente, à origem da pólvora.

Pelas mãos de alquimistas chineses, durante a dinastia Han (206 a.C. -220 d.C.), teria surgido uma primeira versão que misturava apenas enxofre e salitre e era capaz de produzir rápida queima. A fórmula completa, juntando os três elementos básicos (enxofre, salitre e carvão), só seria concebida por volta de 950 d.C., mesmo assim com finalidades mágicas, em templos taoístas. Ainda no século X, teria também início seu uso com fins militares. No início era utilizada sob forma de foguetes e bombas e até mesmo para lançar projéteis por meio de canhões de bambu, que posteriormente foram cedendo lugar aos tubos de metal. O primeiro canhão teria surgido também na China, por volta de 1288, modelado em bronze.

De acordo com John Keegan em *Uma história da guerra*,

> (...) um desenho de 1326 mostra um recipiente em forma de vaso – talvez fundido por um sineiro acostumado a trabalhar com esse tipo de forma –, com uma grande flecha projetando-se de seu gargalo; um artilheiro está aplicando um círio ao ouvido da arma, que está apontada para o portão de um castelo.

---

* N. do E.: Cavaleiro sem medo e sem mácula.

Pelo que nos foi dado a conhecer, com base em informações obtidas da leitura de vários textos históricos, o flagelo das armas de fogo teria surgido em cena na Europa, a partir de 1338, ocasião em que o exército francês inaugurou o uso de canhões com formato tubular, mais leves e que disparavam artefatos de ferro e não mais balas de pedra. O resultado foi uma nova modalidade de ferimentos contusos.

Aparentemente o canhão teve papel relevante quando, por volta de 1450, os franceses conseguiram expulsar os ingleses da região da Normandia e Aquitânia, abrindo caminho entre muralhas das fortalezas dos oponentes.

Keegan ainda nos conta que os exércitos, mesmo entusiasmados com o poder destrutivo da nova invenção, ainda enfrentavam sérias dificuldades para transportar aqueles estorvos grandes e pesados. Mas essa limitação inicial logo foi superada pela chegada de canhões mais leves e que podiam ser montados sobre rodas.

Lá pelos anos 1490, os canhões franceses já haviam evoluído para um tubo de bronze menos espesso e com cerca de dois metros e meio de comprimento. As bolas de ferro, por serem mais pesadas, garantiam maior efeito destruidor.

Os canhões foram tornando-se mais leves, mais seguros (as barras de ferro fundidas lado a lado em formato cilíndrico deram lugar a um tubo fundido como peça única de bronze, o que reduzia a chance de a engenhoca explodir) e ainda com a vantagem de ser mais facilmente transportados sobre carretas. Pronto, estava desenhado o cenário futuro das batalhas pelos próximos séculos, em que os canhões passaram a ter papel decisivo. As altas muralhas dos castelos – que até então eram fundamentais para deter o assédio dos inimigos – dificilmente resistiam ao poder daquela bombarda quando seus projéteis eram disparados (seguindo uma trajetória horizontal) em direção à base dos alicerces das fortificações: os muros acabavam vindo abaixo.

Como foi dito, os canhões ganharam mais mobilidade sobre rodas. Isso era fundamental para acompanhar os deslocamentos dos exércitos ao longo das estradas... Mas que estradas? Elas praticamente não existiam! Portanto, também não tardou muito para o canhão se transformar na grande estrela dos mares. Ali o transporte desses pesados armamentos estava equacionado. Havia, por certo, o inconveniente de domar o coice da arma, pois as embarcações tinham espaços mais restritos para absorver o recuo violento do canhão após o disparo. Era preciso tomar cuidado para que as estruturas existentes no convés (incluíam-se aí os próprios mastros das velas) não fossem danificadas. Nada que o engenho inventivo humano não fosse capaz de suplantar, de tal forma que, em 1805, durante a famosa Batalha Naval de Trafalgar – que opôs a marinha de guerra britânica e a frota franco-espanhola –, havia navios à vela com capacidade para acomodar até cem canhões. Resultado: mais de 7 mil mortos.

Sem dúvida alguma, por terra ou mar, os canhões impunham respeito e consideráveis danos ao inimigo.

Ainda que se tenham tornado mais leves e móveis, não se podia dizer deles que fossem armas de fogo de fácil manuseio. Ofereciam inegável apoio de retaguarda à infantaria, que ainda era obrigada a enfrentar o desgaste da luta olho no olho, intermediada pela distância máxima provida pelo comprimento de uma lança e, na maioria das vezes, pela intimidade proporcionada pela lâmina de uma espada.

Ainda que latente, e um tanto disfarçada para não comprometer a aura de virilidade dos soldados, soava bem encontrar uma forma de enfrentamento menos pessoal. Ora, o que poderia proporcionar maior impessoalidade na batalha do que atingir o inimigo no "conforto" garantido pela distância? Sim, as flechas, de certa forma, garantiam esse objetivo, porém sem grande precisão (à exceção de uns Robins Woods e que tais). A resposta a essa demanda bélica viria com o desenvolvimento das armas de fogo portáteis.

Aparentemente, as primeiras armas portáteis (algo que poderia assemelhar--se a rifles primitivos) teriam surgido entre os árabes, logo nos primeiros anos do século XIV (1300).

Depois de um período inicial de adaptação que, em grande parte, significava superar o medo dos soldados de manipular armas de fogo de uso individual, em meados do século XV elas já começavam a se disseminar pela Europa e, cem anos mais tarde, poderiam ser consideradas um tipo de armamento amplamente utilizado pelos exércitos. Àquela altura, o padrão de arma portátil era o mosquete, cuja eficiência permitia que os disparos conseguissem penetrar armaduras metálicas, pela primeira vez na história, a curtas distâncias.

Uma vez comprovado o poder ofensivo da artilharia contra a força de ataque tradicional, dificilmente representaria uma estratégia racional lançar milhares de soldados de infantaria contra posições em que o inimigo estivesse protegido em trincheiras e fortemente armado. As últimas batalhas que desafiaram essa nova lógica militar acabaram com milhares de soldados mortos ou feridos em pouquíssimo tempo. Esse novo cenário tirava, em definitivo, a primazia da cavalaria no ataque frontal e direto.

Houve, portanto, inevitável perda de prestígio dos valentes cavaleiros que consideravam ultrajante travar uma luta que não fosse frente a frente. Lutar a distância caracterizava uma forma covarde de enfrentar seu oponente. Eles resistiram, mas foram desacreditados pela força das evidentes vantagens oferecidas pela pólvora. De nada servia a valentia ou a proteção até então oferecida pela armadura diante de armas cada vez mais eficientes e capazes de perfurar aquela redoma metálica à distância de aproximadamente duzentos passos. Na primeira metade do século XVI já não havia mais dúvidas quanto à supremacia daquela nova geração de armas sobre a figura tradicional e imponente do cavaleiro de armadura.

Momento histórico marcante da transição para as armas de fogo pôde ser observado durante a Batalha de Pávia, em 24 de fevereiro de 1525. Esse enfrentamento se deu durante a chamada Guerra Italiana (1521-1526). Os franceses, sob o reinado de Francisco I, já haviam sido derrotados por duas vezes, nos anos de 1522 e 1523, e assim forçados a abandonar a posse das terras da Lombardia. Animado com a vitória, o exército Habsburgo, liderado por Carlos de Lannoy, desencadeou a invasão da Provença. Mas não tardou muito para que os gauleses recebessem pesados reforços comandados pelo próprio Francisco I, obrigando a retirada das forças invasoras. Em 1524 foi novamente a vez de os franceses darem o troco, partindo para a conquista de Milão. Com um flagrante predomínio (33 mil homens), os franceses não puderam ser detidos por pouco mais de 16 mil soldados reunidos por Carlos de Lannoy, que então abandonaram a defesa de Milão. Em uma decisão estratégica que mais tarde se revelaria equivocada, Francisco I deixou de lado a perseguição contra as forças de Lannoy – que partiam em retirada – e decidiu avançar sobre outro alvo: Pávia.

Já em fins daquele ano de 1524, as forças francesas haviam completado o cerco à cidade, que ia se defendendo à base de 9 mil homens protegidos pelos muros. No entanto, à medida que se prolongava a condição de cidade sitiada, também iam escasseando os alimentos. Do lado francês, os baixos estoques de pólvora já não permitiam deflagrar ataques maciços contra o inimigo.

No entanto, um fato não previsto acabou por forçar Francisco I a enviar boa parte de sua tropa (que vinha assegurando a manutenção do cerco a Pávia) para deter forças espanholas que chegavam a Gênova e poderiam provocar um desequilíbrio em conflitos locais que opunham também franceses e Habsburgos. A chegada dos reforços franceses foi decisiva para impor a derrota aos espanhóis em Gênova. Àquela altura dos acontecimentos, o papa Clemente VII estava investindo na ampliação das terras da Igreja e, para isso, era vital conquistar Nápoles. Pois bem, secretamente, Francisco I ofereceu também ajuda ao pontífice, e este, por sua vez, se comprometeu a não interferir em Pávia. As tropas francesas destacadas para apoiar o papa na conquista de Nápoles acabaram sendo surpreendidas pelo ataque desfechado por Lannoy. Mesmo assim, Lannoy, mais uma vez, não logrou sucesso contra os franceses, agora apoiados por mercenários italianos sob o comando de Giovanni de Médicis, que aceitaram entrar naquelas escaramuças graças à interferência do papa, ele próprio pertencente ao clã dos Médicis.

Se de um lado os suprimentos de pólvora dos franceses (que prosseguiam sitiando a cidade de Pávia) foram repostos sob os auspícios de Giovanni de Médici, Lannoy, por seu lado, beneficiou-se com a chegada de 12 mil Landsknecht (mercenários alemães cuja arma característica era o pique, uma espécie de lança de aproximadamente três metros de comprimento com ponta metálica), a serviço dos Habsburgos.

Nesse ínterim, as comunicações entre as forças francesas baseadas em Milão e Pávia foram interrompidas. Assim, Lannoy pôde se aproximar mais de Pávia, de tal forma que os franceses ficaram isolados entre as muralhas do campo de Mirabello – em cujo castelo instalaram seu quartel-general –, tendo de um lado as forças reunidas dentro dos muros de Pávia e de outro as tropas de Lannoy. Outro fato que trouxe desgaste adicional aos franceses foi a retirada dos mercenários italianos (conhecidos por Bandos Negros), em virtude de seu líder – Giovanni de Médici – ter sido gravemente ferido.

Os confrontos, ainda que ferozes em meio ao afã sanguinário dos contendores, não se prolongaram além de quatro horas, entre a madrugada e a manhã de 24 de fevereiro. O próprio rei francês, Francisco I, foi feito prisioneiro pelo imperador Carlos de Habsburgo[38].

Tampouco lograram êxito as tropas francesas que seguiram para Nápoles em apoio ao papa. Sem nunca terem alcançado seu destino, reduzidas e seriamente debilitadas, acabaram retornando à França.

---

38 Carlos de Habsburgo foi o segundo rei de Espanha (com o título de Carlos I), imperador do Sacro Império Romano (como Carlos V) e também rei de Nápoles e Sicília (como Carlos IV).

Cerca de um ano depois, foi assinado o Tratado de Madri, em que a França abria mão de parte de seu território, incluindo a Borgonha (lá se iam os preciosos vinhos!), em troca da libertação de Francisco I da França.

Com a chegada dos anos 1600, os "cavaleiros destemidos e (de honradez) sem máculas" *(chevalier sans peur et sans reproche)* já haviam se tornado obsoletos, deixando os campos de batalha para ocupar seu lugar na história.

Alguma nostalgia ia contaminando os guerreiros diante da substituição da tradicional lâmina. Esta parecia irremediavelmente condenada a ficar em segundo plano com a chegada triunfante da arma de fogo portátil. Mas o "baixo-astral" logo foi contornado pela inventividade bélica, que descobriu um jeito intermediário de contemplar os mais saudosos, que se ressentiam de não mais fazer "uma boa luta limpa" no fio da lâmina. Em seu estilo peculiar, os designers militares resolveram unir o útil (pólvora) ao "agradável" (a lâmina – tudo é uma questão de gosto!), de tal sorte que o casamento entre o mosquete e a espada, em uma só arma, já estava consagrado pelo sucesso incontestável em toda a Europa – testemunhado por inúmeras carnificinas à baioneta! –, antes mesmo da chegada do século XVIII.

E quanto à nova classe de ferimentos patrocinados pelas recém-chegadas armas de fogo portáteis? De acordo com Frank L. Loria[39], as primeiras feridas abdominais penetrantes provocadas por projéteis disparados por armas de fogo teriam ocorrido em algum momento entre os séculos XIV e XV, quando já estavam disponíveis armas mais leves de uso individual.

Em pouco tempo, as perfurações – sobretudo as abdominais – se tornariam mecanismo quase infalível para impor um grande número de baixas ao inimigo, com a vantagem adicional de fazê-lo a distância, sem a necessidade de um engalfinhamento corpo a corpo. A arte de matar tornava-se, assim, algo mais impessoal. Os que não morriam quase de imediato dificilmente sobreviveriam mais do que alguns poucos dias, graças, em grande parte, às complicações hemorrágicas e infecciosas.

Observe que mesmo em fins do século XIX a perspectiva dos cirurgiões diante de pacientes com ferimentos abdominais não era nada animadora, como deixa claro a opinião de sir William MacCormac, um famoso cirurgião inglês que serviu durante a Guerra Franco-Prussiana (1870-1871): "(...) as

---

39 Em artigo publicado na revista médica *Annals of Surgery,* em 1932.

vítimas morriam rapidamente em consequência de peritonite e choque (...) como já era previsível, tais casos eram todos inexoravelmente fatais (...)". Anos mais tarde, por volta de 1895, o próprio MacCormac escreveria no *British Medical Journal* que "(...) apenas a laparotomia[40] precoce seria de algum valor em tais casos".

Diante do desafio que se apresentava, certamente não faltariam também audazes cirurgiões para vencer novos obstáculos e, assim, fazer triunfar a nobre arte médica. O pioneiro deles parece ter sido Hieronymus Brunschwig, que, em 1525, assim descrevia sua técnica operatória para suturar intestinos, conforme nos conta Loria:

> (...) quando os intestinos estão lesados, (...) então é fatal; se a lesão é longitudinal pode haver alguma esperança. Caso a ferida na parede abdominal não seja suficientemente extensa, então será necessário ampliá-la (...) o intestino lesado deverá ser exteriorizado e costurado com uma agulha usada para costurar calçados.

Ambroise Paré, famoso cirurgião francês do século XVI, considerado o pai da Cirurgia Militar, não se aventurava em outras peripécias cirúrgicas, restringindo-se simplesmente a empurrar de volta para dentro da barriga as partes do intestino que se exteriorizaram através da ferida abdominal. Aliás, Paré tinha uma opinião muito elucidativa com respeito às armas de fogo:

> Eu acredito que o inventor de tal máquina mortífera exigiu em troca, por recompensa, a garantia de que seu nome seria mantido em segredo, nas trevas do eterno esquecimento, de tal forma que a posteridade não atribuísse a ele a invenção de algo tão terrivelmente pernicioso.[41]

Outro ícone da cirurgia em campos de batalha – Dominique-Jean Larrey – publicou, durante o período em que serviu aos exércitos de Napoleão Bonaparte (início do século XIX), um caso bem-sucedido de enterorrafia (técnica em que a parede do intestino é costurada pelo cirurgião).

---

40 Laparotomia é a técnica por meio da qual o cirurgião realiza incisão cirúrgica na parede do abdômen para permitir acesso ao interior da cavidade.

41 Citação encontrada em texto original do próprio Paré: "Método de tratamento de ferimentos produzidos por arcabuzes e outras armas de fogo", 1545.

A escalada da violência – eficientemente patrocinada pela rápida evolução das armas de fogo – encontrou, por certo, grande expressão durante a Batalha de Waterloo, em que os ingleses souberam explorar convenientemente todo o seu potencial de fogo, "(...) infligindo as mais devastadoras lesões e aumentando o pessimismo com respeito às possibilidades terapêuticas frente aos ferimentos abdominais provocados por armas de fogo". Em outras palavras, pouco restava por fazer aos cirurgiões. A bem da verdade, até aquele momento histórico, as possibilidades cirúrgicas não haviam experimentado evolução expressiva e pouco diferiam das condutas praticadas ainda "(...) durante o século XV: repouso, ópio, curativos para proteção das feridas, vinho ou *brandy* e frequentes sangrias (...) líquidos eram administrados por via retal em pequenas quantidades".

Muitos cirurgiões daquela época defendiam a conduta conservadora, deixando "(...) o processo de reparação a cargo da natureza". Tal postura continuou tendo boa aceitação no meio médico até a Primeira Guerra Mundial (1914-1918).

Coube, no entanto, a alguns cirurgiões com espírito mais audaz e intervencionista ensaiar alternativas, movidos pelo inconformismo. Aparentemente, a primeira laparotomia em vítima de ferimento penetrante por arma de fogo teria sido realizada em 1830, por Baudens, durante a guerra travada pelos franceses na Argélia. O mesmo Baudens recomendaria, anos mais tarde, na Guerra da Crimeia (1854-1856), que os cirurgiões tentassem detectar a presença de sangue ou fezes dentro da cavidade introduzindo o dedo, ou uma esponja, através do orifício ampliado do próprio ferimento. Em caso positivo, a cirurgia deveria ser tentada.

Em uma época (por volta de 1880) em que prevalecia a conduta expectante (ou seja, aguardar em vez de intervir imediatamente), um médico norte-americano de nome James Marion Sims – que atuou voluntariamente durante a Guerra Franco-Prussiana, em 1871 – propalava seu inconformismo e pregava, veementemente, uma atitude intervencionista precoce em relação às lesões penetrantes do abdômen provocadas por projéteis, desde que houvesse indícios de lesão em alguma víscera. Antes dele, Samuel Gross já recomendava a mesma atitude invasiva, ainda que só tivesse por base estudos laboratoriais.

Não obstante tais posturas mais ousadas por parte de uns poucos cirurgiões, a conduta predominante por ocasião da Guerra Civil Americana (1861-1865) ainda se curvava às orientações da escola europeia (liderada pelos franceses), isto é, conservadora. No livro *The Medical and Surgical History of the War of the Rebellion* (1876), G. A. Otis faz menção a vários casos de ferimentos abdominais provocados por disparos que apresentaram recuperação mediante conduta conservadora. Mas o próprio Otis – que, em 1876, respondia pelo cargo de *Surgeon General on the Army* –, pouco mais tarde, reconheceria os benefícios da laparotomia precoce.

De acordo com as informações estatísticas pesquisadas por George W. Adams sobre a Medicina praticada durante os anos da Guerra de Secessão e apresentadas em seu livro *Doctors in Blue*[42], "(...) os ferimentos por bala somaram perto de 250 mil casos nos exércitos da União, dos quais 14% morreram (...)".

Para aqueles que se interessam por balística é interessante registrar que, ao contrário dos projéteis mais modernos, as balas disparadas pelas espingardas dos soldados confederados e *yankees* atingiam baixas velocidades ao penetrar o corpo do inimigo, por isso, deformavam-se mais facilmente, arrastando consigo resíduos das roupas e da pele. Os resultados materializavam-se em ferimentos mais dilacerantes e, invariavelmente, infectados.

A moderna tecnologia militar desenvolveu balas revestidas de aço (assunto já abordado no capítulo anterior), que, atritando-se com o ar em alta velocidade, tornam-se estéreis pelo calor. Portanto, se o infeliz atravessado por elas não morresse de imediato, teria menor probabilidade de desenvolver hemorragia severa (afinal de contas, o buraco era geometricamente mais elegante!) ou infecção secundária (bala estéril). Veja só que refinamento!

Conforme já dito anteriormente, no caso específico dos ferimentos abdominais, as alças intestinais exteriorizadas eram habitualmente empurradas de volta para dentro da barriga e a parede abdominal era sumariamente costurada. Caso você se recorde do que foi dito alguns parágrafos atrás, essa era exatamente a mesma conduta adotada por Ambroise Paré, quase três séculos antes! Tal constatação nos permite ter a exata noção de quanto a cirurgia permaneceu estagnada – durante um longo período da história.

Alguma luz foi lançada sobre o tema quando, em 1887, um simpósio organizado pela American Surgical Association recomendou a adoção de tratamento cirúrgico como abordagem imediata e mais apropriada de ferimentos abdominais penetrantes produzidos por armas de fogo. Dois anos depois, recomendação idêntica fora publicada em edital no *Journal of*

---

42 Retrata aspectos médicos curiosos registrados durante a Guerra Civil Americana.

the American Medical Association. Isso, por si só, no entanto, não assegurava redução na elevada mortalidade operatória. O certo é que, pelos idos de 1890, havia ainda considerável polêmica sobre a melhor abordagem de ferimentos abdominais. Os cirurgiões militares dividiam-se em dois grupos com visões antagônicas: aqueles que advogavam a favor da operação precoce e os mais conservadores, que preferiam adotar conduta expectante.

Nosso tour pela história das guerras, explorando as conquistas médicas alcançadas à custa de muito sangue, tem prosseguimento na África do Sul, entre outubro de 1899 e maio de 1902, na chamada Guerra dos Bôeres (ou Boxers).

Na verdade, ela aparece nos registros históricos como a Segunda Guerra Bôer, o último grande conflito em que as doenças mataram mais do que os ferimentos.

Na origem daqueles confrontos armados vamos identificar – o que, aliás, não é nada incomum na motivação subjacente de muitas guerras! – a ambição exacerbada por riquezas naturais presentes em determinado território. Esse componente assume dimensão histórica especial quando se trata da pátria do ícone da luta contra o *apartheid* – e depois presidente –, Nelson Mandela: a África do Sul. Aquinhoada com uma bela fatia das reservas mundiais de ouro e diamantes e, de lambuja, também de minério de ferro, a atual nação sul-africana já atiçava a curiosidade e cobiça dos países europeus.

Desde 1830, imigrantes holandeses, franceses e alemães – os chamados africânderes ou bôeres – já haviam estabelecido colônias naquelas paragens.

Impulsionado pela busca de novas terras – que pudessem oferecer bons negócios para Sua Majestade –, o Império Britânico não iria deixar escapulir a chance de pôr as mãos naquele rico território africano. Assim, em 1877, a "República Bôer" do Transvaal era anexada ao Reino Unido, que já detinha também o controle sobre outras duas colônias na região: Cabo e Natal.

A Primeira Guerra dos Bôeres nasce precisamente em consequência da revolta dos colonos bôeres e teve lugar entre dezembro de 1880 e março de 1881. Os britânicos derrotados assinaram um tratado de paz reconhecendo a República Independente do Transvaal, que, todavia, permaneceria sob proteção britânica. Portanto, assunto encerrado, certo? Até parece...

Para um país que possui tradição militar agressiva construída ao longo dos séculos e que ainda recentemente resolveu cruzar o Atlântico de norte a sul, em 1982, para retomar da Argentina, à base de sua respeitável força naval, uma ilha isolada próxima ao Polo Sul[43], não seria um punhado de bôeres que iria frear os interesses comerciais da nação mais poderosa do século XIX. O insaciável apetite colonialista britânico durante o século citado fica patente na seguinte frase que se tornou famosa: "Nos dias de glória do Império Britânico, quando o sol nunca se punha sobre os domínios da rainha Vitória (1819-1901)".

As pressões políticas internas que percorriam o Reino Unido foram determinantes para promover, nos anos seguintes, uma gradativa intensificação da presença militar britânica em terras meridionais africanas. O resultado mais do que esperado foi a deflagração de novo conflito (que, segundo algumas opiniões, teria, de certa forma, contado com um providencial empurrãozinho da Alemanha, que se incumbiu de insuflar os nativos contra os ingleses), em outubro de 1899: a Segunda Guerra dos Bôeres.

Aqui talvez coubesse, ainda que por mera curiosidade histórica, assinalar que entre os soldados ingleses feitos prisioneiros pelos bôeres houve um que conseguiu safar-se da prisão inimiga. Quem sabe esse lance audaz não tenha contado com uma oportuna mãozinha do destino e, assim, aquele intrépido soldado (um tal Winston) viesse, mais tarde, personificar o símbolo mundial de resistência britânica, como líder de seu povo, durante a Segunda Guerra Mundial... Tal episódio, que teve lugar nos confins da África do Sul, seria, portanto, mais um daqueles lances momentâneos cujo desenlace é capaz, de uma hora para outra, de modificar os caminhos percorridos pela história. Basta imaginar que aquele soldado fugitivo poderia ter sido, sim, recapturado e, quem sabe, até mesmo executado em represália por sua fuga. Como se desdobrariam os acontecimentos futuros sem a participação decisiva de Churchill?

Em 31 de maio de 1902 foi assinada a Paz de Vereeniging, com a anexação da República Bôer do Transvaal e do Estado Livre de Orange às colônias britânicas do Cabo e Natal.

Mais tarde, em 1910, essas quatro colônias dariam origem à União Sul--Africana, mais uma obra com a assinatura indefectível de Sua Majestade.

Naquela ocasião, o Royal Army Medical Corps (serviço médico britânico) já havia incorporado a laparotomia como conduta não mais passível de discussão nos casos suspeitos de lesão intestinal em que o mecanismo do trauma abdominal estava associado a armas de fogo. Não obstante tal convicção, os cirurgiões britânicos não lograram obter resultados animadores em suas cirurgias. Ainda morriam mais de 60% dos soldados submetidos à

---

43   A Guerra das Malvinas (ou Falklands) aconteceu entre 2 de abril e 14 de junho de 1982.

laparotomia. Diante de resultados tão desanimadores, o próprio MacCormac – que anos antes havia defendido a laparotomia – mudaria de opinião: "(...) Nesta guerra um homem com ferimento abdominal morre se for operado e permanece vivo se for deixado em paz".

É possível que o emprego de armamentos capazes de disparar projéteis com maior velocidade – algo inovador, que foi testado na guerra sul-africana – tenha contribuído para arranhar a reputação das laparotomias (pois tais projéteis causavam menos danos) e, assim, revigorar a conduta conservadora: repouso + jejum + morfina, que no fim das contas acabou prevalecendo até a Primeira Guerra Mundial. O verdadeiro motivo dos insucessos, no entanto, estava relacionado à demora na execução da cirurgia.

Quando nos referimos a projéteis de menor calibre, e que atingiam maiores velocidades, talvez ajude a compreender melhor o que isso de fato significa se esclarecermos que as novas balas eram praticamente da metade do tamanho daquelas utilizadas em guerras anteriores. Com isso, produziam-se trajetos *intra corporis* bem mais estreitos e com menor chance de arrastar pedaços de roupa e outros detritos para dentro dos tecidos e órgãos.

Outro aspecto peculiar dos ferimentos produzidos em terras sul-africanas (cujo solo é de tipo arenoso e seco) estava exatamente no menor índice de contaminação e, portanto, a prática cirúrgica pouco precisava recorrer a amplos desbridamentos. Muito diferente foi a realidade enfrentada pelos cirurgiões durante a Primeira Guerra Mundial. O solo europeu, ao contrário, amplamente dedicado às práticas agrícolas, recebia quantidades generosas de esterco animal, que misturado à terra formava um substrato com alto índice de proliferação de germes. Assim, o soldado que se ferisse naquelas condições tinha um risco muito mais significativo de desenvolver feridas infectadas e que exigiam imediata e ampla limpeza cirúrgica.

Outro aspecto de interesse para a história da Medicina aponta tanto a Guerra dos Bôeres como a Hispano-Americana (que aconteceu um pouco antes, em 1898) como os conflitos que inauguraram uma nova rotina entre os cirurgiões militares. Eles passaram a registrar sistematicamente e a publicar seus métodos de tratamento e os resultados obtidos na abordagem das lesões provocadas pelos projéteis de menor calibre e alta velocidade. E foi com base nesses registros médicos que ficou evidenciada a redução na taxa de mortalidade entre os feridos internados nos hospitais.

Quando analisamos a Guerra de Secessão (1861-1865), percebemos que a mortalidade hospitalar andava na casa de 14%, em grande parte fomentada pelas complicações infecciosas dos ferimentos. Já na Guerra Hispano--Americana, pouco mais de trinta anos depois, não foi além de 6%, e na Guerra dos Bôeres, 8,7%. Conclui-se, assim, que esses dois últimos conflitos do século XIX experimentaram importante redução (da ordem de 50%) na mortalidade entre os feridos hospitalizados. Por quê?

Seria por demais simplista atribuir essa constatação exclusivamente ao fato de se utilizarem projéteis de menor calibre e alta velocidade. Afinal de contas, quando se tratava de lesões de crânio, coluna e abdômen provocadas por essas mesmas balas, as estatísticas da Guerra Hispano-Americana não demonstraram redução das mortes. Ou seja, as novas balas não eram, por si mesmas, dotadas de menor capacidade letal em relação àquelas (de maior calibre) usadas durante a Guerra Civil. Eram, na verdade, menos lesivas aos tecidos moles (pele, subcutâneo, músculos), quando o impacto atingia as extremidades e mesmo o tórax. Nesse último caso, a porcentagem de mortes apresentou queda de aproximadamente 50%, pelo fato de que a bala destruía menor extensão de tecido pulmonar. No entanto, mesmo quando se tratava de membros atingidos por balas de menor calibre/alta velocidade, em que os tecidos moles eram, em geral, menos danificados (trajeto da bala era mais econômico), a mortalidade voltava a patamares mais altos se o impacto atingisse diretamente os grandes ossos. Esse fato explica-se porque os múltiplos fragmentos ósseos espalhavam-se a partir do foco principal da fratura (onde, por vezes, se constatava que o osso praticamente desaparecia!) e, com relativa frequência, acabavam produzindo lesões secundárias em vasos sanguíneos e nervos, gerando uma gama de outras complicações. As chances de o projétil provocar uma fratura cominutiva (isto é, com múltiplos fragmentos) em ossos longos aumentavam quando o disparo vinha de maiores distâncias. Por quê? Explicação: a bala descrevia pequenas oscilações ao longo do trajeto, de tal sorte que, ao impactar o osso, ampliava sua capacidade de estilhaçá-lo. De maneira geral, pode-se afirmar que a taxa de sobrevivência pós-operatória foi bem superior em relação à observada na Guerra Civil, poucas décadas antes, em boa parte também pelo emprego das técnicas básicas de assepsia e antissepsia.

Durante a Guerra Civil Americana, os casos mais graves de fraturas com múltiplos fragmentos quase inevitavelmente caminhavam para amputações.

Tratava-se de uma decisão terrível, mas que, em última instância, visava preservar a vida do soldado. Um tratamento, à época, mais conservador era equivalente a condenar o paciente à morte, em virtude das complicações infecciosas. Recorreu-se à amputação, em média, em 44,4% dos casos de fraturas de fêmur produzidas por armas de fogo durante a Guerra Civil. Essa prática, no entanto, reduziu-se dramaticamente já na Guerra Hispano-Americana, trinta anos depois. Foram apenas 7,3% de amputações, mas que ainda resultavam em 20,7% de mortes. Esse número reduziu-se ainda mais durante a Guerra da África do Sul, em que fraturas graves de fêmur produziram não mais que 4% de amputações. Como se explica tal progresso na abordagem das fraturas em um período de três décadas? O mais provável é que se deva a certo grau de aprimoramento dos próprios procedimentos cirúrgicos empregados.

O deslocamento dos exércitos durante as campanhas de guerra impunha a necessidade de esvaziar os hospitais de campanha e prepará-los, assim, para também seguir o caminho trilhado pelas tropas. Portanto, caso restassem feridos internados, ainda em processo de tratamento, era preciso despachá-los para outros hospitais mais distantes, na retaguarda. Durante esse transporte prematuro, feito em condições pouco favoráveis (trataremos desse assunto em outro capítulo), as feridas dificilmente deixavam de se infectar. A Guerra Sul-Africana manteve-se fiel a essa prática. Muitos soldados com fraturas chegavam a seu destino com sintomas evidentes de infecção em franco progresso e, quando sobreviviam, não escapavam da temível amputação.

Dessa triste experiência, no entanto, a "boa luta" soube extrair um precioso aprendizado, que resultou na opção de posicionar os hospitais de apoio mais perto do campo de batalha, evitando assim longas e penosas jornadas para os feridos e doentes.

Em resumo, nos estertores do século XIX, a mortalidade associada às fraturas cominutivas de fêmur provocadas por projéteis de armas de fogo atingia a marca aterradora de 50%. Esse cenário tenebroso só seria modificado em 1916, com a introdução da imobilização precoce por meio de talas de gesso. Esse avanço foi fundamental para que, durante a Guerra do Vietnã (a partir dos anos 1960), a mortalidade resultante desse tipo de fratura fosse reduzida para 1,4%.

Quando deixamos os casos específicos e analisamos o conjunto de todos os ferimentos produzidos por armas de menor calibre, vamos deparar com uma taxa de letalidade geral de 0,32 entre os soldados britânicos que lutaram na Guerra dos Bôeres. Apenas a título de comparação, o desembarque na Normandia (em junho de 1944) transcorreu com índice de 0,39 para os britânicos. Os norte-americanos exibiram, ao fim da Segunda Guerra Mundial, letalidade de 0,38 (ou seja, o número de mortos em relação ao número total de feridos à bala), ou, dito de outra forma, de cada cem feridos por projéteis de pequeno calibre, 38 morreram.

Foi também durante aquela guerra em solo africano que ficou evidenciada a insuficiência dos serviços de enfermagem no Exército britânico, constatação que deflagrou uma profunda reorganização interna, resultando na formação do Serviço de Enfermagem Imperial, em 1902.

De volta ao assunto dos ferimentos abdominais e respectivas laparotomias, vamos notar que, não obstante a experiência pouco entusiasmante com relação às laparotomias na África do Sul, não faltaria determinação para alguns cirurgiões mais pertinazes insistirem no método, de tal forma que a laparotomia sobreviveu, ainda que abrigada em alguns rincões mais afastados da ebulição acadêmica europeia, que afinal de contas era a responsável por ditar a "moda médica" nos limiares do século XIX e início do XX. É assim que vamos nos deparar com a figura "arretada" de uma cirurgiã russa.

Apesar dessa definição tipicamente nordestina, a tal doutora era uma russa de sangue azul. Chamava-se Vera Ignatievna Gedroitz (1870-1932) e pertencia à família real russa. Para melhor contextualizarmos a "boa luta" travada pela dra. Vera, vamos antes a uma rápida e despretensiosa digressão histórica.

Em fins do século XIX, a China vinha sendo "fatiada", gradualmente, pelos interesses de potências estrangeiras sobre partes de seu território. Em 1894-1895, foi a vez de o nascente imperialismo japonês partir para cima dos chineses, que, apesar de sua evidente vantagem numérica, foram derrotados na chamada Primeira Guerra Sino-Japonesa. Como espólio de sua vitória, os japoneses tomaram da China os territórios da Coreia, de Taiwan e da Península de Liaodong (Liautum, ou ainda Liaotung), onde se localizava Port Arthur (hoje denominado Lüshun). Por seu lado, os russos vinham utilizando esse porto chinês no Pacífico como base naval para fins militares e comerciais no Extremo Oriente[44]. Por lá transitavam mercadorias em conexão com

---

44 O outro principal porto oriental da Rússia era Vladivostok, no Mar do Japão, porém bem mais ao norte, o que o tornava inoperante durante os meses do inverno em razão do acúmulo de gelo.

ferrovias que os russos também já vinham implantando no território chinês da Manchúria. Ambas as iniciativas haviam sido acordadas entre chineses e russos. Da mesma forma, quando os japoneses se apossaram da Coreia, estava vigorando um acordo pelo qual os russos tinham autorização do governo chinês para explorar minérios e madeira em terras coreanas.

Por pressão de outras potências europeias o Japão acabou cedendo o controle da Península de Liaotung aos russos. Adivinhe se isso não ficou engasgado na garganta dos japoneses.

Pois bem, temendo que logo houvesse novas pressões internacionais envolvendo também a negociação sobre a Coreia, os nipônicos resolveram desferir um ataque surpresa aos russos em Port Arthur, em fevereiro de 1904. Mesmo com contingente militar menor e uma força naval aparentemente inferior, os japoneses foram acumulando vitórias em várias batalhas e, finalmente, conseguiram impor uma derrota constrangedora aos russos. A rendição aconteceu em 5 de setembro de 1905, por meio do Tratado de Portsmouth. O Japão teve sua soberania sobre a Coreia reconhecida, e o czar Nicolau II foi forçado a desocupar a Manchúria e devolver a Península de Liaodong e, por conseguinte, também o controle que os russos mantinham sobre Port Arthur.

O poderio militar japonês ganhava, a partir de então, o respeito mundial.

Ao mesmo tempo que o mundo assistia ao nascimento de uma nova potência – a primeira de origem asiática –, a Rússia, profundamente desgastada e endividada em razão dos enormes prejuízos impostos pela guerra, canalizou toda a sua insatisfação contra o regime czarista, o que culminou na Revolução de 1905. Abria-se, assim, um caminho sem volta para a instalação da revolução socialista de 1917, que, liderada por Lenin, levou à renúncia do czar Nicolau II. Foi a certidão de nascimento da União Soviética.

Como bem diz a sabedoria do povo, desgraça pouca é bobagem. Assim, pode-se dizer que o golpe de misericórdia que foi desferido contra a monarquia russa veio ampliar ainda mais a convulsão social já em curso de um povo mergulhado nas agruras da Primeira Guerra Mundial (1914-1918) – uma nação que já vinha sobrevivendo com uma economia em frangalhos e a crescente insatisfação das classes operária e camponesa.

Naturalmente, em meio a tantos acontecimentos marcantes de ordem sociopolítica, pouca importância se deu ao fato de ter a Guerra Russo-Japonesa ceifado a vida de 50 mil japoneses e, certamente, número ainda superior de russos terem sido mortalmente vitimados durante os conflitos. De muito pouco consolo também serviria punir um ou outro responsável, afinal de contas, os delitos coletivos nunca são, de fato, condenados. Naquele "xadrez mortal" sacrificaram-se peões – aos milhares – para fazer valer os desígnios dos governantes. Por aquelas "peças descartáveis", cujas vidas foram arrebatadas, a Medicina militar nada mais tinha a fazer.

Mas havia os feridos, e para eles a dra. Vera organizou, às suas próprias expensas, um centro cirúrgico "ferroviário" itinerante montado em um trem da Cruz Vermelha que viajava pelo território chinês da Manchúria. Dessa forma, podia deslocar-se estrategicamente para áreas bem próximas à frente de batalha, o que permitia encurtar muito o intervalo de tempo para realização de cirurgias. Seus resultados eram superiores aos dos seus colegas que optavam por não operar, e mesmo daqueles que operavam somente quando o paciente chegava, tardiamente, a um hospital na retaguarda. Graças às intervenções bem-sucedidas alcançadas pela princesa-médica, as laparotomias conquistaram grande respeito entre os cirurgiões militares russos. Infelizmente, em época ainda muito distante da globalização, os excelentes resultados obtidos pela dra. Vera – que na década de 1920 tornou-se professora de cirurgia da Universidade de Kiev – nem sequer chegaram a ser conhecidos nos países da Europa Ocidental. Embora com atraso, essas experiências de sucesso acabaram abrindo novos caminhos para a Cirurgia.

É curioso notar alguns aspectos da Guerra Russo-Japonesa que guardam certas similaridades até então inusitadas e que nos permitem – retrospectivamente, ao menos – considerá-la uma espécie de balão de ensaio, um pré-teste para outro conflito que estaria por vir dentro de dez anos, embora de proporções titânicas: a Grande Guerra. As trincheiras, por exemplo, já se faziam presentes, também se desdobrando ao longo de muitos quilômetros, em cujos subterrâneos abrigavam-se milhares de soldados; a separar os inimigos estavam lá os intermináveis enovelamentos de arame farpado, através dos quais se entrecruzavam infindáveis disparos vindos do constante matraquear das recém-idealizadas metralhadoras. Restavam ali também, capturados e aprisionados como insetos em teias de aranha, incontáveis cadáveres de soldados, compondo um cenário de tenebroso alerta aos incautos.

Em tímida tentativa de amenizar tanto ímpeto destrutivo, mas, ainda assim, impondo-se pela vontade regeneradora de salvar vidas e atenuar dores e sofrimentos, por aquelas paragens despontavam alguns hospitais de campanha que teimosos cotejavam logo de trás do cinturão de atrocidades das frentes de batalha. Deles – seria possível imaginar – também ecoavam brados de guerra; não os de uma guerra convencional, mas de um outro tipo de luta: a "boa luta".

Com o advento da Primeira Guerra Mundial (1914-1918), a intensidade do morticínio diretamente associado aos combates assumiria proporção jamais vista até então. Tal constatação aterrorizante deriva do fato histórico, bem documentado e incontroverso, de que as mortes decorrentes de ferimentos sempre foram invariavelmente suplantadas pela potência mortífera das péssimas condições sanitárias da vida civil cotidiana, mas, de forma ainda mais exuberante, entre os militares em guerra. Apresentavam-se, assim, as guerras como o cenário ideal para o desencadeamento e a disseminação das doenças infectocontagiosas, cujo flagelo era capaz de ceifar incontáveis vidas ou inutilizar para a batalha (e, muitas vezes, para o resto de suas vidas) um enorme contingente de soldados.

Como se sabe, no limiar do século XX, a humanidade era brindada com melhores condições de higiene e saúde e, portanto, com consequente ampliação da expectativa de vida. Mais crianças sobreviviam às doenças da infância e apresentavam-se como imberbes mais bem nutridos e aparelhados do ponto de vista físico, inclusive (infelizmente!) para alimentar a máquina de guerra, cujas engrenagens estavam sempre sedentas de sangue jovem para lubrificar suas entranhas perversas. Estas não são apenas palavras que procuram chocar pelo poder de uma linguagem contundente. Desgraçadamente, são até mesmo brandas demais diante de tantas e tão bem documentadas situações tenebrosas. Muitos são os exemplos chocantes capazes, de forma inapelável, de confirmar a bestialidade da raça humana.

Assim, para não tornar esta narrativa por demais nauseante, vamos mencionar apenas um dos incontáveis episódios que retratam a incrível banalização das vidas de milhares de inocentes. E não nos referimos aqui tão somente ao sistema de recrutamento oficial de jovens levado a efeito pelas autoridades militares durante a Primeira Guerra Mundial. Afinal, em tempos de guerra, pode-se presumir seja essa, de fato, tarefa indeclinável das autoridades investidas da responsabilidade de defender a nação e que, por isso mesmo, se veem na contingência de buscar mão de obra para a guerra. Mas, para além do recrutamento oficial, quão perigosas podem ser atitudes desvairadas paralelas, travestidas de aparente patriotismo e capazes de lançar ao matadouro – de forma totalmente irresponsável – milhares de incautos, facilmente inflamados por retóricas poderosas, visto serem vocalizadas por personalidades de elevado respeito e formadores de opinião em meio à sociedade civil.

Antes, porém, de darmos sequência à apresentação do episódio histórico que tão bem ilustra nossa linha de argumentação, vamos a um rápido comentário preparatório. Aparentemente, o nível de educação e inteligência não é, por si só, capaz de impedir a raça humana de praticar – ou ao menos fomentar e incitar – atrocidades. Essa conclusão foi corroborada por Richard Barnet, que durante a década de 1970 propôs-se a analisar se de fato o grau de educação faz diferença quando o assunto é violência. Pois bem, ele ficou desapontado ao constatar que

> (...) os homens envolvidos no planejamento dos homicídios perpetrados no Vietnã estavam entre os nossos melhores representantes... intelectuais, professores universitários, executivos que eram líderes em suas áreas de atuação e heróis de guerra. Todos os homens com carreiras brilhantes... poderiam ser considerados bastante diferenciados sob quaisquer definições aceitas pela sociedade (...).

Fechado esse breve parêntese, voltemos ao relato anterior. No caso que será tratado aqui, a incitação veio de dentro do próprio meio acadêmico, quando um manifesto patriótico foi despejado por reitores de universidades da Baviera (Alemanha), de forma impiedosa, sobre os corações ardentes – e suscetíveis – de jovens estudantes. Tal convocação soou inescapável e provocou uma onda gigante de alistamentos. Pronto! A grande e insaciável "máquina de moer carne humana" estava prestes a triturar, precocemente, um sem-número de criaturas repletas de sonhos e ambições de vida que jamais se realizariam.

Resumindo esse triste relato, basta dizer que um enorme contingente de jovens estudantes alemães, sem nenhuma vocação ou treinamento militar, em não mais que três semanas, durante outubro de 1914, deixou para sempre suas marcas indeléveis nas mentes e corações perplexos da nação alemã. Não, todavia, por feitos heroicos extraordinários e bravura indômita, mas pelo desperdício absurdo de 36 mil jovens vidas que tombaram impotentes, na Bélgica, diante de um profissionalizado exército inglês. Transformaram-se em simples adubo orgânico, alimentando o solo em uma vala comum no cemitério de Langemark.

As estatísticas do lado inglês, da mesma forma, corroboram as evidências de que a máquina da guerra funciona como um enorme e cruel triturador de "carne humana ainda tenra" e sem o necessário treinamento militar. Enquanto ao fim da Grande Guerra a mortalidade geral no exército britânico foi da ordem de 15%, entre jovens estudantes da universidade de Oxford que se alistaram em 1913, atingiu 31%. Impossível não assinalar aqui a transcrição que o historiador Christopher Clark faz da opinião externada pelo visconde Reginald Brett Esher – conselheiro de Eduardo VII –, em 1912, diante de uma plateia constituída de estudantes da Universidade de Cambridge (Inglaterra) para que os jovens não menosprezassem "(...) os aspectos poéticos e românticos do entrechoque das armas (...)", pois do contrário poderiam "(...) exibir um espírito débil e uma imaginação pobre (...)"[45]. E Clark também acrescenta que "(...) havia quem elogiasse a guerra como 'terapêutica, benéfica à sociedade, uma força para o progresso'(...)". Durma-se com essa!

Quando a Primeira Guerra Mundial foi deflagrada, em 1914, a recomendação prevalente era de que se postergasse a realização de cirurgias, o que para alguns não passava de uma boa desculpa para os cirurgiões não serem obrigados a operar em condições adversas. A conduta conservadora equivalia a manter o paciente em repouso e jejum, analgesia com morfina e enemas (algo parecido com lavagens intestinais por via retal) com soluções salinas, uma tentativa de obter melhores condições de hidratação do organismo.

No entanto, segundo o cirurgião inglês Cuthbert Wallace (1867-1944), autor do livro *War Surgery of the Abdomen*, "(...) a cirurgia abdominal, para ser bem-sucedida, deve ser realizada imediatamente". Felizmente, esse alerta parece ter produzido efeitos positivos, de tal sorte que as indicações de laparotomias foram tornando-se, progressivamente, mais frequentes e precoces durante o transcorrer da Primeira Guerra Mundial, resultando em alguma redução no patamar de mortalidade operatória. "(...) Na primeira semana de agosto de

---

45 Citado por Christopher Clark em seu livro *Os sonâmbulos*. 1. ed. São Paulo: Companhia das Letras, 2014. p. 265.

1915, a orientação oficial estabelecia que os casos de ferimentos abdominais deveriam ser rapidamente encaminhados para cirurgia, e as conclusões a que se chegou ao fim da guerra corroboraram aquela conduta (...)."

Os fatores limitantes para se obter redução ainda mais expressiva no número de mortes eram, principalmente, o tempo transcorrido entre a remoção dos feridos e a realização da cirurgia, além do desconhecimento de técnicas adequadas de ressuscitação.

Mal se encerrava a Primeira Guerra Mundial e, poucos anos depois, em 1936, eclodia a Guerra Civil Espanhola, outra excelente *skill station* altamente realista (termo inglês usado nos atuais cursos para treinamento médico que empregam estações práticas de simulação). Por aquela época, no entanto, a conduta perante os ferimentos abdominais já havia superado a polêmica de tempos atrás. A propósito desse tema, assim se pronunciou D. W. Jolly, um major médico que atuou no exército republicano espanhol: "(...) Em casos duvidosos é melhor estar preparado para realizar a laparotomia, iniciando com a exploração do trajeto da ferida, em vez de esperar pelo aparecimento do quadro clássico da peritonite [infecção no interior da cavidade abdominal]. Qualquer hospital da linha de frente que não adote essa orientação estará, historicamente, de volta ao passado, antes de 1915".

Foi durante esse conflito que vários aspectos – além do tempo transcorrido entre o ferimento e a abordagem cirúrgica –também foram implicados como determinantes para o prognóstico dos pacientes. Entre eles: o tipo de projétil utilizado, as condições em que a cirurgia era realizada, quais órgãos haviam sido acometidos e se estava disponível transfusão sanguínea. Aliás, é bom registrar que a transfusão de sangue, ao lado do aprimoramento da triagem, ganhou considerável impulso na Guerra Espanhola, tornando-se uma das mais importantes contribuições para a Medicina militar (voltaremos ao tema das transfusões mais adiante).

A perda da primazia das doenças perante os ferimentos de batalha por certo não se deveu exclusivamente ao melhor controle das doenças como agentes de extermínio dos soldados. O avanço tecnológico das armas de fogo também ofereceu decisiva contribuição malévola, principalmente pela utilização da metralhadora, pistola semiautomática, tanque de guerra, gases venenosos e aviões de combate.

Encontramos referências na literatura militar que apontam um poder de fogo ainda relativamente módico nas batalhas travadas durante o século XVIII. Àquela altura, um armamento individual padrão era capaz de matar, em média, 1 em 200-460 inimigos, tendo em conta que o mosquete não permitia efetuar mais do que três disparos por minuto. Todavia, quando adentramos a segunda década do século XX, deparamos com a metralhadora e suas seiscentas descargas por minuto! Some-se a isso, ainda, o poder letal das granadas e da artilharia pesada e facilmente chegamos à conclusão de que, em um enfrentamento franco e aberto, milhares de vidas poderiam ser sumariamente aniquiladas no intervalo de alguns poucos minutos.

John Keegan, historiador militar inglês, faz referência à Batalha de Verdun[46], em 1916, em que a França teve um total aproximado de 500 mil baixas (entre mortos e feridos, na proporção estimada de 1:3) e a Alemanha mais 400 mil, "graças" ao fogo de artilharia pesada, que disparou uma soma aproximada de 10 milhões de projéteis (obuses) de ambos os lados.

Quando, em 1939, o mundo voltou a mergulhar em outra conflagração de proporções gigantescas, o aprendizado obtido em terras espanholas funcionou como um catalisador para acelerar os avanços médicos durante a Segunda Guerra Mundial. De maneira bastante resumida, é possível identificar as seguintes lições aprendidas: encurtar tanto quanto possível o tempo para adoção da terapêutica cirúrgica após o ferimento; ressuscitação imediata, mediante administração de líquidos endovenosos; emprego de técnica anestésica adequada para evitar o surgimento de complicações pulmonares no período perioperatório.

O reflexo de tal aprendizado ficou evidenciado na expressiva redução da mortalidade associada aos ferimentos abdominais no decorrer de algumas guerras:

- África do Sul (1899-1902) – 69%
- Primeira Guerra Mundial (1914-1918) – 53% a 66%
- Guerra Civil Espanhola (1936-1939) – 50% a 75%
- Segunda Guerra Mundial (1939-1945) – 24% a 42%

---

46 A Batalha de Verdun ocorreu no nordeste da França, entre 21/2 e 18/12/1916; considerada a mais longa batalha da Primeira Guerra Mundial e de toda a era moderna, opôs os exércitos francês e alemão e terminou com a vitória francesa.

Do ponto de vista técnico, uma das principais contribuições para a gastrocirurgia durante a Segunda Guerra Mundial foi dada por W. H. Ogilve, que introduziu a colostomia protetora (exteriorização da alça lesada do intestino grosso, que assim permanecia durante o processo de consolidação da sutura realizada na alça intestinal). Esse fato isolado foi responsável pela queda de 65% para 40% na mortalidade associada às lesões de colo.

Portanto, fica evidenciado que a indicação precoce de cirurgias para ferimentos abdominais já vinha sendo perseguida obstinadamente pelos serviços médicos militares desde a Primeira Guerra Mundial. De um lado, os ingleses mostravam-se mais conservadores, evitando operar os pacientes, ao passo que os alemães preferiam indicar a cirurgia. De qualquer forma, o balanço final ao término da Grande Guerra revelou mortalidade ao redor de 50%. Em comparação com as estatísticas da Segunda Guerra Mundial, vamos observar que a mortalidade geral consequente a ferimentos abdominais oscilou entre 18% e 36%, redução que pode ser atribuída ao advento dos antibióticos. De igual modo, a busca incansável pela redução nos índices de mortalidade associados a tais ferimentos (produzidos pelas armas de fogo) permitiu resultados ainda melhores durante a Guerra da Coreia (12%) e a Guerra do Vietnã (ao redor de 9%), e as razões principais para isso foram, sem dúvida, a maior agilidade na remoção dos soldados feridos (trataremos desse tema de forma específica em outro capítulo), bem como a otimização dos cuidados pré e pós-operatórios. Com o transporte aeromédico durante a Guerra do Vietnã (1959-1975), não era infrequente um soldado ferido estar na mesa de cirurgia em menos de uma hora. Entre aqueles combatentes que morreram vitimados por ferimentos no abdômen, a grande maioria dos óbitos foi diretamente provocada por hemorragia interna.

Quando alcançamos os derradeiros momentos do século XX e o início do XXI, vamos verificar que, ao analisarmos as estatísticas médicas relacionadas aos conflitos mais recentes no Oriente Médio, as lesões abdominais responderam por 20% do total de ferimentos registrados. Mesmo que as intervenções cirúrgicas tenham sido realizadas mais precocemente, ainda assim a mortalidade associada aos ferimentos abdominais girou ao redor de 50%. Esse dado pode ser atribuído às hemorragias agudas e choque circulatório, uma vez que houve considerável redução na incidência de sepse graças ao emprego da antibioticoterapia.

As guerras travadas no Iraque e no Afeganistão iriam chamar a atenção, ainda, para outro aspecto relacionado aos ferimentos produzidos por armas de fogo.

Da mesma forma que as velhas armaduras medievais tornaram-se obsoletas e foram aposentadas – com o advento das armas de fogo –, os modernos coletes à prova de balas também já estão com seus dias contados. Os dispositivos blindados de proteção individual foram desenvolvidos para conter o poder de penetração de projéteis e fragmentos metálicos (estilhaços), mas não as "ondas de choque" que impactam no corpo. O conceito que norteou a concepção das armas de fogo convencionais sempre levou em conta, até recentemente, a geração de energia química a partir de materiais empregados como propulsores (pólvora, TNT, polímeros), capazes de dar início a uma explosão; dela seriam liberados gases sob alta pressão, cuja rápida expansão se traduziria em energia cinética, impulsionando objetos inertes (projéteis ou múltiplos fragmentos metálicos) contra alvos humanos ou outras estruturas.

Quando analisamos a principal lesão produzida pela onda de choque, concluímos tratar-se da contusão pulmonar *(blast lung),* ou seja, um ferimento que resulta do impacto da onda no tórax da vítima. Trata-se de lesão com manifestações imediatas bastante sérias, mas que também dá margem a outras complicações que podem perdurar por mais tempo. Além dos danos pulmonares, também os intestinos podem ser afetados na forma de contusões e perfurações. Em consequência do colapso de estruturas prediais (desmoronamentos) – também secundárias às mesmas ondas de choque –, as vítimas podem sofrer lesões por esmagamento *(Crush Syndrome).*

As chamadas *blast weapons*, em especial aquelas que empregam ar sob alta pressão (Fuel Air Explosives – FAE), representam uma ótima opção para destruir alvos menos rijos *(soft targets),* como aviões, veículos não blindados, prédios (cuja estrutura não seja reforçada), equipamentos de comunicação e, é claro, gente de carne e osso *(soft* por excelência!). Por outro lado, não são apropriadas para destruir um grande tanque de guerra com carapaça blindada e reforçada.

O mecanismo básico desses novos armamentos depende, quase exclusivamente, da força do impacto produzido pela geração da onda de choque. A pressão resultante pode ser várias vezes superior àquela liberada por explosivos convencionais. Dito de outra forma, o estrago é significativamente maior quando comparado ao da explosão produzida pelo TNT (2,4,6-trinitrotolueno). Além disso, o artefato lançado vem recheado de hidrocarboneto líquido. Uma primeira explosão dispersa esse produto na atmosfera, na zona mais próxima ao alvo. Cria-se, assim, uma nuvem de vapor que se mistura ao oxigênio atmosférico e se propaga rapidamente, cobrindo uma grande área. Após uma fração de tempo pré-programado, deflagra-se uma segunda carga explosiva dentro da tal nuvem de vapor. Aí é que a coisa pega pra valer – toda a massa flutuante da nuvem é detonada simultaneamente, dando origem a uma potente onda de choque. Fica claro, portanto, que a efetividade dessas armas depende da presença do oxigênio para expandir rapidamente a nuvem de fogo.

O impacto produzido por explosivos convencionais é tanto mais intenso quanto mais próximo o alvo estiver do centro de explosão, reduzindo-se rapidamente em direção às áreas mais periféricas. A onda de choque dessas novas armas, no entanto, além de ser mais duradoura, é também mais potente no campo médio e mais afastado, o que se explica pela cobertura ampla proporcionada pela nuvem de vapor explosivo. Deduz-se, então, que em campo aberto, sob fortes ventos, chuva e temperaturas extremas, a qualidade e propagação da nuvem podem ser comprometidas. O poder da onda de choque também está relacionado ao tamanho do dispositivo, variando desde uma pequena granada até foguetes de grande calibre.

Quando analisamos as explosões convencionais, fica patente que elas têm como objetivo primordial dispersar fragmentos metálicos por uma ampla área ao redor do alvo principal. Os pedaços de metal são provenientes tanto do próprio invólucro do projétil quanto do conteúdo inserido no interior do artefato. Há, por certo, um componente energético dessa explosão que se propaga também na forma de onda de choque, mas se trata tão somente de efeito secundário de menor magnitude. O risco de ser atingido por um pedaço de metal reduz-se quanto maior for a distância do ponto de detonação.

Enquanto os obstáculos como muros ou outros anteparos oferecem proteção contra os fragmentos lançados por explosivos convencionais, não são fatores limitantes para uma onda de choque. Pelo contrário, a onda de choque é potencializada por sua própria reflexão sobre superfícies e objetos que se encontram no local. Podemos concluir, assim, que essa tecnologia revolucionária empregada nas novas armas tem sua aplicação preferencial em espaços urbanos e ambientes mais confinados.

Ah, sim, ia me esquecendo! A onda de choque também é "inteligente". Isso mesmo: ao contrário dos projéteis disparados por armas de fogo convencionais e fragmentos metálicos liberados em explosões, a onda de choque é capaz de fazer curvas e dobrar esquinas! Soldados escondidos dentro de trincheiras ficam relativamente protegidos dos tiros e fragmentos metálicos. Só correm o risco de ser alvejados caso se exponham sem a devida cautela. Não há, todavia, como se esconder da onda de choque dentro de uma trincheira; ela fatalmente atingirá mesmo o soldado que estiver encolhido em um canto. Imagine, portanto, o estrago que esse tipo de arma teria produzido durante a Primeira Guerra Mundial, que foi a expressão máxima da chamada "guerra de trincheiras".

Por fim, a onda de choque dos novos armamentos produz menos danos colaterais. Em operações urbanas, em que se pretenda pôr em prática "ataques mais cirúrgicos" (isto é, mais precisos e circunscritos), com menos exposição da população civil, o uso de explosivos de fragmentação convencionais é um desastre anunciado, já que se tem pouco controle sobre o grau de dispersão dos múltiplos fragmentos. A distância em que podem provocar ferimentos letais é bem maior (e menos previsível) do que o raio de ação da onda de choque.

Mas isso não é tudo. Estão a caminho novas versões de armas de impacto, às quais é adicionado um elevado potencial térmico. São as armas de termo-pressão (*thermobaric weapons*).

Em se tratando de criatividade tecnológica destruidora, parece mesmo que o céu é o limite para a indústria bélica. Para nós – pobres alvos indefesos –, esse mesmo céu é o destino que se afigura o mais provável!

Já que fizemos referência à tecnologia militar com alto poder destruidor, torna-se mandatório – ainda que de forma muito breve e superficial – mencionar algo acerca das armas nucleares.

Durante a Segunda Guerra Mundial, o desenvolvimento tecnológico-armamentista militar galgaria um novo patamar, tendo encontrado em Hitler um grande entusiasta. Os tanques de guerra converteram-se em um trunfo poderoso do exército germânico – e a *Blitzkrieg* no terror dos Aliados, em ambas as frentes (ocidental e oriental). Também pelo ar a tecnologia se fez marcante durante a Segunda Guerra Mundial. A necessidade de reduzir as significativas perdas humanas de suas aeronaves despertou em Hitler uma paixão incontida pelo desenvolvimento de foguetes não tripulados de longo alcance, carregados de explosivos, que ele qualificou como "a arma decisiva da guerra". Essas "belezuras" fizeram sua estreia em 1944, e um de seus alvos preferenciais foi Londres. Surgia, assim, o foguete V2 – embrião dos modernos mísseis intercontinentais –, e com ele a nova era dos objetos voadores não tripulados com elevado poder destrutivo, para atacar alvos remotos.

Certamente muitos comandantes de governos aliados perderam noites de sono quando se defrontaram com a perspectiva de os foguetes V2 virem a ser incrementados pela adição de um ingrediente que poderia ter decidido a guerra a favor da Alemanha. Felizmente para eles, o desenvolvimento da bomba atômica alemã não se concretizou na prática, e os nazistas foram derrotados antes de atingirem plenamente o domínio da fissão nuclear.

Acabou sobrando para os japoneses – um dos componentes do Eixo – experimentarem os efeitos devastadores de duas explosões nucleares patrocinadas pelos Estados Unidos[47]. Como era de se prever, elas, sim, puseram fim à guerra, depois de exterminar, em um primeiro ataque, 103 mil japoneses, incluídos aqueles que foram morrendo ao longo dos trinta dias que se sucederam à explosão. Esse episódio aconteceu na cidade de Hiroshima, em 6 de agosto de 1945. Três dias depois, foi a vez de Nagasaki e as 74 mil vítimas fatais da segunda bomba atômica, apelidada de *Fat Man*. Esta possuía o núcleo de plutônio-239 e força de explosão equivalente a 29 kilotons de TNT. Como já havia acontecido no caso de Hiroshima, cerca de metade das vítimas não morreu imediatamente, mas ao longo das semanas que se seguiram, em consequência dos traumas e queimaduras e dos efeitos da radioatividade.

Depois daquele "flerte" com o juízo final, seguiu-se a rendição incondicional do Japão, em 15 de agosto de 1945. Tal atitude do Império Japonês, porém, não pôde impedir que os efeitos da radiação liberada e das terríveis queimaduras prosseguissem dizimando outros 40 mil sobreviventes ao longo dos últimos meses de 1945.

A explosão da bomba de Hiroshima ocorreu exatamente às 8h15min da manhã, a uma altitude de 570 metros em relação ao solo, lançada por um avião bombardeiro norte-americano modelo B-29 Superfortress, identificado pelo nome "Enola Gay", em homenagem à mãe do piloto-comandante, tenente-coronel

---

47 Para os cinéfilos recomenda-se o filme *Fat Man and Little Boy*, de 1989 (em português, *O Início do Fim*), sobre o Projeto Manhattan. Direção de Roland Joffé, estrelado por Paul Newman.

Paul Tibbets. Mesmo sem saber, a mamãe Enola também deu à luz outro garoto, carinhosamente apelidado de "Little Boy". Esse outro "garotinho" pesava quatro toneladas e media três metros de comprimento! Diferente do padrão de tantos outros garotos travessos, ele dispunha de energia incontrolável de aproximadamente 15 kilotons[48], o equivalente a 15 mil toneladas de TNT, graças ao seu "recheio" de pouco mais de 63 kg (ou 140 libras) de urânio enriquecido (U-235). Portanto, é possível imaginar o tamanho do estrago que "Little Boy" aprontou na vizinhança.

A área de destruição cobriu 10 quilômetros quadrados. Até 500 metros do epicentro da explosão, tudo foi sumariamente incinerado e desintegrado. Não restaram sequer as cinzas dos corpos desmaterializados, em consequência das elevadíssimas temperaturas, que a poucos metros do centro da explosão atingiram 300.000° C e produziram queimaduras em pessoas que se encontravam a até 3,5 quilômetros!

Mas nem só de radiação térmica se faz uma explosão atômica. Há também a violenta pressão provocada pela onda de choque com deslocamentos de ar que tudo esmagam. Somente 10% dos edifícios restaram identificáveis. Até a distância de 800 metros não foi possível encontrar sobreviventes.

Outro componente da explosão, a radiação ionizante, encarregou-se de matar pessoas que estavam a cerca de um quilômetro. Vítimas exibindo queimaduras intensas, que deixaram a pele totalmente preta, foram localizadas entre 1 e 1,5 quilômetro de distância, com o pouco que ainda lhes restava de vida. Os efeitos residuais da radiação não se fazem sentir apenas de imediato. A fissão nuclear libera isótopos bastante instáveis sob forma de raios beta e gama. A dose de radiação pode penetrar no corpo e afetar não só a pele, mas também os órgãos internos. Ela é veiculada pelo ar, pelo contato com o solo ou pode ainda ser ingerida ou inalada. Foi com base nesse episódio de tão triste memória, no entanto, que se tornou possível acompanhar, em longo prazo, os efeitos deletérios da radiação sobre o corpo humano. Entre os efeitos tardios destacou-se a ocorrência de casos de leucemia, cuja incidência foi maior entre 1952-1953, portanto, sete a oito anos após a tragédia. As formas agudas da doença atingiram principalmente as crianças expostas à época das explosões.

De maneira geral, pode-se dizer que naqueles que morreram foi possível identificar um ou mais dos seguintes mecanismos de lesão: em 70% deles havia

---

48 1 kiloton = 1.000 toneladas de dinamite.

ferimentos produzidos pelo violento impacto; 65% exibiam queimaduras e em 30% estavam evidenciados os efeitos da radiação.

Com algum otimismo, pode-se dizer que "algo" – físico e biológico – só foi de fato detectado a partir de um raio de dois quilômetros. Ao menos restaria a esperança de que nessas áreas mais periféricas muitas vítimas seriam resgatadas com vida. De fato, muitos sobreviveram, ou melhor, teriam sobrevivido se acaso houvesse, nas imediações, hospitais que não fossem tão somente meros amontoados de destroços. Calcula-se que dos 150 médicos residentes em Hiroshima, 65 morreram naquela mesma manhã. Dos 1.780 enfermeiros, não mais que 126 ainda estavam em condições de prestar ajuda. Conclusão: um grande número de feridos morreu por absoluta falta de condições mínimas de atendimento médico.

Como em toda grande catástrofe que se preze, seus efeitos deletérios não se circunscreveram – desobedientes que são – ao período pós-apocalíptico medido em semanas, meses ou alguns anos. A radioatividade emitida pelos isótopos instáveis (raios beta e gama) pode persistir por milhões de anos!

Passaram-se décadas e suas tristes memórias ainda se fazem presentes. Segundo cálculos do Ministério da Saúde do Japão, estima-se que mais de 274 mil pessoas ficaram, de alguma forma e em graus variados, com a marca sinistra daquele evento. Nesse contingente incluem-se não só as vítimas diretas da bomba, mas também todos aqueles que, por quaisquer motivos, circularam desprotegidos dentro da área de dois quilômetros do epicentro, até duas semanas após a explosão, ou ainda os que tiveram contato direto com os corpos dos mortos, expondo-se aos efeitos "dissimulados" da radioatividade oculta. Por fim, há ainda os que nem sequer habitavam este mundo em agosto de 1945 e que, mesmo tendo nascido até nove meses depois, já por aqui chegaram trazendo em seu DNA (material genético) os efeitos de mutações genéticas, cujos estigmas iriam, irremediavelmente, associá-los àqueles dias de sofrimento e agonia de seus pais. As gestantes expostas à radiação geraram recém-nascidos com diferentes tipos de malformações.

Portanto, senhoras e senhores, antes do fim da primeira metade do século XX, a "era atômica" fazia, em grande estilo, sua *avant première* diante da humanidade atônita. A partir de então, o mundo passaria a se defrontar com novos temores de uma "guerra total", pois já em 1949 também a antiga União Soviética fazia seu *debut* no teatro atômico. Iniciava-se o pesadelo da chamada

Guerra Fria, em que a bomba nuclear e, depois, na década de 1950, sua descendente ainda mais "nervosa" – a bomba de hidrogênio – passariam a desempenhar papel central, não como armas apocalípticas de destruição da Terra, mas – felizmente, até este exato momento – ao menos como armas psicológicas de dissuasão. Caso essa doutrina (de simples dissuasão) caia por terra, então nos restará tão somente constatar, na prática, uma afirmação que se atribui a Albert Einstein. Certa vez, já faz algum tempo, perguntaram a um velho e eminente cientista como seria, na opinião dele, a terceira guerra mundial, ao que ele respondeu: "Não tenho a menor ideia de como será a terceira guerra mundial, mas tenho certeza de como vai ser a quarta: com paus e pedras".

Talvez nem mesmo isso! Admite-se que a força do impacto de várias explosões nucleares levantaria imensas nuvens de poeira e material radioativo que, confluindo, acabariam por bloquear a luz solar. A consequência seria a extinção da vida no planeta, o chamado "inverno nuclear". Antecedente semelhante deve ter ocorrido milhões de anos atrás, quando um meteoro atingiu a superfície de nosso planeta, o que teria ocasionado o desaparecimento dos dinossauros.

Um último pensamento sobre esse tema.

Sem dúvida, a hecatombe nipônica foi um ato de violência contra a humanidade de proporções impensáveis – mas não insuperáveis. Ainda que de forma "diluída", ao longo do ano de 1972, os Estados Unidos despejaram um volume de bombas sobre as terras vietnamitas com poder explosivo três vezes maior do que as duas bombas atômicas detonadas no Japão!

Capítulo 6

CARRUAGENS DE FOGO[50]

CORRIDA PELA SOBREVIVÊNCIA

> Somente por meio do registro sistemático e da análise rigorosa das experiências médicas militares – da mesma forma como acontece no âmbito da Medicina civil – nós poderemos aplicar as lições do passado às práticas médicas futuras e, assim, aprimorar os cuidados ao pessoal militar.
>
> (Coronel Michael E. DeBakey, professor de cirurgia cardiovascular e oficial consultor do Exército dos Estados Unidos da América durante a Segunda Guerra Mundial; 1908-2008)

Ao final da Guerra dos Nove Anos (1688-1697) e com o Tratado de Ryswick, uma questão crucial para a manutenção do equilíbrio político europeu (e, portanto, da paz) restou não resolvida. Isso porque o rei Carlos II (da Espanha) não tinha herdeiros diretos e havia já um clima de disputa entre os Bourbons (França) e os Habsburgos (Áustria). Com a morte do rei Carlos II, em 1700, e com a Espanha dividida, teve início uma nova conflagração de grandes proporções, a chamada Guerra da Sucessão Espanhola (1701-1714). O grande receio das nações europeias era a possibilidade de fusão entre os reinos da Espanha e da França, tendo à frente um único monarca da Casa de Bourbon.

De um lado, estavam as duas coroas representadas pelos espanhóis leais a Felipe V (duque de Anjou) e pelo rei Luís XIV – da França e do território da

---

49 O título deste capítulo faz referência ao filme de mesmo nome (em inglês, *Chariots of Fire*), de 1981, do diretor Hugh Hudson; mostra a preparação de corredores britânicos para as Olimpíadas de 1924, em Paris.

Baviera – e, de outro, a Grande Aliança, que contava com a participação dos espanhóis partidários do arquiduque Charles, o Sacro Império Romano, a Grã--Bretanha (resultado da união, em 1707, da Inglaterra e do Reino da Escócia), República Holandesa, Portugal e o Ducado de Saboia.

Embora a Espanha já não fosse, no início do século XVIII, exatamente uma potência com a mesma expressão que exibira no começo do século anterior, era ainda detentora de um domínio além-mar bastante respeitável e, portanto, passível de despertar grandes interesses por ocasião da sucessão do trono.

Ao final daquele longo conflito foi celebrado o Tratado de Utrecht. Felipe V permaneceu como rei da Espanha, mas lhe foi retirado o direito de reivindicar também a sucessão do trono francês. Também teve de ceder o domínio sobre os Países Baixos, Nápoles, Milão e Sardenha para a Áustria, enquanto a Sicília ia para o Ducado de Saboia, e Gibraltar/Maiorca ficaram com a Grã-Bretanha. Os britânicos também ganharam o direito de explorar o comércio internacional de escravos para a América espanhola por trinta anos.

Mas, afinal de contas, por que nos metemos a falar sobre a Guerra da Sucessão Espanhola? O que poderia haver de interessante do ponto de vista médico que nos chamasse a atenção?

Durante essa guerra, em 1702, foi posto em prática o sistema de atendimento médico militar, que se iniciava nos hospitais de campanha. De qualquer modo, fazia-se necessário um meio de transporte mais adequado para permitir a evacuação dos casos em direção aos hospitais localizados na retaguarda. Assim, entravam em cena algumas ambulâncias rudimentares (*flying hospitals*), por iniciativa do duque de Marlborough – John Churchill –, comandante em chefe do exército inglês e também dos aliados holandeses e alemães.

Um olhar histórico ainda mais rigoroso nos obrigaria a retroceder a um passado que remonta ao final do século XV, até o ano de 1487, quando as ambulâncias sobre rodas teriam sido colocadas, pela primeira vez, à disposição de um exército, portanto, bem antes da Guerra da Sucessão Espanhola. Conta-se que a rainha Isabel I de Castela (1451-1504)[50] – aquela mesma que patrocinou a viagem de Cristóvão Colombo em busca das Índias Ocidentais e que resultou na descoberta da América – fornecera 400 carroças puxadas por cavalos para carregar soldados doentes e feridos ao longo de distâncias maiores durante a guerra para

---

50 Casada com Fernando II de Aragão, ficaram conhecidos como os Reis Católicos.

expulsar os mouros da Península Ibérica. As opções mostravam-se, sem dúvida, bastante escassas. O atendimento médico aos feridos era realizado no próprio campo de batalha. Os ombros dos companheiros ou, quando muito, o lombo dos cavalos eram, em geral, as alternativas mais empregadas para transportar as vítimas da batalha. Eventualmente, os casacos dos oficiais transformavam-se em liteiras. Valia tudo para resgatar alguns infelizes do meio daquele inferno e dar aos sobreviventes, talvez, uma segunda chance.

Apesar de as guerras remontarem a tempos imemoriais, é possível identificar a prática rudimentar do transporte de feridos por meio da narrativa de passagens históricas que retratam cenas de guerra no longínquo ano 1000 a.C, trazidas a nós pelos versos de Homero, em sua *Ilíada*. Tal cenário prosseguiu quase imutável durante muitos séculos. A imensa maioria dos soldados gravemente feridos morria em completo abandono, no próprio campo de batalha. Talvez por isso a ausência de transporte não fosse tão sentida...

A história das ambulâncias tomaria mais corpo ao tempo das Guerras Napoleônicas (1803-1815), no início do século XIX. Antes disso, já havia registro de outra tentativa de fazer chegar atendimento médico o mais próximo possível dos soldados em combate, levada a efeito em 1759, na França, por ordem de Charles Louis Auguste Fouquet (1684-1761), o marechal de Belle-Isle, para que fosse estabelecida uma espécie de hospital ambulante. Aliás, fato curioso é que o termo "ambulância" tem origem latina – *ambulare* – e significa "movimentar de um lugar a outro".

Transportar soldados feridos dos campos de luta para locais afastados na retaguarda foi objeto de particular interesse para Dominique-Jean Larrey (1766-1842), médico dos exércitos de Bonaparte, sobre o qual falamos anteriormente.

Por essa época era prática corrente deixar os feridos à própria sorte e somente resgatá-los após o término dos enfrentamentos. Os sobreviventes eram, então, carregados por companheiros ou maqueiros até os locais de atendimento médico localizados na retaguarda. À medida que os postos de socorro médico iam adquirindo condições mais favoráveis para prestar atendimento às vítimas, foram também, progressivamente, se distanciando das linhas de frente. Para vencer distâncias maiores era preciso encontrar algum meio de transporte que fosse mais rápido e eficiente do que os maqueiros. De início, em 1792, improvisou-se uma viatura adaptada a um carroção forrado com palha e dotada de cobertura de pano, estendido sobre arcos de ferro.

A "ambulância voadora" introduzida por Larrey era mais leve e ágil. Montada sobre molas, com duas rodas, podia ser puxada por apenas um ou dois cavalos. Esse veículo foi usado pela primeira vez em 1797, durante a Expedição da Itália.

No entanto, não bastava tão somente arrancar os feridos dos braços da morte; era também vital empreender uma verdadeira corrida contra o tempo. Graças a sua maior mobilidade – desde que em terrenos pouco acidentados –, aquelas "ambulâncias ligeiras" podiam penetrar diretamente nos focos do conflito. Transportando medicamentos, materiais para curativos, além de água e alimentos, elas foram as responsáveis por inaugurar um novo conceito no tratamento das vítimas de lesões nas guerras: a diminuição no tempo entre a ocorrência do ferimento e a intervenção médica.

O trabalho de Larrey no desenvolvimento das primeiras ambulâncias lhe rendeu o título de "Pai do Serviço de Ambulâncias".

Essa iniciativa foi de especial benefício para os feridos com lesões abdominais. Como afirmaria anos mais tarde Donald Jolly, um dos mais importantes cirurgiões militares do século XX: "(...) Existe um tipo de caso para o qual o tempo decorrido entre a lesão e a cirurgia é de suprema importância na tentativa de salvar a vida do paciente. As feridas abdominais são o melhor exemplo desse tipo de ferimento".

Enquanto alguns embriões de ambulância já haviam germinado no Velho Continente, o Novo Mundo nem sequer havia iniciado a semeadura. Algumas referências históricas sobre a Medicina praticada nos Estados Unidos no século XVIII nos dão conta do risco a que ficavam expostos os pacientes durante o transporte de um hospital para outro. Por ocasião da Guerra da Independência (1775-1783), a mortalidade podia chegar a 50%.

Até por volta de 1846, durante a guerra entre Estados Unidos e México, não se tinha notícia de nenhuma forma de transporte de doentes e feridos que se aproximasse de uma ambulância tal como concebida por Larrey. Foi somente em 1859 que um protótipo foi desenvolvido na América. O carroção puxado por mulas era capaz de acomodar quatro liteiras ou até oito pacientes sentados.

Nos tempos da Guerra Civil Americana (1861-1865), após as batalhas mais sangrentas, era relativamente comum que "(...) os homens fossem deixados no campo por até uma semana (...)".

Aos poucos, no entanto, a moda lançada pela França, na transição entre os séculos XVIII e XIX, foi também ganhando terreno na América. Quem já teve oportunidade de assistir aos antigos filmes de faroeste certamente irá se recordar daqueles carroções com cobertura cilíndrica de pano puxados por cavalos e que, invariavelmente, eram atacados por índios. Pois bem, eram exatamente iguais aos ancestrais das modernas UTIs móveis! Havia modelos de duas ou quatro rodas (estas últimas mais pesadas e pouco práticas), capazes de transportar entre dez e doze pacientes sentados ou dois ou três sentados e mais dois deitados. O tipo de carroção-ambulância mais utilizado durante a Guerra Civil era o modelo Rosecrans. Fica fácil, portanto, imaginar o suplício dos pacientes durante as remoções, conforme se pode deduzir do trecho aqui reproduzido:

> (...) uma outra [jornada], longa e dolorosa, dentro de uma carroça lotada de homens sofrendo e gemendo até chegar a um hospital que, em geral, estava sem vagas; a jornada prosseguia, então, em busca de outro hospital. Muitos feridos rodavam dois a três dias antes de serem admitidos em alguma instituição. Enquanto aguardavam, não podiam contar com atenção médica, nem mesmo de atendentes para trocar seus curativos ou cuidar dos ferimentos (...).

Gostaria de lembrar o prezado leitor de que os fatos aqui narrados passaram-se em 1861. Portanto, não se deixe impressionar pela inquietante sensação de que se trata de algo atual e familiar! Qualquer semelhança com as odisseias diárias enfrentadas pelas equipes de remoção para encontrar vagas em hospitais públicos de nosso país é mera coincidência...

E por falar em algo familiar, Dionísio Cerqueira, no livro *Reminiscências da Campanha do Paraguai: 1865-1870*, também nos dá alguma ideia de como se fazia o transporte dos soldados brasileiros feridos. A certa altura do texto, surge o seguinte relato:

> (...) No porfiado combate de 2 de maio, houve grande número de feridos, cuja sorte não era digna de inveja. Os que podiam andar, seguiam pela estrada até encontrarem um dos navios da esquadra, onde se abrigavam; os outros, com as pernas quebradas ou com ferimentos

de gravidade, eram transportados em capotes e mantas, servindo de redes, ou em andas, ali mesmo improvisadas com varas e cipós. Estas cabiam de preferência aos oficiais. Os navios os levavam à Lagoa Cierva, onde eram baldeados em lanchões, que os desembarcavam no Estabelecimento. Dali, carretas, ambulâncias e galera de artilharia os conduziam ao hospital em Parecuê. Aquela gente era forte, tinha a vida dura, mas não raro morriam nessas travessias (...).

Retornando à América do Norte...

Tampouco havia algum sistema de resgate que representasse um modelo satisfatório para servir de ponto de partida para o serviço médico dos exércitos da União e Confederados. Na própria Guerra da Crimeia, travada poucos anos antes na Europa Oriental, nada de positivo foi experimentado com respeito às ambulâncias. É quase anedótica a referência segundo a qual os ingleses optaram por designar equipes "(...) de aposentados, com idade e compleição física inadequadas para a tarefa (...)", isto é, para o transporte de feridos. Parte da explicação para o desempenho pífio dos serviços médicos britânicos pode ser atribuída também ao número restrito de ambulâncias disponíveis. Por serem carroções grandes e pesados, impunham considerável sobrecarga aos cavalos, resultando em mobilidade comprometida. Entre os russos, a carência de um sistema de transporte adquiria contornos ainda mais inusitados. Os feridos nas cercanias de Sebastopol precisavam enfrentar várias horas de viagem a pé até finalmente chegarem ao posto médico mais próximo.

O cenário observado no âmbito do serviço médico norte-americano não se mostrava muito diferente em termos organizacionais. O número de cirurgiões do exército era reduzido, e o transporte de feridos era feito por integrantes da banda militar, improvisados como maqueiros. Na primeira batalha da Guerra de Secessão, em 21 de julho de 1861 – Manassas –, que se deu nas cercanias de Washington, o contingente de feridos não pôde ser absorvido pelo departamento médico. Além disso, os maqueiros e os condutores de ambulâncias (leia-se carroças) eram civis contratados que fugiram no calor da batalha, deixando para trás um grande número de lesados. A estes não restou alternativa senão caminhar ou se arrastar por quase trinta quilômetros até os hospitais localizados na retaguarda. Diante de tamanho vexame, o presidente Lincoln criou uma comissão sanitária do exército e Jonathan Letterman foi encarregado de reorganizar o serviço médico baseado no Potomac[51].

Aos poucos, no entanto, a situação do transporte militar de feridos nos Estados Unidos foi melhorando, à medida que foram disponibilizadas mais ambulâncias; ao mesmo tempo, mais pessoal era contratado pelo exército para prestar serviço exclusivamente como corpo de resgate. O novo sistema, implantado em 1863 para servir ao Exército da União no Potomac, mostrou-se de tal forma eficiente que serviu de modelo, inclusive, para militares de outros países, até por volta da Primeira Guerra Mundial (1914-1918). A estratégia adotada consistia em utilizar maqueiros que se encarregavam de transportar os feridos diretamente resgatados do campo de batalha a um posto de atendimento, onde os cirurgiões davam os primeiros socorros e, então, por meio de ambulâncias, eram removidos até hospitais para o caso de internações cirúrgicas. Enquanto isso, os Confederados não chegaram a estabelecer um sistema exclusivo de transporte de feridos por ambulâncias; continuaram a se valer de carroças comuns e, mesmo assim, quando não estavam em uso para outras finalidades.

De novo, uma rápida passagem pela Europa: como parte do processo de unificação dos povos germânicos, entre 14 de junho e 23 de agosto de 1866, foi travada a Guerra Austro-Prussiana. Sobre esse confronto nos interessa saber que, a partir da Convenção de Genebra, realizada após o conflito, os maqueiros passaram a usar uniformes com uma cruz vermelha bem visível, o que se esperava fosse capaz de conferir a eles imunidade durante suas extenuantes e arriscadas missões para resgatar os feridos em meio às batalhas.

De volta à "terrinha"...

Durante a Guerra do Paraguai (1864-1870), os meios básicos de transporte para a evacuação de soldados feridos não diferiam, ao menos em tese, daqueles utilizados em outros países. No entanto, consultando duas importantes referências bibliográficas – *A Medicina na Guerra do Paraguai*, de autoria do dr. Luiz de Castro Souza, e *Reminiscências da Campanha do Paraguai*, do general Dionísio Evangelista de Castro Cerqueira –, não encontrei citações sobre o uso de ambulâncias puxadas por cavalo e especialmente destinadas ao transporte de feridos. Quando muito, há menção

---

51 Nome de um rio e de uma região localizados no estado americano de Maryland, na costa leste dos Estados Unidos. Os combates travados durante a Guerra de Secessão pelo exército do Potomac ocorreram nos estados da Virgínia, Pensilvânia e Maryland.

ao uso de carretas e carroções originalmente destinados ao transporte de peças de artilharia ou de víveres que, diante da necessidade do momento, convertiam-se em veículos de evacuação de doentes e feridos. Por óbvio, tratava-se de alternativa inadequada e desconfortável. Tal solução foi, por exemplo, empregada durante a Retirada da Laguna (8/5/1867), quando a Força (ou Coluna) Expedicionária Brasileira enviada para reforçar a defesa da província do Mato Grosso teve que se retirar às pressas do território paraguaio, perseguida de perto pelo inimigo. De resto, estavam lá presentes soluções das mais rudimentares, como nos conta o dr. Castro Souza (texto reproduzido na grafia original):

> (...) a rêde, carregada por dois homens e suspensa a uma longa vara ou caibro pelos seus "punhos" (...); a pelota, que é um quadrado de varas por dentro do qual se amarra o couro de boi, bem seco, foi constantemente utilizada no transporte de doentes e feridos, na travessia de rios (...). E, finalmente, depois do desaparecimento dos carros (de bois) pela necessidade da carne dos animais para alimento e a madeira destinada à fogueira para aquecimento do organismo umedecido pelas enxurradas diluviais e constantes, somente restaram as padiolas de couro mal curtido ou as andas rústicas improvisadas com varas e cipós, cada qual ocupando quatro homens. (...) Ao atingir os retirantes a margem direita do Prata (...), o número de padiolas carregadas com doentes, atinge à cifra de noventa e seis, numa marcha lenta e fúnebre, verdadeira procissão de sofrimento, miséria, dor (...). E ainda, na Retirada de Laguna, quando o derradeiro transporte, eram andas rústicas e os soldados se encontravam exaustos, famintos e verdadeiros farrapos humanos, muitos se recusavam a carregar seus companheiros doentes, porque mal podiam consigo. Foi necessário o uso da força e a redobrada vigilância dos oficiais, pois, ao menor descuido largavam os enfermos pelos caminhos".

Outra solução menos convencional, mas que foi bastante utilizada no transporte de enfermos durante o avanço da Coluna Expedicionária do Mato Grosso, foi o *cacolet*.

Enquanto a ambulância-padrão de Larrey desincumbia-se com boa desenvoltura em terrenos mais regulares e planos, seu desempenho deixava muito a desejar quando a área a ser transposta exibia muitos desníveis. Para suplantar essa dificuldade, o próprio Larrey engenhosamente concebeu adaptar cestos de cada lado do costado das mulas, de início, para carregarem materiais de curativo. Pelo que consta, foi por volta de 1835 que o Exército francês, em campanha na Argélia, teria utilizado o *cacolet* pela primeira vez como alternativa para o transporte de soldados feridos. Adaptou-se o sistema de tal forma que era possível levar duas pessoas por vez, sentadas em cadeirinhas e equilibrando-se mutuamente, de ambos os lados do animal. Conclui-se daí que um fator limitante – e que se mostrou um problema concreto para a Coluna Expedicionária do Mato Grosso – era exatamente ter à disposição quantidade de burros dotados de estrutura corporal suficientemente parruda para aguentar dois homens. De qualquer forma, o *cacolet* muito se prestou ao auxílio de soldados logo no início da longa jornada, quando a tropa foi atacada pelo primeiro surto de varíola, ainda em Campinas (SP). Tempos depois, já em terras pantanosas do Mato Grosso, os *cacolets* foram de grande valia para permitir que as muitas vítimas da malária e do beribéri pudessem seguir viagem. Mesmo antes de sua utilização na Guerra do Paraguai, já havia provado ser auxílio valioso em guerras anteriores e distantes do Brasil. Foi o que se verificou no extremo do continente europeu, durante a Guerra da Crimeia (1854-1856) e, pouco mais tarde, ainda podia ser encontrado na Guerra Civil Americana.

Com as experiências pioneiras dos militares na implantação de serviços eficientes de resgate, foi possível adotar, a partir de 1865, soluções similares para socorrer a própria população civil vitimada por "ferimentos urbanos". Afinal de contas, a expansão das cidades no final do século XIX, o trânsito de veículos e pedestres e o ritmo crescente da construção civil já desenhavam o cenário ideal para a ocorrência de colisões, capotamentos, atropelamentos (por veículos motorizados ou puxados por animais), quedas e agressões. Todavia, essa nova realidade das cidades europeias e norte-americanas ainda não era objeto de maior preocupação por parte dos serviços médicos civis (públicos e privados); o primeiro atendimento dado no local do acidente e o transporte da vítima ficavam por conta dos bons samaritanos. Não havia nenhum sistema minimamente organizado para efetuar remoções, inclusive entre hospitais. Dessa forma, os pacientes "podiam optar" entre seguir a pé, em coletivos, táxis, caminhões de entrega, automóveis particulares ou até mesmo carrinhos de mão. Nestes últimos, as macas eram engenhosamente encaixadas sobre o tampo de pequenas carroças de duas rodas (muito parecidas com essas que vemos circular nas ruas de nossas cidades, puxadas por catadores de papel).

O primeiro hospital nos Estados Unidos a implantar serviço próprio de ambulância foi o Cincinnati General, em 1865. Porém, quando nos referimos ao primeiro sistema municipal (portanto, público) de transporte médico, o privilégio fica com a cidade de Nova York, em 1868, graças ao trabalho de Edward B. Dalton (1834-1872), um cirurgião que atuou no Serviço Médico da União durante a Guerra Civil e que depois foi investido no cargo de superintendente sanitário de Nova York. O veículo empregado por Dalton para se fazer de ambulância era inspirado no mesmo modelo militar adotado pelo Exército da União durante as batalhas travadas nas vizinhanças do rio Potomac. Era, no entanto, uma versão mais leve, para facilitar a dirigibilidade pelas ruas da cidade. Montada sobre o "chassi" de carroção de carga convencional, recebia cobertura de pano e era incrementada com travesseiros e cobertores. Era conhecida como *sick wagon* ("vagão para doentes"). Até 1876, o único hospital a dispor de serviço regular de ambulâncias era o Bellevue Hospital, em Nova York.

O serviço municipal era interligado por meio de telégrafo e telefones com os departamentos de polícia e bombeiros, além dos próprios hospitais. Assim, não demorou muito para que o serviço prestado à população recebesse o devido reconhecimento, conforme pode ser observado pela leitura do seguinte trecho de um decreto de 1879, promulgado pela Assembleia Legislativa do Estado de Nova York:

> (...) Cada ambulância, ou outro veículo utilizado no transporte de doentes e feridos (inclusive animais), terá o direito preferencial de trafegar sobre todos os demais veículos em quaisquer vias públicas, estradas e logradouros. Qualquer cidadão que venha a interferir com a livre circulação retardando, obstruindo ou impedindo o avanço de tais ambulâncias, ou ainda provocando colisões ou outros danos materiais, será acusado formalmente pela prática de delito (...).

Com o tempo, os construtores procuraram diferenciar cada vez mais as ambulâncias em relação às outras carroças utilizadas com fins comerciais, principalmente para evitar que a população as confundisse com as chamadas *Black Marias*, utilizadas para transporte de pacientes portadores de doenças infectocontagiosas. Porém, era inevitável que, ao transitar pelas ruas de Nova York, por volta de 1883, tais veículos pintados de preto e verde-escuro não chamassem a atenção por seu aspecto sombrio.

Depois de Nova York, outras cidades norte-americanas foram gradualmente implantando seus serviços de remoção de pacientes:

- 1880 – Cleveland
- Início da década de 1880 – Distrito de Colúmbia
- 1883 – Filadélfia
- 1885 – Nova Orleans

Às ambulâncias com tração animal somaram-se, mais tarde, também trens e até navios-hospitais.

Ainda que não de forma pioneira, os trens – que já haviam sido empregados com sucesso em guerras anteriores (como a da Crimeia) – tiveram novamente papel relevante no transporte estratégico de tropas, principalmente nos estados da União (Norte), onde a malha ferroviária era mais desenvolvida. Aliás, por volta de 1860, os 50 mil quilômetros de ferrovias norte-americanas superavam, em extensão, a soma de todas as demais existentes até então em outros países do mundo. Esse foi um fator decisivo para garantir maior agilidade no transporte das tropas, além de permitir que o Norte fosse mais eficaz no sistema de suprimento de armas e alimentos aos seus soldados. Mesmo que essa fosse a principal finalidade atribuída às ferrovias por ocasião do começo da Guerra de Secessão, em 1861 já teve início o transporte de feridos e doentes. Embora o famoso sacolejo típico dos antigos trens possa evocar algo de repousante, arrisco-me a dizer que, para os soldados portadores de ferimentos sérios e fraturas, acomodados diretamente sobre o chão duro dos vagões, a sensação era, por certo, bem outra. Nos anos que se seguiram, esse inconveniente foi razoavelmente amenizado quando os vagões receberam adaptações e tiveram macas instaladas.

A estratégia da União foi cortar e segmentar as principais redes ferroviárias entre os estados confederados (Sul), comprometendo ainda mais a já deficiente economia sulista. Também foi um duro golpe no abastecimento (inclusive de alimentos) dos exércitos do Sul.

As aventuras do trem como meio de transporte de soldados feridos tiveram, conforme mencionado anteriormente, suas origens em terras da Crimeia, por volta de 1854. Enquanto os vagões de carga seguiam abarrotados de suprimentos e armas em direção às áreas em conflito, retornavam vazios às bases para ser novamente carregados. Logo, portanto, ficou patente que se poderia tirar proveito daquela situação e, assim, melhorar a logística de evacuação dos feridos. Naturalmente, as acomodações eram bastante precárias, longe de atender aos critérios mais elementares de conforto e absolutamente desprovidas de instalações que permitissem oferecer cuidados médicos adequados durante a viagem. As adaptações com fins sanitários para dar aos vagões ferroviários ares mais condizentes com os de uma ambulância foram surgir em 1857, na França. Dessa forma, por ocasião da guerra entre Itália e Áustria (1859), lá estavam os vagões-ambulância transportando milhares de feridos. A partir de então, a utilização dos trens como transporte sanitário foi progressivamente sendo ampliada e se firmando como alternativa de evacuação em massa. O sucesso no uso dos trens-hospitais pôde ser constatado durante a Guerra Franco-Prussiana (1871), dos Bôeres (1899-1902), em terras da atual África do Sul e, ainda, no território chinês da Manchúria, em meio à Guerra Russo-Japonesa (1904--1905); os russos, em especial, serviram-se dos milhares de quilômetros de sua ferrovia transiberiana.

Essa modalidade, que talvez pudesse ser designada de "transporte ferroviário-sanitário", também se fez presente e, inegavelmente, foi de grande valia ao longo da Primeira Guerra Mundial, pois mais do que cumprir o papel de ambulância sobre trilhos, era, em alguns casos, algo razoavelmente próximo a um hospital sobre rodas. No entanto, mesmo depois que aquelas viagens pioneiras na Crimeia ficaram várias décadas no passado, os vagões continuavam sendo, na maioria das vezes, apenas toscas improvisações. Ainda assim, prestaram-se a transportar centenas de milhares de feridos durante a Grande Guerra. Não foi diferente o papel de destaque reservado aos trens entre 1939 e 1945. Mesmo durante a Guerra da Coreia, que se caracterizou pela predominância do transporte aeromédico, ainda houve participação significativa das ferrovias para evacuação de feridos e doentes. Havia um tipo especial de vagão ferroviário adaptado para essa finalidade: eram os chamados *doodlebugs*, impulsionados por motor a gasolina.

No entanto, assim como sucedeu ao transporte médico marítimo, em anos mais recentes – ainda no século XX – os trens foram perdendo espaço para a agilidade imbatível oferecida pelo transporte aeromédico.

De volta às ambulâncias ancestrais...

Com a aproximação de um novo século, os ventos da modernidade também sopraram avanços tecnológicos para o lado das ambulâncias. Assim, em 1894, entravam em operação em St. Louis os primeiros bondes elétricos adaptados para transporte de doentes. Em 1899, seria a vez de Chicago e Nova York inovarem, com ambulâncias dotadas de dois motores movidos a bateria. A experiência com esses veículos elétricos não foi lá grande coisa. No começo do século XX, no ano de 1908, entraram em operação alguns protótipos movidos a vapor e gás, na cidade de Nova York, com resultados animadores. Àquela altura, o foco de preocupação já não eram tanto os meios de transporte, mas a falta de treinamento adequado do pessoal envolvido nas remoções. Voltaremos a essa questão mais adiante.

Enquanto essas soluções eram implementadas na América, na Europa despertou-se para o transporte urbano de doentes e feridos após a Guerra Franco-Prussiana (1870). Entidades assistenciais britânicas que haviam oferecido ajuda humanitária aos combatentes convenceram-se da necessidade de trazer para a vida civil as experiências compartilhadas com os cirurgiões militares. Tal preocupação culminou com a criação, em 1877, da St. John Ambulance Association, uma entidade que congregava voluntários interessados em primeiros socorros (ver também o capítulo 3 – A Hora de Ouro: Hades terá de esperar).

As ambulâncias inglesas seguiam o mesmo padrão dos carroções cobertos e puxados por cavalos. Eram equipadas com bandagens para imobilização de fraturas, macas e liteiras montadas sobre rodas. Aquelas destinadas ao transporte de pacientes entre cidades e a zona rural eram dotadas de uma espécie de rede suspensa no teto do veículo. Essa solução criativa e o fato de a própria estrutura do veículo ser construída sobre molejo robusto ajudavam a minimizar os solavancos ao longo do caminho (talvez fosse também uma solução a se pensar para o caso da maior parte das rodovias brasileiras e também para o piso em estado sofrível de nossas cidades!).

Aos poucos, o trabalho desenvolvido principalmente pela St. John Ambulance foi encontrando outros adeptos pelo país e também no continente europeu. A partir de 1882, um modelo mais avançado e derivado das ambulâncias utilizadas durante a Guerra de Secessão (1861-1865) passou a ser utilizado na Inglaterra.

Em Paris, a preocupação com um sistema organizado de transporte médico foi enfatizada pelo doutor Henri Nachtel, após sua visita a Nova York, por volta de 1884. O famoso escritor francês Victor Hugo[52] (1802-1885) emprestou também significativo apoio a essa iniciativa ao declarar: "Nova York começou, Paris irá dar prosseguimento a essa proposta, que encontra respaldo na razão e nas evidências (...); é claro, é definitivo, é humano".

O início de mais uma guerra, em 1898, daquela vez opondo Estados Unidos e Espanha, não se acompanhou de nenhum avanço significativo no sistema de ambulâncias.

Por volta de 1915, em plena Grande Guerra (1914-1918), já não mais pairava dúvida sobre a necessidade de operar um soldado com ferimento abdominal grave. De acordo com C. Wallace, em sua publicação *War Surgery of the Abdomen* (1918), "(...) até 6 horas as chances estavam a favor do paciente; após esse período as possibilidades seriam sempre contra ele".

A evolução da tecnologia militar propiciou o desenvolvimento de armas com maior alcance, obrigando que se reposicionassem os hospitais de campanha em áreas mais distantes na retaguarda. Esse fato obrigou a busca por meios mais ágeis de evacuação e transporte dos feridos. Era necessário dar mais um passo adiante. Por isso, outro tipo de "explosão" foi inaugurado com o advento da Primeira Guerra Mundial. Muito diferente daquelas explosões que tantas vidas e sonhos fizeram desaparecer em frações de segundo, essa outra "acelerou" as esperanças de sobrevivência de milhares de feridos, abreviando o tempo de transporte entre o front e os hospitais. Saía, assim, de cena a velha tração animal e entravam as primeiras ambulâncias motorizadas – motores cujos pistões eram movimentados por "explosões" internas (combustão). Explosões, portanto, do bem.

Ainda em 1898, o exército francês testou uma ambulância movida a vapor. Quinze anos mais tarde, em 1913, novamente os franceses inovaram com uma ambulância montada sobre chassi de ônibus; dispunha de sala operatória e luzes elétricas, mas por seu tamanho e pouca agilidade, não era exatamente o protótipo mais adequado para condições de batalha. Em 1915, foi a vez de os norte-americanos dotarem suas tropas posicionadas diretamente no front ocidental com um veículo menor – o Ford modelo T –, em cujo chassi era

---

52 Victor-Marie Hugo, além de escritor, foi também ativista político. Entre suas obras está *Os miseráveis*.

Vencendo a morte

adaptada uma caçamba fechada com capacidade para transportar três macas. Os Estados Unidos despacharam para a Europa alguns milhares desses veículos para serem montados no formato de ambulâncias na própria França. Por serem menores e mais leves, podiam ser manobrados com mais facilidade nas frentes de combate.

Os primeiros serviços de ambulância que entraram em operação na Primeira Guerra Mundial cumpriam tão somente a função de meio de transporte para os feridos. Não havia equipes de médicos, tampouco enfermeiros para acompanhar e prestar assistência às vítimas durante o trajeto. Em grande medida, os motoristas eram voluntários norte-americanos e, nesse ponto, merece registro especial um deles. Refiro-me aqui ao famoso escritor Ernest Hemingway, que depois transcreveu sua experiência na Grande Guerra em um de seus romances de sucesso: *Adeus às armas (A Farewell to Arms)*, de 1929.

Para fazer frente aos ataques com gases venenosos – outra novidade diabólica que fez sua estreia apavorante durante a Primeira Guerra Mundial –, algumas ambulâncias foram adaptadas com chuveiros para que os soldados atingidos pudessem lavar a pele, que queimava em contato com o gás irritante.

A partir de 1939, as ambulâncias motorizadas utilizadas desde a Primeira Guerra Mundial foram cedendo lugar a novos veículos, com capacidade de carga para uma tonelada e meia. Logo ficou evidente a necessidade de desenvolvimento de veículos mais leves e ágeis, de tal forma que, em meados de 1940, entrava em cena uma ambulância de meia tonelada e tração nas quatro rodas; menos de dois anos depois, já estava disponível outro carro, de três quartos de tonelada. Com a interrupção na produção de veículos civis durante os anos da Segunda Guerra Mundial, essas ambulâncias também foram empregadas nos serviços de resgate urbano em cidades norte-americanas.

Recém-saídos da Segunda Guerra Mundial, os serviços médicos do exército norte-americano tiveram que se colocar novamente à disposição dos combatentes em solo asiático. Ali, o avanço na logística de evacuação foi grandemente favorecido pelo sistema de resgate aeromédico, sobretudo por meio de helicópteros, mais adaptados aos pousos em áreas de mata densa do território coreano.

De fato, os "helicópteros-ambulâncias" tornam-se vantajosos em termos de custo/efetividade quando empregados em certos locais em que sua

165

versatilidade e velocidade podem fazer diferença no tempo de transporte de pacientes até o hospital mais apropriado, permitindo que o tratamento definitivo seja adotado o mais rápido possível.

O registro histórico do que talvez tenha sido a primeira evacuação aeromédica aparece durante a Guerra Franco-Prussiana (1870-1871). Paris encontrava-se sitiada pelas forças inimigas, de tal sorte que a única forma encontrada para retirar os feridos da cidade teria sido por meio de balões. Algumas referências falam em 160 soldados e civis evacuados dessa maneira. Embora possível, não há dados suficientes na literatura que nos permitam saber com maior detalhamento técnico como teria realmente se dado tal operação de resgate.

Outra experiência insólita teve lugar durante a Primeira Guerra Mundial, quando o exército britânico noticiou raros casos de soldados feridos que foram amarrados com cordas sobre a superfície externa da fuselagem da cauda de aviões. Quanta emoção para o infeliz!

Ainda em 1919-1920, durante a expedição britânica à Somália, a Real Força Aérea (RAF) fez uma modificação na fuselagem de seu avião bombardeiro *De Havilland 9.* de tal maneira que foi possível encaixar a maca dentro de um compartimento traseiro adaptado (agora, felizmente, na parte interna). Alguns anos depois, em 1923, a própria RAF transportou algumas centenas de feridos no Curdistão. Durante a Guerra Civil Espanhola (1936-1939), os alemães modificaram um avião do tipo JU-52, em que os feridos mais graves eram acomodados em macas, enquanto outros pacientes viajavam sentados; por serem voos longos e em maiores altitudes, foi necessário utilizar oxigênio suplementar.

Vencida aquela etapa inicial e experimental, em que foram adotadas soluções heroicas – e bastante temerárias –, chegamos a 1945, e vamos encontrar um soldado britânico ferido sendo resgatado do interior da floresta de Burma[53] por um helicóptero Sikorsky do exército americano que recebeu algumas adaptações. Além do piloto, havia um paramédico que acompanhava a remoção; duas macas foram presas à parte externa da aeronave. No período final da guerra, o transporte aeromédico já havia se tornado padrão, o que permitiu a evacuação de centenas de milhares de feridos e doentes.

---

53 Burma ou Birmânia – que em 1989 teve seu nome oficial alterado para Myanmar – tornou-se independente do Reino Unido em 1948. Fica localizada no Sudeste Asiático e faz fronteira com China, Tailândia, Índia, Laos e Bangladesh.

A experiência regular com transporte aeromédico na Coreia iniciou-se quando um esquadrão de helicópteros foi acionado para resgatar alguns pilotos cujos aviões haviam sido abatidos e que foram obrigados a se ejetar de suas aeronaves. Para transportá-los, foi necessário utilizar macas fechadas e adaptadas às pás externas do helicóptero, acopladas ao esqui da aeronave. A partir dessa tentativa bem-sucedida, o resgate aéreo logo se expandiu para uma verdadeira rede, controlada por uma central operada por oficiais médicos. Desde então, a figura do paramédico também passou a integrar obrigatoriamente a tripulação do helicóptero, quando se tratava de missão para resgate de feridos.

De início, os helicópteros eram usados somente para transportar os pacientes dos postos médicos avançados até os hospitais de campanha – MASHs –, e apenas para os casos em que as chances de sobreviver sem esse recurso fossem mínimas. Mais tarde, passaram também a resgatar feridos diretamente das linhas de frente, onde se travavam os combates. O balanço final demonstrou que cerca de 20 mil foram transportados durante a Guerra da Coreia. Nesse mesmo cenário floresceram também os MASHs. A auspiciosa cooperação estratégica entre "helicópteros--ambulâncias" e os MASHs permitiu que as intervenções médicas efetivas acontecessem dentro de três a doze horas após a lesão, fato decisivo para a redução da mortalidade, especialmente no caso de ferimentos abdominais. Para que fosse possível dar continuidade ao tratamento dos feridos de maior gravidade estabeleceu-se um sistema de evacuação aérea entre a Coreia e bases americanas localizadas no Japão; em determinados casos, os pacientes também seguiam viagem do Japão até hospitais no próprio território norte-americano. Para dar conta desse fluxo de casos, foram adaptadas aeronaves de maior porte que haviam sido empregadas durante a Segunda Guerra Mundial, capazes de transportar dezenas de pacientes. Algumas delas dispunham inclusive de instalações que permitiam a realização de procedimentos cirúrgicos durante o voo. Essas remoções também possibilitaram o desenvolvimento de uma nova modalidade de enfermagem militar, especializada nos cuidados dispensados aos pacientes durante o transporte aeromédico.

A experiência altamente positiva acumulada na Coreia, aliada às dificuldades próprias dos terrenos onde se travaram os combates no Vietnã, fez com que também nesse outro conflito o transporte aeromédico respondesse quase exclusivamente pela evacuação dos feridos em combate. No auge da guerra, em 1969, mais de 200 mil feridos haviam sido transportados em helicópteros.

Assim se pronunciou o Coronel Hardaway ao retornar do Vietnã, em 1967:

> Uma nova categoria de pacientes cirúrgicos surgiu no Vietnã (...). Trata-se do traumatizado em estado crítico (...) que em quaisquer outras circunstâncias morreria rapidamente após ter sofrido a lesão. No entanto, atualmente, ele consegue dar entrada no hospital mais precocemente, mesmo dentro dos primeiros quinze minutos após o ferimento. Ele chega com pressão arterial inaudível, níveis elevados de lactato, além de outros distúrbios metabólicos significativos (...).[54]

Entre 1964 e 1969, foram realizadas 370 mil remoções aéreas para hospitais localizados no território vietnamita. Se estendermos esse período até 1972, o número de civis e militares feridos que foram resgatados por helicópteros bate na casa de 1 milhão! O tempo de resgate a partir de qualquer área de combate até a unidade de ressuscitação mais próxima não ultrapassava 35 minutos de voo, tornando-se o principal fator responsável pela redução da mortalidade entre os feridos. Alguns estudos conduzidos à época permitiram afirmar que a cada atraso de trinta minutos no tempo de chegada das vítimas ao hospital gerava-se um aumento de até 300% na taxa de mortalidade de pacientes traumatizados graves.

Tal foi o sucesso dessa modalidade de resgate na experiência militar durante a Guerra do Vietnã que, em meados da década de 1960, o próprio exército norte--americano resolveu adotá-la também para o transporte de vítimas de acidentes no âmbito da aviação civil (conhecida por *Operation Flatiron*) e, em seguida, também para acidentes rodoviários nos Estados Unidos.

Logo se percebeu que os resultados poderiam ser ainda mais otimizados se técnicas efetivas de ressuscitação fossem iniciadas de imediato e mantidas ainda durante o tempo de voo. Com tal premissa em mente, foi fácil concluir que seria necessário incluir um médico na equipe do helicóptero. Isso porque um médico socorrista poderia instituir as medidas de suporte avançado de vida em pleno voo, dentro da chamada *Golden Hour*, após a

---

54 Hardaway, citado por F. A. Simeone, in Pulmonary Complications of Nonthoracic wounds: a Historical Perspective, *Journal of Trauma*, 8(5): 625-648, 1968.

ocorrência do trauma. Dessa forma, o helicóptero tornar-se-ia, de fato, uma extensão remota de recursos que, do contrário, só poderiam ser instituídos depois que o paciente desembarcasse no hospital, tais como intubação endotraqueal, cricotireotomia ou traqueostomia (todas as três são técnicas médicas de acesso às vias respiratórias do paciente que apresenta dificuldade aguda para respirar), ventilação artificial, posicionamento de drenos no tórax etc.

Em 1973, o St. Anthony Hospital, em Denver (nos Estados Unidos), foi o primeiro a dispor de um serviço aeromédico – com heliponto – associado a um centro especializado em trauma.

Um estudo realizado pelo Colégio Americano de Cirurgiões publicado em 1983 no *Journal of American Medical Association* (JAMA) concluiu que o transporte de pacientes traumatizados por meio de helicópteros foi capaz de reduzir a mortalidade quando comparado a casos transportados por ambulâncias convencionais.

Ainda que possa parecer um luxo difícil de viabilizar em situações de guerra, mesmo assim Israel adotou como rotina incluir a figura do médico na tripulação dos "helicópteros-ambulâncias" (bem como equipamentos avançados de ressuscitação) durante a Guerra do Líbano, em 1982. Essa decisão teve por base a análise retrospectiva dos resultados menos satisfatórios (do ponto de vista do resgate médico) alcançados em conflitos anteriores, como a Guerra dos Seis Dias (1967) e a Guerra do Yom Kippur, em 1973.

A fim de nos situarmos melhor historicamente, vamos a um rápido resumo desses conflitos.

Inteligência estratégica: esse foi o grande diferencial posto em prática por Israel para enfrentar e vencer o contingente três vezes maior de soldados árabes (125 mil contra 390 mil), que ainda contavam com o apoio da União Soviética. Havia chegado o momento de a Liga Árabe concretizar aquilo que havia estabelecido como meta em 1964: a destruição de Israel.

Com essa diretriz em mente, três anos mais tarde (em 1967), Gamal Abdel Nasser – presidente do Egito – decretou o fim do Estado de Israel.

Cerca de um mês antes do início do conflito principal, o Egito invadiu a Península do Sinai, onde se achava baseada uma força militar da ONU. Ao mesmo tempo, foi estabelecido um bloqueio naval que impedia o acesso de navios israelenses ao Mar Vermelho.

A resposta de Israel foi rápida, coordenada e precisa, desencadeada em três frentes quase simultâneas de combates, enquanto as forças árabes estavam ainda se organizando para a guerra. Em 5 de junho de 1967, caças Mirage israelenses desencadearam um intenso bombardeio, destruindo em apenas três horas quatrocentos aviões egípcios que estavam estacionados em pistas na Península do Sinai. Na sequência, uma grande força de paraquedistas tomou de assalto a região leste de Jerusalém e a Cisjordânia, em 7 de junho. Finalmente, nos dias 9 e 10 de junho, o exército de Israel invadiu a Síria pelas Colinas de Golã.

Resultado: em menos de uma semana, Israel havia superado os árabes. Terminava, assim, a Guerra dos Seis Dias, que teve como principal estrategista militar e herói Moshe Dayan, ministro da Defesa israelense. Ele assim se pronunciaria: "A guerra é o evento mais excitante e dramático que se pode ter na vida".

Com a morte de Nasser, em 1970, o novo líder egípcio – Anwar Sadat – resolve retomar a Península do Sinai.

Enquanto os judeus de todo o mundo – em particular o povo do Estado-nação israelense – preparavam-se para as celebrações do Dia do Perdão (em hebraico, *Yom Kippur*), Egito e Síria davam início a um vigoroso contra-ataque sobre os territórios do Sinai e das Colinas de Golã, que haviam ficado em poder de Israel desde a Guerra dos Seis Dias, em 1967. Favorecida pelo elemento surpresa, a investida árabe teve início em 6 de outubro de 1973 e alcançaria bons resultados nas duas frentes. Logo nos primeiros dias de confronto, os egípcios venceram a grande barreira de areia (com 50 metros de altura), erigida por Israel às margens de um longo trecho do Canal de Suez, e com a ajuda de artilharia pesada atacaram com violência as fortificações ali construídas pelo vizinho. Enquanto isso, os sírios impunham pesadas perdas às forças de Israel que defendiam as Colinas de Golã. Com pouco mais de 400 mil soldados, Israel teve de enfrentar cerca de 800 mil egípcios e outros 150 mil sírios. No entanto, nas semanas que se seguiram foi conseguindo inverter a sorte no conflito, fazendo retroceder as tropas sírias, obrigadas a recuar até as proximidades de Damasco. O exército israelense também logrou ocupar uma área de 2.500 quilômetros na margem ocidental do Canal de Suez. A chamada Guerra do Yom Kippur (ou Guerra Árabe-Israelense) foi encerrada em 26 de outubro de 1973, depois de um cessar-fogo coordenado pela ONU. O saldo da guerra trouxe números significativos: algo em torno de 2.600 mortos e 7 mil feridos do lado israelense. Os casos de queimaduras responderam por um décimo de todos os ferimentos, ainda que sua extensão tenha sido relativamente limitada, graças ao uso de vestimentas capazes de oferecer certo grau de proteção. A distribuição dos principais ferimentos/distúrbios de que foram vítimas os soldados israelenses é mostrada no quadro a seguir:

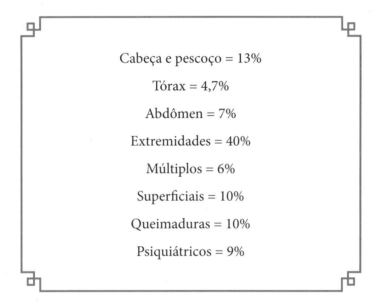

Cabeça e pescoço = 13%

Tórax = 4,7%

Abdômen = 7%

Extremidades = 40%

Múltiplos = 6%

Superficiais = 10%

Queimaduras = 10%

Psiquiátricos = 9%

Também se notou aumento considerável no número de lesões oculares penetrantes, provocadas em grande medida por estilhaços metálicos provenientes da explosão de mísseis antitanque.

As cirurgias de emergência (ditas salvadoras) só eram realizadas nas instalações avançadas de campo caso o transporte imediato fosse de todo inviável no momento. Foram 3.649 cirurgias, ortopédicas em sua maioria. Nas frentes de batalha, o transporte por helicóptero se fez presente:

> (...) Na região das Colinas de Golã, onde as distâncias eram menores, somente 30-40% dos feridos foram evacuados por via aérea diretamente aos hospitais na retaguarda, enquanto no Deserto do Sinai 80% dos soldados feridos foram transportados por helicópteros até as unidades cirúrgicas avançadas (...).

Por seu lado, os árabes amargaram cifras que variam, na literatura especializada, entre 8 mil e 15 mil mortos e 19 mil e 35 mil feridos.

Em 1978, durante os Acordos de Camp David, nos Estados Unidos, o Egito viria a se tornar a primeira nação árabe a reconhecer o Estado de Israel.

Também foi positiva a aplicação dos helicópteros como parte integrante do sistema de resgate implantado pelas forças britânicas durante a Guerra das Malvinas (2/4 a 14/6/1982). Devido ao terreno rochoso muito acidentado e à ausência de estradas nas ilhas, o transporte aeromédico mostrou-se essencial, permitindo que a evacuação dos soldados britânicos feridos até o navio-hospital se fizesse com agilidade, o que contribuiu para a baixa mortalidade. No entanto, logo que tiveram início os primeiros combates travados em terra, cerca de 43% dos soldados britânicos feridos e que necessitavam de remoção para se submeter a cirurgia no navio--hospital chegaram a aguardar até dez horas pelo transporte. Ficava, assim, definitivamente evidenciada a necessidade urgente de se estabelecerem serviços médicos também em terra.

Para casos selecionados de maior complexidade, o sistema britânico de evacuação dos feridos tinha prosseguimento, por via marítima, até Montevidéu (Uruguai). De lá, por via aérea, alguns casos eram levados para a Inglaterra.

Depois dessa rápida passagem pelos cenários ao sul do Atlântico no início da década de 1980, oito anos mais tarde iríamos, novamente, nos deslocar até o Oriente Médio.

Entre 2 de agosto de 1990 e 28 de fevereiro de 1991, o Golfo Pérsico foi palco de um conflito em que se enfrentaram, de um lado, cerca de 650 mil iraquianos sob as ordens de Saddam Hussein e, de outro, uma coligação de países tendo à frente os Estados Unidos, com contingente aproximado de 950 mil homens. O objetivo era a libertação do Kuait. Uma vez mais, as distâncias e as dificuldades impostas pela natureza do terreno do deserto fizeram do helicóptero a solução ideal para resgate dos feridos e o transporte até os hospitais de campanha. Os feridos nas batalhas eram imediatamente levados a um posto avançado localizado a 500 metros da linha de frente; lá, uma equipe médica adotava as medidas terapêuticas iniciais para estabilizar a vítima. Para os casos que exigiam intervenções mais complexas, o transporte para hospitais de suporte na retaguarda mais distante foi feito por meio de aviões. Ao longo do período em que se deram os enfrentamentos, passaram pelos serviços encarregados de prover assistência aos feridos pouco mais de 3 mil médicos. Ao final do conflito, computaram-se entre os norte--americanos 147 mortes diretamente relacionadas aos combates e outras 235 relacionadas a causas diversas. Foram 467 norte-americanos feridos.

Nos conflitos mais recentes travados no Iraque e no Afeganistão, a disponibilidade de jatos mais velozes permitiu que feridos graves, submetidos a abordagem cirúrgica inicial nos hospitais de campo, fossem levados à Europa a fim de se completar a intervenção em hospitais mais bem estruturados.

Em conclusão, com base nos vários relatos que compõem este capítulo, fica patente, de forma inquestionável, que a Medicina militar soube empregar soluções criativas e vantajosas também no que se refere à redução progressiva do tempo de transporte das vítimas até os locais mais apropriados para oferecer o tratamento médico requerido. Sempre na busca incansável pelo constante aprimoramento da assistência médica oferecida, de início foi capaz de desenvolver e aperfeiçoar métodos de resgate cada vez mais efetivos para atender os próprios soldados feridos nas guerras; posteriormente, soube também compartilhar suas significativas e bem-sucedidas aquisições e oferecê-las à prática médica na vida civil e em tempos de paz.

Capítulo 7

MASH

MAS NÃO O DE ROBERT ALTMAN!

Nunca tantos deveram tanto a tão poucos.[55]
(Winston Churchill, primeiro-ministro britânico, 1879-1965)

Hospitais de guerra têm acompanhado e amparado os soldados feridos e doentes desde as épocas mais remotas.

Na Grécia Antiga, no século IV a.C., as tendas dos cirurgiões eram descritas como

> (...) locais sempre agitados e barulhentos, onde ressoavam gritos de dor e súplicas desesperadas dos feridos (...). A fumaça do braseiro com os ferros para cauterização sempre de um vermelho rutilante; drogas fumegando, o aroma das ervas, resinas e especiarias nas prateleiras e um (repugnante!) odor de carne humana tostada.

Com algum aprimoramento, o modelo primitivo de hospital de campanha manteve-se durante muitos séculos fiel às tendas utilizadas pelos cirurgiões à época de Alexandre, o Grande.

É fato, em geral, aceito pelos historiadores que durante o Império Romano os conhecimentos científicos no campo da Medicina não mereceram maior atenção. As práticas adotadas baseavam-se em grande medida na teoria e nas

---

55 No original, "Never in the field of human conflict, was so much owed by so many to so few". Pronunciamento de gratidão feito pelo primeiro-ministro britânico em 20 de agosto de 1940, em reconhecimento ao heroísmo dos pilotos da Real Força Aérea (RAF), depois da vitória contra a *Luftwaffe* nazista, na Batalha da Grã-Bretanha.

investigações levadas a efeito pelos povos gregos, das quais se apropriaram os romanos. Os médicos que acompanhavam as legiões eram, em seu maior contingente, gregos mantidos a princípio como escravos. A presença do médico se fazia necessária nos exércitos não só para checar as condições físicas de saúde dos homens por ocasião do recrutamento, mas também para supervisionar o rendimento físico e eventuais lesões sofridas durante os treinamentos. Somente com o passar do tempo, e aos poucos, a importância do trabalho desenvolvido pelos médicos na recuperação dos soldados feridos é que lhes permitiu subir na escala hierárquica até adquirirem a posição de centuriões (oficiais), que, todavia, eram poupados de participar diretamente dos combates.

Mas se o conhecimento científico não mereceu maior incentivo e tampouco experimentou evolução palpável, ao mesmo tempo é inegável que os antigos romanos se preocupavam com as condições sanitárias. Foram planejados e construídos sistemas sanitários relativamente sofisticados para a época, como aquedutos e termas para banhos – algo que não voltaria a ser visto ao longo dos dois milênios seguintes.

Ao tempo do imperador Augusto, ainda antes da era cristã – por volta do ano 100 a.C. –, foram construídos edifícios que cumpriam seu papel como locais de descanso e cura para soldados e escravos; prestavam-se ainda a hospedar viajantes.

Paira certa dúvida entre os estudiosos se esses locais desempenhavam funções que os aproximassem dos hospitais, tal como foram concebidos muitos séculos depois. De qualquer forma, há evidências arqueológicas indicativas da existência de certos utensílios que guardam alguma similaridade com instrumentais médicos, descobertos em meio a ruínas de fortificações romanas.

Esses edifícios "hospitalares" ancestrais estavam voltados, a princípio, a acolher enfermos e pobres que não tinham opção melhor para esperar pela morte inevitável. As pessoas mais favorecidas na escala social eram tratadas em suas próprias casas. Até os próprios soldados feridos recebiam cuidados médicos ao serem acolhidos nas casas dos nobres.

Com a expansão das fronteiras do império e o inevitável distanciamento das batalhas em relação ao centro do poder romano, as conquistas militares de novos territórios foram levando os exércitos para regiões cada vez mais afastadas. Era preciso encontrar formas alternativas para prestar atendimento aos guerreiros em locais mais próximos das áreas de conflito. Assim, a construção de mais edificações de caráter assistencial passou a priorizar as demandas bélicas em detrimento das necessidades reclamadas pela população civil. Logo começaria a se estruturar uma verdadeira rede de edifícios voltados a tal finalidade. Ao menos em tese, devia haver um desses prédios para cada legião romana. É o que se pode concluir diante da descoberta de resquícios dessas edificações junto das demais ruínas das principais fortalezas romanas assentadas nas zonas fronteiriças do império.

Nos tempos que antecederam o surgimento dessa alternativa, os feridos em batalha eram levados até povoados situados nas proximidades das zonas em que aconteciam os enfrentamentos bélicos a fim de lhes prover refúgio e, quem sabe, uma chance de sobreviver às lesões mais sérias. Não é, portanto, de estranhar que esse transporte feito em condições bastante precárias resultasse na perda de muitas vidas.

A fim de contemplar as insaciáveis demandas reclamadas pelas guerras, era preciso repor os soldados feridos tão logo mostrassem condições mínimas de retornar à luta. Vem daí a especial ênfase dada à realização de procedimentos cirúrgicos para corrigir as lesões sofridas em batalha, deixando-se em segundo plano o tratamento médico das doenças.

A palavra de origem latina *valetudo* pode ser traduzida como "boa saúde" e aparece na raiz do nome dado aos edifícios que nos remetem aos primórdios dos hospitais militares romanos: *Valetudinarum*.

Dotados de considerável sofisticação construtiva – ao menos para os padrões da arquitetura hospitalar da época –, exibiam um corredor central ao longo do qual se sucediam pequenas salas enfileiradas de cada lado. Cada cômodo devia acomodar de quatro a cinco pessoas.

Talvez inspirados nesse modelo, os hospitais voltados ao atendimento dos civis começaram a despontar nas cidades europeias, a partir do século VI d.C., em sua grande maioria patrocinados pela piedade cristã.

Durante o transcorrer da Idade Média (entre os séculos V e XV), ainda sob forte influência da religiosidade então prevalente, os primeiros prédios hospitalares foram aos poucos se disseminando pela Europa, e de lá para outras partes do mundo. Sua missão maior, no entanto, continuava atrelada àquela origem remota: amparar peregrinos e pobres – estando enfermos ou não –, oferecendo-lhes hospedagem, e para os desesperançados, um lugar para encontrarem alguma dignidade diante do chamado de Deus nos momentos finais que antecediam a morte.

O caráter mais de cunho médico associado aos hospitais só começaria a se estabelecer por meio das ordens dos cavaleiros cruzados, como foi o caso do Hospital St. John, fundado por eles em Jerusalém. Por esses tempos, os hospitais passaram a receber enfermos portadores de vários tipos de doenças e ferimentos em busca de tratamento médico.

Aos poucos, foi abandonado aquele velho estigma tétrico de meros repositórios de moribundos, cujo rápido e lúgubre caminhar para a morte certa se impunha irremediável; em seu lugar, surgiria a imagem de um local que sinalizava alguma esperança de recuperação.

A transição que consolidou a nova imagem do hospital, tal como o reconhecemos em nossos dias, deu-se no século XIII, com a fixação de pessoal médico na instituição.

Em fins do século XV, a rainha Isabel de Aragão e Castela providenciou para que os soldados de seus exércitos em guerra contassem não apenas com carroças que faziam as vezes de ambulâncias, mas também com os primeiros hospitais de campanha, tendas em que os feridos eram atendidos por cirurgiões.

Em 1620, coube a Maximiliano I, da Baviera, conduzir a implantação dos primeiros hospitais militares germânicos destinados a prestar assistência aos soldados feridos e que lutavam pela Liga Católica[56]. Mesmo sem contar com os conhecimentos básicos de bacteriologia e sobre a transmissão de doenças infectocontagiosas, os edifícios desses hospitais eram amplos, bem ventilados e previam a separação dos doentes portadores de disenteria, evitando que entrassem em contato com os demais pacientes.

Quando caminhamos para o final do século XVII, vale a pena dar uma rápida olhada no reinado de William III, mais precisamente no período da chamada Guerra dos Nove Anos (1688-1697), em terras da Irlanda e Flandres[57]. Primeiro, vamos entender um pouco mais as circunstâncias em que se deu esse conflito.

---

56 Aliança militar que reunia as forças católicas germânicas, entre 1609-1635; era comandada por Maximiliano I, duque da Baviera, e combatia a expansão do protestantismo. Maximiliano I teve participação de destaque durante a Guerra dos Trinta Anos, como aliado dos imperadores Habsburgos.

57 Condado medieval que existiu entre 866 e 1795; suas terras localizavam-se a sudoeste dos chamados Países Baixos, e hoje corresponderiam a um trecho no norte da França e a territórios da Bélgica e da Alemanha.

Em um dos lados do embate estava aquele que era, à época, o mais poderoso monarca da Europa – o rei Luís XIV (o Rei Sol), da França –, e de outro uma coalisão europeia – a Grande Aliança –, liderada por Inglaterra e Holanda, além do imperador Leopoldo I do Sacro Império Romano, Carlos II da Espanha e Vítor Amadeu II de Saboia.

Mesmo que os principais conflitos tenham ocorrido em solo continental europeu, nas cercanias das fronteiras da França também foram registrados enfrentamentos tanto na Irlanda quanto na Escócia, em razão da disputa particular entre Guilherme de Orange (protestante) e Jaime II (católico), envolvendo o trono inglês.

Um dos fatores que levaram o francês Luís XIV a desgastar suas relações diplomáticas com vários de seus vizinhos foi a expulsão que ele promoveu dos huguenotes (protestantes) franceses, a partir de 1685. Cerca de 200 mil huguenotes foram forçados a fugir para a Inglaterra.

A guerra terminou com o Tratado de Ryswick, em 1697. Pelos termos desse acordo, Luís XIV manteve seu domínio sobre a Alsácia, mas teve que abrir mão da Lorena, bem como dos territórios que a França havia conquistado na margem direita do rio Reno (Renânia), e também desocupou a Catalunha. Da mesma forma, reconheceu Guilherme de Orange como o legítimo rei da Inglaterra, coroado com o título de William III.

Essa disputa interna na Inglaterra merece uma explicação adicional, ou poderá parecer confusa para aqueles que não têm maior intimidade com os meandros da história europeia. Então, vamos lá.

Ao tempo em que teve início a Guerra dos Nove Anos, o monarca inglês era Jaime II. Embora fosse católico convicto e primo do francês e também católico Luís XIV, sua filha e até então herdeira – Maria – era protestante e casada com Guilherme de Orange.

Embora a insatisfação com as práticas religiosas de Jaime II fosse crescente entre a maioria inglesa protestante (tanto no exército quanto em outras instituições do governo), Guilherme de Orange (que além de genro era também seu sobrinho) ainda resistia em se opor frontalmente a Jaime, exatamente com receio de prejudicar as chances de sua esposa Maria sucedê-lo no trono.

No entanto, um fato novo alterou esse equilíbrio de forças quando, em 1688, a segunda esposa de Jaime II deu a ele um filho que, a partir daí, seria o legítimo herdeiro do trono. Estava, portanto, tomada a decisão de derrubar

Jaime II. E assim aconteceu. Ainda em 1688, e quando terminou a guerra, em 1697, o próprio Luís XIV foi forçado a reconhecer William III (ex-Guilherme de Orange) como o rei da Inglaterra (inclusive ampliando a governança sobre Irlanda e Escócia). A partir dessa maior aproximação entre as ilhas britânicas, uma Inglaterra maior e mais poderosa surgia diante das nações europeias.

Foi durante a Guerra dos Nove Anos que surgiram aqueles que seriam os primeiros relatos históricos de que se tem conhecimento sobre a efetiva utilização de uma unidade hospitalar móvel inserida diretamente no campo de batalha. Antes dessa iniciativa, os primeiros socorros efetivos só podiam ser dispensados nos hospitais fixos estabelecidos na retaguarda. Porém, o transporte improvisado e por longas distâncias acabava por piorar a dor e contribuía decisivamente para aumentar as mortes.

Conclui-se, portanto, que embora os modernos MASHs – Mobile Army Surgical Hospitals – tenham sido utilizados durante a Primeira Guerra Mundial e, principalmente, aperfeiçoados na Guerra do Vietnã, a ideia de deslocar o atendimento hospitalar emergencial para as imediações do campo de batalha já podia ser observada em sua versão mais primitiva, lá pelos idos de 1692.

Com o surgimento desses hospitais móveis, a hierarquia militar estabeleceu também novas patentes de oficial médico e cirurgião geral, dando início a um processo de aprimoramento da estrutura organizacional da Medicina militar.

Em nossa caminhada histórica, ao chegarmos à segunda metade do século XVIII, vamos observar que os doentes – na então colônia inglesa da América do Norte – eram tratados em casa por membros da própria família. A internação em asilos e enfermarias era opção somente para quem não tinha alternativa! A fama desses locais não era nada boa. A população tinha a ideia de que se tratava praticamente de caminhos sem volta. Então, veio a Guerra da Independência dos Estados Unidos – entre 1775 e 1783 –, e na esfera militar era preciso providenciar algum tipo de estrutura assistencial para os soldados feridos e doentes. Surgiram, assim, os chamados hospitais itinerantes, que acompanhavam os deslocamentos das tropas (hospital do regimento) e, por isso mesmo, eram montados em tendas de lona ou "(...) se o exército permanecesse acampado por períodos mais longos, eram construídas cabanas (...) que permitiam acomodar cerca de seis camas e uma mesa operatória".

Quando esses hospitais itinerantes não se mostravam suficientes para prover o tratamento necessário, o apoio de retaguarda era dado por hospitais gerais fixos (*general hospitals*) improvisados em residências particulares, igrejas, estábulos, presídios, fábricas ou escolas nas vilas e cidades mais próximas da frente de batalha. Não podemos nos esquecer de que, àquela época, praticamente inexistiam construções nos Estados Unidos especialmente projetadas para hospitais, à exceção do Pennsylvania Hospital, o mais antigo de todo o território norte-americano, fundado em 1751.

O novo cenário que permitiu o aprimoramento da estrutura organizacional dos hospitais militares foi possível graças à iniciativa do general George Washington – então comandante do Exército Revolucionário –, que fez pressão para o Congresso Continental aprovar, em julho de 1775, a criação daquele que seria o primeiro modelo de hospital dedicado ao atendimento dos militares da nação norte-americana e que tomaria forma a partir da Independência. A estrutura de recursos humanos desses embriões de hospitais militares era composta por quatro cirurgiões, um boticário (equivalente ao farmacêutico), vinte auxiliares, um enfermeiro para cada dez pacientes, além de escriturário e almoxarife, e devia dar conta das demandas de um grupamento de 20 mil soldados. Ao fim da guerra, no entanto, esse embrionário sistema hospitalar foi desmobilizado gradativamente, até desaparecer por completo. Ressurgiria quase noventa anos depois com a Guerra de Secessão.

Quando nos transportamos ao outro lado do Atlântico, vamos observar que, em 1789, era implantado, na Inglaterra, o Hospital de York, em Chelsea, por iniciativa do oficial cirurgião John Hunter. Foi o primeiro hospital permanente à disposição das forças armadas britânicas, e desempenhou papel relevante durante as Guerras Napoleônicas.

Ao avançarmos até a segunda metade do século XIX, vamos encontrar o exército norte-americano decidido a construir hospitais para servir aos soldados da União durante a Guerra Civil (1861-1865). É certo que, antes de 1860, o exército yankee (do Norte) não tinha experiência na edificação de prédios hospitalares: "(...) na guerra contra o México as igrejas e conventos foram o bastante (...)".

Outra dificuldade decorria do fato de não haver, até então, um modelo arquitetônico a ser seguido. Os europeus ainda não haviam chegado a um consenso sobre a melhor solução. Franceses e ingleses estavam propensos a rejeitar a concentração de muitos pacientes em grandes enfermarias, principalmente depois das experiências calamitosas vividas nas Guerras Napoleônicas (1803-1815) e no início da Guerra da Crimeia (1854-1856).

Esse receio, no entanto, caiu por terra depois que Florence Nightingale obteve espetacular redução na mortalidade dos soldados ingleses na Crimeia adotando tão somente algumas regras básicas de higiene. Assim, o argumento sobre "(...) os perigos de misteriosas concentrações de venenos e eflúvios, cuja potência era diretamente proporcional ao número de pacientes agrupados (no mesmo ambiente) (...) parecia perder grande parte do seu apelo".

Por outro lado, poucos anos mais tarde, durante a guerra contra a Áustria (1859), os resultados obtidos pelos franceses foram considerados bastante satisfatórios. Eles optaram por uma planta hospitalar compartimentalizada (os chamados lazaretos), a fim de isolar pessoas suspeitas de contágio.

Na tentativa de conciliar os pontos positivos das duas tendências – grandes enfermarias ou compartimentos menores –, surgiram na Europa os edifícios do tipo "pavilhão", adotados também pelos norte-americanos como modelo para os *general hospitals*. Admitia-se que a internação de pacientes em alas totalmente independentes seria útil para reduzir a propagação de doenças infecciosas. Havia ainda a preocupação de construir os pavilhões de tal forma que não ficassem em fila (como peças de dominó), evitando, assim, que o fluxo do ar carregado de "miasmas nocivos" circulasse entre os prédios.

O sistema hospitalar para atendimento dos soldados feridos ou doentes durante a Guerra Civil Americana era constituído, portanto, pelos hospitais de campanha *(field hospitals)* e os hospitais gerais *(general hospitals)*. O atendimento inicial era realizado nos hospitais de campo, na realidade, um conjunto de tendas de lona. Lá aconteciam as cirurgias de urgência.

Já os hospitais gerais eram dotados de um corpo central do qual se irradiavam várias ramificações (enfermarias), o que possibilitava agrupar os pacientes de acordo com as categorias nosológicas e ainda assegurar boas condições de aeração. Prestavam-se ao atendimento de pacientes mais graves referidos a partir dos hospitais no front, desde que reunissem condições de enfrentar viagem nas "ambulâncias" da época. Mas a fama daqueles hospitais repletos de doentes continuava a não inspirar confiança entre os próprios soldados. A alta incidência de infecções era, provavelmente, o principal motivo a assustar a "clientela". Mesmo assim, a continuada pressão de demanda impôs a multiplicação dos hospitais gerais, de tal sorte que em fins de 1864 eles já somavam 192 unidades vinculadas ao Exército da União (Norte). Até hoje a designação *general hospital* está presente em muitas instituições norte--americanas. O nome deriva do fato de que, durante a Guerra Civil esses hospitais recebiam quaisquer soldados, independentemente da unidade a que pertenciam ou da patente militar. Como já mencionado anteriormente, de início, vários deles foram improvisados em construções já existentes. "(...) Quase todos eram mal equipados; alguns nem mesmo dispunham de camas, colchões, medicamentos e roupas (...)".

Ao final da Guerra Civil (1865), o balanço geral dava conta de que os hospitais gerais, especialmente implantados em várias regiões do país, haviam atendido mais de 1 milhão de soldados, com aproximadamente 8% de mortalidade, "(...) a taxa mais baixa já alcançada por hospitais militares, e menor, inclusive, que a de muitas instituições civis (...)". Esses resultados eram motivo de orgulho para os norte-americanos quando se fazia comparação com o desempenho de hospitais semelhantes da Europa.

Ainda que de forma muito rudimentar – e não poderia ser diferente, pois naquela época os germes ainda não eram responsabilizados pela etiologia das infecções –, pode-se dizer que, intuitivamente, um primeiro esboço de controle de infecção hospitalar já começava a se delinear durante a Guerra de Secessão. Eram tentativas de acomodar soldados com o mesmo tipo de infecção em alas específicas (pavilhões) do prédio hospitalar, a fim de reduzir o risco de "transmissão" a outros pacientes.

Enquanto isso, abaixo da linha do Equador...

Nas bandas do rio Paraguai (durante a guerra de mesmo nome), o vislumbre daquilo que se ousava denominar hospital certamente também não era nada animador. É Dionísio Cerqueira que nos descreve a arquitetura dos hospitais militares de campanha, lá pelos idos de 1865-1870 (a grafia do texto original está mantida):

> (...) Cheguei ao hospital de sangue, pobre rancho paraguaio, coberto de palha, junto de um laranjal. Estava cheio, atopetado de feridos. Sentei-me fora, sobre uma pedra. Chegavam oficiais e soldados, estropiados, ensanguentados, em doloroso desalinho; uns sozinhos; outros apoiando-se em camaradas com ferimentos menos graves; a maior parte carregados ao ombro ou em andas, arranjadas com armas atravessadas e capotes.

Pouco depois, na mesma guerra, o "padrão arquitetônico" sofreria pequenas alterações estéticas no hospital de Vileta:

> (...) meteram-me num compartimento da igreja Vileta (...). As nossas camas eram mantas estendidas no piso de terra batida, por onde a vassoura não passava desde muito. As paredes de barro não tinham caiação, e o teto de telha vã já mal nos abrigava (...).

Vamos dedicar, agora, algum espaço para saber um pouco mais sobre as condições em que operavam os hospitais militares de campanha na transição do século XIX para o século XX. O conflito mais representativo desse período foi a Guerra Sul-Africana (ou dos Bôeres), entre 1899 e 1902.

O hospital era constituído por um conjunto de tendas em formato de sino e cobertas de lona onde eram mantidos os feridos; seu design não era lá muito funcional, o que as tornava pouco práticas para manter pacientes por períodos maiores. Outras tendas tinham finalidades específicas: consultório, sala de cirurgia e apoio administrativo. Esses hospitais eram, sempre que possível, montados junto a algum suprimento de água e próximo a estradas, via férrea ou rota fluvial, para facilitar o fluxo de remoção dos pacientes para outros hospitais. Seu posicionamento estratégico também deveria facilitar a chegada das vítimas trazidas diretamente da frente de batalha. Em função da constante movimentação das tropas, instalava-se de início apenas metade da capacidade plena do conjunto hospitalar; com isso, o restante das tendas poderia ser alocado em outro sítio, conforme ditasse o ritmo dos enfrentamentos com o inimigo. Seu perfil de atendimento restringia-se aos curativos dos ferimentos e realização de amputações.

Felizmente para as vítimas, por essa época a Medicina civil já vinha utilizando rotineiramente a anestesia, o que foi uma verdadeira bênção para minimizar a dor e o sofrimento, até então marcas inseparáveis de qualquer intervenção cirúrgica. Clorofórmio e morfina operavam o milagre!

Da mesma forma, a exploração cirúrgica, que visava localizar o projétil de arma de fogo na intimidade do corpo humano, foi enormemente beneficiada pela recente introdução do equipamento de raio X como adjuvante fundamental para suporte diagnóstico.

A hotelaria também não era um ponto de destaque. Não havia camas; utilizavam-se camadas de palha para acomodar os feridos no chão.

O suporte externo era provido por uma guarnição de maqueiros que permaneciam acampados junto do hospital. O chão da sala, ou melhor, da tenda cirúrgica, era de grama, material pouco propício para uma boa limpeza ao final do ato cirúrgico. À medida que as cirurgias iam se sucedendo, não é difícil imaginar que o ambiente convertia-se em uma mistura de grama, terra e sangue. Um caldo de cultura e tanto para a proliferação de toda sorte de microrganismos.

A paramentação dos cirurgiões, assistentes e anestesistas também não era exatamente um primor como forma de minimizar a contaminação do campo cirúrgico. Mangas de camisa, calças de montaria e capacete: lá estava o cirurgião a postos para iniciar o procedimento cirúrgico!

O sistema que emergiu da experiência acumulada ao final da Guerra dos Bôeres tinha um componente pré-hospitalar responsável pela coleta dos feridos em meio ao campo de batalha. Os padioleiros os carregavam até uma primeira unidade avançada. Nesse posto de curativos, localizado na frente de combate, entre 100 e 150 feridos eram rapidamente tratados, estabilizados e em seguida encaminhados para um hospital situado logo atrás da linha de frente (pouco mais de dez quilômetros). Dotado de macas para oferecer um mínimo de conforto aos pacientes, propunha-se a estabilizar provisoriamente até cerca de duzentas vítimas. Era a chamada *Casualty Clearing Station*. As tendas tipo sino foram posteriormente substituídas por outras com melhor funcionalidade, em formato de casco de tartaruga, com cobertura de tecido mais leve e, portanto, mais adaptadas ao clima quente da região. Dali, os casos mais complexos e que mereciam períodos mais longos de internação seguiam em carroças com tração animal (cavalos e bois) para outro hospital de campo estacionado na retaguarda. Cabe lembrar que a área conflituosa era muito extensa, as estradas de péssima qualidade, e as carroças-ambulâncias não dispunham de sistema de amortecimento com molas, o que transformava a jornada em um périplo sacolejante a martirizar ainda mais os pacientes. A etapa seguinte era representada pela transferência a um hospital geral que ocupava alguma edificação em localidade próxima. O fluxo de evacuação encerrava-se com alguns casos selecionados sendo levados à própria Inglaterra, depois de um longo percurso em trens que tinham vagões especialmente adaptados para funcionar como hospitais ambulantes. Havia também dois navios-hospitais à disposição para o transporte dos feridos e doentes.

Em relação ao trabalho realizado pelos maqueiros, vale mencionar uma curiosidade. Havia uma corporação de voluntários – *Indian Ambulance Corps* – liderada por um jovem advogado indiano que estava morando no território sul-africano. Seu nome: Mohandas Karamchand Gandhi, que se popularizou como Mahatma Gandhi (1869-1948).

Talvez a proximidade temporal entre o fim da guerra na África do Sul e o início da Primeira Guerra Mundial – apenas uma dúzia de anos – tenha preservado alguns aprendizados na superfície da memória militar inglesa. De fato, uma nova organização dos serviços médicos havia sido delineada com base nas dificuldades enfrentadas no conflito anterior. No entanto, outro fator limitante entrou em jogo. O fato é que os serviços médicos do exército inglês ainda não estavam plenamente estruturados e operativos quando eclodiram as primeiras batalhas em solo europeu, no ano de 1914. De acordo com frase atribuída a Napoleão, "três quartos da espécie humana nunca fazem o necessário até que a ocasião assim o exija, e então já será tarde demais". Premidos pela necessidade urgente que se impunha com o início de uma nova guerra, "(...) o Reino Unido arregimentou cerca de 11 mil médicos civis, a França mobilizou todos os seus profissionais, e os Estados Unidos expandiram vinte vezes seus serviços médicos, alistando 29.602 médicos como oficiais da reserva". Mesmo assim, a demanda mostrou-se gigantesca. O resultado se fez sentir quando verdadeiras avalanchas de milhares de feridos foram rapidamente inundando os hospitais localizados nos próprios teatros de operações bélicas. Eles não conseguiam dar conta de todo aquele fluxo. Restringiam-se aos primeiros atendimentos, curativos, e logo despachavam os casos para a retaguarda. Não foram, portanto, infrequentes situações em que soldados eram operados somente ao chegar à Inglaterra.

O típico hospital avançado de campanha britânico (*Casualty Clearing Station*) em funcionamento durante a Primeira Guerra Mundial localizava-se próximo à linha de frente, a uma distância segura apenas para ficar fora do alcance da artilharia inimiga. O novo design para o conjunto hospitalar passou a incorporar apenas duas barracas com comprimento de vinte metros, em substituição às várias tendas menores que foram o padrão na África do Sul. Uma das barracas reunia as instalações cirúrgicas – sala de operações, área anestésica e setor de esterilização; a outra se prestava à realização de curativos.

E qual seria o cenário de um hospital do lado alemão? É Ernst Jünger quem nos dá a dica em seu livro *Tempestades de aço*:

> (...) Ainda na mesma noite, eu chegaria enfim ao hospital de campanha de Villeret e de lá ao hospital de guerra de Valenciennes. O hospital de guerra ficava nas proximidades da estação ferroviária, instalado numa escola, e abrigava mais de quatrocentos soldados com ferimentos graves. Dia a dia, um cortejo de cadáveres deixava o grande portão sob acordes surdos de um tambor. Na extensa sala de cirurgia, toda a lamúria da guerra era ainda mais condensada. Junto a uma fila de mesas de operação, os médicos tentavam dar conta de seu ofício sangrento. Aqui era cortado um membro, acolá aberto um crânio ou removida uma atadura que se prendera à carne. Gemidos e gritos de dor ecoavam pelo ambiente tomado por uma luz impiedosa, enquanto enfermeiras vestidas de branco, ocupadas com instrumentos e ataduras, corriam de uma mesa para outra (...).

O hospital de campo, a partir de 1915, passou a contar também com uma área destinada ao preparo pré-operatório das vítimas, em que o paciente era despido antes de ser levado à sala de cirurgia. Outra inovação foi a sala de reanimação, responsável pelo atendimento inicial dos soldados em choque hemorrágico (situação em que ocorre queda acentuada da pressão sanguínea provocada pela hemorragia).

O padrão hospitalar foi evoluindo com o desenrolar dos combates, de acordo com o volume e a natureza das demandas. Por isso, em fins de 1916, o complexo hospitalar de campanha era dividido em dois módulos. O primeiro, mais leve e que podia ser montado e desmontado com maior facilidade, tinha estrutura compacta, toda ela transportada em três caminhões. Assim, caso houvesse necessidade, poderia ser rapidamente reimplantado em outro local do front, criando ali uma espécie de unidade cirúrgica avançada. Sua capacidade instalada permitia atender cinquenta casos graves e outros 150 mais simples. O outro módulo – "pesado" – comportava atendimento a 150 casos sérios e outros 250 menos complexos.

Nova modificação no padrão chegaria em fins do ano seguinte (1917). O hospital se tornou ainda mais robusto: capacidade para atender duzentos casos de ferimentos sérios e oitocentas vítimas exibindo ferimentos mais leves. Cada sala operatória era equipada com duas mesas cirúrgicas, a fim de tornar mais ágil e produtivo o trabalho de uma mesma equipe: enquanto o doente já operado ia sendo retirado da sala, o próximo era rapidamente posicionado na segunda mesa. As enfermeiras também eram treinadas para ministrar anestesia.

Outras inovações incluíram caminhões para transportar o equipamento de raios X, com seu grupo gerador, e um caminhão-laboratório dotado de recursos para realizar exames, dando apoio de forma itinerante a um grupo de hospitais avançados.

Quando os norte-americanos decidiram aportar no teatro europeu, as operações bélicas da Primeira Guerra Mundial já estavam em andamento. Chama atenção o fato de que não havia sido planejada, de início, a implantação de hospitais avançados localizados nas linhas de frente para realização de cirurgias emergenciais em feridos graves. Tais casos, por envolver elevado risco de morte, não poderiam aguardar pelo transporte até os hospitais na retaguarda. Por isso, visto que essa demanda foi se tornando cada vez mais inquestionável, a providência foi adotada. Os norte-americanos incorporaram o modelo das *Casualty Clearing Stations* (CCS), ou "Postos de Estabilização de Feridos", implantados de forma pioneira pelos britânicos. Essas unidades operavam junto das linhas de frente como hospitais cirúrgicos avançados. Foram, sem dúvida, fonte de inspiração para a futura concepção dos MASH (que discutiremos mais adiante). Era, portanto, de se esperar que essa lição fosse automaticamente incorporada durante a Segunda Guerra Mundial. Mas não foi o que aconteceu, ao menos de início. Logo, felizmente, os consultores cirúrgicos alertaram sobre a necessidade incontestável de reforçar o atendimento cirúrgico diretamente no front. Surgiram, então, os "Grupos Cirúrgicos Auxiliares" (ou equipes cirúrgicas móveis), a partir de 1943. Algumas dessas equipes contavam com cirurgiões gerais, torácicos, neurocirurgiões, plásticos, ortopedistas, bucomaxilos e anestesiologistas. Essa experiência foi inaugurada no âmbito do 5º Exército no Norte da África, Sicília e Itália.

Diante da relativa escassez de profissionais mais qualificados nos serviços médicos do exército, esses times móveis de cirurgiões especialistas em diversas áreas (graças a sua maior flexibilidade para se deslocar e atuar em diferentes locais) foram de grande valia para o aprimoramento da assistência imediata aos traumatizados. Podiam atender nos próprios campos de batalha, mas também se revelaram um importante reforço para as equipes cirúrgicas baseadas nos hospitais da retaguarda.

Essa experiência bem-sucedida foi decisiva para o desenvolvimento de um novo conceito que fundia o tradicional hospital de campanha com a atuação complementar dos grupos cirúrgicos auxiliares.

De acordo com o que nos conta o dr. DeBakey, a vivência médica militar durante a Segunda Guerra Mundial também propiciou que novos princípios fossem incorporados à prática médica civil. Entre eles merece destaque o conceito das três fases sequenciais do atendimento aos feridos:

- Começa com a cirurgia de emergência, ainda nos hospitais localizados na frente de batalha, cujo objetivo maior é salvar a vida do ferido e adotar, desde logo, medidas para controle da infeção.
- Tem continuidade nos hospitais gerais da retaguarda, por meio de cirurgias que visam reduzir o período de cura do ferimento, restituir a função orgânica que havia sido comprometida e minimizar eventuais sequelas.
- Por fim, a etapa de reabilitação, que acontece em hospitais de maior complexidade, fora da zona de guerra, em que eventuais cirurgias reconstrutivas são empregadas para correção de deformidades.

Nossa expedição histórica chega, então, à metade do século XX. Sem dúvida alguma, uma importante aquisição no campo médico durante a Guerra da Coreia (1950-1953) foi o estabelecimento das chamadas unidades avançadas (MASHs), localizadas próximo à frente de batalha.

Embora amplamente utilizado e aprimorado em solo coreano, o conceito MASH foi concebido (como mencionamos nos parágrafos anteriores), na verdade, com base em experiências pioneiras ainda durante a Primeira Guerra Mundial. O modelo foi aprimorado nos tempos da invasão da Itália, por ocasião da Segunda Guerra Mundial. Seu idealizador foi o cirurgião de tórax coronel Edward "Pete" Churchill, de Boston, que, em 1943, organizou hospitais de campanha em linhas de frente, aos quais adicionou a atuação eventual de equipes cirúrgicas móveis. Mas não seria nesse conflito que o modelo MASH atingiria maior reconhecimento e repercussão. Somente a partir de 1950 é que ele ressurgiria com vigor renovado, tornando-se uma importante forma de prover suporte médico-cirúrgico para as forças militares dos Estados Unidos na Coreia. Os primeiros MASHs foram concebidos como unidades destinadas a fazer triagem e estabilização inicial dos feridos e, dessa forma, permitir a transferência para um hospital com mais recursos na retaguarda. Tipicamente dispunha de sala de choque (pacientes com importante perda sanguínea), sala de preparo pré-operatório, centro cirúrgico, recuperação pós-anestésica, farmácia, raios X e enfermaria com capacidade para sessenta camas.

Como a teoria, na prática, é sempre outra, os MASHs acabaram, por força da elevada demanda, desempenhando também as funções que a rigor caberiam aos hospitais mais complexos. Em certos momentos, o número de casos chegava a ser várias vezes superior à capacidade instalada (uma inspiração e tanto para os hospitais públicos brasileiros, não é mesmo?). Durante a Guerra da Coreia houve séria carência de médicos em função da desmobilização dos serviços médicos militares ao fim da Segunda Guerra Mundial. De outro lado, os Estados Unidos enfrentavam também relativa falta de profissionais civis por causa da redução no número de estudantes que se interessavam em ingressar nas faculdades de Medicina do país, desestimulados pelo clima adverso trazido pela guerra mundial (que drenava grande parte dos jovens para o serviço militar). As dificuldades para suprir a incessante solicitação por mais especialistas obrigavam o comando médico militar a lançar mão de jovens médicos ainda inexperientes. Com treinamento insuficiente diante de tamanha demanda, não era incomum que os MASHs se limitassem a exercer o papel de selecionadores, incumbindo-se tão somente de realizar um procedimento cirúrgico parcial, a fim apenas de estabilizar o caso e, assim que possível, agilizar o encaminhamento a outro hospital mais especializado, onde se daria a cirurgia definitiva. O incremento dos meios de transporte foi uma forma de minimizar as dificuldades enfrentadas diante da falta de médicos e especialistas, que ficavam mais concentrados em hospitais na retaguarda.

Para muitos que tiveram oportunidade, como eu, de acompanhar a programação de tevê nas décadas de 1970-1980, o termo "MASH" ficou irremediavelmente associado a uma famosa série cômica (M*A*S*H), inspirada em filme homônimo produzido em 1970 pelo diretor Robert Altman, que satirizava com humor escrachado o trabalho das equipes médicas baseadas na Coreia. Por certo, uma obra de fantasia satírica que, por alguns instantes, nos fazia esquecer o verdadeiro horror de loucura e sangue em meio a uma guerra que parecia interminável, banhando o solo enlameado do Sudeste Asiático com um número indescritível de atrocidades. Todo aquele descalabro genocida era, de alguma forma, justificado como alternativa pragmática para salvar o povo vietnamita da ameaça comunista (!?). *Se correr o bicho pega, se ficar o bicho come!*

Mas nem tudo era exagero descabido em meio à sátira mordaz. O desenrolar da guerra teve de conviver com a falta de médicos, obrigando o alto comando a fazer convocações obrigatórias de profissionais civis pouco habituados à obediência de normas disciplinares do exército. Adicione-se a isso a necessidade de contratar um número maior de profissionais do sexo feminino para dar conta das tarefas de enfermagem e teremos os ingredientes que contribuíram de forma decisiva para gerar problemas de ordem moral, amplamente explorados, tanto no filme original como na série televisiva.

Os MASHs, com capacidade para até sessenta leitos, tal qual concebidos no início da Guerra da Coreia, cederam lugar posteriormente, no Vietnã, a unidades hospitalares com maior capacidade (duzentos leitos), construídos em estrutura metálica e piso concretado, cuja localização – pouco mais afastada do front – não se traduzia em problema considerável graças à agilidade dos helicópteros.

Naturalmente, todo o aparato estrutural – além da progressiva incorporação das mais recentes conquistas no campo da tecnologia médica – foi, por assim dizer, tornando esses hospitais móveis cada vez menos transportáveis, pois seu conjunto completo podia alcançar facilmente mais de noventa toneladas!

Antes de darmos sequência à heroica saga dos hospitais padrão MASH em terras do Sudeste Asiático, vamos a uma rápida olhada no ambiente de tensão que imperava em solo europeu durante o desenrolar da Guerra Fria.

Ao longo de nossa jornada histórica, vamos notar que em outubro de 1954 a Alemanha Ocidental passou a integrar a Organização do Tratado do Atlântico Norte – OTAN. Esse fato deflagrou, do outro lado da Cortina de Ferro, imediata reação da União Soviética. Com sede na capital (e maior cidade) da Polônia, nascia o chamado Pacto de Varsóvia, em 14 de maio de 1955. Reuniu oito nações comunistas do centro e leste europeu: Bulgária, Tchecoslováquia, Alemanha Oriental, Hungria, Polônia, Romênia, Albânia e União Soviética. Também conhecido como Organização do Tratado de Varsóvia de Amizade, Cooperação e Assistência Mútua, vigorou entre os anos de 1955 e 1991, embora a Albânia tenha se retirado em 1968.

Como bem lembra o dito popular, "gato escaldado tem medo de água fria" – a URSS tinha por objetivo criar mecanismos de proteção contra novas agressões vindas do Ocidente. Afinal, o território soviético tinha sido alvo de várias invasões de nações estrangeiras, começando pelo Império Sueco, em 1708, passando por Napoleão Bonaparte, em 1812; depois veio a Grande Guerra e, finalmente, a violência das forças nazistas, durante a Segunda Guerra Mundial, que deixou para a URSS o maior saldo de perdas humanas entre todas as nações em conflito. Foram 27 milhões de mortes, ao lado da quase total destruição da indústria soviética.

Os estrategistas militares afirmavam que, caso o enfrentamento entre as forças da OTAN e do Pacto de Varsóvia deixasse o terreno potencial e viesse, de fato, a se materializar em agressão concreta, a magnitude do conflito produziria rapidamente enorme contingente de feridos de ambos os lados. Os hospitais de campanha, ainda que fossem instalados em número considerável, sucumbiriam diante da enorme onda de feridos concentrada em pouco tempo. Impunha-se, portanto, a adoção de estratégia alternativa pelos serviços médicos. A título de exemplo de como se planejava viabilizar o sistema médico de atendimento aos feridos, a prioridade dos hospitais de campanha ingleses seria tão somente prover o atendimento inicial, estabilizar a vítima e logo removê-la para outro nível de recurso hospitalar, de preferência no próprio território britânico. Aos hospitais militares avançados caberia, exclusivamente, prover tratamento suficiente aos casos menos graves e, assim, possibilitar seu retorno ao serviço ativo na frente de batalha no máximo em 72 horas.

Essa perspectiva perdurou ao longo de todos os anos em que a Guerra Fria seguiu como símbolo supremo do maior de todos os medos, aterrorizando a humanidade; um imenso punhal ameaçador e atômico, sempre prestes a se cravar, violento, no coração já exasperado do planeta. Felizmente, prevaleceu a cautela e o bom senso, o que nos permitiu ainda estar por aqui.

Mais um subproduto da Guerra Fria, a Guerra do Vietnã foi travada não só em solo vietnamita, mas também no Laos e no Camboja. Vamos entender um pouco melhor as origens desse conflito.

Com o fim da Segunda Guerra Mundial, a França, na condição de potência imperial, se viu desafiada, na Indochina, a enfrentar a oposição de comunistas locais (o Viet Minh) que haviam recebido treinamento do exército chinês de Mao Tsé-tung. Foi uma guerra de guerrilha prolongada e baseada em ofensivas de surpresa que, ao longo dos anos, foi minando a capacidade de resistência dos expedicionários franceses, até que, em 1955, finalmente, a França desistiu de manter seu domínio.

Após a Guerra da Indochina, entre 1946 e 1954, a ex-colônia francesa se apresentava como um território que ressurgia dividido em Vietnã do Norte e do Sul. Ao norte, fazia-se presente a influência soviética, apoiando o regime comunista comandado por Ho Chi Minh. Já ao sul, a monarquia do imperador Bao Dai logo cederia lugar, em 1956, à ditadura militar de Ngo Dinh Diem, de orientação capitalista, e que se alinhava com os Estados Unidos.

A tensão entre as partes vinha se arrastando ao longo dos anos, até que, em 1959, guerrilheiros vietnamitas da Frente Nacional de Libertação, comandados pelos comunistas do Vietnã do Norte – depois alcunhados de "vietcongues" pelos americanos – desfecharam um ataque ao território sulista, mais especificamente a uma base militar dos Estados Unidos.

Como marionetes habilmente manipuladas, cada qual por sua "potência--madrinha", enfrentaram-se até 1964. A partir de 1965, no entanto, os Estados Unidos decidiram deixar o papel velado de apoiadores e entrar diretamente no conflito – decisão que se mostrou, no futuro, totalmente equivocada. Ainda que as forças estrangeiras fossem suportadas por armamentos profusos e sofisticados, os inimigos locais fizeram valer seu profundo conhecimento territorial e foram, ao longo dos anos, minando as ofensivas norte-americanas por meio de bem engendradas táticas guerrilheiras, estas últimas fortemente guarnecidas pelas densas florestas tropicais.

É claro que os estrangeiros puseram em prática estratégias militares, por assim dizer, nada ecológicas, na tentativa de expor os camuflados vietcongues. Utilizando-se generosamente de armas incendiárias à base de Napalm e também de potentes desfolhantes – o mais célebre deles conhecido como agente laranja –, destruíram parcela significativa das matas naturais. Razão, portanto, mais do que suficiente para a alcunha de "maior guerra ecológica da história".

Ainda que pesasse a firme disposição da potência estrangeira em exterminar a ameaça comunista que vinha do norte, nada parecia ser capaz de dar cabo dos vietcongues, como ficou provado diante da Ofensiva do Tet (palavra que define o ano novo lunar do Vietnã), com a consequente invasão do Vietnã do Sul, em 1968, que surpreendeu as forças americanas e resultou na tomada da embaixada norte-americana. Ficava cada vez mais patente a impossibilidade de os Estados Unidos alcançarem a vitória.

A reação yankee produziu uma escalada ainda mais violenta e cruel dos conflitos, atingindo em cheio os civis.

Parcela expressiva do povo americano já não suportava mais assistir passiva às cenas sangrentas e contabilizar, aos milhares, os soldados mortos em terras distantes do Sudeste Asiático, e por uma causa que vinha sendo, à custa de muito sofrimento, desfigurada ao longo do tempo.

O desgaste econômico e emocional, somado ao orgulho ferido dos militares – referência metafórica à luta bíblica entre Davi e Golias –, acabou por conduzir os Estados Unidos à assinatura do Acordo de Paris, em 1973. As tropas finalmente se retiraram, em 1975, amargando uma dura derrota, que se materializou no ano seguinte com a reunificação de um novo Vietnã, todo ele de orientação comunista e sob as bênçãos de sua madrinha, a então todo-poderosa URSS, mas que anos depois se autoextinguiria.

Ao fim, toda guerra deixa seu legado obscuro, cruento. Os mortos – aos milhares e milhões –, bem, esses são enterrados. Chorados, deixam saudade, mas depois de algum tempo são esquecidos. Talvez não facilmente por seus entes queridos, mas certamente, e em grande medida, pela própria história da humanidade.

O mesmo não se dá com aqueles que restam vivos, porém com seus corpos e vidas traumatizadas, no mais das vezes de forma irremediável. Transformam-se em incômoda realidade que insiste em lembrar, a tudo e a todos, o preço cobrado pela guerra. Não podem simplesmente ser ocultados na profundeza de um túmulo ou de uma vala comum. Teimosos, permanecem insepultos como testemunhas permanentes de uma lembrança terrível que não se deixa apagar.

Com a Guerra do Vietnã não foi diferente. Após a retirada das forças norte-americanas, ficou para trás um triste, respeitável e terrível legado.

Quando finalmente os "dois Vietnãs" voltaram a se unir em um só país, sob regime comunista, a nova nação iniciaria sua jornada em direção ao futuro trazendo na bagagem um fardo pesado, que por muitos anos ainda iria assombrar a memória daquele povo. Um milhão de viúvas de guerra, mais de 870 mil órfãos, algo em torno de 200 mil deficientes físicos.

Sequelados também resultaram muitos americanos, física e emocionalmente. Os chamados heróis de guerra, que, homenageados por um dia, restaram quase sempre ignorados, marginalizados e até mesmo discriminados em seu próprio país. O dr.

DeBakey aborda esse assunto, bastante delicado, com muita propriedade ao afirmar que "(...) o fim de uma guerra não significa o fim dos problemas criados por ela. Os feridos e sequelados ainda necessitam de cuidados, e a experiência no seu todo precisa ser cuidadosamente analisada para que dela se extraiam lições valiosas".

A propósito desse tema, há várias produções cinematográficas. Uma delas é o filme *Nascido em 4 de Julho (Born on the Fourth of July)*, de 1989. Dirigido por Oliver Stone e estrelado por Tom Cruise, mostra a trajetória de um soldado ferido na Guerra do Vietnã e que retorna aos Estados Unidos como herói, porém paraplégico, e passa a vivenciar toda sorte de dificuldades e restrições inerentes aos portadores de deficiência física.

Quase dez anos após o fim dos embates em solo vietnamita, o teatro bélico iria deslocar-se – ainda que de forma bastante fugaz – para as águas geladas do Atlântico Sul, no entorno de um arquipélago até então muito pouco comentado e valorizado no cenário mundial. Em meados de 1982, e a 13 mil quilômetros de distância da Inglaterra, nas Ilhas Malvinas (ou Falklands, para os britânicos), o principal suporte hospitalar oferecido às tropas inglesas foi dado por um navio-hospital. Assim que foi deflagrada a operação militar – e em um prazo de apenas sessenta horas –, o navio mercante *SS Uganda* foi convertido em navio-hospital completo, com vinte leitos de UTI, centro cirúrgico, laboratório de análises clínicas, serviço de radiologia e, inclusive, área destinada à dessalinização da água do mar. Fazia dupla com ele o *Canberra*, outro navio que também se destinava, originalmente, ao transporte de tropas.

A participação de navios como unidades de apoio médico-assistencial durante as guerras corresponde a uma solução logística que vem de longe.

No século XV, os navios que utilizavam a força humana para movimentar os remos (galés) foram substituídos por naus a vela, propelidas pelos ventos; além disso, a possibilidade de os navegadores se orientarem por meio da bússola permitiu que as explorações marítimas ganhassem enorme impulso (a era dos descobrimentos). Tiveram início, então, longas viagens que singravam os oceanos e obrigavam as tripulações a permanecer distantes da terra por períodos que facilmente se estendiam por meses. O conforto, a higiene pessoal e alimentar não eram pontos fortes nessas viagens. Tripulação numerosa, confinada em ambientes promíscuos e mal ventilados, sujeitando- -se à alimentação insuficiente e de má qualidade, eram as condições ideais para a disseminação de doenças, entre elas tifo, tuberculose, disenterias, doenças venéreas e escorbuto.

A descoberta de novas terras além-mar permitiu ainda um intercâmbio sinistro entre diferentes culturas que passavam a interagir: os exploradores europeus introduziam doenças até então desconhecidas dos povos nativos, ao mesmo tempo que se contaminavam e levavam na bagagem outras tantas.

Desde muito cedo na história da civilização, as batalhas navais obrigaram as marinhas de guerra a buscar alguma forma de prover assistência médica à tripulação embarcada nos navios. Foi assim durante a Guerra de Troia e, aparentemente, também os antigos romanos já utilizavam navios-hospitais e a figura do cirurgião designado para atuar a bordo. Além das doenças, os médicos que atuavam em embarcações de guerra viam-se frente a frente com ferimentos complexos, resultantes do fogo cruzado de artilharia entre marinhas de guerra que se enfrentavam.

O primeiro navio-hospital da *Royal Navy* entrou em operação no longínquo ano de 1608. A boa ideia logo foi também adotada pelas marinhas da França e da Espanha. Eram, na verdade, vasos de guerra adaptados para prestar assistência médica aos doentes e feridos. As embarcações muitas vezes ofereciam condições sanitárias até mesmo mais razoáveis do que os hospitais tradicionais em terra firme. Ademais, mostraram-se uma alternativa bastante satisfatória para transportar os pacientes por longos percursos. Essa, aliás, foi a realidade enfrentada durante a Guerra da Crimeia, em meados do século XIX, quando os feridos e doentes precisavam ser removidos das frentes de combate em território russo até o hospital de retaguarda próximo a Constantinopla, na Turquia. A partir de 1860, os navios-hospitais britânicos tornaram-se mais bem adaptados, equipados e dotados de equipe médica não apenas para transportar, mas, de fato, para operar como um verdadeiro hospital, inclusive com sala para realização de cirurgias. Os norte-americanos estrearam seu primeiro navio-hospital em 1862, durante a Guerra de Secessão.

A Cruz Vermelha britânica enviou um navio para dar apoio médico aos combatentes que se enfrentaram na Guerra Russo-Turca (1877-1878). Além disso, e por certo tão importante quanto as próprias instalações oferecidas pela embarcação para prover assistência médica, o navio trazia também inovações revolucionárias e decisivas para mudar o cenário de sofrimentos que acompanhava as cirurgias. Uma delas era representada pela técnica da antissepsia que empregava o ácido carbólico – tal como recomendado por Joseph Lister – para reduzir a incidência das temidas infecções nas feridas. Para completar o pacote de boas notícias àqueles que deveriam ser submetidos a tratamento cirúrgico, o navio-hospital britânico também transportava estoques generosos de clorofórmio para realização da anestesia inalatória.

Nas guerras que se seguiram, o navio-hospital foi incorporado como um recurso mandatório dos serviços médicos militares dos países em conflito. Foi o caso do exército japonês, que, durante a guerra com os russos (1904-1905) na Manchúria (China), dispunha de duas dezenas de navios dedicados à tarefa de remover os soldados e feridos de volta à terra natal.

A Primeira Guerra Mundial se fez acompanhar de vários transatlânticos reconfigurados para operar como verdadeiros hospitais flutuantes, os quais tiveram papel fundamental na evacuação e no tratamento médico de centenas de milhares de soldados. Se isso foi verdade para as batalhas travadas do lado do Atlântico, Mediterrâneo e Mar do Norte, ainda com mais razão os navios--hospitais se transformaram em peças-chave para prover atendimento médico--cirúrgico e transporte às tropas que lutavam nas batalhas navais e também aquelas travadas em terra nas ilhas do Oceano Pacífico, onde não se dispunha, em geral, de outros recursos fixos dentro de distâncias razoáveis.

O papel imprescindível desses navios se fez sentir de novo durante a Guerra da Coreia.

Com o advento e o rápido desenvolvimento do transporte aeromédico, a remoção das vítimas passou a se fazer de maneira preponderante por meio de aviões e, principalmente, helicópteros, cuja agilidade mostrou-se fundamental para reduzir a mortalidade dos feridos mais graves. A partir de então, restou aos navios permanecerem atracados nas imediações da frente de combate como hospitais de retaguarda bem equipados, e passaram a dispor de helipontos para facilitar o embarque e desembarque dos pacientes.

A Primeira Guerra do Golfo, travada entre 1990 e 1991, teve como objetivo libertar o Kuwait da invasão iraquiana. Foi uma operação militar caracterizada pelo intenso deslocamento das tropas em terra. Um grande contingente de veículos blindados deslocava-se rapidamente em campo aberto, sem maiores barreiras que pudessem conter seu avanço. Por isso, durante esse conflito surgiu uma nova versão do MASH, evolução indispensável para permitir que os hospitais acompanhassem o rápido deslocamento das tropas. Portanto, era preciso adaptar a estrutura médica a uma nova realidade das modernas guerras tecnológicas. Para fazer frente a esse novo desafio, foi adotada uma dupla e simultânea estratégia. De um lado, a criação de uma equipe cirúrgica para realizar procedimentos cirúrgicos e ressuscitação, o mais próximo possível da linha de frente dos combates (*Forward Surgical Team – FST*). Trata-se de uma equipe composta por cerca de vinte pessoas: três cirurgiões gerais, um ortopedista, além de enfermeiros, técnicos e pessoal de apoio.

O objetivo dessas equipes móveis é conseguir o controle imediato dos principais danos sofridos – estancar as hemorragias, minimizar a contaminação das feridas, evitar que o soldado traumatizado tenha queda acentuada da temperatura corporal e prevenir o aparecimento de distúrbios da coagulação –, e não se preocupar com a reparação cirúrgica definitiva. Por isso, são realizadas apenas cirurgias cujo tempo não exceda duas horas. Tão logo seja possível, os casos que requerem cuidados adicionais ou cirurgias mais complexas e demoradas são encaminhados para o *Combat Support Hospital – CSH*.

Em complemento, o CSH é dotado de estrutura modular que permite acomodar entre 44 e 248 leitos. Utilizam-se conjuntos de contêineres montados em caminhões que, uma vez interligados, permitem a criação de espaços assistenciais adequados. Possuem seis mesas operatórias, oferecem alguns serviços cirúrgicos especializados, radiologia e laboratório de análises clínicas. São transportados por avião, caminhões ou navio. Podem ser montados em 24-48 horas. O CSH está preparado para internações de até três a quatro dias, portanto, também não representa um recurso cirúrgico definitivo. Essa nova geração veio substituir os heroicos MASHs em 2003, no Iraque.

Ainda assim, essa solução de "MASHs motorizados" mostrou-se incapaz de acompanhar, com a necessária agilidade, a constante mobilização do exército.

Fica, dessa forma, evidenciado que o grande desafio imposto aos serviços médicos que deram suporte aos conflitos mais modernos foi exatamente acompanhar a rápida movimentação das tropas. Durante a Guerra do Golfo, os primeiros atendimentos eram realizados nos postos de cada regimento. A seguir, os casos que necessitassem de assistência adicional eram remetidos às estações de curativo que podiam contar, inclusive, com o reforço de equipes cirúrgicas móveis de campo, caso houvesse necessidade de atendimento a soldados com lesões mais graves.

O suporte hospitalar ao exército britânico era provido por hospitais de campanha, cada um com capacidade para duzentos leitos de enfermaria, além de área de recepção/triagem, oito baias de ressuscitação e centro cirúrgico com oito mesas de operação. Os casos mais complexos e que demandariam, com grande probabilidade, períodos maiores de recuperação eram evacuados por via aérea até a Inglaterra.

O fim do século XX trazia consigo, portanto, uma nova modalidade de guerra, cuja característica diferencial, além do componente de grande sofisticação tecnológica, era o rápido deslocamento das tropas, como se deu durante a operação "Tempestade no Deserto". Em tais circunstâncias as equipes médicas precisavam de infraestrutura que garantisse bom atendimento, mas sem deixar de lado a necessária agilidade para atuar seguindo o mesmo ritmo de avanço do restante do exército.

Nesse contexto, tornaram-se obsoletos e paquidérmicos os hospitais móveis convencionais, pois, apesar da nomenclatura – móveis –, eram na realidade estruturas grandes e pesadas, o que impedia sua montagem e desmontagem em pouco tempo.

Portanto, o desafio era encontrar não mais estruturas móveis, e sim portáteis. Estruturas que pudessem, por exemplo, ser lançadas por helicópteros e rapidamente montadas e colocadas em condição de pronto funcionamento.

Há ainda outras ideias mais sofisticadas que colocam esse tema nas fronteiras da ficção científica, mas que não deverão tardar muito a se transformar em algo perfeitamente tangível. Alguém se arriscaria a desdenhar da possibilidade de, em breve intervalo de tempo, soldados serem resgatados por robôs controlados a distância e transportados até células de sobrevivência blindadas, onde possam ser submetidos a intervenções cirúrgicas com equipamentos mecatrônicos e câmeras, que permitam às equipes médicas remotas comandar o espetáculo? É melhor não duvidar, porque tais engenhocas já estão em fase de teste.

Nos conflitos mais recentes, com envolvimento direto dos Estados Unidos – Iraque e Afeganistão –, foram empregados os mais modernos recursos da arte da guerra, no que certamente os norte-americanos serão seguidos por outras potências militares de países igualmente avançados, caso alguns deles venham a se envolver em nova e ainda não prevista (mas, infelizmente, possível) conflagração bélica.

Para isso, a "arte médica na guerra" deve ser capaz de responder rapidamente às exigências dos novos tempos. Todos esses avanços e adaptações ao cenário das batalhas tecnológicas nos fazem chegar a um estágio de organização dos serviços médicos militares sem precedentes na história das guerras. Nas palavras de Atul Gawande, em artigo publicado no *New England Journal of Medicine*[58], "(...) poucos são aqueles capazes de reconhecer a importância fundamental dos serviços médicos – e não apenas dos armamentos do inimigo – quando se trata de determinar se alguém irá ou não morrer".

As experiências acumuladas nos últimos anos do século XX e início do século XXI demonstram que o padrão ouro do atendimento logístico aos traumas/ferimentos de combate deve se fazer em cinco níveis de complexidade.

O primeiro deles, ainda na própria linha de frente, se dá por meio de paramédicos treinados em primeiros socorros e reanimação; além disso, o equipamento individual de cada soldado deve incluir material apropriado para estancar hemorragias. O segundo nível fica a cargo da equipe cirúrgica avançada (FST). Caso haja necessidade, passa-se para a etapa subsequente, que se desenvolve nas dependências de um CSH (hospital cirúrgico na frente de combate). Como dissemos anteriormente, esses "modernos MASHs" têm capacidade para operacionalizar mais de duzentos leitos e contam com algumas especialidades cirúrgicas, laboratório clínico de suporte, radiologia e banco de sangue. Os casos que requerem intervenções mais complexas e especializadas devem seguir para um hospital cirúrgico mais distante. Finalmente, o quinto nível é de responsabilidade de grandes e mais sofisticados hospitais, bem estabelecidos e em funcionamento regular e contínuo, dentro da rede hospitalar do país de origem, inclusive capazes de oferecer reabilitação em casos de amputação e queimaduras.

Por fim, resta assinalar ainda que o conceito de hospitais móveis, amplamente desenvolvido e aperfeiçoado no âmbito da Medicina militar – ao longo de várias guerras –, encontra aplicação também na vida civil, como equipamentos indispensáveis para prover assistência médico-cirúrgica imediata em caso de desastres naturais e surtos epidêmicos envolvendo múltiplas vítimas.

---

58 *New England Journal of Medicine*, Dec 2004; 351:2471-2475.

Capítulo 8

SANGUE, SUOR E LÁGRIMAS...

COM UM TOQUE DE UÍSQUE

A maneira mais rápida de acabar com uma guerra é perdê-la.
(George Orwell, romancista inglês, 1903-1950)

Pelo que nós, simples mortais, podemos deduzir da leitura do Gênesis – capítulo 2, versículo 21 –, parece mesmo que Ele teria sido também o primeiro anestesista: "Então o Senhor Deus fez cair um sono pesado sobre Adão, e este adormeceu; e tomou uma das suas costelas, e cerrou a carne em seu lugar".

Desde tempos que já se perdem em um passado distante até adentrarmos o século XIX, tudo o que foi descrito sobre diferentes intervenções cirúrgicas e, entre elas, principalmente as amputações, revela um fato onipresente. Tudo era realizado com o paciente consciente, a sangue frio, ou, em outras palavras, sem anestesia! A única exceção, portanto, teria sido aquela cirurgia pioneira realizada em Adão (!)...

Que tal? O que lhe parece ser submetido a uma amputação com olhos bem abertos, ouvidos totalmente alertas e, além de tudo, sentindo a dor excruciante de uma lâmina afiada a lhe cortar? Ou então a sensação indescritível de um serrote abrindo caminho no osso de sua perna ou coxa? Pois bem, durante séculos esse foi o mundo enfrentado pelos pacientes – tanto no campo de batalha quanto na vida civil. Nada além de uns goles de bebida alcoólica e um pedaço de madeira para o pobre infeliz cravar os dentes e abafar seus gritos de dor enquanto era cortado.

Esse passado sombrio parece mesmo impensável para uma geração de terráqueos que, ao empreender sua jornada neste planeta azul, foi brindada com a evolução extraordinária da Medicina, que nos permite enfrentar neurocirurgias, intervenções complexas no coração ou transplantes de órgãos, durante horas, confortavelmente instalados em um centro cirúrgico climatizado, cercados por uma infinidade de dados vitais constantemente monitorados, equipe multiprofissional e a misericordiosa dádiva de passar por tudo isso sob efeito de anestesia geral, sem nenhuma dor ou consciência do que se passa ao nosso redor ou mesmo dentro de nós. Não é fantástico?

No entanto, pouco mais de cem anos atrás esse cenário poderia, quando muito, fazer parte da ficção médico-científica daquela época. A realidade enfrentada pelos nossos antepassados durante o período de sua aventura humana na Terra era, desafortunadamente, muito diferente daquilo que hoje temos à disposição.

Milhares de anos antes que a anestesia inalatória (por meio de gases anestésicos) chegasse para aplacar o sofrimento de soldados feridos e pacientes submetidos a procedimentos cirúrgicos, as propriedades anestésicas e analgésicas do álcool já eram amplamente conhecidas e empregadas pela humanidade.

O balanço histórico entre os prós e contras com respeito ao consumo de álcool pelos soldados é fartamente favorável aos aspectos negativos. Os romanos já se valiam dos efeitos inebriantes das bebidas sobre a capacidade de atenção, raciocínio e reflexos e, por isso, adotavam a tática de organizar ataques tarde da noite, depois que seus inimigos bárbaros já haviam se entregado a grandes bacanais.

Conforme nos conta Bales, em publicação de 1966, foi a perda de rendimento e as desavenças entre seus líderes que motivou o profeta Maomé a "proibir o vinho e os jogos de azar durante suas expedições militares".

O consumo abusivo de álcool era prática comum e tolerada na Marinha Real Britânica ao longo dos séculos XVIII e XIX, apesar dos protestos de muitos oficiais. Gilbert Blane, um respeitável médico da Marinha de Sua Majestade, atribuía ao álcool e aos acidentes causados por ele – sobretudo os traumatismos cranioencefálicos motivados pelas cabeçadas dadas pelos marujos bêbados contra as vigas de madeira dos antigos navios, que exibiam pouca altura entre um e outro convés – a elevada prevalência de doenças mentais entre os marinheiros, em comparação ao que se percebia entre a população geral.

J. Knyveton, em seu *The Diary of a Surgeon in the Year 1751-1752*, justificava assim o uso do rum em um marinheiro, enquanto se preparava para trepanar seu crânio em meio a uma batalha naval: "(...) para exaltar a coragem e entorpecer as emoções (...)".

O próprio duque de Wellington, o famoso comandante inglês, em 1812 demonstrava sua preocupação com os casos repetidos de soldados que acabavam morrendo sufocados pela extrema embriaguez, a ponto de elaborar um manifesto às tropas como alerta para que usassem a bebida com mais moderação.

Em 1834, um comitê foi especialmente designado com a atribuição de estudar o problema do alcoolismo no Reino Unido. O trecho seguinte permitirá ao leitor uma visão aproximada da situação no âmbito das Forças Armadas daquele país:

> "(...) foi demonstrado, acima de qualquer dúvida, que um sexto do efetivo da Marinha, e proporção ainda superior do Exército, foram aniquilados – da mesma forma que o teria sido se acaso os soldados tivessem morrido em combate – pelo mais poderoso aliado da morte, ou seja, a bebida alcoólica; também o grande número de acidentes registrados nas forças armadas, 7/8 das doenças, dos inválidos e das dispensas por incapacidade, 9/10 de todos os atos de insubordinação (e, por conseguinte, as terríveis punições e execuções no âmbito militar) devem ser atribuídas, de forma isolada, à embriaguez (...)".

Aliás, atribui-se ao consumo de bebidas o fato de a punição por açoitamento ter perdurado por tanto tempo na Marinha Real, como forma de impor disciplina aos infratores embriagados.

Fato curioso é que as bebidas alcoólicas não eram apanágio exclusivo da soldadesca, mas tinham muitos adeptos também entre os oficiais. As seções das cortes marciais eram estrategicamente agendadas em horários que precediam o jantar, pois, caso contrário, corria-se o risco de que os próprios oficiais encarregados dos julgamentos tivessem sua lucidez comprometida pelo álcool, que regava fartamente as refeições noturnas.

Apesar de alguns relatos esporádicos, fica a impressão de que o uso do álcool como anestésico e analgésico não era rotina entre os cirurgiões do século XVIII e início do XIX. Mesmo nas cirurgias levadas a efeito na vida civil, o álcool era administrado de modo frugal durante a preparação pré-operatória e, portanto, de pouca valia para aplacar a dor. Não obstante, é possível encontrar outros depoimentos em que a extração dentária ou a redução incruenta da luxação do quadril (isto é, recolocar a articulação no lugar, sem necessidade de cirurgia) foram realizadas com sucesso (sem dor) em pacientes embriagados. O famoso cirurgião dos exércitos de Bonaparte, Dominique-Jean Larrey, utilizava doses de bebidas alcoólicas como sedativo em pacientes que seriam submetidos a cirurgia.

Artigo publicado no primeiro fascículo da revista médica inglesa *The Lancet,* em 1828, traz o relato de uma cirurgia para correção de hérnia escrotal estrangulada; durante o procedimento, que durou cerca de quinze minutos, o paciente engoliu perto de 340 mililitros de vinho do Porto, aparentemente sem ter demonstrado dor. É bem verdade que ele morreu meia hora mais tarde, o que nos leva a pensar se o eventual torpor associado a um provável quadro tóxico-infeccioso subjacente não seria o verdadeiro responsável pela analgesia (como diz o povo, o sujeito já estava mais pra lá do que pra cá!). Outra possibilidade – não investigada pelos autores –, diz respeito à procedência e qualidade do tal vinho (!)...

A bem da verdade, mais do que um entorpecente, o álcool fazia parte do arsenal dos cirurgiões ancestrais como eficaz "levanta defunto", para reanimar pacientes inconscientes ao final da operação. Tal recomendação pode ser constatada em livros-texto de cirurgia, lá pelos idos de 1840. No *Edinburgh Medical and Surgical Journal,* de 1823, o famoso cirurgião escocês Robert Liston (1794-1847) – reconhecido à época por sua técnica e rapidez – faz referência a um paciente que durante o ato cirúrgico experimentou intensa hemorragia e só exibiu sinais de recuperação após ter recebido, goela abaixo, quase meio litro de uísque. Independentemente do relativo valor científico, esse artigo foi, sem dúvida, um excelente marketing para a tradicional bebida escocesa!

Havia, portanto, também opiniões mais complacentes, e por parte de figuras respeitadas, que viam no álcool algumas indicações possíveis e até terapêuticas. Observe a opinião expressa em 1875 pelo médico inglês Edmund Alexander Parkes (1819-1876), um conhecido e respeitado professor de higiene militar:

> "(...) as bebidas alcoólicas, de uma forma geral, deveriam ser reservadas para situações emergenciais, como por exemplo para um breve relaxamento após grande fadiga; após o término de uma marcha forçada, para superar a depressão e restaurar a função cardíaca, ajudando assim a recompor as forças de soldados que perderam muito suor após atividade extenuante (...)".

Mesmo depois do advento do éter (1846), ainda era comum o preparo pré-operatório com doses "médicas" de bebidas alcoólicas (ou *spirits*, para os anglo-saxões); por vezes eram degustadas na forma reforçada de uma gemada, antes de iniciar a inalação com clorofórmio. Sem dúvida, essas fórmulas deviam ser eficazes no combate à depressão cardiocirculatória que frequentemente se instalava no transcorrer da anestesia. É certo também que, por vezes, o excitamento extrapolava o desejável e acabava resultando em cenas impagáveis de agitação e agressividade; tudo isso, naturalmente, regado a golfadas de vômito, com gemada e tudo o mais! Menos hilária, no entanto, a asfixia seguida de morte de alguns pacientes – que se afogavam no próprio vômito – deve ter desencorajado os cirurgiões a insistir nessa técnica anestésico-gastronômica.

No decorrer da Primeira Guerra Mundial, o alcoolismo entre os militares continuou produzindo muitos e sérios estragos. Entre os ingleses, o então ministro das Munições David Lloyd George, em 1915 (e depois secretário britânico da Guerra, em 1916), declararia em discurso que "(...) as bebidas estão nos impingindo mais danos na guerra do que todos os submarinos alemães juntos".

Ainda no século XX algumas tentativas de utilização do álcool como anestésico por via endovenosa não caíram no gosto dos médicos. Igualmente, o uso de enemas etílicos (instilação de preparados à base de álcool, via intestinal, através do reto!) foi tentado de forma isolada e sem maiores repercussões.

No Brasil, há vários ditados populares que enaltecem, com humor e deboche, as consequências desconcertantes do álcool para a saúde e o pudor dos bêbados contumazes. Como a linguagem empregada nessas piadas picantes se afastaria do escopo (e decência!) deste livro, vamos transcrever aqui um relato bastante elucidativo oferecido pelo dr. Francis Boott (1792-1863): "(...) tratava-se de um irlandês que teve parte de seu rosto comido por um porco, enquanto permaneceu jogado ao chão por conta de uma bebedeira; ele foi incapaz de se aperceber do ocorrido até que voltasse a acordar do coma (...)".

Ao contrário do esperado, no entanto, parece mesmo que na esfera da Medicina militar o álcool foi, de fato, mais usado para dar ânimo (inclusive aos próprios cirurgiões) do que para atenuar o sofrimento dos feridos.

Com toda a certeza, não cometeríamos equívoco ao afirmar que a busca pelo alívio da dor é indissociável da natureza animal e envolve mecanismos instintivos de autopreservação e sobrevivência das várias espécies.

"(...) eles me espancaram e eu nada senti (...)", assim teria declarado o rei Salomão, de acordo com o Livro dos Provérbios no seu capítulo 23, versículo 35. Seria essa uma benção exclusiva dos reis, ou os pobres mortais também poderiam ter acesso a essa sensação maravilhosa, que é a ausência da dor?

Deixando de lado as práticas mais ancestrais, em que emplastros e bebidas alcoólicas eram largamente utilizados como analgésicos e sedativos, vamos encontrar na segunda metade do século XVII certo doutor John Jones (1645-1709), licenciado pelo *College of Physicians* de Londres em 1687. Em seu livro intitulado *The Mysteries of Opium Revealed* (1701), o dr. Jones nos legou valiosas informações históricas sobre os opiáceos. Entre os vários efeitos atribuídos ao ópio destacam-se "(...) a capacidade de acalmar a ansiedade e aliviar a dor (...)". O tal livro também apresenta uma tabela com as dosagens de cerca de quinze diferentes preparações de ópio, de acordo com o peso corporal.

Você haverá de se lembrar daquele tipo de cena, que pode ser vista com relativa frequência em filmes de guerra e espionagem, em que um soldado que acabou de ser baleado ou ferido por explosão surge na tela contorcendo-se de dores violentas. De pronto ele saca um dispositivo que se assemelha a uma seringa e, mesmo por cima da roupa, injeta o conteúdo em sua coxa. Outra possibilidade é que essa injeção seja feita por um enfermeiro, socorrista ou mesmo um companheiro de pelotão que vem em seu auxílio. Fica logo evidente que se trata de algum analgésico potente, pois a expressão de dor lancinante dá lugar, quase de imediato, a um momento de alívio e relaxamento. Parece que a própria plateia se sente contagiada por aquela sensação de bem-estar. Com isso todos se acalmam – inclusive a vítima – o suficiente para aguardar a chegada de ajuda. Afinal, que poção milagrosa é essa?

Durante a Segunda Guerra Mundial, uma companhia farmacêutica norte-americana (Squibb) desenvolveu uma seringa que facilitava a administração do medicamento em condições de batalha, inclusive mediante autoaplicação. Tratava-se de material descartável, em dose única, acondicionada em um tubo metálico flexível (semelhante a um tubo de creme dental) que ao ser espremido injetava seu conteúdo por via intramuscular. O novo produto, óbvio, teve excelente aceitação e foi adotado pelo Exército dos Estados Unidos. A droga responsável por aliviar a dor, quase como em um passe de mágica, é a morfina.

De início, a administração de morfina aos soldados feridos era prerrogativa exclusiva do oficial médico de serviço. No entanto, à medida que o medicamento foi sendo mais bem estudado, e sua dose terapêutica e efeitos colaterais adequadamente controlados, a responsabilidade passou a ser também compartilhada com os socorristas (não médicos), que recebiam treinamento para injetá-la por via subcutânea ou gotejá-la sob a língua. O uso diretamente na veia continuou sendo ato médico.

Para falarmos um pouco mais sobre a história desse potente analgésico opióide (derivado do ópio), torna-se obrigatória uma rápida revisão sobre o próprio ópio.

O ópio é extraído das cápsulas que revestem as sementes da planta *Papaver somniferum* (papoula). Os povos sumérios já conheciam suas propriedades analgésicas cerca de 4 mil anos antes de Cristo, enquanto registros históricos que datam do segundo milênio antes da Era cristã também apontam que a droga era conhecida dos egípcios. No século XVI, tentava-se amenizar as dores excruciantes das amputações fazendo o pobre diabo inalar as chamadas esponjas soporíferas, cujo conteúdo poderia incluir ópio e outras ervas.

Em 1659, o físico e químico Robert Boyle realizou um experimento em que usou a ponta de uma pena para injetar extrato de ópio diretamente na veia de um cão; o animal ficou quase imediatamente inconsciente.

Os médicos militares britânicos tomaram os primeiros contatos com o uso terapêutico do ópio ainda durante o período em que cumpriam serviço no exército inglês estacionado em território indiano. Estamos nos referindo ao século XVIII, conforme relatado em documento datado de 1768, em que é descrito o uso do ópio no tratamento das febres: "(...) além de induzir o sono, ajuda a expelir as substâncias nocivas (do corpo) por induzir a transpiração".

Ao folhear as primeiras páginas do livro de Jürgen Thorwald – *O século dos cirurgiões* – deparamos com o relato de uma cirurgia de cisto ovariano levada a efeito em dezembro de 1809 por um cirurgião itinerante que operava pelo interior do estado americano do Kentucky. Seu nome era Efraim McDowell:

– Doutor – disse a paciente, deitando um olhar às cordas – eu venho decidida a não gritar. Não precisa amarrar-me.

– Acredito – respondeu McDowell. – Mas assim é melhor. – Introduziu-lhe entre os lábios finos algumas pílulas de ópio, o único meio, então, de abrandar passageiramente a dor – meio que nunca chegava a ser mais do que um sedativo; e, muitas vezes, nem isso.

A propriedade de "causar um barato" popularizou o uso do ópio como droga de recreação ainda no começo do século XIX. Ele estava presente em todas as classes sociais. Sua trajetória de sucesso transformou-o, já em 1830, no analgésico mais utilizado não só na Grã-Bretanha como no restante da Europa. Quanto mais era usado, mais indicações surgiam. Um de seus efeitos secundários resultava em abrandamento dos movimentos intestinais e, portanto, fez dele um bom sintomático para controlar a diarreia. Com essa finalidade foi um adjuvante quase obrigatório no tratamento das epidemias de cólera de 1830-1831 e 1848-1849. Sua versatilidade trazia, inclusive, vantagens atribuídas a alguns de seus efeitos colaterais. Nessa linha, chegou a ser um bom trunfo para famílias pobres diante da escassez de alimentos: o ópio era capaz de suprimir o apetite e, portanto, disfarçar a fome.

Tinha lá seus probleminhas, de tal sorte que sua capacidade de gerar dependência química passou a ser objeto de mais atenção em fins do século XIX.

Já havia algum tempo se tentava isolar a essência química do ópio, e foi em 1805 que um jovem alemão de 21 anos, sem nenhuma formação acadêmica e que trabalhava como auxiliar de um médico, conseguiu isolar o composto alcaloide derivado do ópio e seu mais importante princípio ativo – morfina. Friedrich Wilhelm Adam Sertürner descreveu os efeitos terapêuticos e também adversos da substância, usando a si mesmo como cobaia. Mais tarde, seriam produzidos alguns derivados semissintéticos, entre os quais os mais conhecidos são: heroína, codeína, meperidina e fentanil.

O primeiro laboratório a desenvolver linha de produção regular de morfina foi a Merck (então, Darmstadt), em 1827. A produção de sais de morfina nos Estados Unidos teve início em 1832. Mas faltava ainda um ingrediente para consagrá-la como analgésico de uso disseminado. Ele finalmente chegou, na década de 1850, com a invenção da agulha hipodérmica (para injetar a droga logo abaixo da pele). A partir de então, o uso da morfina popularizou-se rapidamente. Por ocasião da Guerra Civil Americana (1861-1865), já se dispunha de alguns de seus derivados, como o láudano (tintura de ópio), o paregórico, tintura de ópio canforado, ópio em pó etc. Esse conflito marcou também o início da aplicação de morfina na forma de injeções hipodérmicas disponibilizadas aos soldados da União que apresentavam dores crônicas.

E o pessoal foi usando cada vez mais, e gostando cada vez mais, e precisando cada vez mais...

Logo os casos de dependência transformaram-se em problema de saúde pública na vida civil, mas também dentro das comunidades militares, como atestam dados registrados durante a Guerra da Crimeia (1854-1856). Aliás, ao que consta, teria sido nesse mesmo conflito que a morfina fez sua estreia no arsenal terapêutico das forças armadas britânicas. Ao final da Guerra Civil Americana, surgiram muitos casos de militares que se tornaram dependentes de morfina, condição que ficou conhecida como "doença do soldado".

Em 1912, foi assinada a Convenção Internacional do Ópio, em Haia (Países Baixos), cuja pretensão era "pôr fim à festa". O uso de drogas que produziam dependência ficava proibido, exceto sob supervisão médica. As novas regras entrariam em vigor em 1920. Sérias restrições seriam impostas à produção, e a venda do produto ficaria restrita a empresas autorizadas.

Em 1911, uma inovação tecnológica permitiu a utilização de certo tipo de seringa metálica que continha várias doses de morfina, o que facilitava bastante sua administração em meio aos enormes problemas logísticos enfrentados pelas equipes de socorro que se entregavam à dura labuta nos rigores do campo de batalha.

Nas duas Grandes Guerras, a morfina já fazia parte da lista-padrão de medicamentos. As recomendações médicas quanto ao uso de morfina no front, estabelecendo inclusive a relação risco/benefício, datam da própria Segunda Guerra Mundial (1939-1945), e seguem válidas ainda hoje:

> (...) A dor agrava o estado de choque (queda da pressão sanguínea)... Em muitos será necessário o emprego de morfina, que é de valor excepcional, desde que usada corretamente. Há que se ter sempre em mente, no entanto, que além do alívio da dor, sonolência e relaxamento, ela também pode provocar depressão respiratória, hipóxia tecidual [significa piora na oxigenação dos tecidos corporais e órgãos], queda da pressão sanguínea e tendência a induzir vômitos e sudorese (...).

Lá vamos nós escarafunchar mais um pouco o fundo do baú da Antiguidade.

Entre as muitas ilustrações catalogadas no livro *Medicine, An Illustrated History* (Lyons and Petrucelli, New York, Harry N. Abrams, 1978), interessa--nos em especial a imagem de uma gravura (original em madeira) reproduzida do milenar livro *Nei Ching,* que reúne todo o conhecimento médico chinês praticado por volta de 2600 a.C. Nela é possível observar a expressão indiferente do famoso general Kuan Yu, aparentemente concentrado em um jogo – *"GO"* –, enquanto o médico aborda o ferimento em seu braço, cortando a carne e raspando o osso. Teria sido essa técnica de distrair a atenção do paciente a primeira forma de anestesia documentada no campo de batalha?

Falar nos primórdios da história da Medicina é quase sinônimo de Grécia Antiga. Então, vejamos o que nos diziam os antigos gregos. Os registros históricos dão conta de que teria sido um cirurgião grego de nome Pedânio Dioscórides (40-90 d.C.) o primeiro a empregar o termo "anesthesia", por volta de 54-68 d.C. Ele se valia do extrato preparado da casca de uma árvore (mandrágora), que incluía entre suas propriedades medicinais a indução do sono. Outro famoso contemporâneo (no primeiro século da Era cristã), que será citado por diversas vezes neste livro – Celsus –, recomendava incrementar aquela poção sonífera adicionando-lhe sementes de *hyoscyamus* e extrato de papoula para aliviar a dor.

Entre o último século antes de Cristo e os primeiros anos da Era cristã, poucos eram os cirurgiões que se valiam de certas ervas medicinais, cujas propriedades permitiam não só aliviar a dor, mas também induzir um estado de sonolência. Mais adiante, vamos encontrar citações de que também os muçulmanos utilizavam esponjas embebidas em ervas que deviam ser inaladas pelo paciente. Há evidências históricas que fazem menção ao uso de "anestesia inalatória" por meio das chamadas esponjas soporíficas de Nicholas di Salerno. Tal prática também foi levada à Inglaterra por Gilbertus Anglicus, pelos idos do ano 1200. O cirurgião germânico Wilhelm Fabry (1560-1634) procurava minimizar as dores durante as cirurgias dos soldados feridos oferecendo ao paciente uma esponja embebida em solução de ópio, *hyoscyamus*[59] e beladona[60], para ser inalada. Esse "caldo mágico", depois de drenado, era usado para impregnar uma esponja e, quando necessário, podia ser novamente umidificada para que o paciente inalasse seus fluidos.

---

59 Planta herbácea de odor desagradável conhecida também pelo nome mais popular de meimendro. Suas folhas e sementes são ricas em alcaloides, como a hiosciamina, que em doses mais elevadas apresenta efeito narcótico, por isso é usada como calmante.

60 *Atropa belladonna* é uma planta rica em alcaloides, entre eles hiosciamina, atropina e escopolamina. Seu extrato em doses moderadas tem efeito analgésico e anestésico.

Assim, misturas de ervas as mais variadas e exóticas continuaram a fazer a fama de herbalistas e médicos que buscavam encontrar a fórmula mais eficaz para aliviar as dores e o sofrimento dos pacientes. Diante da ausência de um tratamento que apresentasse benefícios realmente comprovados e inquestionáveis, vamos nos deparar, durante a Idade Média, com verdadeiros coquetéis confeccionados à base de vegetais. Além dos componentes já mencionados anteriormente, era relativamente comum lançar mão de outros extratos: cicuta[61], erva do gênero *Rumex*, hera, sementes de alface, amora e linho. Embora o tal método tenha sido empregado na Europa em diferentes momentos, acabou sendo abandonado por se mostrar ineficaz.

E por falar em inalar, não podemos nos esquecer de outro protagonista que chegou a insinuar seu potencial medicamentoso nos primórdios da anestesia moderna.

O auspicioso advento da anestesia obtida por meio da inalação de alguma substância volátil é outro exemplo eloquente de como grandes descobertas, por vezes, escapam insuspeitas por entre os dedos dos pesquisadores, que parecem já as ter seguras em suas mãos. O químico inglês Humphry Davy (1778-1829) foi um deles.

É da safra de Davy o apelido de "gás do riso" dado ao óxido nitroso (que também ficou conhecido como gás hilariante ou gás da alegria), quando aos 17 anos ele experimentou o gás. Alguns anos antes, em 1772, havia sido também outro químico inglês, Joseph Priestley, a descobrir o óxido nitroso, embora sem saber de suas propriedades anestésicas.

O jovem Davy, em 1800, acometido pelo desespero provocado pela intensa dor em um dente do siso, acabou aspirando protóxido de azoto (óxido nitroso), produto cujas propriedades vinha estudando havia alguns anos.

Livrou-se da dor e, ao mesmo tempo, teve um sagaz vislumbre ao cogitar sobre o emprego daquele gás para controlar as dores indomáveis que acompanhavam as cirurgias. Todavia, como sua ideia não foi bem recebida por seus contemporâneos, ele próprio acabou por se desinteressar do tema. Preferiu dedicar-se à poesia, outra área que lhe interessava. Resultado: quase cinquenta anos teriam ainda que transcorrer para que, somente em 16 de

---

61 Gênero de plantas herbáceas que inclui espécies venenosas; de uma delas (*Conium maculatum*) é extraído o veneno conhecido como cicuta, famoso por ter sido empregado pelo filósofo grego Sócrates em seu suicídio.

outubro de 1846, as dores indescritíveis que cercavam de trevas as salas de operação pudessem ser finalmente banidas.

Do outro lado do Atlântico, em 1808, um pesquisador médico da Pensilvânia, William Barton, apontou que a propriedade anestésica do óxido nitroso poderia ser útil nas cirurgias. Mais uma vez, infelizmente, nada de concreto aconteceu.

Chegamos, assim, a dezembro de 1844, quando outro personagem da história da anestesia foi brindado com o toque mágico do "destino", mas, diferentemente de seus antecessores, teve a imprescindível sensibilidade de perceber quão extraordinário era o fato que o enredava. No entanto, mesmo estando completamente ciente do enorme potencial revolucionário de sua descoberta e de seu impacto terapêutico, o universo não conspirou a seu favor – ele não conseguiu convencer os luminares da Medicina de seu tempo. Na pequena cidade de Hartford, não muito distante de Boston (estado de Connecticut, Nova Inglaterra), Horace Wells trabalhava como cirurgião-dentista.

Em 10 de dezembro de 1844, Wells teve sua curiosidade atiçada pelo anúncio da chegada do "Circo Itinerante de Gás da Alegria", que, de passagem por Hartford, faria uma demonstração prática sobre os incríveis efeitos provocados pelo gás hilariante.

Ao lado de outros cidadãos, Wells, que contava 29 anos de idade, ofereceu--se para inalar o gás. Foi uma experiência memorável, pois os voluntários puseram-se a rir, cantar e dançar diante de uma plateia vivamente extasiada. Quando finalmente se dissipou o efeito da inalação e Wells readquiriu controle sobre seus atos, foi sua vez de se divertir com a *performance* hilária de outros conterrâneos embriagados pelo feitiço daquele gás.

Ao acompanhar as estripulias impagáveis de um amigo, chamou-lhe a atenção o fato de que, em determinado momento, o sujeito bateu a perna com muita força contra a quina de um banco. Era certo que aquilo seria motivo para causar dor intensa, mas o homem nem sequer se deu conta do incidente. Ao final do espetáculo, Wells, inconformado, foi ter com o amigo, que não tinha a mais tênue recordação sobre um possível ferimento, e tampouco referia dor. Por insistência de Wells, ele concordou em arregaçar a calça e ficou estupefato ao se deparar com um corte profundo sangrando em sua perna.

Naquele momento, Horace Wells teve certeza de que estava testemunhando um acontecimento sem precedentes. No dia seguinte, resolveu que ele próprio seria a cobaia de um teste definitivo. Pediu que seu assistente de consultório lhe extraísse um dente do siso cariado. Com a ajuda do dono do tal circo, inalou o gás. A cirurgia dentária transcorreu sem que o paciente esboçasse nenhuma agitação ou dor. Ao voltar a si, referiu não ter sentido dor alguma, e nem sequer se recordava de algo a respeito da operação.

Convencido da eficácia e segurança do método, passou a testá-lo em vários de seus pacientes. O sucesso era inquestionável!

Movido pelo entusiasmo e pela vontade de divulgar seu incrível achado científico, decidiu dirigir-se a Boston para submetê-lo ao crivo dos cirurgiões da Universidade Harvard. Mesmo diante de um flagrante ceticismo do famoso cirurgião John Collins Warren (1778-1856)[62] e de uma plateia descrente que lotava o teatro de operações do Hospital Geral de Massachusetts, ainda assim Wells poderia ter alcançado seu justo momento de glória ao protagonizar um novo tempo – sem dor! – para a história da cirurgia. Mas não era esse o caminho traçado pelo destino. Ao fim e ao cabo, o que restou foi só um vexatório fracasso. O paciente submetido à extração dentária agitou-se e gritou de dores. Wells deixou o recinto arrasado, sob vaias e apupos ruidosos da audiência formada por médicos e estudantes. Mais tarde, viria a explicação de que alcoólatras, em particular os obesos – justamente o perfil do paciente operado por Warren – são pouco responsivos à ação do gás hilariante. Encerrava-se um capítulo, mas o enredo de fundo teria prosseguimento com outros lances.

O fantástico potencial do éter para a prática médica permaneceu adormecido durante muitos séculos. Foi pelas mãos de um alquimista espanhol – Raimundo Lúlio (1232-1315) – que, ainda na segunda metade do século XIII, obteve-se um líquido branco quando se submetia a mistura de ácido sulfúrico com álcool a um processo de destilação. Depois disso, somente no século XVII, aproximadamente no ano de 1605, é que se voltaria a falar do éter na Medicina. Nessa época, Paracelso é que teria observado, primeiro em experiências com animais e posteriormente também em seus pacientes, certa qualidade especial do éter para aliviar as dores. Mas, desafortunadamente, ninguém pensou em utilizá-lo em cirurgia! Escapava, assim, uma excelente oportunidade de pôr fim à dor e ao sofrimento, ainda nos idos de 1600.

---

62 Warren também foi fundador da revista norte-americana *The New England Journal of Medicine*.

Voltemos a explorar um pouco mais a velha tese da "distração".

A história da humanidade comprova, por inúmeros exemplos, como a imensa maioria dos seres humanos não se apercebe de fatos e fenômenos que nos cercam a todo momento e em todos os lugares. Se a eles fosse dedicada alguma observação mais atenta – se alguém prestasse mais atenção! –, poderia haver constatações e descobertas com incrível potencial benéfico para o progresso da civilização. Parece que grande parte de nós, mortais, contenta--se em atravessar a vida distraidamente, entorpecida e alienada diante de coisas extraordinárias que podem estar acontecendo, neste exato momento, "sob as nossas barbas"! Felizmente, de tempos em tempos, aparece um Isaac Newton, que, em vez de se manter indiferente – ou até mesmo praguejar – ao observar maçãs caindo de uma árvore, desse fato (que em si mesmo nada tinha de inusitado ou extraordinário) conseguiu construir as bases para descrever a força da gravidade terrestre.

Assim, caso alguém – uma alma iluminada ou o próprio Paracelso – tivesse se dado conta, ainda por volta de 1605, do incrível potencial do éter, talvez tivesse sido possível – com centenas de anos de antecedência – aliviar o suplício dos pacientes durante as operações cirúrgicas. No entanto, mais esse caso típico de "distração" resultou em sensível atraso, até que o éter operasse uma verdadeira revolução na história das cirurgias. Mas isso só aconteceu em meados do século XIX.

Chegamos, assim, à estarrecedora conclusão de que, por mais de quatro mil anos, pouco avanço foi obtido para minorar o sofrimento de civis e soldados, feridos e enfermos, inclusive durante as incontáveis guerras que assolaram a humanidade. O passo decisivo para mudar radicalmente o cenário de horrores que envolvia a realização das cirurgias não foi dado senão há pouco mais de 150 anos, quando foi descoberta a propriedade anestésica do éter.

Um estudante de química norte-americano – William Clark – que havia inalado éter por diversão e, então, experimentado uma agradável sensação de bem-estar, insistiu para que seu dentista tentasse utilizar a substância a fim de aliviar as dores que os pacientes enfrentavam durante extrações dentárias. Isso aconteceu com êxito em janeiro de 1842.

Outro personagem que faz parte da história do éter é o dr. Crawford Long, um típico médico que clinicava no interior do estado da Georgia

(EUA). Ele foi um dos que se envolveram nas chamadas "folias ou banquetes do éter" *(ether frolics)*. Várias delas tiveram lugar em sua cidade, Jefferson, Georgia. Nessas festas – em que podia ser usado também o óxido nitroso (gás hilariante) – era oferecido éter aos convidados para ser inalado e deixar a todos alegres e excitados, com uma agradável sensação de bem-estar. Portanto, não era de estranhar que pequenos incidentes acontecessem por causa de algum desequilíbrio dos usuários. Topadas contra móveis e quedas eram frequentes. Em circunstâncias normais, tais episódios seriam doloridos, quebrando o clima *cool* da festa. Long podia estar alegre, mas ainda assim não deixou de notar que algo diferente estava acontecendo por ali. Felizmente, não entrou para o time dos "distraídos" a que me referi antes. Logo começou a se dar conta do que se passava à sua volta, e de que as pancadas não se faziam acompanhar de dor – inclusive por experiência própria, quando, após ter se contundido, percebeu que não sentia dor. Ao cabo de alguns instantes as ideias foram se juntando, como por mágica, em seu quebra-cabeça mental. Como cirurgião praticante, resolveu testar sua hipótese e realizou, em março de 1842, um procedimento cirúrgico para retirada de cisto no pescoço de um de seus pacientes. O cidadão, após inalar o éter, ficou inconsciente. Ao recobrar a consciência afirmou não ter sentido dor. Na verdade, quando indagado, nem sabia dizer o que havia se passado. O dr. Crawford, aos 26 anos de idade, tornava-se, assim, o pioneiro da anestesia operatória com éter. O sucesso daquela primeira cirurgia sob anestesia se repetiu em várias outras, até que, em dezembro de 1845, Crawford também foi o primeiro médico a utilizar anestesia obstétrica pelo éter.

Algumas páginas atrás, comentamos sobre um fato curioso – que, se não fosse trágico, seria cômico –, em que um bêbado teve a face parcialmente devorada por um porco, lembra-se? Quem fez o tal relato foi o dr. Francis Boott, um médico que, embora nascido em Boston (Estados Unidos), completou seus estudos médicos na Grã-Bretanha, país em que passou a viver a partir de 1820. Em 19 de dezembro de 1846, sugeriu e acompanhou a administração pioneira de anestesia com éter ministrada, em Londres, por um dentista de nome James Robinson. Apenas "(...) dois dias antes havia recebido uma carta de Jacob Bigelow, de Boston, relatando o sucesso obtido por Morton com o emprego de éter cerca de seis semanas antes (...)". Boott teve também participação decisiva na introdução do novo método no campo da anestesia cirúrgica por ter compartilhado imediatamente com o famoso cirurgião londrino Robert Liston (1794-1847) detalhes sobre a técnica desenvolvida e testada pelos norte-americanos.

A novidade recém-chegada à Inglaterra levou o cirurgião Robert Liston a realizar, em dezembro de 1846, a primeira cirurgia (amputação de membro inferior) na Europa sem a dilacerante presença da dor, sob efeito da inalação com éter.

Conforme registrado por Friedman e Friedland no livro *As dez maiores descobertas da Medicina*, "(...) de fato, em meados de 1847 todos os grandes hospitais da Grã-Bretanha, Europa, Cuba, América do Sul e África do Sul já usavam rotineiramente o éter como anestésico cirúrgico (...)".

Também merece registro a realização, em janeiro de 1847, do primeiro parto sem dor de que se tem notícia na Europa. Foi na cidade de Edimburgo (Escócia) que o dr. James Young Simpson, mediante emprego do éter, permitiu que uma gestante desse à luz sem dor.

Não há dúvidas quanto à revolução médica provocada pelo éter como anestésico inalatório pioneiro. Mas, à medida que seu uso ia se popularizando e disseminando ao redor do planeta, também não tardaram a surgir alguns efeitos colaterais indesejáveis associados à toxicidade do produto. Haveria alguma alternativa?

O próprio Simpson – que se tornara o obstetra da rainha Vitória –, em novembro do mesmo ano de 1847, também daria publicidade à descoberta do clorofórmio (triclorometano) como outra possibilidade para a anestesia cirúrgica. Ele próprio inalou o clorofórmio e constatou sua excelente propriedade anestésica. Logo começaria uma disputa entre os partidários do éter e os do clorofórmio. A inalação deste último parecia mais bem tolerada, causando menos irritação e tosse. Seu efeito se estabelecia mais rapidamente e causava menos agitação.

Da mesma forma como já acontecera na história da descoberta do éter (embora, agora, com intervalo de tempo muito menor), o clorofórmio também havia sido descoberto anteriormente por um médico e químico norte--americano – Samuel Guthrie (1782-1848) –, de Nova York, em 1831, sem que ele atentasse para sua ação anestésica.

O advento do parto sem dor também daria ensejo a outra polêmica, de fundo ético-religioso. Afinal, argumentavam os representantes da Igreja, está escrito na Bíblia (Gênesis III, 16): "Darás à luz com dores os teus filhos (...)". Aquele debate tinha tudo para render muitas controvérsias.

Não obstante, como diz a sabedoria popular, nada melhor do que... ser amigo do rei! Talvez, ainda melhor ser o obstetra da rainha mais poderosa do século XIX. E Simpson era, de fato. Como todo o universo parecia conspirar a favor dele, em abril de 1853, foi por suas mãos que veio ao mundo o oitavo rebento real, o príncipe Leopoldo. E adivinhe o que ele usou para aliviar as dores de Sua Majestade: isso mesmo, anestesia com o promissor clorofórmio, ministrado por seu colega – e primeiro médico a abraçar a Anestesia como especialidade ainda nascente –, dr. John Snow (1813-1858). A rainha Vitória achou o máximo! E, se a rainha do império onde o sol nunca se punha achou bom, o resto do mundo não iria discordar dela. Ponto para Simpson e também para o clorofórmio, que rapidamente se transformou no novo hit daquele momento.

O fato é que a rainha parturiente gostou daquela sensação – ou melhor, da total ausência de sensação dolorosa durante o curso do parto –, de tal forma que a chegada de sua última herdeira, a princesa Beatriz, em 1857, também se deu sob os auspícios do clorofórmio e do anestesista John Snow.

E qual o grau de receptividade que a anestesia inalatória encontrou no âmbito militar? Os benefícios da recém-chegada técnica de inalação com éter foram, em 12 de maio de 1847, tema de palestra feita por John Snow aos cirurgiões militares britânicos:

> (...) a dor da cirurgia é maior do que aquela do próprio ferimento... O simples ato de prevenir essa dor já é uma enorme bênção, mas eu estou firmemente convencido de que o emprego do éter ainda trará a vantagem adicional de salvar muitas vidas. Grande parte do risco operatório está associada à dor, que produz choque no organismo, do qual, algumas vezes, não é possível se recuperar... Durante a cirurgia o éter previne o desmaio, que é desencadeado mais em função da dor do que da perda de sangue (...).

Apesar do entusiasmo desse relato, os cirurgiões do exército pouco se valeram da anestesia inalatória durante os sete anos seguintes.

Enquanto de um lado o novo método era aplicado com bastante desembaraço e bons resultados pelo cirurgião russo Nikolai Pirogoff[63] durante a Guerra do Cáucaso (1847), alguns relatos vindos da França não eram igualmente entusiastas com respeito ao emprego do clorofórmio:

> (...) o clorofórmio, de forma evidente, deprime o sistema nervoso, e, como os pacientes vitimados por ferimentos de armas de fogo já se encontram em estado de grande prostração, é aconselhável evitar o uso de qualquer meio anestésico.

Note que os primeiros passos da anestesia não foram nada fáceis. Como nos foi dado a conhecer por incontáveis exemplos históricos, e mesmo por situações que se repetem em nossos dias (e que, por certo, continuarão a se reproduzir para todo o sempre), abandonar posturas atávicas, arejar a mente, reformular o pensamento e, por fim, aceitar "coisas novas" é o tipo de postura que enfrenta enorme resistência por parte de diferentes segmentos da sociedade. Novas soluções para velhos problemas, invariavelmente, devem enfrentar obstáculos consideráveis até prosperar e se firmar em determinado momento. Nos primórdios da anestesia como técnica recém-descoberta para ser empregada durante as cirurgias, a maior dificuldade estava justamente em encontrar o ponto de equilíbrio em que o paciente se tornava inconsciente e insensível à dor, sem entrar em coma tão profundo que poderia prejudicar a respiração e causar a morte. E o dr. John Hall, médico-chefe do serviço médico britânico, não deixaria por menos. Fez publicar um memorando dirigido aos oficiais médicos que em breve embarcariam para a Guerra da Crimeia (1854-1856), nos seguintes termos:

> "(...) O dr. Hall serve-se desta oportunidade para alertar os oficiais médicos para que evitem o uso do clorofórmio nos casos que necessitem de cirurgia em consequência de ferimentos por arma de fogo, que se apresentem em choque severo, uma vez que ele acredita que poucos irão sobreviver aos seus efeitos (...)".

E conclui com a seguinte pérola: "(...) é muito melhor ouvir um paciente berrar a plenos pulmões, do que vê-lo seguir silenciosamente para o túmulo".

---

63 Nikolai Ivanovich Pirogoff (1810-1881) foi o cirurgião militar russo de maior notoriedade em sua época, graças a sua agilidade e destreza. Atribuía grande importância à anatomia como base para a prática das técnicas cirúrgicas e, por isso, realizou milhares de necropsias.

Felizmente – e isso também é passível de demonstração –, para cada conservador retrógrado que se agarra, inarredável, às tradições estagnadas no tempo e já agonizantes, há aqueles que mantêm a mente aberta aos bons ventos da renovação e do progresso, apoiados na força incontestável das evidências.

Já sensibilizada pelo incessante clamor popular – em face das notícias alarmantes sobre as condições inadequadas da assistência médica oferecida às tropas britânicas no front da Crimeia –, a imprensa inglesa publicou carta escrita pelo cirurgião escocês James Syme (1799-1870), defendendo o uso da anestesia:

> (...) parece pertinente esclarecer, como resultado de longa e ampla experiência oposta àquilo que "pensa" o Dr. Hall, que o clorofórmio não aumenta o risco das cirurgias realizadas, mesmo em pacientes exauridos ao extremo; a dor [operatória], ao contrário de se comportar como "poderoso estimulante", acaba, sim, por esgotar ainda mais o organismo já debilitado do paciente; e, portanto, desde que a segurança do procedimento cirúrgico seja observada, o clorofórmio mostra-se útil na proporção direta da gravidade da lesão ou doença, e também do grau de esgotamento e choque.

Não obstante a razoabilidade de tais ponderações, ainda não havia consenso entre as correntes que defendiam ou se opunham ao clorofórmio. Mesmo fora do domínio da Medicina militar havia aqueles que optavam apenas pela aplicação de gelo sobre a pele para obter ao menos certo grau de amortecimento na região que seria submetida a cirurgia.

Aos poucos, no entanto, o conforto proporcionado pela anestesia – principalmente ao paciente, mas também aos próprios cirurgiões – foi conquistando cada vez mais adeptos. As ressalvas apontadas por Hall foram parcialmente acolhidas pelos cirurgiões, mas apenas nos primeiros meses da guerra. Um médico civil voluntário que visitou os serviços médicos britânicos na Turquia, em novembro de 1854, fez o seguinte registro:

> (...) Eu já vinha fazendo uso do clorofórmio, mas com certeza não havia ainda presenciado sua administração em tamanha escala. Nenhuma operação tinha início antes que o paciente estivesse totalmente sob efeito do clorofórmio.

O balanço final da Guerra da Crimeia apontou que o clorofórmio foi empregado em dois terços das cirurgias de amputação. Os outros feridos que foram privados do alívio da dor operatória, bem, a eles restou apenas... berrar!

No entanto, os "cinco minutos de fama" logo passaram, quando se demonstrou o malefício do clorofórmio para o fígado. O entusiasmo inicial foi sepultado juntamente com os pacientes que "(...) morriam cinco vezes mais do que os anestesiados com éter (...)". Mas seu uso continuou, ainda que de maneira muito mais cautelosa e limitada.

Além disso, a anestesia inalatória – fosse com éter ou clorofórmio – era considerada, a princípio, muito simplória para ficar sob a responsabilidade direta de um médico. Por isso, ao menos entre os norte-americanos, ficava, em geral, delegada a estudantes de Medicina ou enfermeiros.

Observe que muitas décadas depois, durante a Segunda Guerra Mundial, o éter continuava fazendo sucesso, como nos conta Charles Richet. Seu manual *O que é indispensável saber sobre assistência aos feridos de guerra* foi publicado durante a Segunda Guerra Mundial e reuniu, em uma brochura bastante singela, vários textos das conferências realizadas pelo autor na sede da Cruz Vermelha de Paris. Nas palavras de Richet (e na grafia original da época):

> (...) é esse éther que se emprega ainda hoje nas operações cirurgicas. E o exito foi perfeito, a dôr nas operações cirurgicas estava suprimida. Muito rapidamente, essa bella descoberta divulgou-se de tal modo que, em 1847, graças ás descobertas do physiologista francez Flourens assim como ás do médico e parteiro inglez Simpson, todos os cirurgiões puderam praticar corretamente a anestesia. A anestesia acabou com a situação abominavel cuja lembrança hoje nos enche de pavor. Ao soffrimento physico do doente juntava-se o soffrimento moral. Hoje, esse supplicio não existe mais; sabe-se que não se soffrerá no momento da operação, pois que não haverá dôr. Entre os beneficios que a sciencia medica espalhou por este mundo, não ha talvez nenhuma comparável (...).

Novamente a Medicina militar teve influência decisiva também nos destinos da Anestesiologia. Explica-se pelo fato de que durante a Segunda Guerra Mundial pacientes com ferimentos de maior gravidade exigiam cirurgias de maior complexidade, o que aumentava os riscos intraoperatórios.

Por essa razão, a técnica anestésica deveria ser conduzida com supervisão mais cuidadosa, a fim de não adicionar complicações ao procedimento cirúrgico. A crescente demanda de pessoal especializado para fazer frente ao grande número de cirurgias obrigou o Exército norte-americano a desencadear o treinamento intensivo de médicos militares para se tornarem anestesiologistas. O estado crítico dos soldados feridos com indicação cirúrgica exigia maior controle dos parâmetros clínicos no período intraoperatório, e por isso, gradualmente, a anestesia inalatória à base de éter foi cedendo lugar para a anestesia geral mediante colocação de tubo na traqueia para permitir a respiração artificial. Durante a Guerra do Vietnã já estava bem estabelecida a rotina que incluía indução por meio de barbitúricos administrados na veia e o emprego de uma mistura de gases anestésicos e oxigênio.

Embora paire alguma polêmica na literatura que trata da história da anestesia ministrada nas guerras, aparentemente sua introdução na área militar se deu por volta de julho de 1847, durante a Guerra do Cáucaso, pelas mãos do cirurgião russo Nikolai Pirogoff, que empregou a anestesia com éter em mais de cem operações realizadas em soldados feridos. Já os ingleses defendem outra versão e apontam como pioneiro um oficial médico da Marinha de Sua Majestade – Thomas Spencer –, que também em 1847 teria empregado pela primeira vez o éter para realizar uma extração dentária.

A primazia por qualquer fato relevante é sempre motivo de disputa entre aqueles que se declaram os verdadeiros pioneiros. No caso do emprego do éter como anestésico não foi diferente. Certamente, não seria por falta de outra excelente oportunidade que novos testes de campo com o emprego do éter deixariam de ser realizados. Como sempre, nada melhor que uma guerra para pôr em prática as últimas invenções.

Então, quase simultaneamente à Guerra do Cáucaso (embora em outro continente), os Estados Unidos partiram para a guerra, quando resolveram evocar uma espécie de "direito divino" para reivindicar, pelas armas, boa parte do território até então pertencente ao México. Assim, logo foi possível encontrar mais algumas cobaias humanas para serem submetidas a cirurgia, sob os auspícios daquele que, em meados do século XIX, vinha sendo considerado o papa dos anestésicos. Ainda que descoberto por Valerius Cordus, em 1540, as propriedades anestésicas do vitriol (éter) demoraram alguns séculos para serem reconhecidas.

Para os defensores do pioneirismo americano, o emprego inaugural da anestesia inalatória pelo éter no âmbito militar teria ocorrido entre os meses de março e abril de 1847, durante a Guerra Mexicano-Americana (1846-1848). Ainda em dezembro de 1846, Edward H. Barton – cirurgião do *3rd Dragoons, Cavalry Brigade, Twiggs'Division* – enviou correspondência ao comando do serviço médico do exército solicitando autorização para "(...) utilizar aquele agente no alívio da dor operatória dos soldados feridos (...)". Assim, na primavera de 1847, Barton pôde acompanhar sua divisão ao México. Note, a seguir, alguns trechos do relato feito por um correspondente de guerra:

> (...) Dr. Barton, um médico e cirurgião de grande reputação, chegou dos Estados Unidos, via Havana, trazendo com ele um aparato para administrar uma nova e maravilhosa descoberta da Medicina, denominada Letheon (éter sulfúrico), e foi usado por ele antes da operação (...), com sucesso triunfante. O desafortunado homem logo se tornou completamente insensível à dor, bem como a quaisquer outras sensações, e o membro pôde ser removido (amputado) sem (que fosse notado) ao menos um abalo muscular (...).

No entanto, com respeito a essa versão, pesa o fato de que o uso do éter naquele conflito se deu de forma ainda modesta e apenas ocasional. Algumas outras tentativas foram feitas para colocar em uso a anestesia pelo éter, porém, ainda se acreditava que poderia ser tóxica e prejudicial ao processo de cicatrização. Havia também uma restrição de ordem logística. Ainda que o éter pudesse ser utilizado com relativa segurança nas atividades médicas civis, no campo de batalha a história era bem diferente. Manter um estoque de éter – altamente inflamável – junto a um hospital de campanha poderia representar risco adicional considerável em meio ao fogo cruzado dos combates.

Outros autores apontam a Guerra da Crimeia ou ainda a guerra entre Alemanha e Dinamarca – ambas após 1848 – como sendo o palco das primeiras anestesias realizadas em condições de batalha já com o emprego do clorofórmio, que veio substituir, com vantagens, o éter.

O advento da benfazeja anestesia encerrava de vez uma era, que perdurou por milhares de anos, em que sofrimentos incomensuráveis eram patrocinados pelas dores atrozes das intervenções operatórias. Mas, antes mesmo que "baixassem completamente as cortinas" (encerrando mais um período no teatro da história da civilização e, assim, deixando para trás aquele ato trágico – a Idade das Trevas da Cirurgia), era possível vislumbrar um novo tempo de progressos ilimitados para a arte de operar, agora não mais tolhida pelo gigantesco estorvo das dores.

Por fim, já em 1920, a anestesia intravenosa ganhou impulso definitivo com a descoberta dos barbitúricos.

Estimulados por essa perspectiva tão promissora, os cirurgiões foram desenvolvendo e aprimorando novas técnicas, ao mesmo tempo que a habilidade de muitos artífices lhes permitia ter à mão instrumental cirúrgico mais apropriado para conduzir suas aventuras rumo às profundezas desconhecidas do corpo humano. Prosseguiram, assim, amparados pela segurança e o conforto proporcionados pela narcose, cada vez cortando mais e mais profundamente trabalhando com seus bisturis e pinças em tecidos e órgãos, como aventureiros destemidos.

Talvez aquele momento histórico pudesse até mesmo ser narrado em linguagem futurista nos moldes de uma famosa série de ficção científica que se passa no século XXIII. Estreou na televisão americana em 1966 e ainda hoje faz sucesso entre os aficionados do gênero[64]. Algo assim:

"Corpo Humano: a fronteira final. Estas são as aventuras da Cirurgia Moderna, em sua missão para explorar novos órgãos... para pesquisar novas doenças ocultas... novas terapêuticas salvadoras... audaciosamente indo aonde nenhum cirurgião jamais esteve".

Mas, da mesma forma que a tripulação da Enterprise enfrentaria grandes perigos ao percorrer os confins de galáxias desconhecidas, também nossos audazes cirurgiões logo se veriam enredados por forças maléficas que impediam seu avanço. Os inimigos não seriam os *klingons* – alienígenas belicosos –, mas iriam se apresentar com feições de febres traumáticas e infecções pós-operatórias que, como demônios ocultos na

---

64 *Star Trek (Jornada nas Estrelas)* – esta é a narração de abertura em seu texto original: "Espaço, a fronteira final. Estas são as viagens da nave estelar USS Enterprise, em sua missão de cinco anos... para explorar novos mundos... para pesquisar novas vidas... novas civilizações... audaciosamente indo aonde nenhum homem jamais esteve".

escuridão, emergiam ameaçadoras – e quase sempre fatais – da intimidade das feridas cirúrgicas.

Ao "se erguerem novamente as cortinas", teria início o próximo ato desse drama milenar: a eterna luta pela sobrevivência da civilização; uma batalha de vida e morte. O que de início se afigurava um tempo menos apavorante e altamente promissor para a cirurgia (então sob os auspícios da anestesia), no fim das contas parecia ser, em verdade, portador de novos e igualmente desafiadores lances que viriam, ainda, se revestir de muita dramaticidade.

Capítulo 9

COSTUREIROS FRANCESES...

DE ARTÉRIAS E VEIAS

Ao menos para a profissão médica, a guerra tem sido uma escola muito eficiente.[65]

(Merritte W. Ireland, cirurgião do Exército dos Estados Unidos)

Ao que parece, a cirurgia vascular teria, de fato, sido moldada como especialidade cirúrgica principalmente a partir da Segunda Guerra Mundial (1939-1945). A hemorragia foi a principal causa de morte nos campos de batalha ao longo dos tempos, e exatamente por esse protagonismo tétrico incorporou o maior óbice a desafiar a habilidade dos cirurgiões militares, que vêm lidando com lesões vasculares – e, por consequência, com a necessidade de controlar hemorragias severas – desde sempre.

A alternativa que restava aos povos da Antiguidade, inclusive narrada na *Ilíada* de Homero, era simplesmente envolver a ferida com algum tipo de bandagem disponível e... rezar!

A técnica de cauterização pelo ferro em brasa já aparecia na antiga Medicina egípcia. No Egito também se utilizava carne fresca para tamponar as feridas sangrantes. À luz dos conhecimentos da ciência mais moderna, o contato com a carne poderia funcionar como uma forma rudimentar de ativação dos mecanismos intrínsecos da coagulação na vítima.

Um dos tratados médicos mais antigos (se não o mais antigo), que aborda

---

65 No original, "For the medical profession at least, war has been a very efficient schoolmaster". *JAMA* 1921; 76:763.

temas relacionados à Medicina militar, tem sua origem no Antigo Egito, onde surgiram, de forma pioneira na história das civilizações, aqueles que podem ser considerados os primeiros exércitos de fato organizados e que empregavam médicos militares remunerados pelo próprio estado para prestar assistência aos soldados. Escrito em papiro, teria sido elaborado por volta do terceiro milênio antes de Cristo e, posteriormente, transcrito em cópia datada de 1650 a.C. Lá está descrito como devia ser fechada uma ferida por meio de sutura ou também mediante o emprego de uma espécie de goma adesiva, extraída de uma árvore (acácia), para grudar as bordas do ferimento. Outro registro histórico ancestral também faz menção a aspectos técnicos desse tema, e vem de alguma época entre 800 e 600 a.C., quando foi elaborado o livro de Medicina intitulado *Samhita*, escrito em sânscrito. O médico indiano autor dessa proeza chamava-se Sushruta (ou *Suśruta*). Os dois principais textos clássicos do Ayurveda são o *Charaka Samhita* e o *Sushruta Samhita*[66]. O primeiro é um tratado de Medicina interna e clínica médica, e o segundo é um tratado de cirurgia. Adepto da prática das sangrias, ele utilizava diferentes alternativas para estancar a hemorragia. Aplicava algum substrato com poder adstringente extraído da casca de árvores; também produzia constrição dos vasos sanguíneos por meio do frio; tamponava e secava a ferida aberta utilizando cinzas quentes; podia também colocar um saco de areia sobre a ferida para compressão. Caso nada disso funcionasse, ele partia para a cauterização pelo calor intenso, para provocar a retração dos tecidos e, assim, obliterar os vasos. Por incrível que pareça, encontra-se nessa publicação referência a uma técnica de ligadura que utilizava fibras do cânhamo para amarrar o vaso que sangrava.

Hipócrates (século 4 a.C.), que ostenta o honroso título de pai da Medicina, afirmava que a única maneira de o candidato a cirurgião obter um treinamento apropriado era achar um exército e acompanhá-lo em suas campanhas. Entre suas inúmeras recomendações, frisava que a linha de corte da amputação por onde passaria, resoluta e impassível, a lâmina afiada, deveria estar dentro da zona já gangrenada. É obvio que isso produzia outros

---

66 O *Sushruta Samhita* é considerado de grande valor porque, além da Medicina, contém descrições técnicas de cirurgias como a oftálmica, para tratamento de catarata, a rinoplastia, e descreve instrumentos cirúrgicos. Sushruta foi um dos primeiros a estudar a anatomia humana. Em seu tratado foi descrito o estudo de anatomia em detalhes com a ajuda de um cadáver. (atmoayurveda.blogspot.com.)

sérios inconvenientes (que ficaram evidentes muitos séculos no futuro), mas é certo também que praticamente afastava o risco de hemorragia maciça, pois os tecidos gangrenavam (necrosavam) exatamente porque ali a circulação de sangue achava-se interrompida. Na eventualidade em que, mesmo assim, ocorresse algum sangramento, ele recomendava a aplicação de compressas geladas sobre a área saudável para favorecer a constrição dos vasos sangrantes. Também utilizava o torniquete para "estrangular" o membro acima do local do sangramento e, assim, reduzir o fluxo sanguíneo. Por essa e inúmeras outras constatações, fruto de sua astúcia e extraordinária capacidade de observar, ele se faria merecedor do eterno respeito e honrarias que cercam seu nome. Todavia, os antigos gregos não foram capazes de resolver o seguinte dilema: por quanto tempo o torniquete deveria ser mantido? Um tempo prolongado demais poderia resultar em gangrena; se retirado precocemente, o ferimento voltava a sangrar...

Entre os árabes, o médico islâmico Abulkasim[67], que viveu por volta do século XI d.C., era tido como o mais notável cirurgião de seu período, colocado por muitos de seus contemporâneos ao lado de Hipócrates e Galeno para formar o tripé de excelência do conhecimento médico disponível até então. Suas décadas de estudos e prática médica foram compilados em uma enciclopédia médica (*Altaserif*) composta de trinta volumes e concluída no ano 1000. Um dos volumes era integralmente dedicado a temas cirúrgicos, inclusive com especial destaque para a importância de o cirurgião basear sua prática operatória em conhecimentos anatômicos sólidos. Também dedicou boa parte de sua obra para descrever a técnica preconizada por ele para uso da cauterização. Ele também empregava óleo fervente ou ferro em brasa, não só para estancar a hemorragia de ferimentos, mas ainda para tratar casos de epilepsia, depressão, dores de cabeça e até hemorroidas.

Bem antes do próprio Ambroise Paré, Abulkasim já descrevia o emprego da ligadura de artérias seccionadas.

Diante de algum ferimento que sangrava, era de esperar que os cirurgiões lançassem mão das mais diferentes abordagens com o objetivo de deter a hemorragia, que de outra forma colocaria em risco a vida do soldado. E quais seriam os locais do corpo mais propensos a deixar a vítima esvair-se em

---

67 Também conhecido por Al-Zahrawi Abul-Qasim, nasceu na região de Córdoba (Espanha) e se dedicava em grande medida a dar assistência gratuita aos pacientes pobres.

sangue? Naturalmente, por onde passam as maiores artérias e veias: pescoço, virilhas, axilas e peito à altura do coração. Observe esta passagem relatada por Ernst Jünger, oficial do exército alemão que atuou na Primeira Guerra Mundial, descrevendo toda a dramaticidade de um ferimento que atinge um importante vaso sanguíneo na região do pescoço:

> (...) "Enfermeiros!" O primeiro morto tombou entre nós. Uma bala de metralha havia rasgado a carótida do fuzileiro Stölter. Três pacotes de ataduras ficaram empapados num instante. Ele se esvaiu em sangue em poucos segundos (...).

Não pergunte a um grande felino por que ele ataca, em geral, sua presa na região do pescoço. Ele simplesmente sabe. Está impregnado em seus genes. Da mesma forma, o homem deixa aflorar seu instinto animal quando se trata de atacar ou se defender de um inimigo. As reações fluem espontâneas das profundezas de sua herança genética, porque delas depende sua própria sobrevivência.

Desde os tempos mais antigos, o homem caçador se deixava guiar por sua natureza animal, por seus genes. Portanto, quando se colocou a primeira lâmina em mãos dos homens guerreiros potenciais, desde logo eles souberam onde atingir seu oponente, guiados por seus instintos mais primitivos. Como a prática leva à perfeição, soldados mais experientes em lutas corporais aprenderam as melhores técnicas para cravar sua lâmina afiada no adversário e nele produzir, com maior probabilidade, alguma hemorragia que o levasse à morte no menor tempo possível.

Quando cruzamos o marco divisório que inaugurou a Era cristã, vamos encontrar um famoso enciclopedista que escrevia sobre Medicina, porém, não consta que tenha sido, ele próprio, um médico. Sua obra *De Medicina* é composta por oito livros e trata, por exemplo, de técnicas desenvolvidas para possibilitar a extração de armas do corpo de soldados feridos, como era o caso de pontas de flechas e de lanças, além de pedaços de chumbo ou pedra lançados por fundas (estilingues). Estamos nos referindo a Aulus Cornelius Celsus, que no início do século I d.C. utilizava pequenas compressas de linho embebidas em água fria ou ainda chumaços de tecido ensopados em vinagre, cujo poder adstringente ajudava a contrair e selar os vasos sanguíneos feridos. Em certos casos, recomendava amarrar a extremidade do vaso sangrante (ligadura). Caso nada disso funcionasse, então ele também apelava para a solução mais radical representada pela cauterização. No livro *Military Medicine: from ancient times to the 21st century*, Jack McCallum registra uma passagem curiosa sobre a maneira de pensar de Celsus: "Um bom cirurgião deve ter pena de seus pacientes, mas não a ponto de permitir que seus gritos de dor durante a cirurgia possam distraí-lo e fazê-lo mudar o modo de conduzir a operação".

Na cidade de Éfeso, Rufus também se valia dos *styptikos*, palavra grega que significa alguma substância adstringente ou algo que exerça compressão mecânica local (por exemplo, um pequeno chumaço de tecido) promovendo a hemostasia (coagulação) do vaso sangrante. Também há menção ao uso de ligaduras, porém sem mais detalhes. Da mesma forma que seus antecessores, em último caso, ele apelava para a cauterização.

Em nossa caminhada pelo passado, eu agora convido o leitor a atentar para a seguinte afirmação: "(...) aqueles que buscam a fama necessitam tão somente se familiarizar com tudo quanto eu descobri". Com essa frase de pura modéstia, tenho a satisfação de apresentá-lo a ninguém menos do que Galeno (130-200 d.C.), o mais famoso médico (de origem grega) da Roma Antiga, para onde se mudou por volta de 164 d.C. Ainda jovem, passou cerca de uma década aperfeiçoando seus conhecimentos de anatomia humana na cidade de Alexandria, famosa naqueles tempos pela excelência de sua escola médica e seus anatomistas. Prosseguiu em seus estudos, porém dissecando animais, o que o teria levado a cometer alguns equívocos em relação a alguns aspectos peculiares da anatomia humana. Apesar disso, a "corrente da felicidade" (à qual também me refiro no Capítulo 4) encarregou-se de manter tais equívocos como verdades inquestionáveis por muitos séculos depois de Galeno. De qualquer forma, foi graças às suas experimentações que ele concluiu, acertadamente desta vez, que o sangue circulava a partir do coração para dentro das artérias. Também foi capaz de demonstrar que o coração continuava a bater mesmo depois de separado do corpo do animal.

Sua falta de modéstia tinha, afinal, sua razão de ser. Galeno escreveu mais de quinhentos livros, em grego, sobre diferentes temas médicos. Seus ensinamentos converteram-se em verdadeiros dogmas da Medicina, inquestionáveis durante quinze séculos!

Segundo nos conta a história (ou talvez a lenda), durante os anos em que foi o cirurgião dos gladiadores, ele nunca teria perdido um paciente ferido. Também atuou como cirurgião militar e foi o pioneiro em identificar a arte da simulação de doenças entre os soldados.

Aquilo que os estudantes de Medicina ainda hoje aprendem durante sua formação básica como os quatro sinais clínicos que caracterizam a existência de um processo inflamatório – rubor, calor, tumor e dor –, adivinhe: foi descrito pela primeira vez por Galeno.

De qualquer forma, não há mesmo o que discutir quanto à sua importância histórica para a Medicina, pois ele foi, sem dúvida, o maior expoente como cirurgião de seu tempo. Coube a Galeno demonstrar a diferença entre artérias e veias e, portanto, formas distintas de abordar os sangramentos. Na prática, utilizava-se também dos adstringentes, compressão local, ligaduras com fios de seda e, se necessário, a temível cauterização a quente. Ainda assim, para os rudes gladiadores, que entravam na arena do Coliseu dispostos a tudo – matar ou morrer –, um oleozinho fervente ou um ferro em brasa não deveria ser o pior dos mundos!

Chegamos ao século VI, período em que Aetius, de Bizâncio, praticava a ligadura de varizes e aneurismas (dilatações ou abaulamentos) da artéria braquial (do braço). Legou para a posteridade 16 livros de Medicina.

Como se vê, a técnica da ligadura foi sendo experimentada, aqui e ali, por um e por outro cirurgião, no decorrer de muitos séculos. Mas, em termos objetivos, quando a situação piorava e o sangramento não podia ser controlado no próprio campo de batalha, o que imperava como alternativa definitiva era o "bom" (ops!) e velho óleo fervente ou alcatrão para cauterizar as feridas. A ligadura só ganhou o status de "coqueluche" entre os cirurgiões durante o século XVI, pelas hábeis e competentes mãos de Ambroise Paré, cirurgião-barbeiro do exército francês.

Dali por diante, ele passou a ser o principal responsável por defender, impulsionar e disseminar o emprego da ligadura dos vasos sangrantes de maior calibre. Também foi de sua safra adaptar uma primeira versão dos modernos *clamps,* espécie de grampo que ajudava a controlar temporariamente a hemorragia, enquanto se procedia à ligadura do vaso. Por falta de interesse em pesquisar outras possibilidades, falta de criatividade ou mera acomodação, o método desenvolvido por Paré, em sua essência, sobreviveu desde meados de 1500 até por volta de 1952!

Outra importante contribuição surgiu em 1718 e tornou a amputação de membros menos propensa a produzir grandes hemorragias. No momento em que o corte da lâmina transpassava grandes vasos (principalmente artérias, nas quais o sangue circula sob pressão mais elevada do que nas veias), escancaravam-se suas extremidades. Abertas, punham-se a jorrar sangue, às vezes de modo incontrolável e até mesmo fatal, por deixar a vítima exangue. Por engenhosidade de outro cirurgião militar francês – Jean Petit –, foi concebido um torniquete que "enforcava" o membro acima da linha onde seria realizada a amputação, reduzindo bastante o fluxo distal de sangue e, por consequência, também os riscos de sangramentos profusos. Não podemos nos esquecer, no entanto, de que os antigos gregos também já conheciam o mecanismo de compressão por meio de torniquetes para estancar sangramentos e, da mesma forma, entendiam que poderia sobrevir gangrena de uma extremidade caso houvesse interrupção prolongada da circulação local. Todavia, os gregos não conseguiram resolver o dilema que se apresentava quanto ao tempo em que o torniquete poderia ser mantido pressionando o membro: se o tempo fosse curto demais, poderia sobrevir nova hemorragia profusa, e, do contrário – o torniquete deixado por mais tempo –, a gangrena seria uma consequência mais do que provável. Talvez pelo fato de esse impasse não ter sido superado a técnica tenha caído em desuso por um longo período, reaparecendo apenas no século XVI.

Depois de um novo salto de 150 anos, bons ventos trariam, finalmente, as técnicas assépticas desenvolvidas por Lister, em 1867. Esse avanço deu novo alento à pesquisa e adoção de métodos mais ousados na abordagem das lesões vasculares, antes intensamente comprometidos pelas complicações infecciosas. O fio de sutura até então disponível precisava ter sua extremidade exteriorizada através da incisão, o que o tornava uma porta de entrada adicional para o desenvolvimento de contaminação da ferida operatória. Coube ao próprio Lister criar um novo tipo de fio de sutura à base de material biológico, obtido do intestino defumado de ovelha e banhado em ácido crômico[68]. Esse fio durava de duas a três semanas no local, tempo necessário para que ocorresse a cicatrização do vaso; após esse prazo, ele se dissolvia espontaneamente, sendo reabsorvido pelo próprio organismo, o que possibilitava fechar a ferida operatória.

---

68   Empregado ainda hoje em cirurgia como fio reabsorvível, sua descoberta foi divulgada por Lister em 1881. Dada sua origem – intestino de ovelha –, fica evidente que o nome em inglês – *catgut* – não é o mais apropriado.

Mais cinquenta anos se passaram até que, em 1912, Alexis Carrel (1873--1944), nascido em um subúrbio de Lyon (França), foi laureado com o Prêmio Nobel de Medicina. Ele serviu em 1895, ainda jovem, como cirurgião no exército francês, e o faria também durante a Primeira Guerra Mundial (1914-1918).

Um fato inesperado impressionou fortemente Carrel, graduado havia pouco pela faculdade de Medicina de Lyon, e foi decisivo para que, a partir de então, passasse a se dedicar à pesquisa e ao desenvolvimento de novas técnicas para sutura dos vasos sanguíneos. O tal evento se deu em 24 de junho de 1894, quando o presidente da França, Sadi Carnot, desfilava em carruagem aberta pelas ruas da cidade de Lyon. Repentinamente, um homem saiu da multidão, que aclamava o presidente, lançou-se sobre ele e desferiu-lhe um golpe de punhal no abdômen. O desconhecido chamava-se Sante Geronimo Caserio, um anarquista italiano. Depois de algumas horas agonizando, diante de médicos impotentes, o sangramento interno provocado pelo ferimento provocou a morte de Carnot. Pouco depois, a necropsia revelaria tratar-se de lesão da veia porta (uma grande veia localizada na região do fígado), que provocou hemorragia intensa. À época, nada pôde ser feito pelos cirurgiões para salvar a vida do presidente; não havia meios adequados para reparar as lesões vasculares.

Após a morte de seu pai, Carrel, ainda menino, observava atento o trabalho de sua mãe manuseando as agulhas como bordadeira para sustentar a família. Assim, quando se tornou médico, ele resolveu tomar aulas com uma bordadeira, interessado que estava em aprender a técnica delicada de costura. Foi Carrel quem desenvolveu os primeiros fios de seda para sutura, muito finos, e também pequenas agulhas curvas, especialmente desenhadas para facilitar a reconstituição dos vasos sanguíneos. No laboratório de pesquisas, ele deu início ao desenvolvimento da nova técnica experimental de sutura utilizando vasos sanguíneos de animais, a fim de demonstrar que era viável costurar (fazer a anastomose, em termos médicos), por meio de uma técnica delicada, as bordas de vasos sanguíneos lesados. Até então, a única alternativa possível aos cirurgiões da época era fazer a ligadura radical, o que provocava a interrupção do fluxo de sangue para a extremidade do membro, resultando quase certamente na necessidade de amputação.

No entanto, sua carreira profissional na França sofreu súbito revés, por não ter sido aprovado em exame de Cirurgia que lhe permitiria atuar profissionalmente em seu país. Decepcionado, resolveu deixar sua terra natal. Mudou-se, em 1904, para Montreal (Canadá). Em muito pouco tempo sua técnica operatória foi reconhecida como revolucionária e, no mesmo ano, Carrel aceitou o convite para assumir um posto na Universidade de Chicago (EUA). Associado a um fisiologista norte-americano – Charles Guthrie –, deu andamento às suas pesquisas experimentais. Por essa época, dedicava-se não só ao aprimoramento experimental de técnicas de sutura, mas também trabalhava, de forma pioneira, com enxertos de veias e artérias, o que daria também início à possibilidade inédita de tornar realidade o reimplante de membros amputados. Muito à frente de seu tempo, antecipou métodos de transplante e preservação de órgãos valendo-se da refrigeração em baixas temperaturas.

A partir de 1906, já trabalhando na área de pesquisa médica do prestigiado Rockefeller Institute, de Nova York, Carrel realizou várias importantes contribuições, entre elas alguns experimentos para revascularização do miocárdio, em casos de obstrução das artérias coronárias, utilizando enxerto vascular (técnica notabilizada, mais tarde, como a famosa ponte de safena). Ele também forneceu as bases para que, bem mais tarde, novos e revolucionários procedimentos cirúrgicos se tornassem realidade. Foi assim que somente em 1948 se concretizou o primeiro enxerto venoso e, em 1954, aconteceu o primeiro transplante renal.

Quando, em 3 de dezembro de 1967, o cirurgião cardíaco Christiaan Barnard (1922-2001) realizou o primeiro transplante cardíaco bem-sucedido, na África do Sul, isso só foi possível graças às bases técnico-científicas lançadas por Carrel logo nos primeiros anos do século XX. O transplante cardíaco tampouco seria viável se Carrel não tivesse também concebido a bomba artificial de perfusão. A tal engenhoca foi desenvolvida com o auxílio dos conhecimentos de mecânica de Charles Lindbergh – isso mesmo, o famoso aviador norte-americano, o primeiro a transpor o Oceano Atlântico pilotando um avião. Por meio dela tornava-se possível manter o fluxo sanguíneo alternativo e a oxigenação aos órgãos durante o tempo em que se produz a parada dos batimentos cardíacos, a fim de permitir ao cirurgião realizar os reparos necessários e as suturas cardíacas extremamente delicadas, enquanto o coração permanece estático. Desenhavam--se, assim, os princípios básicos de funcionamento das modernas bombas de circulação extracorpórea, rotina indispensável durante as complexas intervenções cardiovasculares de nossos dias.

Por uma dessas ironias do destino, a França, que anos antes havia lhe colocado um primeiro obstáculo para seu exercício profissional como cirurgião no país, em 1914 o convocaria para servir sua pátria como cirurgião do exército francês (com a patente de major) durante a Grande Guerra. Carrel aproveitou para exercitar, em campo, seu interesse médico pela cura das feridas infectadas. Da parceria com o químico inglês Henry Drysdale Dakin (1880-1952) resultou o método Carrel-Dakin de irrigação intermitente das feridas com a solução de Dakin (à base de hipoclorito de sódio 0,4%-0,5%), um antisséptico que se transformou em padrão quase obrigatório para a limpeza de ferimentos ao longo das décadas restantes do século XX. Essa técnica aparece descrita em sua obra *Treatment of Infected Wounds*. O cloro, descoberto em 1774, já vinha sendo empregado como desinfetante de ambientes. A partir dele foi produzida a *eau de Javelle* (hipoclorito), que passou a ser utilizada, inicialmente, para desinfetar hospitais militares. O próprio Semmelweis (do qual falaremos mais adiante) chegou a utilizá-la para lavar as mãos.

E o sujeito não sossegava mesmo... A ele se aplicaria, como luva, a frase que se tornou corriqueira no jargão popular de nossos dias: "Esse é o cara!". Quer ver?

Costuma-se afirmar que a era dos hospitais militares móveis teve início com as guerras da Coreia e do Vietnã. É inegável que em solo asiático essa modalidade de serviço hospitalar atingiu seu apogeu, tornando-se, desde então, o padrão de referência para outros exércitos e em outros conflitos. Porém, não é verdade que a ideia tenha sido originalmente concebida ali. Adivinhe: pois é, lá estava *monsieur* Carrel, em 1917, comandando o primeiro hospital móvel de campanha, como major-cirurgião dos serviços médicos do Exército francês, em plena Primeira Guerra Mundial.

Para aqueles que ainda duvidam que um raio possa cair duas vezes no mesmo lugar... Bem, Alexis Carrel parecia ter algum parentesco com os para--raios! Na mesma proporção de sua genialidade, ele carregava consigo uma vocação especial para atrair problemas.

De volta à França, depois de ser compulsoriamente aposentado, aos 65 anos de idade, no Instituto Rockefeller, mas ainda com vontade de contribuir para o desenvolvimento da ciência médica, ele fundou seu próprio instituto de pesquisas – Carrel Foundation for the Study of Human Problems. Mas, então, a Segunda Guerra Mundial iria lhe proporcionar um derradeiro tributo... Um triste tributo. Carrel foi acusado por seus compatriotas – porém, sem que houvesse nenhuma comprovação definitiva – de ter colaborado com os nazistas durante a ocupação da França, pelo fato de ter exercido suas atividades sob o governo de Philippe Pétain, instalado em Vichy, durante a ocupação alemã. Pétain, considerado herói da Primeira Guerra Mundial, acabou condenado por traição e morreu durante o cumprimento da pena de prisão perpétua. Esses fatos repercutiram sobre o próprio Carrel, e, assim, os franceses retribuíram com ingratidão e desonra tudo quanto ele havia legado em extraordinários avanços para a humanidade.

Desgosto – em doses generosas – certamente contribuiu para que ele sofresse dois ataques cardíacos no intervalo de um ano. Também a própria morte – incomodada e invejosa, por ter um simples mortal ousado decifrar, precocemente, alguns dos segredos vitais que mais a favoreciam – compareceria implacável, para reivindicar a compensação por aquilo que Carrel havia lhe tomado. Assim, por mais uma ironia do destino, foi-lhe atribuída não uma doença qualquer, mas exatamente aquela que resultava da obstrução das artérias coronárias. O mesmo tema que tanta atenção e curiosidade científica lhe despertou, lá pelos idos de 1906... Para vencer aquele inimigo silencioso e pérfido, realizou, no começo do século XX, estudos experimentais que mais tarde resultaram na concepção de um "bypass" venoso (desvio), capaz de ultrapassar o obstáculo que a placa de gordura impõe ao fluxo sanguíneo nas artérias coronárias.

Infelizmente, seu ritmo ia sempre muito adiante da Medicina de seu tempo, que ainda não havia conseguido, na década de 1940, traduzir e materializar as experiências científicas de Carrel em métodos terapêuticos efetivos.

Antes que a cirurgia de ponte de safena se tornasse factível no mundo real, ele morreu, em 1944. Seu brilho intelectual restou ofuscado pelas acusações de colaboracionismo, nunca provadas; sina infeliz que o perseguiu, sem descanso, até sua morte. É considerado por muitos o pai da Cirurgia Vascular.

O generoso rastro de descobertas deixado, indelével, por Alexis Carrel em sua passagem por este planeta já se faria sentir nas estatísticas médicas da Segunda Guerra Mundial. Do montante total de amputações realizadas em consequência de diferentes causas, somente as lesões vasculares responderam por nada menos que 49,6% delas. Estudo publicado em 1946 pelo cirurgião norte-americano DeBakey analisou retrospectivamente 2.741 casos de lesões arteriais produzidas por ferimentos de batalha. Oitenta e uma delas foram submetidas a reparo cirúrgico mediante sutura. O insucesso resultou em 36% de amputações. E isso teria sido bom ou ruim?

É inegável que algum avanço houve. O método tradicional, que vinha prevalecendo até então, consistia na simples ligadura do vaso (quer dizer, amarrar a extremidade do vaso lesado e, assim, fechá-lo), técnica, aliás, redescoberta pelo cirurgião militar francês Ambroise Paré, quatro séculos antes (em fins do século XVI), como alternativa mais viável para deter o sangramento de vasos de maior calibre, em que o método de cauterização não se mostrava suficiente. Paré descreve o método em sua obra *Dix Livres de la Chirurgie*, publicada em 1564. De início, a técnica encontrou resistência por parte dos cirurgiões militares, que a consideravam difícil e demorada para ser realizada em condições de batalha; além disso, a ausência de anestesia levava o paciente a se contorcer de dor, o que atrapalhava na localização do vaso sangrante. Esse empecilho foi parcialmente superado com o emprego do torniquete, que permitia o controle do sangramento mais abundante, ao mesmo tempo que a forte compressão do membro ajudava a "disfarçar" a dor da incisão. Mas o preço que se pagava para deter a hemorragia profusa (fechando a extremidade do vaso, por meio da ligadura) era igualmente alto: amputação em 50% dos casos. Assim, se o novo método de sutura (isto é, reparar a lesão na parede do vaso, sem a necessidade de fechá-lo totalmente) baixou a percentagem de amputações para 36%, durante a Segunda Grande Guerra, o resultado deveria ser encarado como, de fato, bastante animador.

Melhores cifras não foram alcançadas porque o tempo para que se fizesse o resgate dos soldados feridos do campo de batalha até o hospital de campanha durante a Segunda Guerra Mundial ainda era considerável. Daí resultava um período maior até que fosse realizada a correção cirúrgica. Por causa disso, os cirurgiões de campo se viam obrigados a realizar a ligadura a fim de deter o sangramento. Embora essa decisão permitisse, muitas vezes, salvar a vida do paciente, por outro lado, ocasionava piora na irrigação sanguínea do membro afetado e a quase certa evolução para gangrena e amputação.

Por esse motivo, as ligaduras ainda eram praticadas na fase inicial da Guerra da Coreia, nos anos 1950. No entanto, esse cenário começaria a mudar graças ao sistema de resgate aeromédico. Como já foi dito, os helicópteros abreviaram consideravelmente o tempo de transporte dos feridos. Com isso, as equipes de cirurgiões vasculares baseadas nas unidades hospitalares avançadas

– MASHs – podiam agir mais precocemente, evitando a ligadura definitiva, praticamente sinônimo de amputação. O fluxo de sangue era restabelecido antes que os tecidos do membro tivessem sua vitalidade comprometida irremediavelmente. As estatísticas que se seguiram foram reveladoras. Em uma série de 98 casos de lesões arteriais, a taxa de sucesso chegou a 96%! Outro estudo demonstrou que de 130 casos submetidos à cirurgia vascular foi possível salvar o membro lesado em 89%.

Ao final, a "arte médica da boa luta" deixou como legado, no conflito da Coreia, uma taxa de amputações em torno de 20%, ou até mesmo de apenas 13%, apontada em outras referências. Foi o caso das cirurgias de reparação arterial conduzidas por Rich e sua equipe, que lograram reduzir para 12,9% o índice de amputações em comparação aos 49% durante a Segunda Guerra Mundial.

Alguns anos mais tarde esse avanço transferiu-se para o Vietnã. Para que se tenha uma ideia, de mil vítimas de lesões arteriais foi possível salvar 87% dos membros. Isso se deu, em grande medida, graças à redução no tempo de resgate e ao aprimoramento das técnicas cirúrgicas vasculares, que, meio século antes, haviam instigado Carrel – aliás, impedido de operar em seu país natal, a França – a desenvolver métodos de reconstrução dos vasos sanguíneos.

Medicina não é ciência exata, é o que se costuma afirmar. Os resultados não podem, portanto, ser antecipados, infalíveis, como na matemática. Dois mais dois sempre somam quatro? Pode ser. Às vezes, pouco menos, em outras, mais. Mas não seria impossível que algo muito diferente resultasse dessa operação aritmética sob a égide da ciência médica. O imponderável não persegue os matemáticos, mas resta ameaçador entre os médicos.

Mesmo assim, tomemos, apenas por um breve momento, a Medicina como irmã gêmea da matemática. Tal raciocínio reducionista nos levaria a construir a seguinte (ainda que improvável) equação simplificada com apenas duas variáveis. Deixemos de lado outros eventuais fatores que poderiam tornar essa equação de tal forma complexa que seria de solução proibitiva para nós, simples mortais (quiçá também a um matemático):

$$\frac{\text{Tempo de Resgate}}{\text{Técnica Cirúrgica Efetiva}} = \% \text{ de Amputações}$$

Isso nos daria a liberdade de concluir que o percentual de amputações cresce na proporção direta do aumento no tempo que um ferido com lesão vascular leva para ser transportado do campo de batalha até a mesa de cirurgia do hospital mais próximo. Da mesma forma, o estágio de desenvolvimento das técnicas operatórias age em direção oposta; isso equivale a dizer que o avanço técnico-científico verificado tende, com o passar dos anos, a aumentar o grau de sofisticação/resolubilidade dos métodos empregados – com isso, se reduzem os casos de insucesso, que de outro modo caminhariam, inexoráveis, para a perda do membro (amputação). Portanto, a melhor percentagem de sucesso (menos amputações) resulta da conjunção entre o menor tempo de resgate possível e técnicas mais avançadas:

> Menor tempo de resgate associado a técnica cirúrgica aperfeiçoada = Menor % de amputações

OK, toda essa digressão aristoteliana amalucada apenas para justificar que, se não houver uma conspiração favorável das "forças do universo" trabalhando em sincronia para posicionar apenas essas duas (míseras!) variáveis – sim, pois existem muitas outras – em direções individuais, de tal sorte que uma reforce a outra, o resultado final pouco será otimizado ou, ao contrário, poderá até mesmo caminhar em direção oposta ao desejado (isto é, piorar).

Essas duas variáveis comportaram-se na Coreia e no Vietnã de modo sinérgico, reforçando-se mutuamente. É provável que em outros tempos, em outras circunstâncias e em outro estágio de evolução da Medicina e da tecnologia, essa conjunção positiva talvez não vingasse.

Portanto, mesmo se algum outro cirurgião genial tivesse convertido, mais precocemente, os experimentos de Alexis Carrel em técnicas cirúrgicas capazes de dar conta, na prática, das lesões vasculares, digamos, por volta de 1913, certamente pouco impacto isso traria na redução das amputações.

Por que 1913? A menção a essa data foi meramente casual?

Ora, em 1913 não havia ainda soluções logísticas capazes de abreviar significativamente o tempo de transporte do ferido da frente de combate até um hospital dotado das condições mínimas indispensáveis para a realização do ato cirúrgico. Por certo, em 1913 ainda não existiam helicópteros, e as primeiras ambulâncias motorizadas ainda estavam por fazer sua estreia. Restavam, sem apelação – firmes e fortes! –, apenas os braços e as pernas dos padioleiros e também os velhos carroções movidos a tração animal. Por certo, uma comparação injusta quando nos lembramos da velocidade desenvolvida por uma aeronave, certo?

Mas por que usar como exemplo o ano de 1913?

Explico. Em 1913, um artigo publicado pela prestigiosa (já àquela época) revista médica inglesa *The Lancet* fazia referência a algumas dezenas de cirurgias vasculares realizadas por V. Soubbotitch, um tenente-coronel da reserva do exército sérvio. Ele teria sido o pioneiro nas tentativas de reconstruir artérias e veias lesadas em batalhas. No entanto, faltou-lhe a tal "conspiração favorável do universo". Naqueles tempos, a ligadura radical do vaso sangrante prevalecia soberana. Ainda estava por vir o dia em que seria questionada e superada. Tampouco havia helicópteros em plena operação[69]! Resultado: a nova moda (sutura/reparo da lesão, e não ligadura radical) não vingou e ficou esquecida ainda por cerca de quatro décadas, até que finalmente veio à luz na Coreia.

Ao adicionarmos outro ingrediente àquela nossa "equação de duas variáveis simplificada", ela se torna mais complexa e imprevisível. Trata-se da coexistência de infecção local, quando ainda não se dispunha de antibióticos que permitissem aos cirurgiões arriscar alguma outra técnica mais elaborada do que a simples ligadura. Portanto, atravessamos a Primeira Guerra Mundial (1914-1918) ainda apelando para a ligadura e sua parceira mais do que provável, a amputação.

Outro cirurgião militar – Romuald Weglowski –, do exército da Polônia, faria uma aparição potencialmente revolucionária durante o congresso polonês de cirurgia em 1924. Porém, mais uma vez, o fato que tinha tudo para ser marcante migrou rapidamente para se tornar nada além de efêmero. Em sua série de quase duzentas cirurgias, Weglowski realizou suturas de vasos, anastomoses, enxertos venosos e até mesmo uma técnica inovadora – à frente de seu tempo – para correção de aneurismas (dilatação do vaso sanguíneo). Infelizmente, não era a hora certa no lugar certo, e seus artigos científicos não obtiveram maior repercussão, em parte também porque produziram

---

69 Consta que Paul Cornu, na França, foi o responsável pelo primeiro voo bem-sucedido (embora com duração de alguns segundos) de um helicóptero, em 1907.

resultados pouco expressivos, incapazes, portanto, de cativar o interesse da classe médica. Contribuíam, ainda, para limitar o alcance potencial daquelas novas técnicas, instrumental cirúrgico e materiais de sutura bastante rudimentares. A incidência de infecções acabava provocando a formação de coágulos que entupiam os vasos sanguíneos, pondo logo a perder o eventual sucesso imediato da técnica operatória.

Tudo tem seu momento "mágico" para acontecer...

Capítulo 10

A SUJEIRA MATA
MAIS QUE OS TIROS

(...) É um erro pensar que a guerra moderna é mais destruidora de vidas do que o foram os conflitos menos importantes de outrora. Antigamente, a porcentagem das perdas em relação aos efetivos (de homens) envolvidos na luta era, por vezes, tão elevada como hoje; e além das perdas em combate, as mortes causadas pelas epidemias eram, em geral, numerosas. Repetidamente se encontra, na história antiga e medieval, notícia de exércitos inteiros praticamente exterminados pela peste.

(Bertrand Russell, filósofo inglês, 1872-1970)

A missão do serviço médico militar é manter a capacidade de combate. É preferível manter a tentar recuperar. As doenças infectocontagiosas são as principais responsáveis pela redução do efetivo militar, algumas vezes mais do que o próprio inimigo (...)[70].

Ao longo dos séculos, os maiores carrascos dos soldados nas guerras não foram, em grande medida, a lâmina ou a arma de fogo do exército inimigo. As condições sanitárias lastimáveis e as epidemias de doenças, ainda que pareça estranho, eram de fato os grandes algozes responsáveis por dizimar um número incalculável de vidas. Quando o resultado imediato não era a morte, surgia a incapacidade física, ainda que temporária, que se encarregava de causar muitas baixas, reduzindo sensivelmente o poder de ataque das partes beligerantes.

---

70 Charles Ellenbogen, *Military Medicine*. 1982, 147; 185-188.

Essa situação, altamente desconfortável e frustrante para os comandantes militares, já era motivo de preocupação para Alexandre, o Grande, quatro séculos antes de Cristo. Alguns biógrafos do famoso guerreiro macedônio foram alertados para a importância crítica das doenças, com base em documentos históricos que dão conta de números relativamente modestos de feridos, enquanto milhares de homens eram convocados a substituir soldados nas frentes de batalha. Qual a razão disso? Concluem os estudiosos que a única explicação razoável seria a alta incidência de doenças incapacitantes ou letais.

Não deixa de ser curioso que os serviços médicos organizados por Alexandre, sob a égide da Medicina hipocrática, demonstravam algum preparo e eficiência quando se tratava de cuidar das feridas. Todavia, no que diz respeito à abordagem das doenças, a intervenção dos antigos médicos gregos era praticamente inócua. De acordo com Plutarco[71], a atenção especial de Alexandre para com os cuidados médicos proporcionados aos seus comandados derivava, em grande parte, da influência exercida em sua formação por Aristóteles, ele próprio filho de um médico da corte. Alexandre parecia reconhecer a necessidade e a importância de providenciar algum sistema de atendimento médico às suas tropas. Ao que parece, deve ter sido o primeiro comandante militar a tentar organizar serviços médicos. No entanto, com sua morte, em 332 a.C., os cirurgiões treinados perderam seu status e passaram a ser encarados apenas como técnicos, pouco reconhecidos e mal remunerados.

Um pouco mais adiante na história, é Plutarco que faz menção ao enorme prejuízo infligido aos romanos comandados por Marco Antônio (por volta de 35 a.C.), cujas forças teriam sido reduzidas à metade devido à incidência devastadora de doenças.

Embora pareça irônico aos nossos olhos – acostumados a acompanhar grandes épicos cinematográficos que retratam verdadeiros banhos de sangue durante famosas batalhas –, esse aparente paradoxo (ou seja, o fato de que as doenças matavam mais que os próprios ferimentos) ainda podia ser testemunhado até o início do século XX. Ao que tudo indica, as doenças foram suplantadas pelos ferimentos contraídos diretamente em batalha somente a partir da Primeira Guerra Mundial (1914-1918).

---

71 Historiador grego que viveu entre 46-120 d.C. Tornou-se cidadão romano após ter sido batizado. Escreveu biografias de gregos e romanos ilustres e as *Obras morais*.

Em sua estratégia sorrateira e silenciosa, o poderosíssimo "exército das doenças" contava ainda com o apoio tático de fiéis e não menos implacáveis aliados. O clima abrasador do deserto ou o frio inclemente provaram sua enorme letalidade aos exércitos de Alexandre. A história ainda nos reserva vários outros exemplos.

Caso Napoleão Bonaparte – um estrategista militar reconhecidamente brilhante – demonstrasse maior interesse pela leitura de escritores gregos da Antiguidade, é possível que não tivesse sido derrotado de forma humilhante pelo frio durante a marcha sobre Moscou, em 1812.

Como prova inconteste de que as importantes lições que nos são dadas pela história devem, infelizmente, ser reaprendidas – à custa de muita dor e sofrimento –, ao final da Segunda Guerra Mundial foi a vez de os nazistas verem sucumbir a força de seu poderio militar em meio à tocaia armada pela neve, pelo frio e pela fome em terras soviéticas. Nas sábias palavras de sir James Watt – presidente da Royal Society of Medicine –, em artigo publicado em 1984: "(...) No passado, lições foram aprendidas somente para serem esquecidas e, então, dolorosamente reaprendidas nas campanhas [militares] subsequentes".

Da mesma forma que as adversidades climáticas, também a precariedade das condições sanitárias traduzia-se em eficiente e impiedosa aliada das doenças que grassavam durante as campanhas militares, e cujos reflexos também não deixavam de se fazer sentir nas populações civis.

A falta de higiene, aliada ao fato de que os primeiros antibióticos ainda estavam longe de ser descobertos, transformou as péssimas condições sanitárias no principal causador de doenças nas tropas durante o longo período das chamadas Guerras Napoleônicas (1803-1815).

O tratamento mais prevalente para um ferimento infectado de maior gravidade era a amputação. Nada surpreendente se levarmos em conta que os cirurgiões se utilizavam várias vezes do mesmo instrumental, sem nenhum cuidado para limpá-lo entre a cirurgia realizada em um paciente e o próximo da fila. Ah, sim, os mais ciosos davam uma "lavadinha" – ainda que empregando qualquer água suja que estivesse ao seu alcance.

Mesmo sem os conhecimentos básicos necessários para um adequado entendimento do mecanismo epidemiológico das doenças infectocontagiosas, algumas noções preventivas de caráter intuitivo já podiam ser identificadas e eram, de fato, aplicadas, mesmo em épocas remotas. Mais uma vez, vamos perceber que Alexandre, o Grande adotava certas precauções a fim de evitar que seus soldados consumissem água poluída. Sempre que um grande número de cadáveres amontoava-se no campo de batalha, vinha a ordem para que o acampamento fosse deslocado para uma distância segura, em virtude do receio de que os corpos em decomposição produzissem doenças.

Má alimentação, falta de higiene pessoal, vestimentas inadequadas, exposição a condições climáticas adversas e promiscuidade continuaram fortemente arraigadas às campanhas militares, tal qual uma maldição lançada por alguma divindade para lembrar os homens da bestialidade de seus atos.

O mesmo cenário de horror sanitário foi encontrado pela comissão designada pela rainha da Inglaterra e liderada por Florence Nightingale, durante a Guerra da Crimeia (1854-1856).

Estarrecida com as notícias deprimentes que chegavam do front, Florence ofereceu seus serviços voluntários ao secretário britânico da guerra. Sob sua orientação, um dedicado grupo de aproximadamente quarenta enfermeiras (muitas delas ligadas a instituições religiosas) foi capaz de atenuar a situação, até então caótica. O método de trabalho implantado por Nightingale nos hospitais da Crimeia exigia que suas comandadas trajassem sempre uniforme, mantivessem postura discreta e se submetessem a uma disciplina de trabalho bastante rígida, elementos que ajudaram a moldar o profissionalismo até então inexistente nas atividades de enfermagem. Não podemos esquecer que desde os primórdios da Era cristã os primeiros hospitais estabelecidos pelos romanos para dar assistência aos soldados feridos e doentes contavam com a vocação apenas de homens religiosos. O mesmo se deu durante as Cruzadas, sob os auspícios dos cavaleiros templários e da Ordem de St. John. Também foi a partir de ordens religiosas que as mulheres passaram a exercer atividades de enfermagem, todavia, mais voltadas a tarefas de cunho doméstico (lavar, cozinhar e cuidar da higiene dos pacientes) do que propriamente assistencial. Portanto, uma atividade desde sempre marcada por forte caráter caridoso, de desprendimento pessoal, nada profissional. Muitos exércitos em campanha contavam com grandes contingentes de mulheres que acompanhavam os soldados e lhes prestavam "serviços variados", entre os quais também se incluíam cuidados de saúde. Esses antecedentes deixaram marcas, estigmatizaram e, por certo, ajudam a explicar por que as mulheres enfrentaram tanta resistência até que fossem finalmente aceitas como profissionais tecnicamente capacitadas a exercer, com absoluto profissionalismo, suas funções no meio militar.

Outro aspecto que marcou de forma diferenciada a atuação daquela equipe de enfermeiras na Crimeia pode ser atribuído ao atendimento realizado de forma hierarquizada aos soldados feridos e doentes, tendo em conta a gravidade e natureza das lesões.

Nightingale nasceu na cidade italiana de Florença (Florence, em inglês), em 1820, filha de pais ingleses, e foi criada na Inglaterra. Desde bem jovem ela já demonstrava profundo interesse em cuidar de pessoas doentes. A partir de 1849, ela passou a viajar por outros países a fim de conhecer as instituições hospitalares europeias. Seu treinamento em enfermagem teve início no Instituto São Vicente de Paula, em Alexandria (Egito). Retornando à Inglaterra em 1853, após também ter estudado na Alemanha, tornou-se superintendente do Hospital para Jovens Inválidas, em Londres. Mas foi a partir da Guerra da Crimeia que a carreira de Nightingale tomou um novo impulso e seu trabalho conquistou prestígio internacional. A história desse conflito, que eclodiu na Europa pós-napoleônica, teve raízes na decadência do Império Otomano. Os interesses estratégico-comerciais russos no controle da região dos Bálcãs, incluindo os estreitos de Bósforo e Dardanelos[72], entre o Mar Negro e o Mediterrâneo –, já não eram segredo, desde fins do século XVIII. A Rússia estava firmemente decidida a estabelecer um protetorado na região, que englobava as planícies da Crimeia[73]. As aspirações do czar, todavia, não passavam despercebidas de outras potências europeias, que igualmente nutriam fortes interesses por aquelas paragens; a ameaça russa colocava em risco o equilíbrio político no continente europeu e, necessariamente, iria provocar reações de outros países. Não havia muito tempo (1828-1829), russos e turcos já tinham se engalfinhado em outra guerra.

---

72 Ambos de grande importância estratégica ao longo da história, pois constituem fronteira entre Europa e Ásia. O Estreito de Bósforo passa por Istambul; tem 30 km de extensão por 700 m de largura; une o Mar Negro (ao norte) ao Mar de Mármara (a sudoeste), e este último, por sua vez, liga-se ao Mar Egeu (que é parte do Mediterrâneo) por meio do Estreito de Dardanelos, com seus 68 km de comprimento por 1,2 km de largura. Desde a Convenção de Montreux (Suíça), em 1936, embora sejam consideradas águas internacionais, os estreitos estão sob o controle da Turquia.

73 Região da atual Ucrânia que forma uma península sobre o Mar Negro.

Como pretexto para invadir a Crimeia, os russos valeram-se da disputa religiosa entre católicos e cristãos ortodoxos, que vinha se intensificando nas terras da Palestina, até então sob domínio otomano. Por entender que suas demandas não haviam sido atendidas a contento pelo sultão, o czar Nicolau I invadiu alguns territórios em julho de 1853. Poucos meses depois, a Turquia, devidamente amparada pela Grã-Bretanha e pela França, declarava guerra à Rússia. O envolvimento efetivo dessas duas potências europeias aconteceu em março de 1854, após a Rússia ter destruído a frota naval turca no Mar Negro. A grande ofensiva aliada se deu em setembro daquele mesmo ano, com o ataque à frota russa baseada na cidade de Sebastopol, um importante porto militar no Mar Negro. A vitória só aconteceu um ano mais tarde, após um ataque comandado pelo marechal francês MacMahon.

Foi em meio a esse cenário de batalhas sangrentas e atendimento médico sofrível aos feridos que Nightingale construiu sua reputação.

Alguns registros históricos dão conta de que a primeira força expedicionária britânica enviada à região era composta de aproximadamente 25 mil soldados. Ao final de um ano, 18 mil homens haviam morrido, "(...) a grande maioria deles em consequência de disenteria, cólera, escorbuto e outras febres. Eles foram vítimas das lamentáveis condições sanitárias dos acampamentos e hospitais, da má alimentação e de cuidados precários de enfermagem (...)". Esse fato, somado ao frio rigoroso no extremo Leste Europeu, é motivo consistente para explicar por que ocorreram mais de 20 mil óbitos de britânicos, contra não mais que 1.600 soldados mortos em ação. O estado sanitário deplorável dos hospitais militares de campanha já era fato notório havia muito tempo. John Pringle, médico-chefe do exército britânico, publicara ainda em 1752 o livro *Observations on the Diseases of the Army*. É dele a afirmação em que reconhecia estarem os hospitais "(...) entre as principais causas de doença e morte no Exército". Aliás, essa tese foi ganhando cada vez mais adeptos e, mesmo ao longo do século XIX, havia muitos defensores da demolição dos antigos hospitais, exatamente por terem se convertido em focos disseminadores de infecções. O também famoso cirurgião russo Pirogoff abordava o mesmo assunto em seu tratado sobre cirurgia publicado em 1864. Ele afirmava serem os hospitais de grande porte os principais vilões na gênese das infecções, exatamente por serem ambientes promíscuos, que facilitavam a transmissão de doenças e contaminação das feridas.

A Guerra da Crimeia e, principalmente, a atuação de Nightingale e sua equipe de enfermeiras foi decisiva para mudar o destino cruelmente insidioso até então reservado aos soldados feridos e doentes, resultando em sensível redução na mortalidade. Após o final do conflito, e amplamente apoiada na credibilidade de seu trabalho e nos resultados alcançados nos hospitais militares da Turquia, Florence conseguiu que importantes mudanças fossem introduzidas. Por sua interferência direta foi criada uma comissão real para acompanhamento dos serviços de saúde das forças armadas e hospitais militares britânicos em 1857. O respeito conquistado nos campos da Crimeia também possibilitou a ela fundar a The Nightingale School and Home for Nurses no Saint Thomas' Hospital, em Londres, dando início ao ensino sistematizado da moderna Enfermagem.

Nos primórdios do século XIX, já estava suficientemente claro que mais mortes ocorriam em consequência de doenças do que propriamente em razão de ferimentos sofridos pelos militares em ação. Algumas décadas mais tarde – durante a Guerra Civil Americana –, alguém muito espirituoso diria que *os germes matam mais que os projéteis.*

A Guerra Civil Americana (1861-1865) – também conhecida por Guerra de Secessão – foi o conflito bélico de maiores proporções durante o intervalo de tempo situado entre o fim das Campanhas Napoleônicas (1803-1815) e a Primeira Guerra Mundial (1914-1918).

Se, por um lado, a Guerra da Independência dos Estados Unidos (1775- -1783) tinha na autonomia de cada um dos treze estados – que compunham a colônia britânica na América do Norte, em seus primórdios – uma de suas principais premissas, por outro lado a Guerra de Secessão deu ensejo à substituição daquela autonomia pela consolidação de um poder unificado e com integridade territorial.

Com respeito às reais motivações que levaram a essa guerra civil, é intrigante o comentário produzido por Paulo Francis, em 1976, em um artigo intitulado "Reafirma-se o espírito liberal de 1776". Citando o discurso do presidente dos separatistas (ou seja, o conjunto de onze estados, de um total de quinze que compunham a região sul dos Estados Unidos), Francis menciona "(...) a hipocrisia antiescravagista de Lincoln e os interesses econômicos por trás da retórica patriótica e libertária". Em outro trecho de sua crônica ele volta a questionar o mito de "(...) que o Norte, sob Abraham Lincoln, lutou para emancipar os escravos negros. Lincoln libertou os escravos em 1863, os do Sul, mantendo durante algum tempo a escravidão em territórios favoráveis à União (...)".

O Norte, que se tornou mais industrializado (fator que influenciaria, mais tarde, sua vitória na guerra) como consequência do intenso movimento imigratório do início do século XIX e, portanto, com mais recursos econômicos, exibia natural pretensão de ampliar também sua representatividade política; o Norte era representado pelo conjunto de dezenove estados não escravagistas. Em oposição, os quinze estados que permitiam a escravidão (o Sul) eram voltados essencialmente à produção agrícola.

A tensão interna atingiu seu clímax quando, em 1860, foi eleito um republicano (Lincoln), reconhecidamente antiescravagista (ainda que não o fosse por razões puramente humanitárias, como ressalta Paulo Francis), como o 16º presidente dos Estados Unidos. No ano seguinte (1861), onze (dos quinze) estados do Sul decidiram criar um novo país: "os Estados Confederados do Sul", sob a presidência de Jefferson Davis, separando-se do restante da União.

Nas batalhas que se seguiram, quase 3 milhões de soldados entraram em luta pela União e cerca de 1,3 milhão pelos Confederados.

Agora, vamos explorar um pouco mais os aspectos mórbidos e grotescos.

O número de soldados mortos superou a casa dos 600 mil, cifra superior à soma dos norte-americanos mortos nas duas Guerras Mundiais, além de Coreia e Vietnã! Desse montante extraordinário, algo em torno de um terço (200 mil) morreu como resultado direto dos combates. Portanto, não podemos deixar de considerar todos aqueles aniquilados por outro inimigo, igualmente implacável, tanto com o Norte, quanto com o Sul: as doenças.

Adicionem-se os mais de 400 mil feridos e, sem grande esforço mental, é possível imaginar as paisagens de devastação nas inúmeras batalhas, ricamente ilustradas por mortos-vivos mutilados ou doentes a vagar trôpegos e disformes por entre ruínas e pilhas de cadáveres. Foi uma destruição de grandes proporções, a guerra mais sangrenta de toda a história norte-americana.

Pouco antes do fim dos conflitos, Lincoln (1809-1865) seria assassinado por um sulista, em 15 de abril de 1865, mas esse fato, por certo traumatizante para a nação, não teve maior influência sobre os rumos da guerra. A rendição final dos confederados viria em junho de 1865.

No final de 1865, a 13ª emenda à Constituição passou a vigorar, pondo oficialmente fim à escravidão em todo o território norte-americano.

Graças à obsessão dos americanos por estatísticas, alguns números alarmantes ficarão dolorosamente registrados na memória da nação. Quando analisamos apenas as estatísticas médicas do Exército da União, verificamos que durante os quatro anos de lutas morreram aproximadamente 300 mil soldados, dos quais apenas um terço em consequência de ferimentos produzidos por ataques dos confederados. Os outros 200 mil não chegaram a ter a honra de derramar seu sangue lutando por um ideal; suas vidas foram ceifadas por motivos menos nobres, como disenteria, sífilis, malária etc.

Os registros do serviço médico norte-americano demonstram que 900 mil casos foram atendidos em decorrência de ferimentos, enquanto 6 milhões o foram por algum tipo de doença. De cada três mortes ocorridas, duas eram resultantes de doenças.

Em conclusão, é possível afirmar que, submetido às condições ambientais características da Guerra Civil, um soldado apresentava, em média, risco cinco vezes maior de desenvolver doenças e morrer em relação à população civil (do sexo masculino, entre 20 e 40 anos de idade). Embora tal cenário possa causar alguma surpresa – pois o esperado durante uma guerra é que os soldados morram em combate –, estatísticas disponíveis de conflitos pregressos confirmam o mesmo perfil de morbimortalidade. Durante a Guerra Mexicano-Americana (1846-1848), a proporção de mortes por doenças *versus* ferimentos de batalha foi superior a 7:1. Da mesma forma, surpreendentes são as informações sobre a mortalidade verificada por ocasião das Guerras Napoleônicas (1803-1815), cuja proporção atingiu 49:6. No período em que Napoleão ocupou a Península Ibérica (a chamada Guerra Peninsular), entre 1807 e 1814, o exército inglês tinha quase um quarto de seus homens continuamente doentes (excluídos os feridos). Na Guerra da Crimeia (1854-1856), a mortalidade entre aqueles que contraíam doenças foi da ordem de 25%. Os mortos por doenças nesse conflito – somados ingleses, franceses e russos – totalizaram algo em torno de 114 mil, enquanto as mortes resultantes de ferimentos contraídos em combate foram pouco superiores a 20 mil.

Ainda durante a Guerra Civil e com o objetivo de amenizar muitas aberrações que caracterizavam o Departamento do Exército, foi criada a Comissão Sanitária dos Estados Unidos, que, seguindo os moldes daquela chefiada por Nightingale, "(...) teria a oportunidade de evitar os males que Inglaterra e França puderam tão somente investigar e deplorar (...)".

A essa altura, talvez fosse apropriado entender um pouco melhor o cenário vivido pela prática médica norte-americana em meados dos anos 1800.

Em nossos dias, grande parte dos médicos recém-formados, ou mesmo aqueles que concluíram há pouco tempo seus programas de residência médica, sente-se ainda insegura para enfrentar a vida profissional, em que pese terem atravessado seis a oito anos de treinamentos teórico-práticos.

O que dizer, então, dos profissionais que atuavam em meados do século XIX? É bem verdade que a maioria deles exibia diplomas de escolas médicas, obtidos depois de completarem um curso de dois anos de duração. Na verdade, dois períodos de nove meses!

> (...) O segundo ano dedicava-se a repetir as aulas do ano anterior. Em nenhum momento era dada importância para atividades em laboratório ou instrução clínica. Em muitos estados a dissecação de cadáveres era proibida. O atraso científico e a falta de equipamentos básicos estavam presentes mesmo naquelas consideradas as melhores escolas: a "Harvard Medical School" não dispunha de estetoscópios até 1868, trinta anos após sua invenção, e tampouco de microscópios até 1869 (...).
>
> Muitas escolas eram meras fábricas de diplomas, vivendo à custa das taxas pagas pelos estudantes, os quais davam início às atividades profissionais em uma sociedade que nem sequer dispunha de um sistema oficial de licença para controle da prática médica (...).

Eu sei, eu sei... Você acabou de experimentar um *déjà vu,* não é mesmo? Refiro-me àquela sensação, por vezes até incômoda, de que já se vivenciou, em algum outro momento e local, uma determinada circunstância. Veja que, de certo modo, mesmo com todo aquele atraso, o cenário descrito para os Estados Unidos de então nos parece até bastante atualizado com respeito a alguns aspectos da formação oferecida hoje em dia por determinadas escolas médicas em "certos países", se é que você me entende!

Portanto, não há por que supor que as coisas fossem diferentes no âmbito militar:

> (...) Até 1863, o serviço médico do Exército norte-americano dispunha tão somente de um microscópio (...), termômetros, não mais que vinte (...). Métodos propedêuticos básicos como

ausculta e percussão[74], introduzidos na Europa entre 1800-1820, foram praticados durante a Guerra de Secessão apenas por alguns cirurgiões mais destacados; o uso do estetoscópio ainda era absoluta novidade para a maioria deles. As injeções hipodérmicas eram raramente empregadas, enquanto grande parte dos médicos preferia ainda aspergir morfina diretamente nas feridas ou administrar comprimidos de ópio (...). O oftalmoscópio [para examinar com mais detalhes o interior dos olhos] surgiria em 1851, e o laringoscópio [para permitir a visualização da laringe e cordas vocais], em 1858, eram aquisições bastante recentes (...) de tal sorte que apenas uns poucos sabiam empregá-los (...).

A grande demanda por profissionais, que veio na esteira do início das atividades bélicas, obrigou o governo norte-americano a buscar os serviços de muitos médicos. Obviamente, não foi possível para o exército atrair os mais bem qualificados. Observe quão ilustrativa é a seguinte anotação feita por um cirurgião da época:

> (...) Se os padrões definidos pela esfera militar para seleção de profissionais aproxima-se daqueles da Idade Média, quando barbeiros (...) compunham o serviço médico dos exércitos, então os militares não têm por que reclamar quando, por infelicidade, caírem nas mãos de oficiais médicos de qualidade técnica e caráter pessoal pouco superiores aos das sanguessugas dos tempos de Carlos Magno (...).

Mas as dificuldades assistenciais não se restringiam aos médicos. Para se compreender melhor a trajetória da enfermagem nos primórdios da América, vamos retroceder até a segunda metade do século XVIII, durante a Guerra da Independência dos Estados Unidos (1775). Quando essa guerra começou, os cuidados diretos aos soldados feridos e doentes eram providos pelos próprios soldados e também por voluntários da população civil. Logo, porém, o general George Washington percebeu que havia necessidade de oferecer assistência especializada, tanto médica como de enfermagem, aos seus comandados. Como não houvesse mulheres civis cuidadoras ou mesmo homens alistados em número suficiente, o jeito foi apelar para a contratação de homens (portanto,

---

74 Fazem parte do conjunto de técnicas utilizadas pelos médicos para examinar os pacientes.

remunerados) para cumprir as tarefas de enfermagem. Por vezes, também se remuneravam mulheres que viviam em comunidades nas cercanias das zonas de batalha. De forma complementar, porém não rotineira, havia ainda a possibilidade de se recorrer ao auxílio de certas comunidades religiosas. As tarefas então atribuídas aos "cuidadores" restringiam-se essencialmente aos cuidados básicos com a higiene pessoal e alimentação dos soldados, bem como à limpeza e organização da enfermaria, dos leitos e utensílios.

Até o início da Guerra Civil, e também em seus primeiros momentos, as tarefas de enfermagem no âmbito militar eram executadas quase exclusivamente por homens. Vários deles eram deslocados das frentes de combate e para lá poderiam retornar a qualquer momento, por determinação superior. Assim, mesmo os que exibiam alguns atributos considerados convenientes para o serviço, e que adquiriam certa prática atuando junto aos médicos, não se mantinham por muito tempo na atividade. Também os soldados convalescentes eram comumente destacados como enfermeiros. Diante disso, não fica difícil entender o caos em que estava mergulhada a assistência dispensada aos doentes e feridos.

Mas elas não tardaram a chegar... Da mesma forma que se deu durante a Guerra da Independência, novamente foi necessário contratar mulheres, mesmo sem experiência, para cuidar dos pacientes. Entre os sulistas, a atuação de mulheres como enfermeiras não era bem-vista. Na verdade, tal ocupação era tida como vergonhosa. Quanto a essa visão preconceituosa, Kate Cumming, supervisora de um hospital que dava apoio ao exército do Tennessee, assim expressou seu inconformismo: "(...) Parece estranho que mulheres pertencentes à aristocracia da Grã-Bretanha tenham desempenhado com honra a mesma função que é tida como vergonhosa para suas irmãs deste lado do Atlântico". Ela, naturalmente, referia-se ao trabalho desenvolvido por Florence Nightingale e suas enfermeiras durante a Guerra da Crimeia.

> (...) A presença das enfermeiras nos hospitais não deve ser considerada apenas uma extraordinária inovação trazida pela guerra, mas um evento social marcante na história norte-americana. A guerra abriu as portas de uma importante profissão para as mulheres, num tempo em que eram raras as oportunidades no mercado de trabalho para o sexo feminino (...).

Em agosto de 1861, o Congresso americano tornou legal a atividade de mulheres na enfermagem e assegurou a elas a respectiva remuneração. Naturalmente, não faltavam críticas de que as "(...) mulheres iriam desmaiar diante da primeira visão de sangue e, por isso, iriam perturbar os pacientes com suas crises histéricas (...)".

Havia ainda os que ponderavam não terem elas a compleição física necessária para ajudar na movimentação dos pacientes, ou ainda que as jovens estivessem mais interessadas "(...) em buscar alguma aventura romântica (...)".

Outros com uma visão menos preconceituosa e machista, inclusive, talvez, por terem algum conhecimento do trabalho desenvolvido por Nightingale na Europa, apressavam-se em ponderar que "(...) um toque feminino faria toda a diferença (...)".

Algumas regras de convivência, no entanto, deveriam ser observadas, de acordo com a opinião da Superintendência das Enfermeiras nomeada pelo governo, tais como: *ter idade superior a trinta anos; ser saudável; vestir-se com sobriedade e simplicidade, renunciando aos vestidos coloridos, joias e flores em suas toucas; deveriam parecer elegantes, porém sem realçar seus encantos pessoais; saber preparar refeições leves, escrever e ler para os rapazes; quando encerrassem seu turno de trabalho deveriam recolher-se aos seus próprios aposentos e não participar de nenhum divertimento noturno.*

Figuras raras no início da guerra, seu número cresceu rapidamente até atingir cerca de 3.200. Ainda assim, havia apenas uma enfermeira para cada quatro a cinco enfermeiros (homens).

Com base em relato feito por Louisa May Alcott, que serviu como enfermeira de hospital da União, em 1862, é possível ter alguma ideia sobre a rotina de trabalho:

> (...) Antes das 6 horas da manhã, vestia-me sob a luz de um lampião a gás, percorria minha enfermaria e abria todas as janelas, ainda que sob protestos e resmungos dos pacientes, que estremeciam; mas o ar era de tal forma ruim que podia desencadear uma epidemia; e, como não houvesse resposta [do comando] aos nossos insistentes pedidos para melhorar as condições locais de ventilação, eu fazia o que estava ao meu alcance. Atiçava o fogo, juntava os cobertores, fazia algum gracejo, tentava persuadir e [caso essa tática não funcionasse] partia, finalmente, para impor minha autoridade [perante os pacientes]; ao

mesmo tempo, prosseguia na rotina de ir abrindo portas e janelas, como se a vida dependesse dessa providência. Sem dúvida, as características do local tornavam o recinto perfeito para disseminar doenças, como eu própria nunca antes havia presenciado – frio, úmido, sujo, repleto de maus odores provenientes das muitas feridas, [que se misturavam aos] da cozinha, dos banheiros e estábulos.

As dificuldades em formar um bom corpo de enfermagem eram ainda maiores com respeito ao quadro de atendentes. A maioria deles era constituída pelos próprios recrutas, principalmente aqueles com algum tipo de sequela que os impedia, ao menos temporariamente, de reassumir sua posição no front. Como seu número era insuficiente diante da demanda do serviço, muitos civis foram contratados. A experiência, porém, foi bastante negativa, com muitos casos de negligência e histórias de que "(...) roubavam dinheiro e vendiam morfina para os pacientes (...), dificilmente conseguiam entender a importância da higiene, além de detestar tarefas de limpeza, por identificá-las com o trabalho feminino (...)". Os atendentes (de enfermagem) eram encarregados de lavar os pacientes e se certificar de que suas roupas de baixo fossem trocadas uma vez por semana! Também tinham que dar conta dos percevejos e piolhos. Ao cuidarem da higienização dos pacientes e das enfermarias, deveriam evitar que lençóis e mesmo o forro de palha que recobria o chão de terra dos hospitais de campanha ficassem molhados. Explico: acreditava-se que a umidade facilitaria o crescimento de bolor (mofo), "(...) que se associava ao desenvolvimento dos miasmas, um tipo de odor (ou emanação) repugnante, proveniente da vegetação em decomposição. De acordo com o pensamento prevalente à época, os miasmas produziam uma atmosfera que facilitava o surgimento de doenças".

Foi somente anos depois do fim da Guerra Civil, por volta de 1888, que o bom serviço prestado pelas enfermeiras seria de fato reconhecido como capaz de salvar vidas. Esse reconhecimento deu maior impulso para a implantação de mais escolas de enfermagem nos Estados Unidos e se revelou um passo decisivo para a gradual profissionalização da enfermagem, inclusive na esfera civil, seguindo as diretrizes inauguradas por Nightingale.

Com o fim da Guerra Civil, o serviço de enfermagem do exército foi desfeito e com isso foi dispensado um grande número de mulheres civis contratadas.

Com o desencadear da Guerra Hispano-Americana, já no limiar do século XX (1898), o cenário voltaria a impor medidas efetivas por parte do comando do exército norte-americano com o objetivo de prover assistência aos soldados. Muitos casos de febre tifoide, que se acompanhavam de número preocupante de mortes, rapidamente se espalharam pelos acampamentos militares no sul dos Estados Unidos destinados ao treinamento de recrutas. Lá, o cenário não poderia ser mais propício para o alastramento da infecção, amplamente patrocinado pelas péssimas condições sanitárias, e onde o ajuntamento de dezenas de milhares de soldados era capaz de produzir várias toneladas de fezes a cada dia. Por vezes foi necessário abandonar um acampamento e buscar um novo lugar para abrigar as tropas, onde o terreno oferecesse melhores condições de drenagem e acesso a uma fonte de água potável. Ao final, a febre tifoide transformou-se na maior causa de mortalidade entre os soldados norte-americanos durante aquela guerra, muito embora a febre amarela, a disenteria e a malária também tenham dado parcela significativa de contribuição para aquele flagelo sanitário. A proporção entre as mortes provocadas por doenças em relação àquelas associadas aos ferimentos de batalha girou ao redor de 7:1.

A febre tifoide é uma doença bacteriana transmitida por meio das fezes contaminadas e se apresenta com o quadro clínico de febre, diarreia, dores abdominais e manchas na pele de coloração rosada.

Diante do enorme volume de casos que surgiam a cada dia, não restava aos cirurgiões alternativa senão solicitar a contratação de um maior número de enfermeiras graduadas. Na melhor das hipóteses, a atitude dos oficiais médicos era um misto de condescendência e desprezo com relação às enfermeiras. Mas elas resistiam:

> (...) sua consciência quanto à importância de manter o ambiente limpo e organizado, a lavagem das mãos, o cuidado no manuseio de excretas, o adequado armazenamento e preparo dos alimentos eram atributos que permitiam a elas salvar vidas e mostrar toda a sua garra [para o trabalho].

Ao fim daquela guerra, e depois de ficar definitivamente comprovado que o trabalho realizado pelas enfermeiras era capaz de salvar muitas vidas, elas finalmente foram aceitas como membros permanentes da corporação militar norte-americana, em 1901. Duas décadas depois, ao fim da Primeira Guerra Mundial (1918), os serviços militares de enfermagem já haviam, todavia, experimentado um crescimento considerável no âmbito das forças armadas norte-americanas, somando mais de 21 mil profissionais, metade dos quais atuou diretamente na Europa, durante o conflito.

Agora, com a melhor compreensão do contexto em que se encaixavam a Medicina, os médicos e outros profissionais de saúde daquela época, vamos tentar desvendar que condições sanitárias seriam, afinal, tão deploráveis a ponto de se converterem em armas com poder de fogo mais mortífero que o do próprio inimigo. Resposta simples e direta: as latrinas, por exemplo, ou melhor, a falta delas!

Antes de qualquer coisa, vamos deixar claro que privadas, quando existiam, eram nada além de simples valas compridas cavadas na terra, que, em geral, ficavam bastante próximas das tendas dos soldados. Como a regra de cobrir diariamente os dejetos com terra muitas vezes não era observada, a fetidez resultante acabava afugentando os próprios usuários. Assim, a alternativa mais conveniente era mesmo buscar a moita mais próxima e aconchegante, com a vantagem adicional de oferecer mais privacidade ao usuário! Aí está, mais uma vez confirmado o axioma de que dificilmente as novas gerações aprendem lições úteis com o passado histórico. Se assim não fosse, quem sabe as recomendações dadas pelo general George Washington ao tempo da Guerra da Independência dos Estados Unidos (1776) – quase cem anos antes –, para que as latrinas ficassem o mais distante possível dos acampamentos, teriam sido levadas a sério... O que mais impressiona, no entanto, é que ainda em tempos bíblicos alguns povos antigos já haviam chegado à mesma conclusão. Os antigos israelitas teriam sido os primeiros a se preocuparem em adotar medidas sanitárias e de higiene nos acampamentos militares. Além de recomendarem que as latrinas ficassem localizadas fora do perímetro do acampamento, cada soldado deveria se responsabilizar por enterrar os próprios dejetos. As medidas sanitárias só voltariam a merecer especial atenção no âmbito militar com a ascensão do Império Romano. O mesmo drama sanitário havia engordado também as estatísticas de mortalidade durante a guerra contra o México (1845), com a disenteria, mais uma vez, na *pole position,* com um número de vítimas fatais bem superior ao contingente de mortos por ferimentos de batalha.

Ao acúmulo nada desprezível de excretas, juntavam-se montes de lixo e restos de alimentos, transformando o entorno do acampamento em criadouro natural de enxames de moscas e mosquitos. Com relativa frequência a deposição de fezes em declives do terreno propiciava também a contaminação da fonte de água da qual os próprios soldados bebiam. A disciplina mais rígida, em alguns regimentos, correlacionava-se a menores índices de doenças. Mas, de forma geral, os oficiais eram coniventes ou omissos com toda aquela sujeira. Tendo em mente esse estado de coisas, não fica difícil imaginar as razões que proporcionavam altas taxas de diarreias, febre tifoide e malária.

As doenças prevalentes eram a diarreia aguda (média anual de 73%) e a disenteria. Registros históricos dos serviços médicos durante a Guerra de Secessão apontam para mais de 1,5 milhão de casos de disenteria e diarreias de forma geral, com quase 45 mil mortes somente nos exércitos do Norte. Em pouco tempo, no entanto, a febre tifoide assumiria a liderança entre as causas de morte. No início da guerra, respondia por 17% dos óbitos, mas atingiria 56% em 1865. Não obstante o médico William Budd (1811-1880) ter teorizado, já em 1854, sobre a transmissão da febre tifoide por meio das fezes humanas, na prática pouca ou nenhuma importância era dada à possibilidade de os reservatórios de água serem contaminados por causa do desleixo das tropas.

Embora a introdução da vacina, posteriormente, tenha representado um importante avanço para o controle da febre tifoide, o fator decisivo para que essa doença tenha se tornado infrequente entre o pessoal militar em conflitos armados mais recentes se correlaciona à adoção de medidas sanitárias preventivas. Por volta de 1915, ela estava praticamente erradicada entre os militares das principais potências europeias, graças, em boa parte, à adoção de medidas preventivas relativamente simples, como posicionar as latrinas fora da área do acampamento, cuidar de cobri-las após o uso, mantê--las afastadas dos locais onde eram armazenados e preparados os alimentos, além, é claro, da vacinação. Parece mesmo que a história da humanidade evolui em círculos...

A assustadora prevalência de infecções gastrointestinais estava também intimamente relacionada às condições de preparo das refeições, em que o esmero com a higiene não era exatamente um cartão de visita nas cozinhas de campanha. Os cozinheiros do exército não se arriscariam a fixar um daqueles avisos que, confiantes, convidam os clientes: "Visitem nossa cozinha".

George W. Adams afirma em seu livro – *Doctors in Blue* – que para "(...) rivalizar com a sujeira dos acampamentos só mesmo a comida de má qualidade (...)" oferecida aos soldados.

A carne de porco salgada era o carro-chefe da ração militar. A maior parte dela se apresentava "(...) bolorenta e rançosa, por fora era escura como sola de sapato, e internamente de um amarelo putrefato (...)". No entanto, os sulistas nem sequer tinham acesso a algo que se assemelhasse a carne, isso porque os exércitos da União passaram a controlar o rio Mississipi, impedindo o acesso às fazendas de gado do Texas. O jeito era apelar para uma alimentação à base de farinha de milho e amendoim.

Outra "ambrosia" daqueles tempos era o *hard bread,* uma espécie de biscoito grande, espesso e duro, invariavelmente mofado – no melhor dos cenários! – e não raro povoado por miríades de larvas, o que lhe valeu entre as tropas o carinhoso apelido de "castelo de vermes".

John Keegan, em *Uma história da guerra*, também salienta que, de forma geral, é possível concluir que os soldados do Norte tinham acesso a uma ração mais adequada (assegurada em boa parte pelo controle de uma malha ferroviária muito mais extensa), da qual faziam parte "(...) batatas secas e vegetais processados industrialmente e uma mistura enlatada de extrato de café, leite e açúcar, todos impopulares, mas artigos de luxo para os rebeldes que capturavam alguns desses produtos (...)".

Naturalmente, todas essas "iguarias" não poderiam deixar de se fazer acompanhar por uma boa bebida. Não obstante alguma restrição, pode-se dizer que a bebedeira era mesmo a regra entre a soldadesca em dias de licença e no dia do pagamento, o que na visão de alguns médicos justificava o aumento da morbidade nessas ocasiões.

Enquanto isso, vamos ao que se passava abaixo da linha do Equador.

Vamos buscar nos cuidadosos registros legados pelo general Dionísio Cerqueira as evidências definitivas de quão "esmerada" era a culinária brasileira oferecida aos soldados que lutavam na Guerra do Paraguai, entre 1864 e 1870. Os requintes da gastronomia militar chegavam a tal ponto que os cozinheiros do exército deveriam ter, de preferência, formação prática em entomologia. Senão, vejamos:

> (...) O Quintiliano, veterano da campanha de Rosas e nosso cozinheiro, variava de vez em quando com um fervido de costelas ou de picanha e um pirão de farinha mofada que o Costa Matos denominou, engasga-gato. Às vezes, muito raras, tínhamos um pouco de arroz. Os nossos extraordinários eram bolachas duras como tábuas, que poderiam, em caso de necessidade, servir de metralha; e alguma lata de sardinha de Nantes, que custava preços fabulosos. As moscas eram tantas, que dificilmente o bocado nos chegava à boca sem uma dúzia delas. A carne que algum cozinheiro previdente dependurava nos laços para amoxamar ficava coberta rapidamente das larvas brancas das varejeiras. Lembro-me bem de um companheiro, que cansado de dar combate às moscas e desanimado com a multidão infrene, resolveu machucar no pirão ou no arroz as mais impertinentes e tragá-las. Vi-o uma vez tomar dura xícara de ferro estanhado, cheia de vinho Carlon muito zurrapa, comprado numa carreta próxima, e bebê-lo coando nos dentes a massa de moscas que o engrossavam, cuspindo-as depois. (...)

Retornando ao Hemisfério Norte...

O grande número de adolescentes recrutados para lutar na Guerra Civil permite explicar ainda o elevado número de casos de doenças tipicamente infantis, como sarampo, caxumba e escarlatina, que tiveram sua propagação favorecida entre os jovens recrutas provenientes de zonas rurais dos Estados Unidos, por se mostrarem mais predispostos a contrair tais infecções.

Apesar de nem sempre as regras serem respeitadas, o exército já tinha à disposição a vacina contra a varíola, o que preveniu sua ocorrência epidêmica. É curioso, no entanto, registrar que muitas vezes a vacinação se dava não pela inoculação do vírus purificado, e sim com matéria-prima obtida diretamente das crostas de outros pacientes já vacinados, utilizando como instrumentos "(...) alfinetes enferrujados e velhos canivetes (...)". Essa técnica rudimentar chamava-se variolação (falaremos mais dela em outro capítulo). Era, portanto, inevitável a ocorrência de outras complicações infecciosas associadas a esse método séptico (isto é, contaminado) empregado para imunizar os soldados.

Outro flagelo a assolar os exércitos à época era a malária[75]. Em apenas um mês, durante a Guerra de Secessão, ela teve sua incidência elevada de *3% para*

---

75   A palavra *malária* vem do italiano e significa "mau ar".

6%. Apenas no Exército da União (Norte) o número de doentes ultrapassou a marca de 1 milhão e 300 mil! Foram registrados 10 mil casos letais.

Aliás, muitos exércitos, em diversos momentos ao longo da história, foram vitimados por essa doença. Embora a África detenha o primeiro lugar disparado como sítio preferencial da malária, ela criou muitos sérios problemas nos diversos continentes. Cinco séculos antes de Cristo, já se fazia presente na Grécia e também no antigo Império Romano. Além de espelhos e outras bugigangas, os colonizadores europeus trouxeram também na bagagem – e com ele fizeram questão de presentear os povos nativos da recém-descoberta América – outro mimo invisível, porém pavorosamente poderoso e mortífero: o *Plasmodium*. Ainda que não tenham sido os gregos, e sim os espanhóis, aquilo foi, sem dúvida, um típico "presente de grego", infinitamente mais letal do que o tal cavalo de Troia! Com o *Plasmodium*, teria início a agonia gradual que se abateu sobre as grandes civilizações da América.

Por volta de 1860, a humanidade não havia ainda sido iluminada com os conhecimentos sobre bacteriologia, de tal sorte que os *Anopheles e Plasmodium* gozavam de ampla liberdade. As explicações mais em voga davam conta de que os paroxismos febris da malária eram provocados, entre outras etiologias curiosas, "(...) pelo fato de os soldados dormirem envoltos em cobertores molhados, estarem sujeitos às rápidas mudanças climáticas, água de má qualidade e, principalmente, emanações gasosas de vegetais em decomposição (...)".

Os povos indígenas do Peru conheciam as propriedades terapêuticas da casca de uma árvore nativa conhecida por *cinchona ou chinchona*. O pó da casca foi levado à Espanha em 1640, com a ajuda dos padres jesuítas. No entanto, foi somente duzentos anos depois, em 1820, que finalmente foi isolada a substância química conhecida como quinina. A identificação do princípio ativo coube a dois químicos franceses – Pierre Pelletier e Joseph Caventou.

Doses de uísque, ou gim e tônica, eram misturadas à quinina na tentativa de atenuar seu gosto extremamente amargo e, assim, tornar sua ingestão mais bem tolerada pelos portadores de malária. Mas esse não era seu único inconveniente. Entre os efeitos colaterais mais comuns destacavam-se os vômitos, distúrbios visuais, zumbido nos ouvidos e dores de cabeça.

Mais uma breve visita ao Hemisfério Sul...

Em que pese a magnitude mórbida "invejável" (apenas ironia!) propiciada pela luta fratricida entre o Norte e o Sul dos Estados Unidos, os horrores da

Vencendo a morte

guerra – e suas doenças coadjuvantes – não eram, por certo, "privilégio" (ironia, de novo!) dos norte-americanos. À mesma época, ainda que em proporções muitíssimo mais modestas (felizmente!), estava em curso nas paragens mais meridionais da América do Sul uma escaramuça entre paraguaios e brasileiros, no período de 1864 a 1870. Então, vamos dar uma espiadela no cenário médico desse conflito. Antes, porém, uma breve contextualização histórica parece cair bem. Para isso, vamos nos valer dos minuciosos apontamentos reunidos por Luiz de Castro Souza – membro da Academia Brasileira de Medicina Militar – no livro *A Medicina na Guerra do Paraguai*, publicado em 1971.

O Paraguai já vinha se preparando para a guerra. Aliás, ameaças contra o Império do Brasil eram propaladas pelo marechal paraguaio Solano López desde 30 de agosto de 1864. Suas intenções expansionistas não corriam mais em segredo. O alvo inicial seria a Província de Mato Grosso. Ficava, assim, evidenciada a conveniência de colocar aquele longínquo território de sobreaviso para um ataque vindo do Paraguai.

Uma imensa área, muito distante e praticamente isolada da capital do Império – Rio de Janeiro –, assim era Mato Grosso, com aproximadamente 2.500 km de fronteiras e um efetivo irrisório de apenas 875 homens para defendê-las.

Os fatos que se precipitaram em seguida deixaram claro que a guerra era iminente. Em 11 de novembro de 1864, as forças paraguaias atacaram e apreenderam o vapor brasileiro *Marquês de Olinda*, quando este navegava rumo a Corumbá. Ainda nos últimos dias daquele ano, a Marinha de Solano atacou e se apoderou do Forte de Coimbra, por via fluvial. Na mesma data, 16 de dezembro de 1864, outras duas colunas paraguaias partiram para Mato Grosso por terra. Seu avanço tinha por objetivo chegar mais tarde a Cuiabá, capital da província. Poucos dias depois do ataque, o pequeno contingente brasileiro que guarnecia o Forte de Coimbra desistiria de opor resistência, e os sobreviventes partiram rumo a Corumbá, onde a notícia da invasão deixou a população local apavorada. Tampouco o contingente militar estacionado em Corumbá seria capaz de deter o avanço inimigo e, por isso, militares e civis abandonaram a cidade, por via fluvial, em navios superlotados de soldados, mulheres e crianças, buscando mais segurança na capital, Cuiabá.

Até então as coisas pareciam correr bem para os paraguaios, que, em 3 de janeiro de 1865, entraram sem sobressaltos em Corumbá, que já estava abandonada. De lá, continuaram a subir o Rio Paraguai – o passo seguinte seria chegar a Cuiabá.

Para as novas gerações que vêm se desenvolvendo sob as asas ágeis da internet e das comunicações quase instantâneas, via satélite, talvez seja difícil – se não anedótico – entender que uma guerra em plena evolução havia praticamente três meses só tenha sido noticiada à corte no Rio de Janeiro em 22 de dezembro de 1865 e, ainda assim, unicamente graças a um emissário que enfrentou uma viagem de 47 dias! Confirmada a invasão, o imperador D. Pedro II e os comandantes militares deram início às providências para responder à agressão posta em marcha pelo país vizinho. A decisão do governo imperial foi enviar socorro a Mato Grosso por meio de uma Coluna Expedicionária, arregimentando forças em São Paulo, Minas Gerais e Goiás. Os primeiros a chegar a Coxim (MT), em 17 de julho de 1865, foram os homens vindos de Goiás, que lá permaneceram estacionados durante vários meses, enquanto aguardavam a chegada dos paulistas e mineiros.

A Repartição de Saúde da Coluna Expedicionária partiu do Rio de Janeiro em 1º de abril de 1865, rumo ao porto de Santos. Na cidade de São Paulo, incorporou-se à guarnição local, composta por pouco mais de quinhentos homens precariamente armados. A Coluna chegou a Campinas em 15 de abril, ocasião em que surgiria o primeiro surto de varíola na tropa, deixando um saldo de seis óbitos. A falta de organização logística – animais de montaria e carga, materiais e alimentos – obrigou o contingente a ficar estacionado em Campinas por nada menos que dois meses. Não é de estranhar que nesse período tenha ocorrido uma centena e meia de deserções.

Finalmente, partiu de Campinas, em 20 de junho, um grupamento composto por cerca de quatrocentos homens, que um mês mais tarde, em Uberaba, se juntaria à brigada mineira, que superava os 1.200 homens.

Aos que se interessarem pelos detalhes dessa longa jornada, lembrem--se de consultar o livro de Luiz de Castro Souza, cuja leitura tornou possível reproduzir aqui a maior parte das informações históricas e os aspectos médicos registrados durante a Guerra do Paraguai.

Como acontece em outros capítulos deste livro, várias das citações relativas aos aspectos puramente militares dos conflitos mundo afora são mero pretexto para contextualizarmos melhor tópicos de interesse específico para a história da Medicina nas guerras. Em momento algum foi nossa pretensão buscar rigoroso mergulho investigativo em questões históricas com maior grau de detalhes, precisão e complexidade, que, necessariamente, se encontram mais bem equacionadas em terreno de competência dos historiadores, de fato e de direito.

Assim, para não correr o risco de causar tédio aos leitores, cujo maior interesse converge para a narrativa de aspectos médicos, bastaria dizer que a longa jornada da Coluna Expedicionária durou cerca de nove meses, desde Santos (SP) até Coxim (MT), depois de percorrer aproximadamente 1.600 quilômetros. Ao se juntarem às forças de Goiás, somaram algo como 2 mil homens, que estavam sob os cuidados de nove médicos e quase trinta enfermeiros. A rigor, quando ao efetivo da tropa propriamente dita, adicionamos os familiares de muitos praças – sim, isso mesmo, mulheres e crianças! –, como era costume naqueles tempos, além de bagageiros e carreteiros que davam apoio à tropa, conclui-se que no acampamento de Coxim havia algo em torno de 3 mil pessoas, que, com o início dos confrontos, tomaram parte nas batalhas sangrentas, fugas angustiantes, ficaram à mercê das chuvas torrenciais, cruzaram pantanais traiçoeiros, sofreram sob o calor sufocante e enfrentaram a fome (por dificuldades de abastecimento), em uma sequência de provações extremas que foram se sucedendo até o fim da guerra.

Durante a marcha da Expedição rumo à fronteira com o Paraguai, em meio a tantas adversidades, desenhava-se um cenário mais do que favorável para o aparecimento de surtos de doenças que, de fato, atacaram e dizimaram centenas de pessoas.

Enquanto transpunha a zona pantanosa rumo à localidade de Aquidauana, nas proximidades do rio Negro, a tropa viu-se às voltas com outro poderoso inimigo, que não falava espanhol mas, em compensação, zunia o tempo todo – era o território do mosquito *Anopheles* e da malária. E, como vimos, se a coisa já não ia bem em território norte-americano, não fica difícil supor como andaria por paragens abaixo da linha do Equador. Aliás, em respeito à geografia, mais correto seria dizer abaixo do trópico de Capricórnio.

Quem nos dá também uma boa pista sobre o cenário às margens do rio Paraguai é Dionísio Cerqueira, em suas *Reminiscências da Campanha do Paraguai*[76]. A certa altura do livro, identificamos uma passagem bastante

---

76   Rio de Janeiro, Biblioteca do Exército, 1980.

esclarecedora sobre a pestilência patrocinada pelos mosquitos, que em sua estridente cantoria coletiva rompiam o quase inabalável silêncio noturno das noites pantaneiras:

(...) A lagoa era rodeada de árvores baixas, espinhosas, torcidas com os galhos povoados de bromélias de vivo colorido (...). Que noite aquela! Nunca vi tanto mosquito, nem antes, nem depois; nem nas margens do Casiquiare, nos igapós do Canaburi, nas lagunas de Veneza, nas macenas etruscas, nas Lagoas Pontinas e nos pantanais de New Jersey (...). Deve ser o Chaco a região predileta da malária; entretanto, restabeleci-me ali de sezões impertinentes, que me perseguiam muitos meses em Tuiuti. Já me tinha habituado à intermitência da febre. A princípio, quando vinha o acesso, deitava- -me no jirau, se estava no acampamento; e no chão, quando em serviço. Cobria-me com o capote e batia o queixo, como se estivesse no polo. Vinha depois a febre, que me escaldava; e acabava tudo com um suor abundantíssimo (...) e corria para o meu posto, tiritando de frio. Felizmente sabiam que não era medo: era o frio da febre (...). Tomava sulfato de quinina, às colheres de sopa. Já não sentia tanto o amargor. A febre, porém, não passava. Os soldados diziam que o remédio era falsificado: vinha do Rio de Janeiro misturado com polvilho. Ainda hoje, lembro-me daquela primeira noite das avançadas no Chaco, em que não pude pregar olhos. Se abria a boca, os mosquitos penetravam em nuvens espessas e sufocantes. Não eram ariscos e deixavam-se matar suave e brandamente, aos centos, aos milhares, esmagados em pasta mole e denegrida, que se confundira com a lama dos pauis, se não fossem laivos vermelhos de sangue. Tinham aquelas esfomeadas anófeles uma utilidade: conservar alertas as vedetas. Não era preciso rondá-las, apesar de muito toscanejarem. Nenhuma seria capaz de dormir ouvindo a zuniada daquelas cantilenas e sentindo as ferroadas dolorosas. Ouvia-se lenta e compassada, uma música parecida com a dos atabaques dos índios: era o incessante bofetear das sentinelas. Às vezes, amiudava tanto, que se pensaria estar passando debaixo da ponte do Rialto, ouvindo o eco das palmas dos gondoleiros venezianos (...).

Até então não se conhecia a causa da doença.

Nascido em Paris, Alphonse Laveran[77] viveu sua infância e adolescência na Argélia (norte da África) e retornou à França para estudar Medicina. Frequentou também a Escola de Saúde Pública de Estrasburgo e prestou serviço como médico durante a Guerra Franco-Prussiana. Foi professor em Val-de--Grâce, onde ministrava aulas sobre doenças e epidemias no âmbito militar. Em 1878, voltou à Argélia para prestar serviços no hospital militar e iniciou os estudos que lhe permitiram, a partir de 1880, identificar o parasita do gênero *Plasmodium* como o agente causador da malária. Trata-se de um protozoário que possui várias subespécies, entre as quais a mais letal é o *P. falciparum*. Laveran chegou até mesmo a cogitar que um mosquito seria o responsável pela transmissão da doença. Cirurgião militar, especialista em malária e sabedor da ambição francesa de fazer de Madagascar[78] mais uma colônia agrícola, em 1875 ele já vinha chamando a atenção das autoridades para o enorme risco que aquele território, situado na costa sudeste da África, representava por causa de surtos da doença acompanhados de mortalidade muito elevada.

As primeiras escaramuças entre os franceses e o povo local tiveram início entre 1883-1884. Ainda naquela ocasião, um tratado foi celebrado entre as partes transformando Madagascar em protetorado da França. Mas os franceses queriam mais. Por fim, prevaleceu o interesse comercial e os franceses decidiram pela invasão da ilha. Assim, em 1895, 12 mil soldados desembarcaram no litoral e deram início à jornada que culminou na conquista da capital, sem que os franceses fossem confrontados com maiores dificuldades. A sorte do jogo, no entanto, começaria a mudar antes do fim daquele mesmo ano. Exércitos de mercenários locais partiram para cima dos invasores europeus dispostos a reverter aquela aparente vantagem inicial. Não eram tropas convencionais, mas numerosas esquadrilhas de mosquitos *Anopheles* recheados com uma poderosa arma biológica: *Plasmodium falciparum*. Pois bem, os ataques aéreos resultaram na morte de quase um terço das forças francesas, vitimadas pela malária. Mas aquele paraíso tropical não era pródigo em brindar os visitantes estrangeiros

---

77 Charles Louis Alphonse Laveran (1845-1922), médico francês ganhador do Prêmio Nobel de Fisiologia/Medicina em 1907, por seus estudos sobre o *Plasmodium*, na África.

78 A República de Madagascar compreende a maior ilha do continente africano (e quarta maior do mundo), além de várias outras ilhas menores. Sua população está acima dos 20 milhões de habitantes; tornou-se independente da França em 26 de junho de 1960.

apenas com malária; oferecia um repertório extenso de vários suvenires mortíferos, entre os quais se destacavam a febre tifoide, disenteria, tuberculose, tétano. E a odisseia francesa naquelas paragens ainda teria de se ver, durante vários anos, também com insurgências dos nativos.

Anos mais tarde, em 1897, sir Ronald Ross[79] – um médico militar inglês em serviço na Índia – descobriu, finalmente, que a transmissão do microrganismo se fazia pelo mosquito *Anopheles*. Ao picar um doente que já é portador de malária, ingere os gametócitos (uma das fases do ciclo evolutivo do plasmódio). Então, os protozoários multiplicam-se no tubo digestivo do inseto vetor e, finalmente, migram até suas glândulas salivares, de onde são transferidos, no momento da picada, para o novo hospedeiro humano.

Voltemos à Coluna Expedicionária do Mato Grosso e à Guerra do Paraguai.

O fato é que de um contingente de 2.700 homens computaram-se cerca de quatrocentas baixas em intervalo de poucos dias. Má alimentação, homens dormindo mal e extenuados pelo esforço e pelo calor, tudo isso contribuía para baixar a resistência do organismo e dar as boas-vindas à doença.

Mesmo sem o conhecimento etiológico, a quinina já havia provado sua eficácia no controle à doença e, como em outras partes do mundo, também foi empregada no Mato Grosso.

Enquanto prosseguia a caminhada penosa em meio à lama fétida, lá se foi outra centena de vítimas submersas no lodaçal. Perderam-se também carros de artilharia e mantimentos, sepultos em meio aos pântanos.

Em 24 de janeiro de 1867, quando a Coluna Expedicionária do Mato Grosso chegava, finalmente, à fronteira com o Paraguai, na localidade de Nioaque, tendo percorrido mais de 210 quilômetros desde a Vila Miranda, restavam apenas dois médicos para dar conta de aproximadamente 2 mil expedicionários. E as coisas ainda iriam se complicar mais, com a decisão do comandante que, contrariando o plano de campanha do próprio Caxias, resolveu partir para o ataque e invadiu o território paraguaio no dia 21 de abril de 1867.

Logo surgiriam os primeiros casos de diarreia, e não por medo de enfrentar os paraguaios! De acordo com o relato do médico responsável pelo serviço de saúde da Expedição, capitão primeiro cirurgião dr. Cândido Manoel

---

79 Sir Ronald Ross (1857-1932), médico inglês ganhador do Prêmio Nobel de Fisiologia/ Medicina em 1902 por ter identificado o inseto vetor da malária e o ciclo de vida do parasita.

de Oliveira Quintana, a primeira vítima foi um índio que faleceu logo no dia seguinte ao diagnóstico.

> (...) então julgamos que tínhamos em presença a horrenda epidemia de cólera-morbus, que no dia subsequente tornou-se evidente, pela entrada de muitos atacados com os sintomas seguintes: vômitos, evacuações alvinas abundantes de uma matéria semelhante a água de arroz, grande sede, dispneia, pulso pequeno, frequente, supressão de urinas, mudança extrema no metal da voz e mesmo afonia, pele fria, cianose, magreza e desfiguramento rápido do rosto (...).

Depois de um momento inicial de euforia diante do recuo dos paraguaios, logo a Coluna se viu obrigada a empreender um retrocesso rápido, motivado pela reação das forças inimigas. Esse episódio ficou conhecido como a Retirada da Laguna, iniciada em 8 de maio de 1867. Os motivos do insucesso brasileiro incluíram a falta de logística adequada para reabastecimento de víveres, ausência de guarnição de cavalaria que apoiasse a infantaria e, por fim, a chegada de reforços do lado paraguaio.

Ao final, aquela decisão polêmica resultou em 578 baixas nas tropas brasileiras. Entre outras, as principais ocorrências foram assim registradas:

- Feridos: 41
- Mortos em combate: 30
- Afogados: 3
- Mortos por explosão: 9
- Desaparecidos: 198

Além desses números, há outro revestido de algum constrangimento... Diante da perseguição tenaz empreendida pelo inimigo, não restou alternativa ao comandante senão ordenar que os moribundos fossem abandonados pelo caminho, desonerando os demais soldados, já enfraquecidos pelo cansaço e pela fome, da sobrecarga de transportá-los. Caso assim não se procedesse, o ritmo da fuga seria retardado, expondo todos os demais ao risco de serem alcançados e mortos pelas forças do adversário. Assim, a ordem foi cumprida, conta-nos Luiz de Castro Souza (na grafia original):

> (...) Dizem que os pobres doentes aceitaram resignadamente a solução para suas vidas, possivelmente diante do estado agônico

em que a maioria se encontrava, como afirmam as partes oficiais, só pedindo que lhes deixassem água. Em um tronco de árvore, foi pregado um cartaz, dizendo em letras garrafais: "COMPAIXÃO PARA OS COLÉRICOS!". E essa compaixão se estendia a 123 infelizes brasileiros, ali deixados à própria sorte. Pouco depois, ao mover-se a Coluna, ouviu-se a fuzilaria inimiga. Era um esquadrão de cavalaria paraguaia, imolando os nossos enfêrmos a bala (...).

Embora os sinais e sintomas descritos pelo oficial médico sejam bastante sugestivos de que tenha se tratado, efetivamente, de um surto colérico, parece ter restado nos registros históricos certa polêmica a respeito. Alguns afirmam que pode ter sido um quadro grave de intoxicação alimentar associada à ingestão de carne bovina crua, diante do desespero da fome.

Vejamos ainda a situação da cólera sob o ponto de vista do general Dionísio Evangelista de Castro Cerqueira, atuando, à época, como cadete em outras frentes de batalha também na Guerra do Paraguai:

A cólera-morbus ceifava vidas aos montões em Curuzu, onde estava o 2º corpo do Exército, comandado pelo preclaro conde de Porto Alegre. O Bormann organizou ali e manteve com os próprios recursos e muita abnegação e caridade uma enfermaria de coléricos (...). A peste terrível irrompeu súbita e cruel nos nossos reais de Tuiuti. Os galpões, cobertos de palha, que o general mandou construir no Potreiro Pires, diariamente se enchiam e diariamente se esvaziavam nos cemitérios. Os enfermos pouco resistiam. Houve muitos casos fulminantes. Uma tarde o Dezesseis entrou em forma para o exercício. Um soldado da sétima caiu de borco. Pensaram numa síncope. Era a cólera. Levaram-no para a enfermaria, a poucos passos. Antes de anoitecer estava morto. Medonhos cadáveres! Um dia entrei numa enfermaria próxima do batalhão. Havia um montão deles arrumados em andaina nas tarimbas. Tinham a pele enrugada e os olhos fundos. Estavam azulados, escaveirados como se tivessem morrido de fome. Uns mexiam-se, outros não tinham a algidez da morte; eram cadáveres quentes. Os músculos do peito e dos braços contraíam-se como se aqueles mortos ainda vivessem (...).

E o terrível flagelo dos exércitos matava às cegas e cada vez mais.

> Médicos aconselharam o álcool como profilático. Os barracões do comércio encheram-se de vinhos e síceras de todas as marcas e qualidades (...). Oficiais começaram a sacrificar muito a Baco (...).
> Continuava-se, porém, a beber água das cacimbas rasas, cavadas no areal; água poluída pela vizinhança de cadáveres, amarelenta e grossa. Dir-se-ia ter laivos de pus (...).
> Além de má e repugnante, a água era quente. Para refrescá-la, cavavam buracos nas barracas e nas ramadas, onde enterravam os garrafões cheios. Mandei abrir um na minha tenda. Meu garrafão era pequeno e sem angarilha; não era preciso cavar muito. Mal tinha o camarada chegado a um palmo de fundo, sentimos o cheiro característico da morte. Mais uma enxadada e apareceu um crânio carcomido. Entupiu o buraco e cavou outro adiante (...).

Bem depois do fim da Guerra do Paraguai, a etiologia da cólera seria finalmente esclarecida, quando, em 1883, Robert Koch (1843-1910) identificou o vibrião colérico (*Vibrio cholera*) e sua transmissão por meio de água contaminada, durante o período em que esteve em missão de trabalho visitando o Egito e a Índia, nomeado que fora para chefiar a Comissão Germânica para a Cólera. A primeira pandemia (epidemia que acomete populações de diversos continentes) teve início no Japão e depois se espalhou pela Europa, entre os anos de 1817 e 1823. Depois se seguiram vários outros surtos ao redor do mundo. Quando Londres foi atingida, em 1854, a causa responsável por desencadear a epidemia foi elucidada pelo médico John Snow, ao identificar que em determinado bairro a população consumia água do rio Tâmisa. Bastou impedir o bombeamento da água do rio para controlar o surto. Assim, algumas décadas antes de Koch identificar a bactéria causadora da cólera, Snow já fora capaz de realizar um estudo epidemiológico demonstrando que a transmissão da doença estava associada ao consumo de água contaminada por esgotos.

Tropas britânicas desembarcaram em Malta, em 1798, com o propósito de ajudar o povo local a expulsar os franceses que haviam se apossado do território durante o período das Guerras Napoleônicas. Não sei quanto isso pode ter sido vantajoso para os malteses. O fato concreto é que se foram os franceses e ficaram os ingleses... E como ficaram! Malta só se tornou independente do Reino Unido em 1964.

Se se pode extrair algo de positivo como dividendo da presença inglesa, hoje a República de Malta tem o inglês como língua oficial e colhe os frutos de um fluxo turístico que ajuda a alavancar sua economia. Mas nem sempre esse arquipélago, com território de 316 km², foi um destino com ares de pequeno paraíso...

Localizadas ao sul da Europa, no Mar Mediterrâneo, próximo à Sicília e à Tunísia, essas terras abrigavam, desde tempos remotos, uma doença que acometia os povos da costa mediterrânea. A tal febre de Malta atacava e minava as forças dos soldados e marinheiros britânicos que lá aportavam durante o século XIX e começo do século XX. A primeira descrição médica do quadro data de 1863. Por essa época, o médico Jeffrey Allen Marston, um cirurgião assistente do exército inglês, havia contraído a doença e, com uma boa dose de paciência, passou a registrar seu próprio calvário. Ele a designou de febre mediterrânea (ou remitente) ou febre gástrica remitente. Tratava-se de febre de evolução irregular, acompanhada de fraqueza, cansaço, dores musculares e nas articulações (juntas) e desarranjos gastrointestinais; o quadro era de longa duração e debilitante.

A certa altura supôs-se ser alguma variante da própria malária e, por isso, alguns insistiam em atribuir sua transmissão também a um mosquito. Em 1879, o major-cirurgião H. Veale (do Royal Victoria Hospital, em Londres), tratando de pacientes provenientes de Gibraltar, Malta e Chipre, conseguiu demonstrar as diferenças em relação à malária e outras febres.

Até então, não se dispunha de nenhuma pista quanto ao agente etiológico ou à forma de transmissão para os homens. Entre 1884 e 1888, o capitão cirurgião David Bruce[80] (1855-1931) conduziu estudos durante sua permanência em Malta. De início, assinalou que a doença acometia muitas centenas de soldados e marinheiros a cada ano; o quadro arrastava-se ao longo de meses, com períodos de remissão e reagudizações. O tempo médio de internação era de 85 dias. Em 1887, Bruce foi capaz de identificar microrganismos suspeitos no baço de uma vítima e, depois, também em culturas de baço obtidas de outros sete mortos. Seus estudos prosseguiram em laboratório com animais, até que, em 1893, finalmente, ele foi capaz de isolar o germe causador da doença.

De tempos que datam do Império Romano, a ilha era denominada *Melita* ("Ilha do Mel"). Em respeito a esse dado histórico, Bruce deu ao germe o nome

---

80 Filho de escoceses, Bruce nasceu em Melbourne, Austrália, mas ainda na infância mudou-se para a Escócia; estudou Medicina na Universidade de Edimburgo.

científico de *Micrococcus melitensis,* que também recebeu outra denominação: *Brucella melitensis* (este último em homenagem ao próprio Bruce).

Foi com base nos trabalhos de pesquisa de outro brilhante médico e cientista militar britânico – Almroth E. Wright (1861-1947) – que foi possível desenvolver um teste sorológico que permitiu diferenciar a febre de Malta de outras doenças infecciosas, inclusive da própria malária.

A doença trazia prejuízos nada desprezíveis, pois muitos militares tornavam-se totalmente incapazes para fazer frente às suas atividades. Muitos tinham que ser enviados de volta à Inglaterra, onde prosseguiam internados em hospitais convalescendo de uma moléstia crônica.

Era preciso buscar uma solução para aquele mal. Por isso, médicos do exército britânico deram início a um trabalho investigativo, entre 1904 e 1907, que resultou na conclusão de que o reservatório natural da doença eram as cabras maltesas. É interessante assinalar que, habitualmente, as pesquisas conduzidas em laboratório utilizavam-se de macacos para a realização dos testes experimentais. Ocorre que em determinado período não se conseguia obter macacos, de tal forma que os pesquisadores tiveram que improvisar suas pesquisas experimentais utilizando como cobaias as próprias cabras existentes na ilha.

Foi um médico civil maltês de nome Themistocles Zammit (1864-1935) que, em 1905, isolou o *Micrococcus* no sangue das cabras nas quais a infecção clínica permanecia não aparente.

Identificado o reservatório natural da doença, logo se fechou o ciclo epidemiológico. Os microrganismos contaminavam o leite desses animais, cujo consumo não se restringia ao arquipélago; o leite era exportado para todo o Império Britânico.

Além das implicações negativas para a economia local, houve também um enorme descontentamento dos produtores, que até então se orgulhavam do fato de seu produto ter renome e aceitação internacional. Mesmo assim, em 1906 o leite de cabra deixou de fazer parte da dieta das tropas inglesas e também dos hospitais, sendo substituído por leite enlatado proveniente da Inglaterra.

Mesmo em seus últimos estertores, o século XIX ainda não havia esgotado toda a sua capacidade de gerar conflitos. Antes de sua despedida, conseguiu deixar para a humanidade a herança maldita de mais dois deles.

Quando eclodiu a Guerra Hispano-Americana (1898), a maioria dos campos de treinamento militar dos norte-americanos foi deslocada para a região sudeste do país. Essa localização procurava atender a uma dupla estratégia: manter maior proximidade geográfica em relação às colônias espanholas – que eram os alvos militares – e promover melhor adaptação das tropas ao clima de forte calor tropical. As precárias condições sanitárias não diferiam daquelas constatadas durante a Guerra de Secessão:

> (...) as latrinas e o lixo ficavam imediatamente adjacentes aos refeitórios e áreas de descanso; somente estavam disponíveis uniformes de lã, totalmente incompatíveis com o verão dos trópicos. As chuvas chegaram, e com elas as moscas e mosquitos multiplicavam-se em grande quantidade. Febre tifoide, doenças diarreicas e malária rapidamente atingiram proporções epidêmicas (...). Os oficiais médicos voluntários (civis), sem treinamento militar adequado, tampouco tinham noções de Medicina preventiva.

Vamos agora explorar um pouco mais o cenário de doenças enfrentado pelos britânicos no continente africano.

Mesmo às portas do século XX, os soldados de Sua Majestade que combatiam em território sul-africano durante a Guerra dos Bôeres continuavam sendo vítimas das doenças. Os relatórios médicos do conflito permitiram elaborar estatísticas bastante esclarecedoras. Das cerca de 450 mil admissões hospitalares registradas, não mais de 27 mil foram resultantes diretas de ferimentos nos campos de luta. As demais admissões eram motivadas por doenças, que acometiam anualmente nada menos que 958 de cada mil soldados! Mesmo assim, o volume de lesões acumulado desde o início da guerra, em 11 de outubro de 1899, foi suficiente para que o conflito fosse considerado, até então, o mais longo e sangrento da história militar britânica. No entanto, as condições sanitárias e as doenças ainda eram as grandes vilãs. Diarreias e disenterias[81] responderam por mais de 50% de todas as causas de morte. Foram cerca de 16 mil mortes. Devido às lamentáveis condições de higiene existentes nos campos de prisioneiros, em que os britânicos mantinham amontoados

---

81 Doença aguda causada por infecção bacteriana do intestino grosso e evolui com febre, cólicas abdominais e diarreia, que pode se acompanhar de catarro e/ou sangue. A transmissão se dá por meio de alimentos ou água contaminados.

os bôeres capturados – inclusive mulheres e crianças –, foram contabilizadas mais de 9 mil mortes por disenteria.

O próprio Hipócrates e, mais tarde, também os médicos militares romanos já haviam se dado conta de haver uma correlação direta entre a ocorrência da disenteria e o fato de os soldados servirem-se de fontes de água não exatamente limpas.

Em meados do século XVI, o rei Carlos V, à frente do Sacro Império Romano, impôs um cerco à cidade de Metz, que persistiu por mais de sessenta dias. Mesmo diante de tantas dificuldades e restrições, a liderança local da cidade sitiada não descuidou de prover os habitantes com água limpa, cuidando para que o lixo não se acumulasse dentro dos muros da cidade e, inclusive, isolando os doentes, em particular aqueles acometidos por diarreia. Enquanto isso, as tropas inimigas que rodeavam a cidade foram se deteriorando, à medida que as doenças iam se abatendo sobre elas.

Em fins do século XIX, menos de cinquenta anos antes da Guerra dos Bôeres, os britânicos enfrentaram um verdadeiro inferno sanitário, com resultados catastróficos, em terras da Península da Crimeia. Depois daquele desastre, partiu-se, ao menos no plano traiçoeiro das meras intenções, para a viabilização de estratégias que visavam reorganizar os serviços médicos do Exército. As lições, no entanto, não pareceram ter sido suficientes a ponto de serem incorporadas à rotina das Forças Armadas de Sua Majestade. Repetiram- -se, dolorosas, em seu novo teste na África do Sul, durante a Guerra dos Bôeres. O número de médicos em serviço não conseguia dar conta do grande volume de trabalho e a situação assistencial logo nos primeiros meses do conflito só não foi pior em função da importante ajuda humanitária oferecida pela Cruz Vermelha britânica e também pela sociedade St. John's Ambulance.

Não tardou muito até que as notícias do front, dando conta da alta incidência de doenças, chegassem à Inglaterra e passassem a ser tema de debates públicos. Seguiram-se, então, a indignação e o clamor popular exigindo reformas no âmbito militar, inclusive dos serviços médicos, com especial ênfase para o aprimoramento das medidas sanitárias, cuja precariedade óbvia havia resultado em alta incidência de disenteria, matando dezenas de soldados a cada dia. É de se indagar o tipo de cenário que teria lugar ao longo da Primeira Guerra Mundial (1914-1918) caso medidas sanitárias mais efetivas não viessem a ser implementadas a partir das experiências negativas vivenciadas pelos britânicos na África. Mas foi exatamente à custa das duras lições aprendidas durante a Guerra dos Bôeres que finalmente, depois de séculos, as doenças perderam a dianteira para os ferimentos. Assim, por volta de 1914 o flagelo das doenças havia sido bastante atenuado no âmbito militar, visto que também houve evidente melhora nas condições de higiene postas em prática no campo de batalha.

Uma rápida espiada, e logo concluiremos que o cenário tampouco havia sido diferente em terras asiáticas. Durante a Guerra Sino-Japonesa (1894--1895), a precariedade das condições sanitárias no ambiente militar ficou tragicamente demonstrada. Ali se confirmou, mais uma vez, a regra até então prevalente em conflitos anteriores quanto ao inegável predomínio das doenças sobre os ferimentos de batalha. Os japoneses padeceram sob o jugo das disenterias, do tifo e até mesmo do beribéri. Além dos 50 mil casos de doenças infectocontagiosas, os japoneses contabilizaram ainda 12 mil casos apenas de disenteria. Felizmente, alguma lição útil sempre acaba emergindo das tragédias. Se, de fato, os militares britânicos tiveram seu rito de passagem (em termos sanitários) marcado pela guerra na África do Sul, o mesmo sucedeu com os japoneses na China. Aparentemente, os nipônicos souberam colher melhor aprendizado daquele desastre sanitário. A Medicina militar nipônica se viu compelida pelas circunstâncias a empreender uma reorganização radical de seus serviços médicos, com especial ênfase para a adoção de medidas sanitárias. Vários cirurgiões militares japoneses foram enviados à Alemanha para receber treinamento e, assim, puseram-se a par das novas técnicas de anestesia inalatória e assepsia, o que explica os melhores resultados cirúrgicos alcançados pelos japoneses. O acerto dessa decisão foi testado com sucesso poucos anos à frente, durante a Guerra Russo-Japonesa, nos primeiros anos do século XX (1904-1905), quando a incidência de doenças entre os japoneses foi reduzida sensivelmente. Os acampamentos militares japoneses passaram a ser fiscalizados por soldados especialmente treinados para garantir as boas condições sanitárias; a água que seria consumida pelos soldados era previamente fervida. A preocupação com as condições sanitárias foi de tal ordem que mesmo a cólera e a malária – que se mostravam endêmicas na China – não foram registradas entre soldados japoneses durante aquele conflito. Disenteria e tifo apresentaram incidências várias vezes inferiores àquelas constatadas entre os militares russos. Mas nem tudo saiu como o desejado. O consumo de dieta à base de arroz branco (polido) provocou um grande número de casos de beribéri, por deficiência de vitamina B_1; outro aspecto que trouxe muitos dissabores a ambos os contendores – russos e japoneses, sem distinção – foi o frio congelante durante o inverno, responsável por muitos casos de geladuras.

Mesmo inferiorizados diante de um maior contingente de soldados russos, os japoneses souberam compensar a aparente desvantagem colocando em prática um sistema assistencial capaz de otimizar os cuidados dispensados aos feridos, de tal forma que muitos puderam retornar à luta em pouco tempo. Essa foi, sem dúvida, uma importante vantagem estratégica que contribuiu para assegurar a vitória do Japão em terras da Manchúria. Eles dispunham de hospitais de campo equipados com aparelhos de raios X e, inclusive, condições para realizar exames laboratoriais. Outro aspecto marcante naquele conflito foi, sem dúvida, a postura adotada pelos serviços médicos japoneses em relação aos seus inimigos. À medida que os russos sofriam derrotas e se retiravam, era frequente deixarem para trás, entregues à própria sorte, os seus soldados feridos e doentes. Pois bem, em uma rara demonstração de boa vontade humanitária – algo que poderíamos designar como *"fair play* bélico", os japoneses encarregavam-se de prover assistência aos oponentes que haviam sido abandonados pelos seus próprios pares.

A mesma sorte, todavia, não tiveram seus inimigos russos que amargaram altas taxas de febre tifoide, disenteria e cólera. Parte da explicação pode ser atribuída ao fato de ter sido aquele conflito, no sudeste da China, uma espécie de precursor da guerra de trincheiras, que atingiria seu apogeu poucos anos depois, durante a Primeira Guerra Mundial. O caos sanitário – que, aliás, se faria presente de qualquer modo, devido ao atraso histórico da Medicina militar russa em relação às principais potências da época – acabou, no entanto, recebendo uma ajudazinha adicional, por causa de um costume arraigado entre os soldados russos entrincheirados: eles atiravam seus excrementos para fora dos abrigos escavados no solo, porém, no terreno imediatamente adjacente, ao lado das trincheiras. O resultado só poderia ser mesmo um entorno bastante "aprazível", não só do ponto de vista olfativo, como também para o desenvolvimento de uma grande variedade de germes, que encontravam ali um caldo rico para se multiplicarem. Não havia vodca capaz de espantar o cheiro, nem tampouco as doenças patrocinadas por toda aquela sujeira. A incidência de doenças infecciosas contava ainda com a ajuda de uma alimentação inadequada, com rações exíguas, que cuidavam para que os soldados russos desenvolvessem, com toda a certeza, significativa carência de nutrientes essenciais. Não era de estranhar, portanto, que beribéri e escorbuto campeassem com absoluta desenvoltura por aquelas trincheiras. Lamentavelmente, os russos não souberam tirar proveito de toda aquela lamentável provação e não foram capazes de incorporar novos aprendizados para reverter suas deficiências sanitárias. A fama negativa dos serviços médicos militares russos manteve-se inabalada, de maneira que o país saiu da Primeira Guerra Mundial também com o pior saldo de soldados comprometidos por tifo, febre tifoide, disenteria e cólera. Até mesmo doenças já amplamente controladas, àquela altura, por outros exércitos – como varíola, por exemplo –, provocaram número expressivo de mortes entre os soldados russos.

Foi um oficial do exército norte-americano – Carl Rogers Darnall – que demonstrou, em 1910, ser viável a cloração da água para livrá-la de microrganismos contaminantes.

Outra medida que muito contribuiu para o controle das doenças potencialmente epidêmicas durante as guerras foi a vacinação em grande escala. Resultados altamente compensadores foram obtidos com as imunizações contra o tétano e a febre tifoide, esta última, talvez, o maior algoz dos militares na Crimeia (1854-1856). As pesquisas desenvolvidas por sir Almroth Wright (1861-1947)[82] resultaram na produção, em 1896-1897, de uma vacina para prevenção da febre tifoide elaborada com exemplares mortos da bactéria *Salmonella typhi*. Apesar desse incontestável progresso, ainda persistia o risco associado a outras formas de disenteria. Um fato curioso a assinalar é que Wright, para provar a eficácia e segurança de sua vacina, inoculou a si mesmo e aos seus colegas de equipe. Em 1914, quando foi deflagrada a Primeira Guerra Mundial, e graças ao prestígio que já gozava na comunidade médica e científica britânica, Wright teve papel decisivo em conseguir que o governo determinasse a vacinação obrigatória para proteção dos soldados ingleses e autorizasse a produção em massa da vacina. Foram milhões de doses que saíram, em grande medida, do próprio laboratório de pesquisas que Wright comandava na St. Mary's Medical School.

---

82 Almroth Wright emigrou para a Austrália, onde se graduou em Medicina em 1892. De volta à Inglaterra, foi professor de patologia e bacteriologia na escola médica do Exército, em Netley.

Durante a Guerra dos Bôeres (1899-1902), na África do Sul, foi inconteste o fracasso no programa de vacinação das tropas britânicas contra a febre tifoide, pois, além de não ser obrigatória, provocava mal-estar e febre, de tal modo que apenas 4% a 5% dos soldados receberam a vacina, fato esse que possibilitou a ocorrência de 58 mil casos e 9 mil mortes! A cada ano da guerra 10% da tropa era acometida pela doença. Por outro lado, a ampla vacinação levada a efeito entre os soldados britânicos durante a Primeira Guerra Mundial reduziu a incidência da doença a 7.423 casos e apenas 266 mortes[83], entre 1,2 milhão de combatentes britânicos. Foram aplicados mais de 23 milhões de mililitros de vacinas contra febre tifoide e paratifoide.

O sucesso alcançado por esse novo método sepultou de vez a tese até então defendida por Pasteur de que somente era possível adquirir imunidade por meio de infecção produzida por germes vivos.

Como ninguém é perfeito, Wright ficou conhecido também por desprezar a importância dos recém-descobertos antibióticos. Ele preferia dar sempre absoluta ênfase na adoção de medidas preventivas para o combate às infecções das feridas – por meio de amplo desbridamento e irrigação com solução salina estéril –, bem como ao emprego das vacinas na prevenção das doenças infectocontagiosas. Não sem alguma dose de ironia, vale lembrar que ele teve como assistente em seu laboratório no St. Mary's Hospital ninguém menos que Alexander Fleming, que viria a ser o descobridor da penicilina.

Ao final do primeiro ano da Guerra Civil Americana, as taxas anuais giravam na casa de 53 mortos por mil – dos quais apenas nove associados aos ferimentos produzidos por armas, enquanto os restantes 44 eram consequência direta das doenças –, já durante a Primeira Guerra Mundial essa cifra não foi além de 12,58 por mil. Morreram duas vezes mais combatentes em consequência dos ferimentos do que por doenças. Nas décadas finais do século XIX, o advento dos conhecimentos sobre bacteriologia e antissepsia, bem como a melhoria das condições sanitárias, cuidados preventivos e agilização dos procedimentos de evacuação e transporte dos feridos permitiram atenuar em muito as experiências negativas vivenciadas com as Guerras da Crimeia e de Secessão. As medidas sanitárias de caráter preventivo passaram a merecer maior atenção dos serviços médicos militares. Em 1904, Goodwin, um

---

83 Jack E. McCallum, no entanto, cita em seu livro *Military Medicine* que o número de mortes por febre tifoide durante a Primeira Guerra Mundial foi de 1.191.

dirigente do serviço médico do exército britânico, faria a seguinte afirmação: "Os sucessos de um exército no campo de batalha irão depender, em grande parte, da adoção e eficiência das medidas para prevenção de doenças". Ele atribuía a redução da morbiletalidade associada às doenças infectocontagiosas (durante a Primeira Guerra Mundial) aos cuidados com a purificação da água, o destino dado ao lixo, a higienização dos acampamentos e também à divulgação e ensino de aspectos relacionados à higiene.

De acordo com John Keegan[84], há aspectos que interferem no destino das guerras e que independem do poder e da vontade dos comandantes militares. É o caso, por exemplo, das condições climáticas e do tipo de terreno em que se travam as lutas. Há ainda outros fatores que podem interferir na intensidade e/ou duração das guerras. Nessa categoria poderíamos incluir toda a logística de provisionamentos dos vários tipos de insumos e equipamentos e, da mesma forma, as condições sanitárias. De forma geral, pode-se admitir que são contingências que se apresentam em proporção inversa ao grau de desenvolvimento econômico-tecnológico de uma nação. A título de ilustração, citamos a introdução dos alimentos enlatados (a partir de 1914), fator decisivo para garantir maior autonomia aos exércitos em campanha, pois permitiam que as rações dos soldados fossem preservadas por períodos mais longos, sem risco de deterioração. Tropas mais bem alimentadas exibem melhores condições de saúde, o que produz outros ganhos indiretos que se refletem em desempenho final mais adequado para o combate. Caso haja um grande número de doentes, isso acaba por consumir significativa fatia dos recursos destinados ao transporte, por exemplo, que do contrário poderiam ser direcionados para outras importantes finalidades dentro da logística militar.

Todavia, não parece correto atribuir a inversão de posições entre a mortalidade provocada por doenças e aquela derivada direta ou indiretamente dos ferimentos de batalha tão somente ao maior controle sanitário e à disponibilidade de vacinas. Estas últimas, de fato, ajudaram a controlar doenças como febre tifoide, disenteria, difteria, varíola e tétano, que foram o terror dos exércitos em conflitos anteriores. É preciso, no entanto, levar também em consideração o maior poder mortífero das novas armas: metralhadoras – com tecnologias cada vez mais aperfeiçoadas –, canhões mais potentes, minas

---

84 Autor inglês também citado em outros capítulos por suas contribuições à história das guerras.

terrestres, morteiros, granadas de mão, tanques, lança-chamas e gases tóxicos que estrearam e ganharam forte impulso em 1914. A chamada "guerra de trincheira" ocasionou aumento significativo no número e da gravidade dos ferimentos craniofaciais (pelo fato de os soldados ficarem com a maior parte do corpo protegida pelas muradas da vala, enquanto a região da cabeça permanecia mais exposta ao fogo inimigo). Visto, no entanto, pelo lado mais otimista, esse fato também foi capaz de gerar implicações médicas positivas, já que deu impulso ao desenvolvimento de novas especialidades médicas, odontológicas e cirúrgicas, como a cirurgia bucomaxilofacial e a cirurgia plástica. Esta última, inclusive, experimentou sensível desenvolvimento durante a Primeira Guerra Mundial, com as novas tentativas de tratamento das queimaduras por meio de cirurgias reparadoras e enxertos de pele.

Se por um lado não resta dúvida de que as doenças perderam terreno a partir da Primeira Guerra Mundial, é igualmente correto afirmar que elas continuaram trazendo muitas dores de cabeça para os estrategistas e comandantes militares, mesmo nas décadas que se seguiram.

O velho dito popular – o que não mata, engorda – poderia também ser aplicado aos casos de disenteria, com a ressalva de que as únicas a "engordar" eram as listas de soldados incapacitados temporariamente para a luta. As causas mais comuns eram a shigelose[85] e a amebíase[86]. Como vimos, esse cenário vinha se repetindo em muitas outras guerras ao longo da história, inclusive durante a Primeira Guerra Mundial, com especial destaque para as ocorrências registradas nas frentes de batalhas que se desenvolviam em terras do Oriente Médio.

Portanto, não seria exatamente uma novidade supor que novas dificuldades chegariam com a deflagração da Segunda Guerra Mundial. As previsões mais

---

85 Também conhecida como disenteria bacilar, é causada pela *Shigella dysenteriae*, contraída por meio do consumo de água e alimentos contaminados por fezes humanas; caracteriza-se por diarreia sanguinolenta, acompanhada de febre, dores abdominais, náuseas e vômitos. Os casos podem evoluir com complicações graves e até a morte, principalmente em crianças pequenas.

86 Infecção parasitária do intestino causada por protozoários – *Entamoeba hystolytica*. A amebíase em geral está associada a condições precárias de saneamento básico, que resultam na contaminação de água e alimentos. A manifestação clínica principal é a diarreia intensa com presença de sangue.

pessimistas, no entanto, não se confirmaram em toda a sua potencialidade. E qual seria o motivo?

Foram decisivas as providências sanitárias adotadas, principalmente no tocante ao destino dado às fezes humanas nos acampamentos militares. Para isso também contribuiu a quase total desativação dos regimentos de cavalaria e sua substituição por veículos motorizados, o que reduziu muito a proliferação das moscas, que se viram privadas do aconchego e das fartas refeições nos generosos excrementos equinos. Mesmo assim, um descuido aqui, outro acolá, e a disenteria estava sempre pronta a ressurgir e causar estragos consideráveis. Que o diga o famoso general nazista Rommel, que se viu em sérios apuros no norte da África, quando o exército sob seu comando foi seriamente acometido por um surto disentérico.

Os exércitos em campanhas somente se viram aliviados diante da permanente ameaça dos surtos de disenteria quando finalmente puderam recorrer aos antibióticos, porém sem nunca menosprezar a adoção de medidas sanitárias preventivas.

Papel relevante foi igualmente reservado ao emprego das vacinações em massa dos soldados recrutados, com especial ênfase para aqueles cujo destino era o norte da África, logo no início da década de 1940. Milhões de doses foram aplicadas para proteger os contingentes militares norte-americanos contra o risco de contraírem a febre amarela. Em 1927, cientistas trabalhando na África Ocidental foram, finalmente, capazes de isolar o arbovírus responsável pela doença. Após essa descoberta, alguns anos mais tarde seria possível chegar à vacina. Produzida com vírus vivos atenuados, cultivados em ovos de galinha, nasceu das pesquisas desenvolvidas por um microbiologista sul-africano que, nos anos 1930, trabalhava no Rockefeller Institute, de Nova York. Max Theiler (1899-1972) foi agraciado com o Prêmio Nobel em 1951. Tão honorável reconhecimento mundial, todavia, não foi alcançado por outro cientista de vital importância na história da febre amarela.

De ascendência franco-escocesa, Carlos Juan Finlay (1833-1915) nasceu em Cuba e cursou Medicina na Filadélfia. Durante os anos 1870, suas observações práticas e experimentais o levaram a concluir que a ocorrência da febre amarela no homem só se fazia possível por meio de algum vetor. Em sua opinião, o responsável pelo flagelo era um mosquito. A teoria inovadora sedimentou-se na forma de artigo publicado em 1882, com o título *"El mosquito hipoteticamente considerado como agente de transmisión de la fiebre amarilla*[87]. Finlay foi capaz, inclusive, de identificar o mosquito como pertencente ao gênero *Aedes* (mais tarde, saberíamos tratar-se da espécie *Aedes aegypti*). Assim, sua principal recomendação era que se concentrassem os esforços no combate aos criadouros naturais.

Caso ele tivesse obtido os devidos créditos por suas fundamentadas suspeitas, por certo a jornada de mortandade humana patrocinada por esses pequenos seres alados (e zunidores!) poderia ter sido atenuada bem antes. Mas quis o destino que somente vinte anos mais tarde a credibilidade da teoria de Finlay fosse novamente testada e confirmada pelos experimentos conduzidos por um médico do Exército dos Estados Unidos. Walter Reed (1851-1902), ainda bem jovem, entrou para o US Army Medical Corps, na qualidade de cirurgião assistente e tenente. Frequentou o laboratório de patologia e bacteriologia do Hospital da Universidade Johns Hopkins, onde se dedicou ao estudo da bacteriologia. Como professor da Army Medical School, em Washington, DC, seguiu dedicando-se à microscopia clínica e projetos de pesquisa. Por volta de 1896, conseguiu provar aos seus pares que as tropas estacionadas nas proximidades do rio Potomac contraíram febre amarela não por tomarem água do rio. Deveria haver alguma outra explicação. Sua convicção vinha do fato de que a população ribeirinha, que também se servia daquela água, não havia sido atingida pela doença. Todavia, Reed ficou intrigado ao saber que os soldados tinham por hábito caminhar pelas matas alagadas da região durante o período noturno. Que segredos, afinal, poderiam habitar aqueles pântanos?

As respostas, por fim, chegariam poucos anos depois. Durante a Guerra Hispano-Americana (1898), Reed foi enviado a Cuba como representante do serviço médico do exército para estudar as doenças que acometiam os militares baseados naquele país. De início, o objetivo principal estava em investigar a epidemia de febre tifoide, responsável por incapacitar e matar um grande número de recrutas norte-americanos. A equipe liderada por Reed foi capaz de demonstrar que a causa por trás da multiplicação desenfreada dos casos estava no contato dos soldados com os dejetos daqueles que caíam doentes, bem como na contaminação secundária da água e dos alimentos, patrocinada pelos enxames de moscas que infestavam os acampamentos. O mesmo problema sanitário justificava o elevado

---

87 *Anales de la Real Academia de Ciencias Médicas, Físicas y Naturales de la Habana* 1882; 18: 147-164

número de doentes e óbitos provocados por surtos de disenteria nos campos de treinamento localizados no sul dos Estados Unidos, que deveriam preparar os recrutas que seguiriam para Cuba. Logo, porém, Reed e sua equipe se deram conta de que outro mal, não menos poderoso, já vinha assolando as forças militares em luta contra os espanhóis.

Em 1900, Reed retornaria a Cuba liderando um grupo de cientistas para novamente estudar as doenças que vicejavam, mortíferas, naquelas paragens tropicais. Um novo tempo, em que as pesquisas médicas já vinham impulsionadas e se beneficiando das recentes descobertas de Louis Pasteur e Robert Koch sobre o até então oculto e enigmático mundo dos seres microscópicos. Não tardou muito para que o grupo de Reed afastasse a possibilidade, então prevalente, de que a transmissão da febre amarela se dava pelo contato com roupas e outros objetos contaminados pelos fluidos corporais eliminados pelos doentes. Ainda como resultado dos experimentos realizados, os pesquisadores também concluíram que a doença não poderia ser causada por bactérias. Embalado pelas antigas convicções do médico cubano – Finlay –, Walter Reed confirmou serem os mosquitos os verdadeiros transmissores da peste amarela.

Com essa extraordinária descoberta – que o próprio Reed sempre fez questão de atribuir a Carlos Juan Finlay –, foi possível reduzir de forma drástica a mortalidade por febre amarela entre os operários que vinham rasgando o istmo do Panamá, com o objetivo de abrir caminho para a tão ambicionada comunicação entre os oceanos. Cerca de vinte anos antes, no entanto, a febre amarela e a malária, aliadas perversas, sagraram-se vencedoras diante da primeira tentativa francesa, em que 10% dos trabalhadores recrutados foram atacados e impiedosamente assassinados por esquadrilhas de insetos aéreos recheados de munição virulenta.

A febre amarela esteve por longo tempo restrita apenas ao continente africano, onde se mantinha endêmica e era transmitida entre os macacos por uma determinada espécie de mosquito. Seu passaporte para o resto do mundo, no entanto, foi carimbado com a chegada da era das grandes navegações e a descoberta de novos territórios. Ao aportar na América, trazida pelos exploradores europeus, foi uma das responsáveis por quase exterminar os povos nativos, em meados do século XVII. A partir de então, uma sucessão de epidemias devastadoras espalhou-se por quase toda a costa leste da América do Norte, um cenário que se manteve inalterado até o século XIX.

Parece que o destino, ironicamente, concedeu muitas vitórias a Napoleão Bonaparte frente a exércitos poderosos, apenas para que ele percebesse toda a sua impotência ao sofrer fragorosas derrotas para outros inimigos muito mais ardilosos: as doenças. Cerca de dez anos antes da tragédia de 1812 – durante a campanha da Rússia, em que o tifo produziu o genocídio de dezenas de milhares de soldados franceses –, de um contingente total de 30 mil soldados enviados por Napoleão (em 1802) para abafar uma revolta da população local de haitianos na ilha de Santo Domingo, 25 mil acabaram sucumbindo ao poder letal da febre amarela, obrigando os franceses a abandonar aquele território no Caribe.

Como, aliás, grande parte das infecções virais agudas, a febre amarela caracteriza-se, de início, por sintomas inespecíficos, como febre, calafrios, perda do apetite, náuseas, vômitos, dores musculares e de cabeça. Alguns pacientes podem evoluir, dentro de poucos dias, para a forma mais grave, em que o fígado (daí a coloração amarelada da pele e dos olhos, a chamada icterícia, de onde provém o nome da doença) e os rins são afetados. Também podem ocorrer hemorragias internas. A mortalidade chega a atingir 50% dos doentes. Nesta segunda década do século XXI, o planeta ainda não está livre dessa doença. Ela continua trazendo sofrimento e mortes nas zonas tropicais da África e da América do Sul.

Carlos Finlay morreu vitimado por apendicite supurada, em 1915, sem que sua intuição aguçada e seu reconhecido trabalho pioneiro o tivessem alçado ao seleto grupo dos agraciados com o Prêmio Nobel.

Apesar dos avanços obtidos durante a Primeira Guerra Mundial, no que diz respeito à contenção das doenças com base em cuidados sanitários, a casuística registrada por ocasião da Segunda Guerra Mundial estava muito longe de ser tranquilizadora.

Para lançar mão de um exemplo que, sem dúvida, fala bem de perto aos brasileiros – sobremodo em um cenário epidemiológico que vem se agravando desde 2013 (e se tornou ainda mais preocupante em 2015) –, vamos recordar que a dengue já havia sido objeto de considerável preocupação por parte dos militares norte-americanos que lutaram no Pacífico Sul durante a Segunda Guerra Mundial. Trata-se de infecção que pode ser provocada por diferentes sorotipos pertencentes ao gênero *Flavivirus* (portanto, com algum parentesco com o agente causador da febre amarela). O vetor responsável é – adivinhe! –, mais uma vez, aquele que já pode ser considerado um verdadeiro *pop star* entre os mosquitos: o *Aedes aegypti*. Impressionante como esse "terrorista alado" parece estar em todas! Diferente de seu primo mais incômodo, porém menos pernicioso – o pernilongo –, ele não se liga em baladas noturnas, prefere dar suas picadas durante seu "rolezinho" matinal e também nos fins de tarde. Como acontece com outras doenças virais, o quadro agudo é inespecífico e se caracteriza por febre, dor de cabeça e dores no corpo; após um breve intervalo de alguns dias surge um *rash* cutâneo, calafrios e intensas dores articulares. A maioria dos casos tem evolução benigna, embora possa se complicar com dores abdominais de maior intensidade, vômitos e hemorragias internas e, eventualmente, morte. O tratamento é sintomático, com especial atenção para o combate à desidratação.

A malária – como não poderia deixar de ser – foi também uma importante causa de morbidade entre as tropas. Mesmo sem provocar um montante expressivo de mortes, produziu um grande número de soldados incapacitados para a luta, ao mesmo tempo que sobrecarregava os leitos dos hospitais. Por essa razão, sir Ronald Ross (1857-1932), médico britânico que identificou o mosquito *Anopheles* como o vetor de transmissão da doença, costumava referir-se a ela como o "General Malária", cuja "estratégia militar" poderia causar a derrocada de qualquer exército.

Ronald Ross nasceu na Índia, onde seu pai, um capitão do exército inglês, comandava forças estacionadas no país. Ainda criança, foi para a Inglaterra para dar continuidade a sua educação. Em 1875, iniciou seus estudos médicos em Londres. Retornaria mais tarde à Índia e, em 6 de julho de 1898, em uma troca de correspondências com Patrick Manson, cientista escocês e seu amigo, Ross faria a seguinte afirmação: "(...) A malária é transmitida de uma pessoa ou ave doente para outra saudável por meio de determinada espécie de mosquito; é inoculada através de sua picada (...)".

Foi o próprio Manson (quando ambos se conheceram em Londres) quem aguçou a curiosidade de Ross ao mostrar a ele a presença de parasitas nos glóbulos vermelhos do sangue coletado de pacientes portadores de malária, cuja origem poderia estar associada à transmissão por algum mosquito. Essa intuição de Manson estava sustentada no fato de ele próprio ter descoberto que outra infecção tropical, a elefantíase (ou filariose), era causada por um tipo de parasita (*Filariae*) transmitido pelo mosquito *Culex*.

Antes de enviar aquela correspondência ao seu amigo, Ross já havia descoberto que o parasita vive e se reproduz dentro das células da parede do estômago de certo tipo de mosquito, onde permanece até dar origem às formas germinativas; estas, uma vez liberadas na cavidade gástrica, migram, em trajeto ascendente, até se alojarem na glândula salivar, que se comunica diretamente com a probóscide (por onde o inseto suga o sangue do seu alvo). Ainda na Índia, ele demonstrou, de forma complementar – induzindo malária em pássaros (pardais) de laboratório –, ser possível contaminar pássaros saudáveis usando como vetor o mosquito *Anopheles*.

De volta a Londres, ensinou Medicina tropical na Universidade Liverpool e, depois, também atuou como médico especialista em doenças tropicais no King's College Hospital, em Londres. Chefiou expedições à África, a Chipre e às Ilhas Maurício para ajudar no combate à malária.

Suas descobertas sobre a doença lhe renderam o Prêmio Nobel de Medicina/Fisiologia em 1902.

Durante o "aperitivo" servido entre as duas Guerras Mundiais – embora a Guerra Civil Espanhola tenha sido alçada à condição de um grande morticínio amplamente patrocinado pelo envolvimento de grandes potências militares – e tendo em conta as condições sanitárias prevalentes na Espanha àquela época, seria de esperar taxas mais elevadas de incidência da malária em terras espanholas. Ainda que muitos casos tenham sido registrados, a casuística disponível não apontou a ocorrência de surtos de maior importância epidemiológica. Durante a Primeira Guerra Mundial, o flagelo das doenças atingiu cifras mais exorbitantes nos confrontos travados nos territórios do leste africano, com particular destaque para a malária.

De novo, em 1943, a malária seria considerada o principal inimigo nas zonas tropicais. Na região da Índia, as taxas chegaram a ser tão elevadas quanto 746 casos por mil soldados britânicos. Nesse mesmo ano, no Sudeste Asiático, a proporção era de 126 casos de malária para um caso de ferimento. Com a instituição de tratamento adequado, essa proporção baixou para 19:1 no ano seguinte. Ainda assim, as estatísticas registram cerca de 500 mil casos no período de quatro anos durante a Segunda Guerra Mundial. Além da escassez e das dificuldades com o suprimento das drogas, havia também grande resistência dos soldados em se submeterem ao esquema de tratamento, por acreditarem que os medicamentos causavam impotência.

Ao contrário dos Aliados, os japoneses – que não adotaram medidas eficazes no combate à malária – experimentaram taxas de incidência de 30% a 50% no início de 1945.

A má notícia delineou-se um pouco mais tarde, por causa da identificação de cepas de *Plasmodium falciparum* resistentes aos primeiros antimaláricos. Esse fato possibilita entender a ocorrência de cerca de 26 mil casos da doença durante a Guerra do Vietnã, na década de 1960.

Além dos medicamentos, papel de destaque coube também aos inseticidas como instrumentos úteis no controle do vetor biológico (os insetos). Buscava-se uma substância que pudesse ser facilmente espalhada e persistisse ativa no ambiente, que fosse eficaz em baixas concentrações e não prejudicasse os seres humanos. De início, foram utilizadas substâncias derivadas do arsênico e também o píretro (*Pyrethrum*)[88]. Este último, apesar de se mostrar bastante eficaz contra os piolhos, teve sua distribuição às tropas interrompida, pois as regiões que forneciam o crisântemo estavam sob dominação alemã. Em 1939, foi sintetizado na Suíça o diclorodifeniltricloroetano (DDT), que se mostrou altamente eficiente na erradicação do mosquito, ao mesmo tempo que era seguro para os seres humanos. Cientistas de renome internacional mostraram-se empolgados, à época, por considerarem o novo produto fundamental para o controle de doenças transmitidas por insetos vetores, afirmando que "(...) o DDT representa o mais significativo avanço obtido no campo dos novos inseticidas". Afinal, não se podia desconsiderar o fato de o tifo transmitido por piolhos ter matado nada menos que 2,5 milhões de soldados na Frente Oriental durante a Primeira Guerra Mundial. Novo surto acometeu países do Leste Europeu e do Norte da África, em 1941.

O primeiro surto da doença em terras europeias foi registrado entre as tropas dos reis católicos Fernando de Aragão e Isabel de Castela, em 1489. Para reforçar os exércitos ibéricos, foram trazidos soldados mercenários cipriotas que haviam antes lutado na Turquia e contraído a doença. Da Espanha para a recém-descoberta América... Assim, os piolhos cruzaram o Atlântico.

Mais tarde, lá estava o tifo espalhando-se por toda a Europa, carreado pelas guerras que se sucederam ao longo do século XVI.

No entanto, os piolhos adquiriram, de fato, incontestável fama de "durões" no meio militar ao se transformarem em mais um dos vários pesadelos mortais

---

88 Piretro é um inseticida natural elaborado com as flores do crisântemo.

Vencendo a morte

enfrentados pelo Grande Exército de Bonaparte – com seu impressionante contingente de 500 mil soldados – durante a campanha da Rússia, em 1812. Em sua marcha em direção a Moscou, as tropas de Napoleão enfrentaram, a princípio, muito calor e seca em terras polonesas. A falta de alimentos foi decisiva para debilitar as tropas e torná-las mais vulneráveis a infecções intestinais, enquanto a falta de fontes naturais de água impossibilitava-as de se banharem. Por fim, o tifo, que já acometia a população civil daquela região, viu seu poder de disseminação elevado à enésima potência com a chegada de centenas de milhares de soldados enfraquecidos, imundos e amontoados. Logo, dezenas de milhares haviam morrido com a doença ou estavam completamente fora de combate. Quando as tropas francesas lutaram na Batalha de Borodino, o tal "Grande Exército" já havia encolhido sensivelmente para algo em torno de 130 mil homens! Mas, como o "pequeno Grande Comandante" não era de se render facilmente, mesmo diante de exércitos poderosos, não seriam os desprezíveis piolhos a lhe meterem medo. E lá foi Bonaparte rumo a Moscou. E lá se foram de embrulho mais 10 mil soldados, sumariamente executados por aquelas criaturinhas pruriginosas, armadas até os dentes com sua arma letal: o tifo.

Durante a retirada das tropas francesas da Rússia, o destino preparou um outro ingrediente para desafiar (e suplantar) a indefectível estratégia militar napoleônica. Foi, então, a vez de um frio de rachar e das tempestades de neve se abaterem, impiedosos, sobre os uniformes azuis e vermelhos. Não havia alternativa senão deixar para trás os mais fracos, sobretudo aqueles milhares ainda mais debilitados pelo tifo.

"O Grande Exército" de 500 mil soldados reduziu-se, ao final da expedição, a um "ex-Grande Exército" dizimado, com nada além de 35 mil soldados. Os sobreviventes trouxeram mais do que a alegria incontida do tão sonhado retorno aos seus lares e familiares; trouxeram para a Europa ocidental também a herança maldita do tifo, que foi se alastrando por onde quer que passasse aquele exército de espectros derrotados, desnutridos e maltrapilhos.

Mesmo diante da magnitude desses números, o recorde não ficou com Bonaparte. Ele foi superado pelos russos, entre 1917 e 1921, quando a maior epidemia de tifo jamais vista na história produziu cerca de 25 milhões de doentes e 3 milhões de mortes.

O advento dos inseticidas, a começar pelo DDT, tornou possível controlar os surtos. A vacinação foi outra arma poderosa no combate ao tifo. Mesmo assim, se a doença não ocupou papel de maior destaque entre os combatentes durante a Segunda Guerra Mundial, o mesmo não se pode dizer da realidade enfrentada nos campos de concentração nazistas, infestados de piolhos, em que as taxas de mortalidade alcançavam facilmente cifras tão elevadas como 60%. Com o fim da guerra e a libertação dos sobreviventes, mais uma vez os inseticidas foram essenciais para limitar a disseminação da doença pelo continente europeu.

Mas o tifo não estava sozinho... Da mesma forma, os mosquitos da malária infectaram cerca de metade de todo o contingente militar norte-americano despachado para o Pacífico durante a Segunda Guerra Mundial, região tropical em que a doença era endêmica. Especial destaque coube às Ilhas Salomão, em que a proporção de soldados norte-americanos que contraíram malária chegou a impressionantes 970 para cada mil. Esse fato pode ser atribuído, em grande medida, à escassez no fornecimento de quinina. Explico. Ainda durante a segunda metade do século XIX, o monopólio espanhol foi rompido quando sementes da árvore foram roubadas do Peru e contrabandeadas por mercadores britânicos e holandeses, em 1860. Novas plantações começaram a ser desenvolvidas na ilha de Java. A planta se deu bem nesse novo ecossistema, que chegou a responder por mais de 90% da produção mundial de quinina nos tempos da Segunda Guerra Mundial. Não vamos nos esquecer, todavia, de que Java caiu sob o domínio japonês, privando as tropas dos países aliados de obter a matéria-prima para a produção do medicamento. Esse problema só foi superado em 1944, quando se tornou possível a produção alternativa de uma droga sintetizada em laboratório[89].

A distribuição do novo inseticida teve início em maio de 1943, e sua fama foi comprovada durante a epidemia de tifo que teve lugar em Nápoles (Itália), em 1943-1944, em que o vetor responsável era o piolho (*Pediculus humanus*)[90]. O quadro clínico inicial é caracterizado por febre, seguida depois de alguns dias

---

89 A partir da década de 1930, impulsionadas pela enorme demanda mundial, as pesquisas por novas drogas antimaláricas acabaram resultando na síntese da mepacrina, que também se revelou efetiva no tratamento; mais tarde, na década de 1970, surgiriam a mefloquina e a pirimetamina.

90 O tifo é uma zoonose, isto é, uma infecção transmitida por algum animal (que se comporta como reservatório da doença) para o homem, por meio de um vetor. O piolho adquire a bactéria ao picar um animal doente e deposita fezes contaminadas sobre a pele do homem; ao se coçar, o novo hospedeiro favorece a penetração das fezes contaminadas, que acabam chegando à corrente sanguínea.

Vencendo a morte

por um *rash* cutâneo, o que confere à pele uma tonalidade rosada. Depois surgem pequenas manchas de cor marrom; essas manifestações cutâneas iniciam-se, em geral, pela região das costas e ombros, espalhando-se para os membros, mãos e pés. Na sequência, podem surgir feridas que evoluem para gangrena, com característico odor fétido. O quadro culmina com o aparecimento de fortes cefaleias e o paciente mostra-se delirante. No entanto, essa progressão, muitas vezes fatal, pode ser interrompida pelo uso de antibióticos. A forma de prevenção é a vacina. Caso ocorra um surto epidêmico, a forma mais efetiva de controle é o uso de inseticidas para erradicar o piolho.

Os benefícios do DDT também foram sentidos no controle eficaz dos mosquitos no Sudeste Asiático e nas batalhas do Pacífico.

O cientista Paul Müller, da empresa suíça Geigy, responsável pelo desenvolvimento do DDT, foi agraciado com o Prêmio Nobel de Medicina/Fisiologia em 1948.

O vasto repertório de doenças infectocontagiosas incluía ainda vários tipos de diarreias e disenterias. E, acredite, elas também sabem como apavorar os destemidos soldados.

A vertente profilática – medidas de higiene – repercutiu, sim, de modo altamente satisfatório, como também a recuperação clínica dos soldados acometidos por disenterias recebeu um grande impulso com a disponibilização dos primeiros antimicrobianos, como a sulfaguanidina. Sua administração aos soldados permitia o rápido desaparecimento das manifestações clínicas, reduzindo significativamente o período de convalescença. Graças a ela um grande efetivo militar australiano, que se esvaía em meio a profusas e incômodas evacuações, conseguiu recuperar-se a tempo de rechaçar o avanço japonês na Nova Guiné durante a Segunda Guerra Mundial.

Apesar da adoção de rígida disciplina no que diz respeito ao consumo de água e alimentos, ainda assim o clima tropical voltou a colocar em evidência as doenças como importante fator de baixas entre as tropas norte-americanas em luta no Vietnã. A disenteria e as diarreias infecciosas de forma geral tiveram presença marcante, ao lado da malária e de outras doenças tropicais transmitidas por insetos, que responderam por cerca de 70% das causas de admissão hospitalar durante os anos daquele conflito no Sudeste Asiático. Também deram trabalho aos serviços médicos a hepatite viral, doenças de pele, infecções respiratórias e as doenças venéreas. O mesmo não se deu com a cólera, praticamente inexistente entre as tropas americanas em solo asiático; a baixa incidência dessa última doença por certo foi resultante, em grande medida, de controle sanitário rígido; a vacinação, provavelmente, também contribuiu para o controle da cólera, muito embora seu nível de proteção seja inferior a 50%. O balanço final apontou que, anualmente, 351 em cada mil soldados foram vitimados por diferentes tipos de doenças. Embora seja um indicador quantitativo bastante ponderável, ainda assim ficou bem abaixo dos 890/1000/ ano anotado no teatro de operações do Pacífico durante a Segunda Guerra Mundial. A diferença explica-se, em grande parte, pela adoção de medidas sanitárias preventivas. As estatísticas médicas daquele conflito apontam que entre os anos de 1965 e 1969 as doenças responderam por 69% das admissões hospitalares, contra apenas 16% dos ferimentos.

Fica, assim, evidenciado com as informações aqui apresentadas que o suprimento de água e alimentos deve constituir séria preocupação para as forças armadas durante campanhas militares, diante do risco da falta de higiene e manipulação inadequada.

Nossa série histórica das guerras nos leva ao ano de 2002, durante a operação militar no Afeganistão. Lá foram registrados casos de soldados infectados pelo plasmódio. Um dos motivos que explica a persistência da malária mesmo em pleno início do século XXI é o fato de não haver vacina disponível para prevenir a ocorrência da doença.

O ambiente caótico – e por isso mesmo promíscuo – das guerras costuma estar de braços dados com outro flagelo da humanidade: as doenças sexualmente transmissíveis (DST). Sem dar a devida importância a essa ameaça, a força britânica enviada à França em 1914 recebeu tão somente a precavida recomendação do secretário de Estado para a Guerra "(...) exortando as tropas a respeitarem a abstenção sexual". Pronto, com essas palavras de forte apelo ético-moral, por certo o problema estaria "resolvido". Os resultados, no entanto, demonstraram de forma cabal que essa não foi uma estratégia que poderia ser qualificada de bem-sucedida. Em pouco tempo, os leitos hospitalares seriam insuficientes para atender toda a demanda, de tal forma que as DSTs tornaram-se sinônimo de passaporte para casa, pois, diante da inexistência de medicamentos para enfrentar o problema, muitos eram repatriados para a Inglaterra, comprometendo sensivelmente o efetivo militar nas frentes de combate.

Por volta de 1929, o único tratamento disponível para a sífilis era à base de mercúrio[91] e bismuto. Além de o tratamento se prolongar durante meses, o índice de cura era inferior a 30%, e os efeitos colaterais tóxicos bastante sérios, inclusive letais. Por isso, em um pôster amplamente divulgado à época, lia-se: "Uma noite com Vênus, um ano com Mercúrio", expressão alcunhada ainda no século XVI pelo médico italiano Girolamo Fracastoro (1478-1553), o primeiro a nomear a doença como "sífilis". Durante muitos séculos a sífilis – bem como outras doenças transmitidas pelo contágio sexual – andou de mãos dadas com os exércitos que se deslocavam pelo continente europeu. Ao que parece, ela teria se originado na África e mais tarde desembarcado na Europa. Os primeiros documentos a tratar da doença surgiram durante o século XIII, em registros elaborados pela Escola de Salerno. Durante as chamadas Guerras Italianas (1494-1559), houve um primeiro grande surto epidêmico, cuja responsabilidade pesou sobre os soldados franceses e, por isso, ficou conhecida, à época, como o Mal Francês (naturalmente, sob protestos dos franceses, que atribuíam a culpa a italianos e espanhóis). Os portugueses também deram sua contribuição para a progressiva globalização da infecção ao permitir que fosse também desembarcada em portos da Ásia, por volta de 1505.

Os soldados que lutaram na Guerra dos Trinta Anos (1618-1648) contavam com a permanente companhia de grande número de prostitutas que os seguiam nas campanhas militares. Os anos, décadas e séculos foram se sucedendo, mas persistia o lema "ruim com elas, pior sem elas". Por isso, em 1866, a Inglaterra promulgou um ato sanitário para que todas as prostitutas que viviam nas imediações de áreas militares passassem por exames de rotina em serviços de saúde do governo e, se necessário, fossem hospitalizadas.

Durante muito tempo foi comum haver alguma confusão entre as manifestações clínicas associadas à sífilis e à gonorreia. Com frequência, se tomava uma pela outra. No entanto, depois que foi possível estabelecer um maior controle sobre a sífilis, a gonorreia passou a reinar absoluta entre os soldados de diferentes exércitos.

Somente com o advento da penicilina e outros antibióticos foi possível alcançar resultados mais favoráveis, a ponto de se dar como certo o declínio dessas doenças. Ainda assim, as doenças venéreas voltaram a marcar

---

91 Por volta de 1530, Paracelso já recomendava o uso cuidadoso de doses de mercúrio para o tratamento da sífilis.

presença durante a Segunda Guerra Mundial, equiparando-se em número a todos os demais quadros infecciosos somados. Apenas entre os norte--americanos foram diagnosticados mais de 1,2 milhão de casos. Cheios de amor para distribuir – entre as prostitutas europeias –, recebiam em troca algum carinho e, quase invariavelmente, também porções generosas de *Neisseria gonorrhoeae,* a bactéria que causa a gonorreia – infecção das mucosas urogenitais que acomete tanto o homem quanto a mulher e, de longe, a doença venérea preponderante entre a soldadesca. Menos mal que a penicilina já estava disponível e, entre suas indicações preferenciais, incluía--se o tratamento das prostitutas.

Desde então, a incidência das DSTs experimentou queda considerável, logo no início da década de 1950. Esse cenário favorável, no entanto, sofreu forte revés.

Na Guerra da Coreia constatou-se que aproximadamente 75% das prostitutas japonesas que prestavam "apoio militar" aos norte-americanos estavam contaminadas com gonorreia. Durante a Guerra do Vietnã alguns registros apontam que cerca de 65% dos soldados incluídos em um estudo clínico haviam mantido relações sexuais e, destes, 27% contraíram algum tipo de DST. De novo, a campeã foi a gonorreia.

Há outro problema, não menos trágico, que extrapola o âmbito militar e afeta parcelas significativas da população civil durante as guerras: fome e desnutrição.

Como nos conta John Keegan em *Uma história da guerra,* "(...) em tempos de escassez os soldados, tal como os marinheiros de longo curso, estavam propensos a sucumbir às doenças da subnutrição. A debilidade resultante provocava as epidemias que periodicamente atacavam os exércitos (...)". Para regozijo da soldadesca, o século XIX foi capaz de agregar alguns avanços nutricionais, como foi o caso da carne enlatada, em 1845, do leite em pó (1855) e do leite condensado (1860). O lado *gourmet* dos franceses resultou na invenção da margarina (por volta de 1860) como alternativa para a manteiga, que se deteriorava mais rapidamente.

Durante a Guerra Civil Americana, além das doenças intestinais, a quase total ausência de frutas e vegetais frescos favorecia o aparecimento de muitos casos de escorbuto. A associação causal entre má alimentação e escorbuto já havia sido detectada nas tropas inglesas e russas na Crimeia, muito embora a natureza bioquímica específica (carência de vitamina C) permanecesse desconhecida àquela época[92].

O desenvolvimento da navegação foi permitindo viagens cada vez mais longas e, com isso, o maior tempo a bordo das embarcações a vela expunha, invariavelmente, toda a tripulação ao risco de desenvolver as consequências da carência de vitamina C. Afinal, até que se identificasse seu fator causal, não era habitual que os navios carregassem estoques suficientes de frutas e vegetais, inclusive por serem itens de difícil conservação. O quadro clínico que mais se popularizou entre os navegadores – civis ou militares – caracterizava-se por sangramentos gengivais; os dentes amoleciam e acabavam caindo. Também eram observadas ulcerações e sangramentos nas mucosas dos intestinos, bexiga e árvore respiratória. Não era infrequente detectar a presença de hemorragias sob a pele, e também em articulações e músculos. Caso não fosse revertida em tempo, a doença caminhava para piora progressiva; dores de cabeça davam lugar a quadros de delírio e, por fim, se instalava o estado de coma. O famoso sir Francis Drake, em fins do século XVI, perdeu muitos de seus marinheiros para o escorbuto, ainda nos primeiros três meses de sua longa viagem. Observações eventuais davam conta de que, aparentemente, os doentes experimentavam certa melhora quando a expedição parava em algum porto distante para reabastecimento e, então, tinham acesso a frutas cítricas. Foi somente em 1747 que alguma luz veio finalmente trazer um pouco mais de esclarecimento àquele antigo problema. James Lind, cirurgião naval britânico, colocou em prática um estudo comparativo para avaliar os resultados alcançados por diferentes tipos de tratamento; a melhora foi evidente naqueles que receberam laranjas e limões, incluídos na dieta. Mesmo assim, quatro décadas ainda teriam que transcorrer até que essa nova prática alimentar fosse assimilada pela Marinha Real Britânica, e mais alguns anos para se tornar prática obrigatória.

Mais tarde ficou evidenciado que era possível evitar os males causados pelo escorbuto e até mesmo reverter a doença já instalada por meio da reposição de vitamina C.

De novo, uma breve passada pelas paragens do Brasil meridional, em meados do século XIX: em 3 de julho de 1866, a Coluna Expedicionária do Mato Grosso chegou à chamada "Boca do Pantanal", às margens do rio Taboco. A tropa apresentava-se em estado físico e mental lastimável, um convite irrecusável para novo ataque de alguma doença.

---

92 A correlação entre carência de vitamina C e a ocorrência do escorbuto foi estabelecida somente no século XX.

Surgiram, então, casos de fraqueza e inchaço nas pernas que progrediam para paralisia dos membros. A tal entidade mórbida era nominada pelos médicos da época como "paralisia reflexa" (ou perneira, nome dado pelos soldados), da qual não se conhecia a causa e tampouco o tratamento. Somente anos após o fim da Guerra do Paraguai é que se concluiu tratar-se da mesma doença que também vinha se manifestando nas populações do Japão e da Índia, onde era conhecida por beribéri. Nos casos mais avançados surgiam manifestações de insuficiência cardíaca (por comprometimento do músculo do coração).

Ainda em 1803, a doença já havia sido relacionada a alguma carência alimentar, com base nas observações feitas por um médico do exército britânico, Thomas Christie, quando atuava no Sri Lanka. As investigações científicas, porém, não tiveram prosseguimento.

Foi apenas em 1897 que Eijkman[93] e Vorderman chegaram à conclusão de que o beribéri podia ser evitado ou revertido quando se adicionava à alimentação o arroz com casca. Em suas pesquisas, Eijkman empregava galinhas que eram alimentadas com as sobras de arroz branco (polido) das refeições servidas aos soldados hospitalizados. Logo constatou que as galinhas também desenvolviam fraqueza nas pernas, que ele atribuiu à polineurite. Ao deixar a Ásia, por motivos de saúde, seus estudos prosseguiram pelas mãos de outro médico holandês, Adolphe Vorderman (1844-1902), inspetor médico das prisões de Java. Ele observou uma significativa maior incidência de beribéri entre os prisioneiros que recebiam em suas rações o arroz branco, quando comparados àqueles de outras prisões alimentados também com arroz, porém sem polimento (ou seja, com casca). Em 1901, Gerrit Grijns (1865-1944), que havia sido assistente de Eijkman, concluiu que o arroz continha uma substância essencial nas camadas mais externas do grão.

Finalmente, em 1911, Casimir Funk (1884-1967), um bioquímico polonês naturalizado norte-americano, isolou a substância específica existente na casca do arroz, a que ele denominou, simplesmente, de "vitamina". Mais tarde, essa substância seria reconhecida como a vitamina B_1 (tiamina).

Agora já podemos retornar aos pantanais do Mato Grosso, onde o balanço final apresentado pela equipe médica da Expedição Militar – organizada pelo Império do Brasil para socorrer a província do Mato Grosso contra a invasão paraguaia – dava conta de quatrocentas baixas causadas diretamente pelo beribéri.

---

93 Christiaan Eijkman (1858-1930), médico militar holandês, enviado a Java (então colônia holandesa) para estudar o beribéri. Demonstrou que a doença é causada por carência alimentar. Ganhador do Prêmio Nobel, em 1929.

Mesmo várias décadas depois, no início do século XX, a fome ainda seria responsável por provocar outras calamidades que se desenvolviam na esteira cruel e mortífera das guerras.

Estima-se ter havido 762.796 mortes de civis alemães em consequência da falta de alimentos durante a Primeira Guerra Mundial.

Mais próximo ao final da Guerra Civil Espanhola (1936-1939), principalmente depois da tomada de Barcelona pelas forças rebeldes, a desnutrição assumiu proporções alarmantes por toda a Catalunha. A situação de calamidade não era diferente em Madri, que tristemente exibia cerca de quatrocentas mortes diárias em consequência da inanição. Foram os estudos conduzidos por Grande Covián, em Madri, entre os anos de 1937 e 1939, que permitiram identificar o papel essencial desempenhado pelo ácido nicotínico no combate ao quadro neurológico associado à pelagra[94]. Também foi ele quem estabeleceu a relação entre deficiência de tiamina e a ocorrência de dores e alterações de sensibilidade. Covián registrou ainda casos de paraplegia que afetavam famílias famintas que sobreviviam alimentando-se exclusivamente à base de mingau preparado com farinha de ervilhas. A essa condição mórbida deu-se o nome de latirismo (em referência às ervilhas do gênero *Lathyrus*).

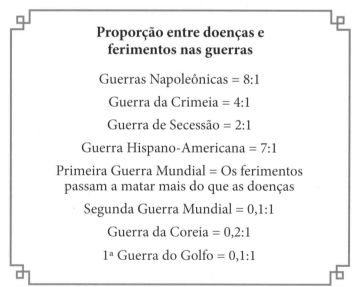

Proporção entre doenças e ferimentos nas guerras

Guerras Napoleônicas = 8:1

Guerra da Crimeia = 4:1

Guerra de Secessão = 2:1

Guerra Hispano-Americana = 7:1

Primeira Guerra Mundial = Os ferimentos passam a matar mais do que as doenças

Segunda Guerra Mundial = 0,1:1

Guerra da Coreia = 0,2:1

1ª Guerra do Golfo = 0,1:1

---

94 Enfermidade provocada pela deficiência de ácido nicotínico (vitamina B_3) e aminoácidos como o triptofano. O paciente acometido desenvolve (em explicação bastante simplista) dermatite (pele seca), diarreia e demência.

Deve-se enfatizar que a redução da morbidade associada a diversas doenças responsáveis por dizimar ou incapacitar enormes contingentes de soldados nas guerras ao longo da história não pode ser atribuída exclusivamente aos avanços médico-científicos, mas sim a um somatório de fatores, entre os quais ressaltamos o aprimoramento na organização dos serviços médicos militares, melhor treinamento, cooperação e integração entre as nações, otimização e agilização nos transportes de doentes e feridos.

Graças à adoção de medidas preventivas de higiene, do desenvolvimento de conhecimentos epidemiológicos mais consistentes, do incontestável benefício produzido pelos antibióticos e de um adequado planejamento acerca do cenário onde se dará determinada operação militar, é que tem sido também possível às forças armadas assumir missões em determinadas zonas geográficas do planeta onde é mais significativo o risco de se contrair determinadas doenças. Esse é, portanto, em tempos mais recentes, um papel relevante da chamada inteligência médica militar. Ainda assim, elas não foram definitivamente vencidas ou erradicadas. Continuam à espreita, aguardando um pequeno vacilo, ou ainda na expectativa de que novas cepas resistentes aos antimicrobianos possam driblar as defesas tão duramente construídas pelos humanos ao longo de muitos séculos de descobertas científicas. Portanto, não é de surpreender que um novo surto de diarreia tenha ocorrido em tempos recentes, acometendo mais de 50% das tropas americanas no Oriente Médio durante a Operação Escudo do Deserto (2/8/1990-16/1/1991).

Por fim, cabe assinalar que o desenvolvimento das chamadas armas biológicas como indutoras de morbidades em massa confirma de maneira insofismável o papel vital representado pelas doenças nas guerras – sobretudo as infecciosas –, capazes, inclusive, de matar mais que os tiros!

Capítulo 11

INIMIGO INVISÍVEL...
E IMPLACÁVEL

A guerra com o estrangeiro é uma escoriação no cotovelo; a guerra civil, um abscesso que nos devora.

(Victor Hugo, escritor e dramaturgo francês, 1802-1885)

Significativamente, quando a Inglaterra decidiu tratar os colonos como tais, pela primeira vez, taxando-os e tentando confinar-lhes e controlar- lhes o comércio, é que eles se rebelaram (...) é preciso notar, porém, que as colônias, como eram conhecidos os doze[95] Estados que fundaram os EUA (Massachusetts, New Hampshire, Rhode Island, Connecticut, New York, Pennsylvania, New Jersey, Maryland, Virginia, North Caroline, South Caroline, Georgia), pouco tinham em comum com o que hoje entendemos por "colônias". Se fiéis à Coroa inglesa, se declararam logo independentes do Parlamento em Londres. Elegiam os próprios governadores-gerais e deputados. Dispunham de uma imprensa livre. Consideravam-se associadas e não dependentes da Inglaterra, o que já é sensível nos documentos existentes sobre Jamestown, fundada em 1607. A mais famosa [das colônias] estabelecida entre 1630 e 1642, na Nova Inglaterra, trouxe ao Novo Mundo os chamados puritanos, que viam na terra uma nova Canaã, superior moralmente à "dissoluta" matriz.

---

95   Ainda que o texto original de Paulo Francis deixe de mencionar, havia uma décima terceira colônia: Delaware.

Com esse trecho reproduzido de uma crônica escrita em 4 de julho de 1976 pelo famoso polemista brasileiro Paulo Francis (1930-1997), e que se encontra hoje compilada, com outras tantas, no livro *Diário da corte*[96], organizado pelo jornalista Nelson de Sá, damos início a uma breve e despretensiosa revisão sobre as causas, cenários e consequências da Guerra Revolucionária Norte-Americana – ou Guerra da Independência dos Estados Unidos – (1775-1783), nela entremeando aspectos de interesse médico.

Quando analisamos as principais guerras travadas pelos norte-americanos, é possível identificar, claramente, dois períodos distintos. Os primeiros 145 anos, que se iniciam com a Guerra da Independência (1775) e se estendem até o final da Primeira Guerra Mundial (1918), são caracterizados pela supremacia das doenças infecciosas como principais responsáveis pela maior parte das mortes dos soldados. Por isso, é um período que costuma ser designado como a "Era das Doenças". Nesses tempos, pode-se afirmar com toda convicção "que as guerras eram, de fato, perdidas em consequência das doenças que afetavam as tropas, sendo as grandes responsáveis por consumir parte significativa dos recursos militares, afetando diretamente e de forma intensa a própria estratégia e as táticas desenvolvidas pelos exércitos"[97]. Da Primeira Guerra Mundial em diante ocorreria uma modificação radical no padrão da mortandade, dando início ao segundo período – "Era do Trauma" –, que se inicia em 1941 e assim persiste até o momento atual, em que as mortes por doenças são amplamente superadas pelos ferimentos de combate.

Os avanços médico-tecnológicos deram, sem dúvida, sua parcela de contribuição, embora não devam ser considerados predominantes. Os gases venenosos, metralhadoras e novos explosivos tornaram-se capazes de eliminar um grande número de soldados, suplantando o poder letal de outros pesadelos da humanidade, como as grandes pragas e as infecções transmitidas por diversos germes.

Antes mesmo de discutirmos os aspectos diretamente relacionados à Medicina militar, é preciso situar melhor o status da Medicina e dos médicos à época em que os Estados Unidos da América ainda se mantinham na condição

---

96 *Diário da corte.* São Paulo: Três Estrelas, 2012.

97 CIRILLO. *Perspect. Biol. Med.* 2008, 51(1): 121-33.

de colônia britânica. Os novos colonizadores britânicos que chegavam à América do Norte no início do século XVII eram acometidos por doenças adquiridas ou que se agravavam durante a longa travessia marítima; a jornada de provações podia durar quase dois meses no mar. Espaços restritos em porões superlotados, mal ventilados, somados às péssimas condições de higiene e má alimentação, encarregavam-se de liquidar muitos dos passageiros, ainda durante o próprio percurso.

O escorbuto – por falta de ingestão de vitamina C – era outro aliado implacável das infecções. Depois de duas semanas no mar sem ingerir frutas cítricas, iniciava-se o quadro clínico descrito na página 293.

Entre os que sobreviviam tempo suficiente para finalmente sentir sob os pés o tão aguardado solo americano, com a promessa de uma vida melhor no Novo Mundo, muitos morriam logo nos primeiros meses, em consequência das doenças adquiridas na viagem. E o cardápio mórbido oferecia uma lista generosa de opções: além da varíola, estavam também à disposição a disenteria, o tifo e a febre amarela, esta última trazida da África a bordo dos navios de escravos que atracavam ao longo das cidades portuárias da costa leste da colônia. De início, a febre amarela desembarcou na colônia caribenha de Barbados[98], em 1647, porta de entrada para as epidemias que assolaram a América do Norte e o restante do continente americano dali por diante. Na epidemia que atingiu Nova York em 1702, a doença exterminou nada menos do que 10% da população.

De resto, mesmo sem estarem preparados para enfrentar um acolhimento pouco caloroso por parte dos índios americanos, os primeiros colonizadores carregavam consigo – mesmo sem saber – armas nada convencionais, porém dotadas de poder letal suficiente para aniquilar grande parte dos nativos. Explico: os ameríndios estavam com suas defesas orgânicas naturais totalmente despreparadas para resistir à virulência das novas doenças infecciosas importadas do continente europeu.

A Medicina de então estava mais no terreno da arte do que propriamente da ciência. Importava menos estabelecer o diagnóstico apropriado para uma determinada condição clínica. As teorias mais prevalentes, à época, condicionavam a melhora do paciente à possibilidade de obter o reequilíbrio entre "acidez e alcalinidade" no organismo, ou ainda entre "tensão e relaxamento

---

98   Ilha localizada a sudeste de Porto Rico, no Mar do Caribe.

do sistema nervoso". Pela perspectiva de hoje – neste começo do século XXI –, as teorias médicas de então soam irremediavelmente condenadas ao ridículo, totalmente desprovidas de fundamentação científica.

Ainda que o médico ocupasse posição de grande respeito na sociedade, como cavalheiro e estudioso, na verdade seu papel era mais limitado a oferecer algum suporte e conforto aos enfermos e familiares do que a cura da doença. A fama do médico estava mais ligada à sua capacidade retórica do que aos efetivos sucessos obtidos. Pelo contrário, às vezes, o que de fato ele fazia era acelerar o processo da morte, principalmente se fossem empregados tratamentos à base de sangrias ou de mercúrio. A prévia experimentação em laboratório (empirismo) era completamente desconsiderada, em favor das mais variadas formas de terapia, inclusive herbalismo e a chamada Medicina indígena. Caso algum trauma resultasse em fratura óssea simples, o médico, em geral, buscava fixá-la. No entanto, em caso de fraturas múltiplas, mais complexas, invariavelmente o caminho adotado era a amputação.

Entre as formulações mais utilizadas naqueles tempos encontramos o calomelano, que nada mais é do que um preparado à base de mercúrio. Hoje se sabe que esse metal pesado é um neurotóxico. Infelizmente, ele foi também amplamente utilizado como conservante de vacinas até pouco mais de trinta anos atrás.

Com respeito às sangrias, era prática corrente retirar até 1 litro de sangue de cada vez, ou até que os sintomas melhorassem (ou o paciente, exangue, desmaiasse!), podendo repeti-la outras duas ou três vezes, dentro de um período de dois a três dias. Na opinião de um famoso médico – Benjamin Rush (1745-1813), que mais tarde se tornaria cirurgião-geral do Exército Continental –, era possível extrair até quatro quintos do volume sanguíneo corporal. Esse tipo de prática, aliada à sua crença no uso terapêutico de purgativos à base de calomelano (composto de mercúrio), foi amplamente utilizada, não só por ele próprio, mas por um grande número de discípulos e admiradores que ele havia formado na escola médica da Filadélfia. Mais tarde, no entanto, os tratamentos enfaticamente recomendados por Rush foram considerados extremamente deletérios, e sua reputação foi maculada sob a acusação de ter sido responsável pela morte de um considerável número de pacientes.

Não há dúvida de que ele exagerou no caso do volume de sangria e dos purgativos, mas, por outro lado, acertou em cheio, intuitivamente, no teor dos muitos escritos que elaborou com sua equipe, ressaltando a importância de se manterem limpas as áreas ocupadas pelos soldados nos acampamentos, da mesma forma que nos hospitais. Mesmo sem ter as bases conceituais da bacteriologia, tais providências de saneamento tiveram significativo impacto, em longo prazo, no combate às doenças, e certamente mais do que poderia fazê-lo o escasso arsenal medicamentoso até então disponível. Infelizmente, as condições sanitárias não puderam ser adotadas de forma adequada em função da rotina agitada durante a Guerra Revolucionária, o que acabou dando margem a um grande número de mortes entre os soldados. Uma Medicina pouco eficaz – quando não, ela própria danosa –, aliada a condições sanitárias mais do que precárias, explicam as estatísticas contidas nas anotações do dr. Benjamin Rush[99]:

> (...) de cada 100 pessoas nascidas, apenas 64 chegavam à idade de 6 anos; 46 ainda estavam vivas aos 16 anos e tão somente 26 delas atingiam a idade de 26 anos; à idade de 36 anos constatava-se que somente 16 delas estavam vivas; 10 aos 46 anos e tão somente 6 aos 56 anos.

Por volta de 1778, antes de renunciar ao seu cargo no exército (por divergências com o comando militar), Rush publicou um manual de recomendações sobre higiene militar e condições sanitárias dos acampamentos – *Directions for Preserving the Health of Soldiers*.

Para recompor as energias, de tal forma que você possa continuar sorvendo com algum prazer (!) todo este acúmulo de informações de caráter histórico, que tal pararmos para tomar um chá? Alguma sugestão? Bem, ouvi comentários a respeito de uma tal "Boston Tea Party"... Talvez seja uma dica interessante.

Pois é, aqueles que tomam contato pela primeira vez com esse título – que transmite certo charme – podem, de forma precipitada e equivocada, associá-lo a algum badalado evento aristocrático em que a alta sociedade de Boston

---

99 Nascido na Filadélfia, ainda muito jovem passou por um período inicial de aprendizado prático com um médico local; viajou para a Inglaterra e obteve sua graduação médica em 1768, na Universidade de Edimburgo; de volta a sua terra natal, tornou-se professor na Philadelphia Medical School. Serviu como médico e cirurgião no Exército Continental a partir de 1777. Na política, destacou-se como membro do Congresso Continental e foi também um dos signatários da Declaração da Independência.

(Massachusetts, EUA) reúne-se para tomar chá e falar de futilidades. Os desavisados, no entanto, depois de uma rápida pesquisa, logo irão descobrir que o tal acontecimento, de fato, pode ser considerado o estopim que deu início aos conflitos entre os colonos norte-americanos e os ingleses, lá pelos idos de 1773.

Para melhor contextualizar esse episódio, talvez fosse conveniente retrocedermos um pouco mais, ao tempo do conflito que opôs França e Inglaterra em disputa por ricos territórios situados no Hemisfério Norte do continente americano.

Animados, de início, com a perspectiva de poderem buscar novas terras e riquezas em outras regiões do interior do continente, logo os colonos norte-americanos viram suas expectativas frustradas diante da proibição imposta pela coroa britânica, que condicionou tais explorações a prévios acordos com as nações indígenas, com as quais pretendia não ter escaramuças. De um lado, se restringia o desejo dos colonos e, de outro, a Inglaterra – economicamente desgastada pelo longo período de guerra com a França – via a possibilidade de atenuar suas perdas impondo uma série de medidas que visavam angariar mais recursos das suas treze colônias americanas, obrigadas, inclusive, a arcar com os gastos das tropas inglesas estacionadas naquelas paragens do Novo Mundo. Novos impostos e restrições sobre o comércio com outras nações foram desenhando um cenário irreversível de progressivo descontentamento nas colônias.

Agora já podemos voltar à nossa Festa do Chá.

Entre as várias medidas restritivas, uma delas impunha o monopólio do chá por meio do comércio exclusivo com a Companhia (britânica, com certeza!) das Índias Orientais. Inconformados com mais essa antipática intromissão, os comerciantes locais resolveram dar o troco aos britânicos. Disfarçaram-se de índios e atacaram alguns navios da Companhia ancorados no porto de Boston, lançando os carregamentos de chá ao mar.

Como a nação mais poderosa do mundo, à época, não estava acostumada a levar desaforo para casa, os ingleses não tardaram em adotar novas represálias, a começar pelo fechamento do porto de Boston, em 1774. Conflitos localizados e eventuais foram, com o tempo, se espalhando e ganhando força, o que obrigou os ingleses a reforçarem sua presença militar em solo americano. O descontentamento crescente e o clima de enfrentamento, cada vez mais aquecido, resultaram em uma ação coletiva das colônias, que organizaram, ainda em 5 de setembro de 1774, o Primeiro Congresso Continental na Filadélfia. Desse encontro resultaram medidas duras de restrição ao comércio com a matriz, mas ainda de maior importância foi a Declaração de Direitos.

Pavimentava-se, assim, o terreno para a guerra definitiva, a partir de 1775, já que os colonos insurretos recusavam-se a retroceder diante das ordens reais de Londres. Foi também nesse momento que se organizou o Exército Continental, sob o comando de George Washington[100] (1732-1799).

Foi em 4 de julho de 1776 que os Estados Unidos da América proclamaram sua Declaração da Independência, cujo principal artífice foi Thomas Jefferson. Com isso, os norte-americanos ofereceram ao restante do mundo um modelo de Constituição inovador.

Ah, Paris! Sempre Paris... Em 3 de setembro de 1783, a Cidade Luz seria novamente palco de um tratado, desta feita com a Inglaterra reconhecendo a independência dos Estados Unidos, sua ex-colônia americana.

Aquela pode ser considerada a primeira guerra cuja motivação essencial não se relacionava a questões religiosas ou à disputa de direitos legais. O cerne das desavenças entre colonos e a corte inglesa estava em fazer valer os princípios constitucionais de liberdade para conduzir os destinos da nova nação.

De acordo com John Keegan, em *Uma história da guerra*, a explicação mais razoável para justificar a vitória final de um punhado de colonos contra o poder organizado de um exército bastante experimentado certamente está no fato de os ingleses terem sido obrigados a dividir suas forças em muitas frentes de batalhas, distribuídas por um amplo território, inclusive em regiões do interior, onde não podiam contar com o decisivo apoio de sua marinha de guerra. É também fato notório que os americanos receberam ajuda de espanhóis e franceses, que não podiam perder a chance de afrontar seu tradicional inimigo em terras europeias. Uma significativa intervenção francesa, em 1780, foi decisiva para impor a derrota ao principal exército britânico, que se confirmou, definitivamente, em outubro de 1781.

Ao tempo da Guerra Revolucionária, os britânicos, sabedores do poder letal da varíola, adotaram as premissas daquilo que mais tarde seria conhecido como "guerra biológica". Pretendiam, novamente, apostar na mesma estratégia militar empregada por eles em 1763, durante a Guerra Franco-Indígena, quando lorde Jeffrey Amherst – na região que hoje corresponderia ao oeste do

---

100 Depois eleito o primeiro presidente dos Estados Unidos, no período de 1789-1797.

estado norte-americano da Pensilvânia – utilizou a contaminação pela varíola para reduzir o contingente de índios inimigos. Ao recordarem que o indivíduo submetido ao procedimento de variolação (será explicado mais adiante neste capítulo) permanecia como fonte de contágio durante pelo menos duas semanas, logo os norte-americanos se deram conta de que a estratégia dos ingleses era variolar os civis e depois fazê-los circular entre as tropas da colônia, disseminando a doença entre os soldados para, assim, reduzir a força de ataque de seus oponentes. Admitia-se que a varíola exibisse taxas de mortalidade de 20%, podendo atingir até 40% com cepas de microrganismos mais virulentas. Portanto, mesmo em guerra com os colonos locais, os militares britânicos não perderam o senso de "camaradagem": por onde passavam iam deixando recordações indeléveis de sua presença – um rastro mortal de epidemias, principalmente a varíola. Tal estratagema de criatividade condenável foi levado ao conhecimento da opinião pública internacional, com o objetivo de demonstrar quão desprezível era a intenção britânica. Portanto, ainda que a variolação não fosse obrigatória entre a soldadesca, o Congresso Continental norte-americano determinou que cada soldado fosse imunizado para evitar o risco de que boa parte do plantel fosse neutralizada pela doença e, em consequência, retirada de combate.

Outro coadjuvante da maior importância para incrementar ainda mais a mortalidade causada pela varíola era a condição sanitária, mais do que precária, dos acampamentos e também dos hospitais, se é que um simples celeiro adaptado poderia ter seu status elevado à condição de algo parecido a um hospital. As doenças alastravam-se por todo o Exército Continental. O inverno de 1776 foi especialmente calamitoso, com inúmeros casos de pneumonia, disenteria, varíola, desnutrição e lesões provocadas pelo frio rigoroso. Se de forma geral a assistência médica oferecida aos soldados feridos já era sofrível, era ainda pior para aqueles vitimados por doenças. Diante daquele cenário funesto, o general George Washington encaminhou uma petição ao Congresso Continental com o objetivo de estabelecer uma corporação médica. A partir de julho de 1775, de fato, passou a operar o serviço médico que chegou a reunir cerca de 20 mil profissionais, entre cirurgiões, assistentes, enfermeiros, farmacêuticos e pessoal administrativo e de apoio. Apesar das boas intenções dessa iniciativa pioneira, os resultados continuaram sendo pouco animadores em termos de mortalidade. Talvez parte da explicação estivesse no fato de que, dos mais de mil médicos engajados, não mais do que cem eram de fato graduados em Medicina.

A Campanha do Canadá teve início no outono de 1775. O chamado Exército Continental (norte-americano) marchou em direção a Montreal, onde enfrentaria não apenas seu inimigo declarado e visível – os britânicos –, mas também um invisível e extremamente virulento: a varíola. Após tomarem Montreal, em novembro daquele mesmo ano, os norte-americanos avançaram rumo a Quebec, porém, do contingente inicial de 2 mil homens, só restaram trezentos em condições de lutar, pois os demais haviam sido vitimados pela varíola e pela febre tifoide, além, é claro, das muitas deserções. Ocorre que aquele remanescente já vinha incubando a varíola, de tal sorte que ao receberem reforços vindos da Nova Inglaterra – 11 mil soldados – não tardou muito para que a epidemia florescesse em todo o seu potencial e horror. Por volta da primavera de 1776, teve início a contraofensiva do exército britânico, forçando a retirada dos norte-americanos e resultando no fracasso da invasão do Canadá.

Para se ter uma ideia da rápida progressão da varíola entre os combatentes, em maio de 1776 o contingente de soldados da colônia somava algo em torno de 8 mil homens em terras canadenses. Cerca de um mês depois esse número já havia se reduzido a 5 mil, e, duas semanas depois, durante a evacuação de Montreal, o quantitativo de soldados que permaneciam em condição de lutar já não ia além de 4 mil. O inimigo invisível havia, afinal, provado sua superioridade incontestável, a ponto de John Adams[101] afirmar: "A varíola é dez vezes mais terrível que os britânicos, canadenses e índios, todos somados". Adams, ainda como delegado por Massachusetts, teve papel relevante em convencer o Congresso Continental a aprovar a Declaração da Independência dos Estados Unidos em 1776.

Em alguns relatos médicos os números eram assustadores – algo como sessenta soldados mortos por semana em consequência da varíola. Essa condição de absoluta calamidade só começaria a ser revertida depois que a prática de inoculação profilática (preventiva) tornou-se obrigatória e foi adotada no exército. Foi o então general do Exército Continental – George Washington – quem ordenou que os soldados fossem variolados, inclusive

---

101 John Adams (1735-1826) foi o segundo presidente dos Estados Unidos da América, no período de 1797 a 1801.

todos os recrutas. É dele a seguinte frase: "Caso a varíola venha a infectar o exército, de forma natural e com a costumeira extrema intensidade, então devemos ter mais medo dela do que da espada do inimigo". Ainda assim, sabe-se que cerca de 8% dos soldados submetidos à variolação acabaram morrendo.

Mas nem tudo era varíola, tiros e golpes de baioneta na Guerra da Independência, de tal modo que ainda sobrava algum espaço para outras doenças infectocontagiosas. Mais um bom exemplo do jugo imposto pelas doenças aos militares vem do relato a seguir.

Conta-se que durante a Guerra da Independência dos Estados Unidos havia que se fazer uma difícil escolha: usar o enxofre para fabricar pólvora e abrir fogo contra os ingleses ou tratar a sarna dos soldados (que não sabiam se atiravam no inimigo ou ficavam se coçando!). Pelo que se viu depois, pouco enxofre sobrou e, assim, o Exército Continental continuou curtindo uma coceirinha... Não por mera coincidência, os grandes surtos mais recentes da doença aconteceram durante ou logo após o caos provocado pelas Grandes Guerras Mundiais.

Algumas décadas antes e do outro lado do Atlântico, a intuição e a possibilidade de examinar sob as lentes do recém-chegado microscópio o material coletado das feridas dos pacientes permitiu a John Pringle concluir que a doença – escabiose (sarna) – era, de fato, consequência da infestação por parasitas invisíveis a olho nu[102], e não como se imaginava, até então, produto de um ar ruim e de má alimentação.

Essa doença de pele, causada por um ácaro, aparentemente já enchia de coceira os antigos egípcios – ao menos é o que nos revelam estudos realizados em múmias que datam do segundo milênio antes de Cristo. E os exércitos, que nunca primaram por medidas sanitárias e de higiene pessoal exemplares, foram, ao longo dos tempos, alvos preferenciais da sarna. Lá estava ela em meio aos antigos gregos, atormentando as tropas de Alexandre, o Grande. O tal bichinho imperceptível, a não ser sob uma lente de aumento, não é capaz de saltar como a pulga, ou voar como o pernilongo, por isso, só é adquirido por contato direto com a pele de outra pessoa ou por meio de roupas que lhe sirvam de abrigo temporário (onde ele consegue sobreviver por alguns dias).

---

102 Artrópode pertencente à classe dos aracnídeos e, portanto, também parente do carrapato.

As fêmeas ficam entranhadas na pele e ali depositam seus ovos. A erupção cutânea e o prurido ocorrem devido à hipersensibilidade do hospedeiro aos próprios insetos ou a seus subprodutos (ovos e fezes). O tratamento à base de enxofre já era conhecido desde os tempos da Roma Antiga, de acordo com as recomendações de Celsus.

O relacionamento íntimo entre o homem e esse ácaro poderia até ser menos tumultuado, pois, afinal, ninguém morre de sarna! No entanto, a maldita coceira (aliada à falta de higiene) acaba obrigando o hospedeiro a se arranhar de tal forma que as escoriações resultantes podem abrir as portas da pele para infecções bacterianas secundárias, desencadeando complicações potencialmente mais sérias.

E, de fato, as doenças fizeram a festa...

Dos cerca de 70 mil colonos que morreram durante a Guerra da Independência dos Estados Unidos, evidenciou-se a proporção de um morto pelos ingleses para cada nove que tombaram em virtude das doenças (leia-se varíola, na imensa maioria dos casos)! Quanto aos 31 mil soldados britânicos mortos, somente 4 mil morreram em ação ou em consequência direta dos ferimentos.

Cabe aqui um pequeno parêntese com o objetivo de estabelecermos um contraponto quanto à evolução histórica do perfil das mortes durante as guerras. Para isso nos reportamos ao relato de Cirillo (ver referência no início deste capítulo), desta vez para ressaltar que das mais de 3.400 mortes de militares norte-americanos que tiveram lugar durante a Guerra do Iraque (no início do século XXI), aquelas atribuídas a doenças mostraram-se tão raras que foram, inclusive, superadas pelo número de suicídios.

Dito isso, embarcamos de volta ao século XVIII.

Quando se tratava de vencer uma guerra, por certo os ingleses não poderiam ser vistos como um primor no que se refere a escrúpulos. Na melhor acepção do termo "guerra é guerra!", eles não tinham nenhuma restrição quanto a adotar as táticas mais cruéis para com seus inimigos. Aquilo que também poderia representar os primórdios de uma guerra química ficou evidenciado quando os ingleses foram forçados a abandonar seu domínio sobre a cidade de Boston e deixaram para trás boa parte de seu arsenal de medicamentos. Logo os norte-americanos detectaram que o estoque de remédios havia sido deliberadamente contaminado com arsênico.

Para quebrar um pouco o ritmo sistemático das informações de caráter histórico, que tem sido a tônica desta nossa narrativa, lembramos que os cinéfilos de carteirinha poderão ver imagens interessantes de episódios sobre a Guerra da Independência no filme *O patriota* (produzido no ano de 2000), estrelado por Mel Gibson e Heath Ledger. É uma boa oportunidade para conferir a caracterização de época dos enfrentamentos entre colonos norte--americanos e o Exército do Reino Unido, em terras do estado da Carolina do Sul, durante o ano de 1776.

Dos 250 mil homens que lutaram pelo Exército Continental, considera-se que 25 mil morreram em serviço, ainda que a maior parte tenha sido vitimada por infecções que se desenvolveram durante as internações nos hospitais.

Agora vamos deixar para trás a América do Norte e a Guerra Revolucionária e cuidar de conhecer mais detalhes sobre outro conflito que nos é mais próximo. Transportando-nos para um futuro que chegaria quase cem anos depois, vamos tristemente constatar que a varíola continuava, até então, impondo toda a sua crueldade a um mundo que permanecia perplexo e vulnerável diante de um mal que ainda não havia sido bem compreendido e muito menos vencido pela humanidade.

Chegamos ao ano de 1864, quando o ditador paraguaio Solano López, perseguindo seus objetivos expansionistas para a parte meridional da América do Sul, iniciava a invasão do território brasileiro, transpondo as fronteiras com a longínqua Província de Mato Grosso. Contextualização histórica mais detalhada sobre os aspectos médicos de interesse durante a Guerra do Paraguai (1864-1869) pode ser obtida da leitura de *A Medicina na Guerra do Paraguai*, de autoria do dr. Luiz de Castro Souza. Vários de seus registros mais relevantes nos serviram de fundamental fonte historiográfica para a elaboração de alguns capítulos deste livro.

Luiz Castro de Souza relata questões de saúde do ponto de vista da equipe médica que acompanhou a epopeia vivida pela Coluna Expedicionária de Mato Grosso. Essa expedição foi organizada a partir de forças arregimentadas nas províncias de São Paulo, Minas Gerais e Goiás para socorrer o território de Mato Grosso, invadido pelo inimigo (esse tema é abordado em mais detalhes no Capítulo 10, "A sujeira mata mais que os tiros", em que é possível encontrar não apenas um resumo cronológico da progressão da Coluna Expedicionária em sua caminhada que superou os 2.500 quilômetros, como também a descrição de outras doenças que impuseram sérias perdas às tropas brasileiras).

A partir de 13 de junho de 1867, os ventos começaram a soprar a favor dos brasileiros, ao obter sucesso na retomada de Corumbá, que havia permanecido em mãos paraguaias durante os dois anos e meio anteriores. Mas, infelizmente, essa boa-nova veio contaminada com uma notícia lúgubre. Havia por lá, quando os paraguaios foram finalmente expulsos, um surto de varíola em progressão, o que determinou a imediata retirada das tropas recém-chegadas rumo a Cuiabá. Vejamos como isso se deu.

Para levar a notícia da reconquista de Corumbá até a capital da Província (Cuiabá), navegaram rio acima um alferes e seu barqueiro. Desconheciam, no entanto, que naquele barco seguia outro passageiro, invisível e totalmente indesejável. Quando os "três" ocupantes da embarcação aportaram em Cuiabá e encheram de alegria a população local (com a notícia da reconquista de Corumbá), o "*alien* pantaneiro", transportado incógnito, manifestou-se inicialmente no corpo do soldado remador, que foi, então, internado no Hospital Militar com quadro de varíola. Quatro dias depois, estava morto. A equipe médica deu logo início à adoção das primeiras medidas sanitárias – instalação de hospitais provisórios fora da cidade – e desencadeou a inoculação vacínica profilática, uma vez que a maior parcela da população local (13 mil habitantes) não estava imunizada. Não obstante as tentativas de controle, em pouco tempo a doença já havia se espalhado por toda a comunidade.

Entre aqueles soldados que bravamente reconquistaram Corumbá, foram registradas cerca de 350 vítimas da varíola. No período mais violento da epidemia, os serviços médicos chegaram a apontar mais de cem casos por dia! Não demorou também para que outros distritos da província se vissem envolvidos pelo surto epidêmico, provavelmente contaminados pela presença de desertores e outros soldados extraviados.

Em várias passagens do livro de Castro Souza podem-se constatar citações que dão ideia do cenário de horror que dominou a capital (respeitou-se a grafia original):

> (...) os corpos eram conduzidos em carroças, semi-nús, numa promiscuidade irreverente, e assim atirados em valas. Esta medida

por fim tornou-se insuficiente e não raro foram os cadáveres arrastados por cães famintos e até cremados aos montões.

E quanto ao outro inimigo? Bem, em 3 de abril de 1868, Solano López recolhia suas tropas, que ainda permaneciam no Mato Grosso, para o outro lado da fronteira. Em 5 de janeiro de 1869, o marechal Marquês de Caxias ocuparia Assunção.

Há evidências de que a ocorrência da varíola vai além de três milênios. Admite-se que o próprio faraó egípcio Ramsés V teria sido vitimado por ela em 1157 a.C. Da África e do Oriente Médio a varíola teria chegado ao solo europeu. No ano de 165 d.C, a população de Roma foi parcialmente dizimada por um surto epidêmico, e tudo leva a crer que a responsável tenha sido a varíola. Na bagagem dos cruzados, em seu retorno à Europa Ocidental, vieram mais do que histórias de aventuras e grandes conquistas sobre os infiéis – algo, de fato, muito mais mortífero do que os sabres muçulmanos.

De carona nas expedições marítimas, que caracterizaram a era das grandes navegações e descobrimentos, a doença foi se espalhando pelo mundo. Basta recordar que o famoso explorador espanhol Fernão Cortez desembarcou no México, em 1519, e teve como grandes aliadas as epidemias de varíola, gripe e sarampo. A população asteca, que não havia tido nenhum contato prévio com as doenças e, portanto, não tinha nenhuma imunidade, foi praticamente dizimada. Não foram necessários mais do que uns poucos meses para que a varíola matasse mais de um terço dos nativos. Com tecnologia militar mais avançada em relação aos nativos e tendo ainda como aliados vários povos que até então estavam sob o domínio dos astecas, em 1521 a vitória foi conquistada pelos espanhóis.

Algo muito parecido teve lugar nos Andes peruanos, quando a chegada do conquistador espanhol Francisco Pizarro, em 1532, espalhou a varíola entre os povos incas.

Algumas estimativas chegam a apontar que mais de 90% dos povos nativos das Américas acabaram morrendo em consequência da varíola.

Como a espécie humana vem sendo movida, ao longo de sua existência, pela necessidade de sobrevivência, superar o desafio mortal da varíola levou à busca igualmente milenar de formas eficazes de se proteger desse mal. Eram constantes as tentativas de encontrar alguma maneira de induzir uma forma mais atenuada da doença capaz de tornar a pessoa imune. Assim, já na antiga

China, na tentativa de proteger um jovem imperador, crostas retiradas das feridas da varíola de algum sobrevivente, moídas e transformadas em pó, teriam sido sopradas, por meio de um tubo, para dentro de suas narinas.

Passo mais efetivo para o início da técnica da inoculação foi dado no começo do século XVIII. Não podemos nos esquecer de que, além do instinto de sobrevivência, o ser humano – em especial a ala feminina – também cultua a beleza. Portanto, a estratégia de expansão planejada pelo vírus da varíola sofreu um revés ao se meter com uma tal *lady* Mary Wortley Montagu.

A doença manifestava-se, de início, com um quadro inespecífico muito comum entre as enfermidades infecciosas de causa viral. Febre alta, mal--estar, dores pelo corpo, até que, poucos dias depois, a pele ficava toda desenhada por manchas vermelhas; na sequência surgiam vesículas (bolhas) que acumulavam pus e, ao se romperem, davam lugar a crostas; se o paciente sobrevivesse, surgia daquele episódio uma nova criatura, marcada para o resto da vida por cicatrizes grosseiras que imprimiam ao rosto um aspecto repugnante. E não se pode esquecer a "cereja do bolo maléfico": muitas das vítimas também ficavam cegas.

Essa sequência apavorante de eventos era bem conhecida na Londres do século XVIII. Assim, podemos supor o desespero que se abateu sobre *lady* Mary quando os primeiros sintomas da doença a acometeram, no ano de 1717. Na ocasião, ela morava em Constantinopla (hoje Istambul, Turquia), onde seu marido era embaixador da Inglaterra. A famosa dama sobreviveu, mas acabou tendo sua admirável beleza impiedosamente roubada pelas horrendas cicatrizes que lhe desfiguraram o rosto. Nem os cílios sobraram!

O que você acha que faria uma mulher inteligente, revoltada, humilhada e inconformada com a perda de sua beleza? A varíola não fazia ideia de que havia comprado briga com um inimigo que prometia ser tão implacável quanto ela própria. Sua derrota era apenas uma questão de tempo. É bem verdade que a batalha ainda se alongaria por muitas e muitas décadas, mas aquele "ataque mal calculado" havia selado o destino da varíola e dado início a uma sequência de eventos que inevitavelmente levaria à erradicação da doença em algum momento futuro.

Apesar da gravidade da doença, a sra. Montagu teve sorte de sobreviver e também escapou da cegueira, relativamente frequente entre as vítimas. Destino diferente, no entanto, foi reservado para seu irmão, que acabou perdendo a vida em consequência da varíola.

Conta-se que por aquela época aconteciam (também na Turquia) alguns rituais empregados por comunidades árabes que reuniam cerca de quinze pessoas; sob o comando de uma mulher mais velha, os participantes eram submetidos a pequenos cortes em suas veias produzidos por uma agulha. Em seguida, a mulher depositava sobre os arranhões um pouco de crostas obtidas de doentes que haviam sobrevivido à varíola.

Ainda no mesmo ano de 1717, *lady* Mary, que estava grávida, deu à luz uma menina. Durante o trabalho de parto seu médico inglês foi auxiliado por outro conceituado médico turco de nome Emmanuel Timoni (1670-1718). Ali se daria uma dessas felizes coincidências do destino, pois o tal dr. Timoni conhecia e se utilizava também da técnica de imunizar as pessoas suscetíveis com o emprego de crostas das feridas de pacientes que haviam contraído a doença. Ao perceber que a parturiente havia sido vítima da varíola, ele conseguiu convencê-la da validade daquele procedimento incomum. Assim, ainda na Turquia, *lady* Montagu submeteu seu próprio filho mais velho ao método que ficou conhecido como variolação[103].

De volta à Inglaterra, submeteu ao mesmo procedimento sua filha, em 1721, mas nessa oportunidade conduzido pelo médico inglês que a assistira durante o trabalho de parto em Constantinopla. O próximo passo foi obter o aval do presidente do Colégio Real de Médicos de Londres. Com a permissão do rei, seis prisioneiros se voluntariaram, e, após terem sido submetidos à escarificação, sobreviveram e receberam o perdão real para seus crimes. Esse talvez tenha sido o primeiro experimento em seres humanos de que se tem notícia. Pouco depois, outra bateria de testes experimentais foi realizada em um orfanato com resultados igualmente animadores, a ponto de a princesa de Gales ter também autorizado a variolação em suas duas filhas (...e as princesas viveram felizes para sempre!). O exemplo real estimulou membros da aristocracia europeia a embarcarem na mesma onda, principalmente depois da morte do rei da França – Luís XV –, em decorrência da doença. E, de fato, os resultados foram bastante satisfatórios, pois as pessoas submetidas

---

103 Técnica em que o vírus vivo da varíola humana, presente nas crostas da pele de uma pessoa que se recuperou da doença, é inoculado em outra pessoa que ainda não teve contato com a varíola.

à variolação desenvolviam uma forma mais branda da doença, exceto uma em cada mil pessoas, que acabava morrendo de infecção bacteriana secundária a partir da ferida da escarificação.

Estima-se que a mortalidade pela própria variolação estivesse ao redor de 12%, ou seja, ainda assim bem mais razoável que os 20%-40% decorrentes da doença[104].

Essa prática foi trazida para a América a bordo dos navios negreiros, em que os escravos já utilizavam técnica similar. Ainda assim, houve muita resistência à adoção do procedimento, muito mais por questões racistas do que propriamente pelo risco inerente ao método. O fato concreto é que a variolação não caiu no gosto popular, pois havia um risco nada desprezível de complicações fatais. De qualquer modo, uma forma mais efetiva e segura ainda estava por vir.

A essa altura de nossa revisão histórica não podemos passar ao largo de outro personagem essencial na trajetória da varíola: Edward Jenner (1749--1823). Edward nasceu perto de Bristol, Inglaterra. Ficou órfão aos 5 anos e foi criado pelos irmãos e irmãs mais velhos. Quando completou 8 anos, foi estudar em um colégio interno. E ali surgiria novamente o "Senhor Destino", engendrando mais uma de suas coincidências. O colégio acabou sendo alvo de uma epidemia de varíola, e as crianças que não haviam tido a doença foram submetidas à variolação e depois mantidas isoladas com outras crianças doentes em estado grave. Aquela foi uma experiência de vida por demais cruel, da qual Jenner jamais se esqueceria.

Jenner não devia ter mais de 13 anos quando se tornou aprendiz de um cirurgião que atuava na zona rural. Foi durante aqueles anos de aprendizado prático, em contato com a gente simples do campo, que um primeiro lampejo iluminou a mente daquele rapaz, que contava, então, 19 anos. Segundo se comentava no lugarejo, as mulheres que tinham como tarefa doméstica ordenhar as vacas não raro contraíam lesões de varíola bovina nas mãos quando manipulavam as tetas dos animais acometidos e que exibiam bolhas da doença. Até aí, nada de mais, pois se sabia que a forma bovina *(cowpox)* era de evolução totalmente benigna. Mas o que de fato intrigou Edward eram os comentários de que as ordenhadoras

---

104 Há outras estatísticas, no entanto, que indicam que a mortalidade pós-variolação girava em torno de 2% a 3%.

aparentemente se tornavam resistentes à forma humana da doença. Aquela ideia ficou martelando em sua cabeça, mesmo depois que ele iniciou um estágio no Hospital Saint George, em Londres. Além de desenvolver habilidades cirúrgicas, foi também iniciado pelo cirurgião-chefe, John Hunter, nas bases lógicas da pesquisa científica.

Em 1789, ainda com a recordação "do caso das ordenhadoras" viva em sua memória, ele se viu às voltas com a babá de seu filho, que desenvolveu a forma suína da varíola. Foi o pretexto de que precisava. Recolheu amostras das crostas da mulher e, por meio de escarificação nos braços, inoculou o material contaminado em três pessoas, entre as quais o seu próprio filho. Dias depois surgiria uma doença leve e lesões circunscritas ao local onde se deu a inoculação. Mas, para provar sua hipótese, ou seja, de que a varíola bovina ou suína era capaz de conferir imunidade contra a forma humana, ele variolou seus três pacientes também com material retirado de feridas da varíola humana. Resultado? Nenhum sinal da doença nos pacientes! Tais constatações levadas ao conhecimento da sociedade médica não entusiasmaram seus integrantes. Jenner, todavia, não se deixou abater, e muito menos desistiu de seguir os próprios instintos em sua linha de investigação.

Anos mais tarde, em 1796, decidiu testar sua hipótese de outra forma. Escarificou o braço de um garoto de 8 anos com material retirado das bolhas de uma camponesa contaminada pela varíola bovina. Cerca de uma semana depois o seu jovem paciente exibiria um quadro muito discreto de febre e algumas lesões. Pouco mais de um mês depois, Jenner submeteu o menino à variolação, portanto, com varíola humana. Caso o rapazinho não tivesse adquirido proteção, seria de esperar o aparecimento de um quadro clínico mais exuberante. Não obstante, o pequeno paciente não apresentou nenhum indício da doença.

Pronto, sua hipótese estava comprovada: um ser humano sadio ao qual fosse administrada varíola bovina estaria protegido contra a doença clássica em sua forma humana. E mais: era, sim, possível transmitir varíola bovina entre pessoas.

A primeira tentativa, ainda em meados de 1796, de ter seu trabalho publicado pela Sociedade Real foi frustrada, em virtude de uma casuística considerada insuficiente. Ao mesmo tempo que conseguiu testar seu método em mais alguns pacientes, elaborou um livro e resolveu publicá-lo às suas próprias expensas, o que se deu em 1798. Jenner deixava claro que a inoculação com varíola bovina produzia uma leve reação, totalmente inócua, com a vantagem adicional de que, ao contrário da variolação tradicional (isto é, varíola humana), não trazia o risco de morte e a pessoa não se tornava contagiosa para outros indivíduos da comunidade.

Por se tratar de assunto desconhecido e polêmico, somado ao fato de Jenner não ser médico, suas observações foram menosprezadas pela comunidade científica. Ele foi fortemente ridicularizado, e as zombarias chegavam até piadas do gênero: quem recebesse o soro de Jenner poderia criar chifres, dar leite ou mesmo começar a mugir!

Mas quem mugiu por último mugiu melhor. Os experimentos de Jenner acabaram sendo reproduzidos com igual sucesso por outros pesquisadores. Nascia, assim, a vacina[105] contra a varíola. É interessante assinalar que a palavra "vacina" deriva do termo latino *vacca* (ou vaca, em português).

Com a descoberta da vacina de origem bovina por Edward Jenner, a imunização contra a varíola passou a ser amplamente adotada pelos exércitos. Entre aqueles que mais se entusiasmaram com os benefícios trazidos pela vacinação estava ninguém menos que Napoleão. Seu respeito e admiração por Jenner eram de tal ordem que o próprio Bonaparte expediu autorização que permitia a Jenner viajar pelo continente europeu sem nenhum embaraço, mesmo naqueles tempos em que França e Inglaterra estavam em guerra.

O que sobrou em lucidez estratégica a Napoleão faltou, décadas mais tarde, ao governo e comando militar francês durante a Guerra Franco-Prussiana (1870-1871). Milhares de soldados franceses feitos prisioneiros pela Prússia foram vitimados pela varíola, pois não haviam recebido a imunização. No entanto, entre os militares prussianos, que estavam protegidos pela vacina, a doença causou um número muito inferior de mortes.

O já longínquo ano de 1949 marcou o último registro da doença nos Estados Unidos da América, enquanto no Brasil a varíola ainda assombraria a população por mais algumas décadas, até que finalmente foi debelada,

---

105 A técnica da vacinação emprega vírus vivo da varíola bovina para conferir imunidade contra a varíola humana.

em 1971. Em 1972, um derradeiro surto europeu provocou 175 casos e 35 mortes na Iugoslávia[106].

O último caso documentado de ocorrência natural da varíola *major* (de maior gravidade) ocorreu em Bangladesh, em 16 de outubro de 1975, e provocou a morte de uma menina de 2 anos de idade. Em 26 de outubro de 1977, na Somália, um rapaz foi acometido pela forma mais branda (*minor*) e sobreviveu. Desde então, não foram notificados novos casos naturais. Todavia, em 11 de setembro de 1978, uma contaminação acidental do vírus mantido no laboratório inglês da Birmingham University Medical School vitimou uma funcionária de outro departamento médico localizado no andar imediatamente superior. O caso resultou na morte de Janet Parker e também levou ao suicídio o chefe do departamento de microbiologia da universidade – prof. Henry Bedson –, onde o vírus vinha sendo mantido em cultura.

A profecia finalmente havia se confirmado. A varíola estava irremediavelmente condenada à erradicação no planeta, ainda que para isso a humanidade tivesse sido obrigada a conviver com esse mal por quase duzentos anos mais[107] desde o momento histórico em que vitimou aquela aristocrata inglesa – *lady* Mary Montagu estava vingada!

---

106 A antiga Iugoslávia deu origem a vários países independentes, em um processo de separação gradual que se estendeu de 1991 até 2006. Formaram-se, assim, Croácia, Bósnia-Herzegovina, Eslovênia, Macedônia, Sérvia e Montenegro.

107 O ano de 1980 marca a data histórica da erradicação da varíola.

Capítulo 12

O BOM E O MAU PUS

TERRA, ESTERCO E SANGUE

(...) a guerra foi em todos os tempos a causa principal desse crescimento [das unidades sociais], da transformação das famílias em tribos, das tribos em nações e das nações em coligações.

(Bertrand Russell, filósofo inglês, 1872-1970)

A supuração das feridas operatórias não era interpretada como infecção secundária,

(...) mas tão somente como uma fase normal e desejável do processo da cicatrização, através do qual os tecidos mortos eram expulsos do corpo na forma de pus (...). Uma ferida que cicatrizasse sem supuração era considerada uma aberração (...).

Esse trecho reproduzido do livro *Doctor's in Blue,* de George Adams, nos traz o entendimento em voga entre os cirurgiões à época da Guerra Civil Americana (1861-1865), antes que os conhecimentos de Lister, Koch e Pasteur dessem início à era da bacteriologia e da assepsia operatória. De fato, o cirurgião francês Auguste Nélaton (1807-1873) recomendava preencher as feridas com chumaços de pano embebidos em álcool, por acreditar que essa técnica era capaz de evitar o desenvolvimento de infecção pós-operatória. No entanto, seu método não foi bem recebido pelos cirurgiões da época, exatamente porque impedia a formação do "pus bom", considerado, então, indispensável para a boa cicatrização das feridas.

Muito antes, porém, os ferimentos infectados já vinham aterrorizando os pacientes e deixando atônitos os médicos ao longo de muitos séculos. Diante de explicações extraordinárias para justificar a ocorrência da infecção, de natureza tão intrigante àquela altura, não era de causar espanto que as terapêuticas propostas fossem igualmente exóticas. Assim, vamos nos deparar com os antigos médicos egípcios, que empregavam o mel para tratar feridas – sabe-se, hoje em dia, que ele contém certas substâncias que inibem a multiplicação bacteriana. De qualquer modo, cabe assinalar que o mel continuava sendo empregado com essa mesma finalidade ainda durante a Primeira Guerra Mundial (1914--1918). Também vem do Antigo Egito a prática de recobrir as feridas com pastas à base de cobre, cujas propriedades bacteriostáticas (impedir a multiplicação dos germes) foram demonstradas mais recentemente. Mesmo sem ter a mais tênue ideia da natureza microbiana das infecções, Hipócrates (460-370 a.C.) já preconizava o uso de vinho, vinagre e água limpa para irrigar as feridas. Hoje, sabe-se que os componentes químicos do vinho – álcool e antocianinas – exibem algum poder antisséptico e antioxidante. Seus ensinamentos também batiam na tecla de que os cirurgiões deveriam lavar as mãos com água quente e, de preferência, realizar os procedimentos cirúrgicos em uma sala separada. Por óbvio, não se poderia esperar que ele acertasse sempre, principalmente quando se aventurava em incursões de caráter mais teórico, na busca de explicações para certos fatos constatados na prática. Por exemplo, sua convicção de que as doenças eram o resultado de um desequilíbrio entre os humores corporais resultou em tratamentos descabidos – como as sangrias e o uso abusivo de purgativos e eméticos – e que se mantiveram imutáveis (por mais incrível que isso possa soar!) pelo século XIX adentro. Ao menos os gregos entendiam que a doença refletia algo de anormal no funcionamento do próprio organismo, sem dúvida um avanço em relação à crença de seus pares egípcios em forças sobrenaturais.

Durante as campanhas de Alexandre, o Grande, no século IV antes de Cristo, os cirurgiões da Grécia Antiga já se viam às voltas com aquele inimigo implacável então denominado "supuração". De acordo com nossos antepassados helênicos, a infecção era resultado da decomposição do sangue estagnado no local do ferimento. Por isso, era comum produzir-se sangramento abundante (sangria) no local das feridas, como técnica terapêutica induzida pelo médico na tentativa de prevenir as infecções. É bem verdade que havia o risco de surgirem complicações associadas às hemorragias iatrogênicas[108], mas

---

108 Diz-se das complicações que resultam de atos médicos.

a crença na eficácia do método hipocrático resistiu vigorosamente ao tempo, e ainda era prática corrente durante o século XIX.

Os médicos dos exércitos de Alexandre também se valiam de certas substâncias tópicas. Produtos na forma de pó, como compostos de chumbo ou cobre, eram aplicados às feridas e, em seguida, estas eram recobertas com bandagens. Tais produtos tinham, sim, alguma eficácia contra os germes, muito embora seus efeitos tóxicos locais causassem também sérios danos aos tecidos corporais (pele e músculos).

Ao cruzarmos a fronteira da Era cristã vamos nos deparar com os ensinamentos de Celsus, no século I d.C., que preconizava o uso de mirra e incenso dissolvidos em álcool para limpar as feridas. Um rápido balanço da Medicina praticada em tempos antigos nos permite concluir que se empregavam várias substâncias para lavar os ferimentos, sempre na tentativa de evitar complicações (decorrentes das infecções, de causa até então desconhecida): terebintina (resina extraída do pinheiro), alcatrão, azeite etc.

Havia aqueles que acreditavam ser a reação inflamatória ao redor dos ferimentos o resultado da ação tóxica local provocada pela pólvora dos projéteis, nos mesmos moldes dos venenos adicionados às pontas de flechas e lanças. Tomada aquela falsa crença por verdadeira – ou seja, de que a pólvora era um veneno –, Hieronymus Brunschwig (1450-1533), cirurgião alemão nascido em Estrasburgo (França), recomendava em seu livro *Wound Surgery (Buch der Wundartzney)*, de 1497, que o cirurgião, ao se deparar com tal ferimento, providenciasse de imediato uma contra-abertura (no lado oposto ao orifício de entrada), não só para retirar o projétil, como também para lavar o trajeto e remover todo o resíduo da pólvora. Para azar dos soldados feridos, essa prática equivocada ainda persistiu por um longo período. Com a mesma boa intenção – e, talvez, uma pitada de sadismo –, Giovanni da Vigo (1450-1525), médico e cirurgião italiano, introduziu, por volta de 1514, a prática de derramar óleo escaldante na ferida, o que deveria ser suficiente para anular o efeito nocivo do veneno. Embora não seja difícil imaginar o terror que essa "terapêutica" devia provocar entre os soldados, é inegável sua contribuição histórica para o desenvolvimento da termocauterização, a partir de 1876, pelo médico francês Claude-André Paquelin (1836-1905). O método evoluiu e passou a ser mais amplamente utilizado pelas mãos do neurocirurgião Harvey Cushing (1869-1939), que aperfeiçoou a técnica em parceria com o engenheiro William T. Bovie, a qual passou a ser designada pelo nome de eletrocirurgia, que utilizava uma corrente elétrica de alta frequência para cortar e coagular, simultaneamente e com maior precisão, os tecidos orgânicos (bisturi elétrico). Em 1º de outubro de 1926, Cushing empregou pela primeira vez a eletrocirurgia para extrair um tumor craniano.

Qualquer tentativa de recontar um pouco as formas pioneiras de tratamento das feridas produzidas nos campos de batalha é algo que nos obriga a tocar novamente no nome de Ambroise Paré. Como já comentamos em outro capítulo sobre sua trajetória e seus feitos no âmbito da Medicina militar, basta aqui recordarmos que Paré deitou por terra a técnica da "fritura" e propôs como substituto um preparado à base de gema de ovos, óleo de rosas e terebintina (aguarrás).

Depois dele, outros cirurgiões, como Maggi (1552) e Gale (1563), também concordaram que não havia veneno nos resíduos de pólvora e ainda recomendavam que não se utilizassem produtos que viessem a exacerbar ainda mais a reação inflamatória local. Paracelso – ou Paracelsus (1493-1541)[109] –, outro contemporâneo de Paré, também se opunha às aplicações tópicas, por acreditar que o próprio organismo possuía um "bálsamo" natural que promovia a cicatrização das feridas. Em suas obras *Treatise on Open Wounds* (1528) e *Der Grossen Wundartzney* (*The Great Surgery Book* – *O livro da grande cirurgia* ou *Chirurgica magna* – 1536), recomendava que o tratamento das feridas deveria ser o mais simples possível, ou seja, apenas lavar o ferimento com água e evitar interferir na ação da natureza, tendo em

---

109 Pseudônimo de Philippus Aureolus Theophrastus Bombastus von Hohenheim, médico, alquimista, astrólogo e físico nascido na Suíça, em localidade próxima a Zurique. Iniciou seus estudos com o pai, que era médico; mais tarde estudou Medicina na Universidade de Viena. Acreditava que as doenças sofriam a influência das estrelas. É dele a frase "todas as substâncias são venenos, não existe nada que não seja veneno. Somente a dose correta diferencia o veneno do remédio". Dono de um temperamento difícil, acabou morto em uma briga de botequim em Salzburg.

conta os resultados obtidos à custa de sua própria experiência como médico militar durante as Guerras Otomano-Venezianas[110].

Apesar do inegável mérito de Paré, não foi ele o primeiro a reconhecer as propriedades benéficas da terebintina para o tratamento das feridas. Afinal, como vimos ainda neste capítulo, muitos séculos antes ela já era utilizada. De fato, mais recentemente, um estudo conduzido pela Universidade de Minnesota (EUA), em 1966, comprovou o efeito bacteriostático (impede que as bactérias se multipliquem) induzido por baixas concentrações de terebintina em culturas de *Staphylococcus aureus* e *Escherichia coli*, enquanto concentrações maiores exibiam atividade bactericida (que provoca a morte das bactérias) contra os mesmos germes.

Ao longo dos anos, como cirurgião do exército francês, Paré foi fazendo novos experimentos com outras substâncias e, assim, aprimorando suas formulações "antissépticas". Chegou inclusive a adicionar-lhes *acqua vitae* (etanol).

Nos séculos que se seguiram, a tradição inaugurada por Paré teve continuidade pelas mãos de outros cirurgiões europeus. A aplicação tópica da terebintina era a melhor opção para tratamento ainda nos tempos que antecederam o advento da assepsia, isto é, final do século XIX.

Outra substância que desembarcou na Europa, em 1553, prometendo engrossar ainda mais o time dos antissépticos foi o bálsamo do peru (*Myroxylon peruiferum*). É obtido da resina extraída do tronco de uma árvore e solúvel em álcool; possui alta concentração de ésteres, principalmente o benzoato de benzila.

Assim, podemos concluir que os antissépticos não constituem, na realidade, aquisição da Medicina moderna. Ainda nos anos 1750. John Pringle, médico militar inglês, utilizava alguns tipos de ácidos para retardar a putrefação *post mortem* em animais recém-sacrificados, mas não atinou para sua utilidade no tratamento de feridas.

Talvez inspirada na conduta ancestral do próprio Hipócrates, que já preconizava a adoção da drenagem precoce do pus das feridas, a presença do cirurgião atuando diretamente no próprio campo de batalha estava, em grande parte, baseada exatamente na importância de se promover um

---

110 Foram guerras entre o Império Otomano e a República de Veneza, que se estenderam entre os anos de 1423 e 1718.

precoce, adequado e extenso desbridamento (limpeza) da ferida. Com isso, era possível remover todos os tecidos orgânicos mortos e outros materiais estranhos, prevenir infecções e, em última instância, salvar vidas.

Observe como Paré chamava a atenção dos cirurgiões a respeito da remoção dos corpos estranhos presentes nos ferimentos:

> (...) caso sejam evidenciados corpos estranhos, tais como pedaços de madeira, ferro, ossos, carne machucada, sangue coagulado etc. (...) eles precisam ser removidos, pois do contrário não haverá união dos tecidos (...). Todo corpo estranho deve ser removido tão rápida e delicadamente quanto possível (...).

Apesar de prática corrente desde o século XIV, o fechamento primário (quando o cirurgião sutura de imediato o corte) indiscriminado das feridas – mesmo aquelas contaminadas – foi também motivo de questionamento por Paré. Seguindo o bom senso mais elementar, ele se guiava pelo entendimento de que a melhor solução era deixar aos cuidados da própria natureza o "processo de aglutinação dos tecidos" (entenda-se como cicatrização). Não obstante esse valoroso conselho ter sido dado em meados de 1500, o fechamento primário somente seria abandonado em definitivo como resultado do aprendizado durante a Primeira Guerra Mundial (1914-1918). Mesmo assim, ainda no início da guerra, os cirurgiões teriam insistido nessa prática ultrapassada e, por conseguinte, se viram diante de maior incidência de infecções e dificuldades no processo de cicatrização.

Nosso sobrevoo histórico passa agora pela segunda metade do século XVIII...

Quis o "destino" que certo cirurgião do Exército Continental de nome Charles Gillman derrubasse acidentalmente rum sobre a ferida infectada na mão de um soldado. Nos dias que se seguiram, o ferimento exibiu rápida e evidente melhora. Esse fato teve lugar em 1776, durante a Guerra da Independência dos Estados Unidos. No entanto, o episódio foi totalmente ignorado pela *intelligentsia* médica da época. O principal vilão continuava sendo mesmo a "marvada" da pólvora, dotada intrinsecamente de características "venenosas", o que explicava perfeitamente todas as consequências deletérias observadas na evolução desfavorável dos ferimentos provocados por armas de fogo.

Quando chegamos ao século XIX, podemos identificar outras teorias, amplamente aceitas no meio médico que atribuíam aos "miasmas" transportados pelo ar – emanações oriundas de matéria orgânica em decomposição – a responsabilidade pelo aparecimento de infecções locais nas feridas. Embora explicações desse tipo possam parecer anedóticas à luz dos conhecimentos da ciência moderna, elas resistiram e atravessaram os séculos, sobrevivendo, inclusive, em pleno século XX! Apenas uns poucos dissidentes, como Francesco Redi (1668)[111], John Rollo (1797)[112] e alguns mais do século XIX chamavam a atenção para a importância do "contato externo direto" na gênese da contaminação.

Em conclusão, transcorridos quase vinte séculos, desde os tempos de Alexandre, o Grande, a causa das infecções seguia associada a explicações simplistas – veneno da pólvora –, além das tentativas de atribuir a elas um caráter quase sobrenatural ao associá-las aos tais "miasmas" que flutuavam com o ar. De qualquer forma, explicações pouco claras. Portanto, não é de estranhar que se lançassem mão de recursos que visavam impedir a todo custo a penetração do "ar ruim" nas feridas, que seria o responsável por causar o fenômeno da putrefação. O método proposto pelos franceses Alphonse Guérin (1816-1895) e Chassaignac recomendava que as feridas fossem cobertas, ou melhor, vedadas com invólucros de borracha ou pastas de algodão mantidas assim por semanas. Pode-se imaginar que por ocasião da troca dos curativos o acúmulo de sangue e pus produzia um aspecto e odor insuportáveis.

Havia ainda teorias que relacionavam as infecções a eventuais desequilíbrios dos "humores" corporais. Não que tais explicações configurem uma anomalia inimaginável, mas tão somente o cenário a refletir o estágio da ciência de então. O certo é que nem de longe, portanto, se falava em germes como os verdadeiros responsáveis. Assim, em fins do século XVIII e início do XIX, ainda ignorantes quanto à etiologia do processo infeccioso, os médicos experimentavam várias alternativas para combater a disseminação do quadro. Soluções alcoólicas, nitrato de prata (utilizado em lesões oculares

---

111 Biólogo italiano que viveu entre 1626-1697; formulou a Teoria da Biogênese, pela qual todos os seres vivos vêm de outros seres vivos, e se contrapunha à Abiogênese, que pregava a origem espontânea a partir de matéria bruta.

112 Cirurgião militar escocês que serviu na Artilharia Real a partir de 1776.

desde 1400), cloro, alcatrão[113] estavam entre elas. Larrey, o famoso cirurgião francês dos exércitos de Bonaparte, utilizava o benjoim, resina obtida da goma extraída da casca de *Styrax benzoin*, árvore de grande porte nativa do Sudeste Asiático.

É claro que sempre havia outro caminho a ser tentado...

Nada mais repugnante do que se deparar com uma ferida infestada por centenas de larvas de moscas, não é mesmo? Assim também pensavam os cirurgiões da segunda metade do século XIX, durante a Guerra Civil Americana. Por considerarem a miíase (infestação por larvas) um indicativo de maior gravidade, os médicos da União apressavam-se em se livrar dos tais "hóspedes indesejáveis" por meio de injeções locais de clorofórmio. No entanto, alguns médicos confederados aprisionados, por não disporem dos meios necessários para fazer curativos decentes em seus companheiros de infortúnio no cativeiro, acabavam sendo obrigados a deixar as feridas evoluírem à sua própria sorte, com as inquietas larvinhas pululando alegremente em meio à necrose. Pois bem, aí é que surge o fato curioso: a evolução era incrivelmente favorável, com a ferida logo adquirindo um aspecto limpo e saudável! Enquanto isso, os soldados da União (cujas larvas haviam sido rejeitadas e sumariamente banidas) caminhavam quase sempre para progressiva piora e morte. Durante a Primeira Guerra Mundial, esse tratamento "vivamente natural" foi bastante utilizado e consagrado na terapêutica da osteomielite (infecção óssea). As pequeninas e heroicas larvas adquiriram a condição de *pop stars*, criadas com toda a mordomia e a finalidade específica de se deliciarem com os incríveis manjares ricos em necrose nos corpos dilacerados dos combatentes. Ainda hoje, há grupos de pesquisa (na Inglaterra, por exemplo) que criam larvas esterilizadas em laboratório para tratamento de pacientes (principalmente diabéticos) com feridas infectadas crônicas de difícil resolução.

A Guerra Civil Americana (1861-1865) foi bastante pródiga em exemplificar as consequências danosas que advinham da precariedade sanitária existente nos acampamentos militares. Pode até haver alguns exageros e

---

113 Entre os séculos XVII e XVIII um curativo bastante difundido, particularmente entre as marinhas de guerra, era o chamado *Oakum*, confeccionado com fios de corda embebidos em alcatrão, que se utilizava para cobrir os ferimentos.

imprecisões em relatos que nos chegam daqueles tempos distantes, apontando, com boa dose de ironia, o fato de os cirurgiões nem sequer lavarem as mãos antes de um ato operatório. Ainda que o fizessem, com toda a certeza se pode afirmar que em hipótese alguma aplicavam algum tipo de desinfetante nas mãos ou no instrumental cirúrgico. Também nada de luvas ou roupas esterilizadas. O traje habitual era a própria farda militar ou vestimenta civil, sobre a qual era colocado um avental aos moldes daqueles usados pelos açougueiros. Para obter condições mais favoráveis de iluminação, a cirurgia era realizada no ambiente externo, isto é, fora da tenda, ao ar livre.

Por trás da preocupação dos antigos cirurgiões em evitar ou, quando já instalada, tratar de alguma maneira a infecção do ferimento, estava o temor de que a infecção se alastrasse de forma incontrolável, o que invariavelmente resultaria na morte do paciente. Embora sem entender muito bem do que se tratava, os médicos reconheciam na chamada piemia (nos dias de hoje é referida tecnicamente como sepse e corresponde às repercussões gerais no organismo provocadas por uma infecção que se generaliza fora de controle) uma entidade temerária e responsável, por exemplo, por mortalidade muito próxima de 100% dos casos registrados durante a Guerra Civil Americana. O relato a seguir, reproduzido do livro *Doctors in Blue,* de George Adams, apresenta-nos o quadro de piemia, de acordo com a percepção de um médico da época (1861-1865):

> (...) eu vivenciei situações em que um pobre coitado (soldado), cuja perna ou braço eu havia amputado poucos dias antes, e que vinha evoluindo de forma tão satisfatória quanto se podia esperar, isto é, ele apresentava dores, febre alta, referia muita sede e agitação, mas podia se dizer que vinha melhorando progressivamente, pois de acordo com o esperado, exibia abundante eliminação de pus pela ferida. Repentinamente, no entanto, durante uma certa noite, eu me surpreendi com o aparecimento de febre muito elevada, língua seca, dores mais intensas, bem como piora da agitação e dificuldade para conciliar o sono; sua face estava ruborizada. Ao remover o curativo da ferida, as secreções, antes fluidas e com odor fétido, haviam simplesmente secado; as bordas da incisão mostravam-se deiscentes [abertas]. Piemia era o veredicto e a morte era o resultado esperado em poucos dias (...).

Mesmo naqueles tempos, alguns estudiosos chegaram a sugerir que a piemia era transmitida entre os pacientes pelas próprias mãos dos cirurgiões. Com isso, chegou-se a recomendar maior atenção com as medidas de higiene durante as operações, como não utilizar esponjas e instrumentos já empregados em alguma necropsia anterior e que os cirurgiões se lavassem vigorosamente entre um procedimento e outro. Cá entre nós, você acha que tais sugestões foram mesmo levadas a sério?

Além da piemia (sepse), outra entidade a aterrorizar soldados e médicos de ambos os lados – União (Norte) e Confederados (Sul) – era a chamada "gangrena hospitalar". Embora sua etiologia não tenha sido desvendada durante a Guerra Civil, alguns indícios sugerem que pode ter sido um misto de gangrena gasosa e purulenta. Mais uma vez, é George Adams quem nos proporciona uma descrição do quadro clínico, reproduzindo as anotações de um cirurgião militar:

> (...) O paciente, de início, percebia apenas uma pequena mancha negra na pele, do tamanho de uma pequenina moeda, que surgia sobre a cicatriz operatória; apavorado, o "pobre diabo" observava seu rápido crescimento, até que toda a perna ou braço estivesse tomado, transformando-se numa massa de carne pútrida e de odor terrivelmente fétido (...).

Ainda não estava evidenciada a relação causa e efeito entre a supuração e a piora do quadro clínico em consequência de infecção generalizada ou piemia. Afinal, havia muito mais motivos de preocupação com o risco de morte que vinha das doenças ocasionadas pela falta de higiene do que das feridas infectadas.

O que se pode afirmar sem medo de errar é que, durante os anos da Guerra Civil Americana (ou de Secessão), os quadros infecciosos (associados aos ferimentos de batalha) mais temidos eram a erisipela e a gangrena, esta última capaz de exibir taxas de mortalidade tão elevadas quanto 60%. Foi também por aqueles tempos que se empregou, com aparente sucesso, um protocolo que se valia de desbridamento (limpeza cirúrgica com remoção de tecidos desvitalizados e corpos estranhos) de todo o tecido necrótico, associado a aplicação de curativos à base de bromo. Ainda que muitos cirurgiões não estivessem totalmente convencidos de sua efetividade, o fato é que essa abordagem logo se difundiu no tratamento dos casos de gangrena gasosa. Outras opções utilizavam o ácido carbólico (fenol) e do hipoclorito de sódio.

Durante a Guerra Russo-Turca (ou Russo-Otomana), em 1877, os cirurgiões russos constataram que cirurgias realizadas nas primeiras quatro a seis horas após o ferimento evoluíam, em geral, com menor ocorrência de infecção. Tal tese foi corroborada mais tarde, durante a Primeira Guerra Mundial, quando o cirurgião Pettit divulgou sua constatação de que o tempo decorrido entre o ferimento e a realização do desbridamento cirúrgico primário era um forte determinante para a ocorrência (ou não) da gangrena gasosa.

Mas não estava longe o dia em que profundas mudanças conceituais iriam balançar todo o arcabouço de conhecimentos até então prevalentes. O final dos anos 1800 ainda estava por trazer boas notícias. E elas, de fato, deram o ar da graça, primeiro com a divulgação das técnicas antissépticas desenvolvidas por Lister, em 1867. Pouco depois, em 1882, era a vez de Robert Koch apresentar o elo causal que faltava para a correta compreensão da etiologia das infecções. Por meio de seus experimentos em laboratório, ele foi capaz de desenvolver culturas de organismos que sabidamente eram causadores de certa doença e, em seguida, desencadear a infecção inoculando os microrganismos cultivados em um animal saudável. Fez-se luz nas trevas, enfim. Suas primeiras observações sobre a natureza das infecções das feridas foram reunidas em seu *Study of the Etiology of Wound Infection*, publicado em 1876.

Abandonava-se, a partir de então, o terreno das crenças e das explicações sem fundamentação científica. Ao contrário do que se fazia crer até aquele momento da história da humanidade, as infecções não eram, afinal, produzidas por "eflúvios venenosos" ou coisas do gênero. Abria-se cada vez mais espaço para a definitiva aceitação de que a doença era ocasionada por germes microscópicos. Parecia avizinhar-se um profético tempo novo para a história da Medicina. E isso, de fato, iria se confirmar nas décadas que se seguiram.

Ambas as conquistas científicas – antissepsia e bacteriologia – ensejaram sensível queda nas taxas de mortalidade associadas aos ferimentos já durante a Guerra Hispano-Americana (1898), quando comparadas às estatísticas da Guerra Civil, cerca de 35 anos antes. Mesmo sem o advento dos antibióticos, inovações relativamente simples como o uso de antissépticos nos curativos das feridas e a incorporação do ritual da assepsia cirúrgica (muito embora ainda sem o uso de luvas e máscaras) foram as responsáveis por esse significativo avanço.

Durante a Guerra dos Bôeres (1899-1902), na África do Sul, chama atenção o fato de os registros médicos apontarem também certa redução na ocorrência de infecções nos ferimentos. É curioso, no entanto, que os cirurgiões aparentemente não estavam ainda convencidos de que isso seria realmente atribuído ao emprego de antissépticos e à realização precoce (no próprio campo de batalha) de curativos para proteger a ferida. É possível até mesmo observar algumas anotações que hoje certamente soariam anedóticas. Nelas, os médicos militares ingleses externavam opiniões bastante peculiares, como o fato de que "o clima, o sol e o ar seco e puro" daquelas paragens sul--africanas seriam os principais responsáveis pelo menor número de feridas infectadas. Tal argumento ignorava, de forma aberrante, as recentes aquisições científicas no campo da microbiologia. É certo também que as adversidades próprias daquele território selvagem impunham sérias restrições à prática médica e acabavam por desestimular os médicos a adotarem procedimentos mais apropriados. Afinal, como fazer uso de antissépticos se a formulação dos produtos exigia diluição em água? Qual era a água disponível? Na linha de frente, nos postos de curativo sob responsabilidade dos padioleiros e mesmo nos hospitais de campanha, na maioria das vezes, a única água disponível era aquela proveniente dos rios da região. Seu aspecto era barrento e poluído; não se prestava sequer à filtragem, e para fervê-la era preciso ter disponibilidade de combustível, habitualmente em falta.

Mas, pelo que tem ensinado a longa experiência da civilização, há um fato inescapável: a história se repete – conquistas são obtidas de um lado e novos desafios surgem de outro.

É curioso notar como a introdução de novas táticas de guerra é capaz de produzir efeitos diretos e ponderáveis sobre o estado de saúde dos soldados.

Conforme foi dito anteriormente, uma das características marcantes presentes durante a Primeira Guerra Mundial (1914-1918) foi a modalidade de lutas em trincheiras. Menos perceptível, em uma primeira e superficial análise, é o fato de essas trincheiras serem escavadas em campos antes dedicados às atividades agropecuárias. Onde há plantações também está presente o adubo. Não me refiro ao produto químico industrializado, mas ao orgânico, o esterco de animais. Fezes são ricas em microrganismos anaeróbios (isto é, que se desenvolvem em ambientes privados da presença do oxigênio). Assim, o espaço das trincheiras propiciava um excelente meio de cultura. Terra, esterco e sangue formavam uma mistura altamente nutritiva – para as bactérias, naturalmente! Assim, tão bem alimentadas, multiplicavam-se com grande desenvoltura, contaminando rapidamente lesões produzidas por baionetas, tiros e explosões. Um ferimento infectado caminhava, com grande probabilidade, para o temível quadro de septicemia (ou sepse), com sérias – e muitas vezes fatais – repercussões orgânicas generalizadas. É certo que, em condições tão adversas e dramáticas vivenciadas na zona do front, não havia possibilidade de os cirurgiões colocarem em prática técnicas assépticas mais esmeradas ou cultuarem os ensinamentos de Lister. Tentava-se ao menos promover a desinfecção da ferida antes de sua sutura definitiva, se tanto.

Felizmente, o trabalho conjunto de um cirurgião francês – Alexis Carrel – e de um químico inglês – Henry Dakin – resultou na introdução de uma técnica em que se utilizava a mistura diluída de hipoclorito de sódio e ácido bórico para irrigar continuamente a ferida, durante dias, assegurando, assim, que ela pudesse ser finalmente suturada. Essa modalidade terapêutica, no entanto, caiu em descrédito em razão de sua duvidosa eficácia e acabou sendo abandonada.

Outro modismo que também não durou muito tempo foi o emprego de sulfa em pó, pulverizada nas feridas. Ela foi praticamente posta de lado, já a partir de 1944, à medida que avançava a confiança na recém-chegada penicilina.

Os anos tumultuados da Segunda Guerra Mundial foram palco de um morticínio que se revelou à humanidade em dimensões inimagináveis e contornos aterradores. Porém, outro fato igualmente impactante, do qual menos se fala, surgiria como significativo contrapeso para tantas constatações cruéis e desanimadoras. Trata-se de conquista médica que fez sua arrebatadora aparição em novembro de 1942, quando as tropas americanas em combate no norte da África foram beneficiadas pela primeira vez com o emprego da penicilina. Essa saga vitoriosa, no entanto, teve início catorze anos antes pelas mãos de Alexander Fleming (1881-1955) e é contada em mais detalhes em outro capítulo deste livro.

Em contraste com o cenário devastador patrocinado pelas infecções antes do advento da antibioticoterapia (isto é, até os primeiros decênios do século XX), a incidência de infecções secundárias associadas aos ferimentos de guerra foi drasticamente reduzida, como resultado não apenas da disponibilidade dos antibióticos (administrados precocemente no próprio teatro das batalhas), como também pela adoção de técnicas cirúrgicas de eficácia comprovada, como foi o caso do desbridamento primário, adiando-se sempre o fechamento (sutura) da ferida para um momento ulterior. Aliás, tais procedimentos passaram a ser rotineiramente empregados somente a partir da experiência médica vivenciada durante a Primeira Guerra Mundial e se traduziram em importante legado para a prática cirúrgica, inclusive na vida civil. Mais um indício de como a "boa luta" pode florescer, mesmo em meio às incontáveis desgraças e devastações das guerras. Não obstante, é certo que seus delitos – os mais selvagens e de toda ordem – por todos os séculos marcaram, e continuarão como estigmas emblemáticos, sempre presentes em primeiro plano e indissociáveis desses flagelos da civilização.

Mesmo assim, o balanço ao fim da Primeira Grande Guerra mostrou que as tropas norte-americanas foram assoladas pela gangrena, que se apresentava com incidência ao redor de 5%, enquanto entre os soldados acometidos pelo mal morreram nada menos do que 28%! Ao final daquela guerra, o balanço final deixou claro que a incidência da doença não havia sido reduzida.

Infelizmente, aquele importante aprendizado – realização de desbridamento e o adiamento da sutura da ferida –, que parecia ter se firmado por definitivo no arsenal terapêutico, amplamente exercitado entre 1914 e 1918, foi de início deixado à margem, quando soaram os primeiros acordes funestos da Segunda Guerra Mundial. Já durante a Campanha da África, o desbridamento achava-se relegado a um segundo plano, e as feridas voltaram a exibir taxas mais elevadas de infecção. O desastre só não se afigurou maior graças à chegada triunfante da penicilina.

Esse fato explica em grande medida porque a Segunda Guerra Mundial exibiria números bem mais animadores, com 0,3%-1,5% de ferimentos evoluindo para o diagnóstico de gangrena. A mortalidade já havia caído para 15%, em boa parte graças ao advento da penicilina. Apesar desse fato positivo, merece destaque a ocorrência de casos experimentais, em cobaias humanas, na famigerada Unidade 731 (apresentada em outro capítulo), cujo objetivo era produzir toxinas do *Clostridium* como arma biológica.

Nos campos da Coreia, o emprego de antibióticos (penicilina associada à estreptomicina) junto com um sistema de resgate mais eficiente (helicópteros) e intervenção cirúrgica precoce nos hospitais avançados (MASHs) permitiram significativa redução nos casos de gangrena gasosa produzida pela bactéria *Clostridium perfringens*. Aliás, do ponto de vista histórico, esse foi o primeiro microrganismo a ser identificado a partir de material obtido de uma ferida infectada produzida em combate. Trata-se de um bacilo (termo técnico que se aplica a bactérias com formato de um bastão microscópico) anaeróbio, isto é, que só consegue sobreviver e se multiplicar na ausência de oxigênio. Portanto, que melhor ambiente poderia ser proporcionado a esse "cidadão microscópico" do que os tecidos orgânicos necrosados, em que o fluxo de sangue interrompido já não oferece oxigênio aos tecidos? De início foi denominado *Bacillus aerogenes capsulatus*; depois, foi rebatizado como *Clostridium welchii,* em homenagem ao pesquisador William Welch, que em 1892 conseguiu pela primeira vez obter culturas de *Clostridium* em laboratório; finalmente, recebeu o nome que o identifica até nossos dias.

Tais providências permitiram que se chegasse à Coreia nos anos 1950 com as estatísticas do serviço médico norte-americano revelando que, das 4.900 feridas investigadas, a gangrena foi evidenciada em apenas 0,08% dos casos, e a mortalidade foi zero. Ainda assim, se faz oportuno registrar que todos os casos acometidos pela temível gangrena gasosa tinham em comum um desbridamento primário inadequado. Mais recentemente, durante a Guerra Árabe-Israelense (1973), foram confirmados – por critérios clínicos e bacteriológicos – apenas dois casos. "(...) Essa baixa ocorrência reflete, mais provavelmente, o emprego de antibióticos ainda no campo [de batalha] e as técnicas cirúrgicas de manuseio das feridas (desbridamento e sutura tardia)".

Outro fantasma a aterrorizar os serviços médicos militares era o tétano. Seu agente causador – *Clostridium tetani* – é uma bactéria encontrada no esterco animal, amplamente empregado como adubo em lavouras, cenários frequentes de incontáveis guerras travadas ao longo da história. Na França, durante a Primeira Guerra Mundial, não foi diferente. Portanto, ferimentos de batalha tinham efetiva probabilidade de ser contaminados pelo *Clostridium* a partir do contato com o solo. Sua toxina ataca o sistema nervoso e provoca fortes contrações e paralisias. O espasmo na musculatura da face resulta no característico riso sardônico (trismo), muito embora de engraçado não tenha nada: as manifestações clínicas clássicas de pacientes com tétano – hidrofobia, trismo e opistótono[114], ao contrário, são, na verdade, prenúncio de uma evolução altamente letal. Para que se tenha ideia da gravidade da doença, entre os soldados acometidos pelo tétano durante a Guerra Civil Americana (1861--1865) a mortalidade quase bateu na casa dos 90%. O mesmo se deu na Guerra Franco-Prussiana (1870-1871).

Finalmente, em 1884, o agente etiológico foi identificado. Poucos anos depois (1890), o bacteriologista japonês Shibasaburo Kitasato[115] demonstrou que a toxina produzida pela bactéria era a responsável por causar as manifestações clínicas da doença. O mesmo Kitasato, ao lado de Emil von Behring, desenvolveu a antitoxina (soro antitetânico), que, se for empregada logo após o ferimento, é capaz de evitar que a doença se instale. Infelizmente, os estoques da antitoxina estavam muito aquém da demanda quando estourou a Primeira Guerra Mundial. Logo no primeiro ano da Grande Guerra (1914), o tétano acometia nove em cada mil soldados feridos (9/1.000). Assim, a incidência da doença entre os britânicos, lutando na França superou os 30%, e o índice de óbitos chegou perto dos 50%. No entanto, graças ao emprego massivo do soro antitetânico pelas tropas inglesas, a incidência da infecção caiu 90%. Em 1918, a proporção de soldados infectados baixou para 1,4/1.000.

O cenário ficou ainda mais favorável quando, em 1927, cientistas do Instituto Pasteur de Paris conseguiram produzir uma versão atenuada da toxina (toxoide) capaz de conferir imunidade por vários anos. Imediatamente antes do início da Segunda Guerra Mundial, os exércitos inglês, norte-americano e francês haviam sido imunizados com o toxoide.

O registro de casos de tétano durante a Segunda Guerra Mundial foi quase virtual: de um total superior a 2,7 milhões de admissões por ferimentos, foram registrados somente doze casos de tétano (algo aproximado a 0,004/1.000), e, mesmo assim, entre soldados que não haviam recebido a imunização. Por trás

---

114 Contratura violenta da musculatura ao longo da coluna vertebral que faz com que o paciente adquira uma postura recurvada com arco de concavidade posterior, de tal forma que, quando deitado, fica apoiado apenas na parte posterior da cabeça e nos calcanhares.

115 Essa descoberta ocorreu enquanto Kitasato realizava pesquisas no laboratório de Robert Koch, em Berlim.

dessa evolução extraordinária estava, sem dúvida, o emprego preventivo, em larga escala, do soro antitetânico e do toxoide. A partir das décadas de 1950--1960, o advento das unidades de terapia intensiva (UTIs) e as novas técnicas de suporte respiratório artificial por meio de aparelhos permitiram a redução da mortalidade em casos nos quais a doença já estava instalada clinicamente.

Diz o ditado popular que toda alegria dura pouco. De fato, não tardou muito para que o uso desenfreado da antibioticoterapia profilática (preventiva) resultasse em seleção natural de cepas de bactérias resistentes, prenunciando um fenômeno que se prolongaria ao longo das décadas futuras, até este começo do século XXI. Essa dura realidade tem obrigado pesquisadores e a indústria farmacêutica a investir tempo, dedicação e somas incalculáveis de recursos financeiros na busca incessante por novos princípios químicos ativos, capazes de fazer frente aos microrganismos resistentes. Essa batalha prossegue... E sem perspectiva de quando e "se" irá terminar.

Durante a Guerra do Vietnã, as estatísticas apontam que cerca de 80% dos ferimentos foram submetidos a algum tipo de desbridamento, enquanto ao redor de 70% receberam tratamento à base de antibióticos (de novo, penicilina e estreptomicina). Como já era de se prever, muitos casos de resistência microbiana foram documentados. Também no Vietnã se retomou aquela técnica introduzida durante a Primeira Guerra Mundial de lavar as feridas para remover restos de tecidos necróticos, na tentativa de reduzir a incidência de infecções secundárias.

Em paralelo, teve novo impulso a busca por alternativas de antissépticos para uso tópico, inclusive para aplicação em queimaduras graves.

O primeiro texto médico dedicado especificamente ao tratamento das queimaduras – *De Combustionibus* – foi escrito em 1614 pelo cirurgião germânico Wilhelm Fabry. Ele recomendava que se fizesse um curativo à base de cebolas, sabão, óleo de rosa, óleo de amêndoas e ovos crus, formando uma espécie de tampão oclusivo sobre a área queimada. Já naqueles tempos ele classificava as queimaduras em três tipos, algo que não difere muito da forma mais atual de caracterizar as queimaduras, de acordo com a gravidade e profundidade, em 1º, 2º e 3º graus.

Tentativas posteriores, que se valiam do emprego de produtos tóxicos à base de chumbo (durante o século XVIII), ácido pícrico (na Primeira Guerra

Mundial) ou ainda ácido tânico (durante a Segunda Guerra Mundial), revelaram-se todas elas iniciativas desastrosas, que produziram significativo aumento na mortalidade associada às queimaduras. Daquelas pesquisas surgiu, por fim, um produto que viria a se consagrar no tratamento local antibacteriano das queimaduras: a sulfadiazina de prata[116].

Mesmo assim, os quadros infecciosos não deixaram de ser motivo de significativa preocupação para os soldados em combate.

No Vietnã, a principal causa de morte foi, de longe, consequência direta das hemorragias traumáticas associadas a ferimentos graves. Em segundo lugar, vinha o choque séptico que se instalava na esteira das infecções não controladas das feridas. No período compreendido entre os anos de 1964 e 1973, pouco mais de 8,7 milhões de militares estiveram em serviço no Vietnã; destes, aproximadamente 47 mil morreram em combate, enquanto outros 153 mil tiveram ferimentos e precisaram ser hospitalizados.

Essa associação tão vigorosa entre ferida e infecção explica-se facilmente pelo fato de as chances de contaminação aumentarem muito quando há ruptura da barreira de proteção dada pela própria pele e, mais ainda, diante da presença de tecidos desvitalizados no local do ferimento, que funcionam como excelente meio de cultura para o desenvolvimento dos germes. Também o mecanismo do trauma e, em especial, a extensão da lesão apresentam correlação com a probabilidade, maior ou menor, da ocorrência de complicações infecciosas. Esse fato já era percebido, veja só, no século VIII! Enquanto a lesão relativamente "econômica" resultante do trajeto tubuliforme provocado por uma flecha produzia algo como 42% de complicações, no outro extremo, o "fatiamento" dos tecidos corporais pela lâmina afiada da espada resultava em praticamente 100% de infecção.

Mesmo sem dispor de conhecimentos bacteriológicos – que chegariam apenas em fins do século XIX –, intuitivamente, algumas estratégias militares mais macabras buscavam aumentar a chance de infecções nos ferimentos. Sabe-se, por exemplo, do expediente de se "untar" as pontas das lanças com fezes! Malévolo, não? Mas isso já se perde em priscas[117] e bárbaras eras, certo? Está convencido disso?

---

116 Creme bactericida derivado das sulfonamidas, empregado para o tratamento local das queimaduras; evita o crescimento de germes na ferida.

117 Antigas, velhas.

Não é bem assim, infelizmente. Algo semelhante foi verificado em tempos bem mais recentes, quando nos reportamos às táticas vietcongues. De inspiração primitiva, mas efetiva, eles "plantavam" no chão dos campos vietnamitas gravetos com pontas afiadas e as contaminavam com fezes ou fungos para que os ferimentos provocados nas extremidades inferiores dos norte-americanos viessem a se tornar seriamente infectados.

Diante da ameaça crescente de bactérias resistentes a uma gama cada vez maior de antibióticos, não causa surpresa o fato de que, em conflitos mais recentes, como Iraque e Afeganistão, medidas mais restritivas tenham sido adotadas, de tal sorte que a introdução de antibióticos se fazia mediante prévia coleta de culturas, evitando-se o uso de drogas de amplo espectro na fase inicial do tratamento (conduta essa também proscrita por infectologistas, pois contribui para a seleção de germes resistentes).

Os estudos que analisam aspectos estatísticos ao longo das guerras do século XX apontam uma incontestável tendência à redução dos índices de mortalidade. Tal constatação pode ser atribuída a diversos fatores, como o desenvolvimento tecnológico que permitiu equipar os combatentes com vestimentas capazes de oferecer melhor proteção corporal, recursos médicos disponíveis já na linha de frente, novos medicamentos e técnicas operatórias, maior agilidade nos procedimentos de evacuação, além, naturalmente, do emprego de táticas militares mais bem elaboradas, que resultam em menor grau de exposição das tropas ao fogo inimigo. E quanto à contribuição dada pelo progresso no tratamento das infecções de ferimentos contraídos em batalha? Em nossos dias, a evolução letal de feridas infectadas é rara, ainda que continue sendo um risco ponderável para todo soldado ferido. Essa evolução favorável foi resultado de vários fatores, que, combinados ao longo dos anos, resultaram também em considerável redução na mortalidade geral das guerras.

O primeiro aspecto decisivo nessa longa trajetória foi, sem dúvida, a aplicação de medidas sanitárias simples, seguidas da formulação e, posteriormente, a aceitação e aplicação prática da Teoria dos Germes. Ela permitiu, em fins do século XIX, finalmente, estabelecer a etiologia das infecções. Poucas décadas mais tarde, já na primeira metade do século XX, outro passo fundamental foi dado com a descoberta da penicilina. Por fim, medidas de prevenção e controle das doenças infecciosas ajudaram a completar o ciclo virtuoso que modificou de forma radical um cenário temerário que se mantinha havia muito tempo imerso nas trevas da ignorância.

No entanto, mesmo com todos os avanços conquistados, principalmente ao longo do século XX – tanto no diagnóstico quanto no tratamento das infecções –, chegamos à Segunda Guerra do Golfo Pérsico (2003), segundo alguns relatos, com 48% de taxa de infecção secundária nos ferimentos por projéteis de arma de fogo.

Capítulo 13

MÃOS QUE SALVAM

TAMBÉM PODEM MATAR

Aquele que não prepara devidamente os abastecimentos necessários do exército é derrotado sem o recurso às armas.

(Nicolau Maquiavel, filósofo e escritor italiano, 1469-1527)

(...) muitas das mesas de cirurgia ficavam a céu aberto, onde a luz natural era melhor; algumas delas parcialmente protegidas da chuva por lonas ou cobertores estendidos sobre varas. Lá ficavam os cirurgiões, com suas mangas arregaçadas até os cotovelos; seus braços e aventais cobertos de sangue; suas facas não raramente presas entre os dentes, enquanto ajudavam o soldado a subir ou descer da mesa operatória, ou enquanto suas mãos estavam ocupadas em qualquer outra tarefa (...). Quando um paciente era colocado sobre a mesa (em geral, berrando de dor!), o cirurgião rapidamente examinava o ferimento e resolvia se ia cortar fora o membro. Logo após inalar um pouco de éter, o corpo da vítima era rapidamente posicionado. O cirurgião tirava, então, a faca de entre os dentes (...), limpava a lâmina uma ou duas vezes no avental ensanguentado, e iniciava a incisão. Terminado o procedimento, o cirurgião lançava um olhar ao redor e, então, anunciava em alto e bom tom: – O próximo! (...).

(Trecho reproduzido do livro *Doctors in Blue,* de George Adams, sobre a Medicina militar praticada durante a Guerra Civil Americana).

Não obstante alguns "conselhos iluminados" de uns poucos, a maioria das suspeitas recaía ainda no tal "ar viciado e repleto de venenos". Uma das lições mais importantes, segundo os médicos de então, foi que "(...) os casos cirúrgicos tratados em local aberto apresentavam menor mortalidade e tempo de recuperação mais breve em relação às cirurgias realizadas em ambientes fechados (...)". Essa opção foi certamente influenciada pela experiência na Crimeia, que pregava a importância da renovação constante do ar (ar fresco) para impedir o acúmulo de "venenos".

Em 1753, o cirurgião militar inglês J. Pringle chamava a atenção para a importância dos "miasmas" na transmissão de infecções, ao afirmar que "o ar ruim dos hospitais matava mais soldados do que aqueles que morriam nos campos de batalha". Portanto, não era de estranhar que as atenções dirigiam-se prioritariamente para assegurar boas condições de ventilação nos hospitais. Nessa mesma linha de raciocínio, os dejetos expostos eram tratados com potentes antissépticos, o que não foi de todo inútil.

É bastante razoável imaginarmos que, caso a Guerra de Secessão (1861--1865) tivesse sido deflagrada mais para o final do século XIX, importantes aquisições no campo da antissepsia (com Lister, cujo primeiro artigo científico foi publicado em 1867) e da bacteriologia (com Pasteur e Koch) poderiam ter alterado dramaticamente o panorama da morbimortalidade, que em grande extensão foi maximizada pela ocorrência devastadora das infecções operatórias. Produtos químicos com propriedades antissépticas, na verdade, já estavam disponíveis àquela altura, embora

> (...) a dificuldade essencial residia no fato de não serem empregados no momento mais oportuno. Permitia-se que a infecção prosseguisse até estágios mais avançados e desabrochasse em todo o seu horror, antes que os produtos fossem aplicados. O principal obstáculo para o correto uso das substâncias químicas adequadas no momento certo estava justamente na ignorância sobre a etiologia das infecções e de suas formas de transmissão (...).

Enquanto folheava *Reminiscências da Campanha do Paraguai* (1865--1870), livro publicado pelo general Dionísio Cerqueira, fiquei intrigado com um dos subtítulos do capítulo XXII: "Cirurgião perigoso". Afinal, minha intenção era garimpar procedimentos médicos, se não heroicos, ao menos que denotassem o arrojo e a bravura dos médicos militares em meio aos rigores de um cenário de combate, em uma época em que os recursos da Medicina, inclusive a civil, eram também bastante limitados. O relato a seguir, no entanto, deixa evidenciada não apenas a absoluta ausência dos princípios da assepsia cirúrgica – o que por si só não adicionaria nenhum demérito ao corpo médico militar do exército brasileiro à época, pois isso era, de resto, o que se verificava em qualquer outro país, diante da falta de conhecimentos científicos sobre o papel dos germes na etiologia das infecções –, mas faz menção a uma atitude totalmente condenável do ponto de vista humanitário. Observe:

> (...) Nos hospitais havia, também, perigos e alguns bastante sérios (...) nossos médicos eram hábeis e caridosos, mas havia um ou outro que causava arrepios aos nossos pobres camaradas. Servia no "Saladero", nosso hospital em Corrientes, um médico contratado, que tinha horror a sua enfermaria, por casos de moléstias contagiosas que lá apareceram. Todos os dias chegava à porta, pedia ao enfermeiro notícias dos doentes e receitava verbalmente: para os do lado direito – purgantes; para os do esquerdo – vomitórios. No dia seguinte os do lado direito tomavam vomitório e os do esquerdo purgante; alternava sempre. Outro, não pensem ser fantasia; não, não é, estava uma vez de dia – e foi chamado para socorrer a um ferido, recolhido do hospital. Acercou-se do infeliz, que tinha o ventre aberto e os intestinos de fora, palpitantes. Deixou o cigarro, cheio de sarro, na barra ensanguentada; e, sem lavar as mãos, tentou debalde reduzir a hérnia, rebelde e obstinada. Desanimado, abriu uma caixa de amputação, tirou uma faca fina, longa, meio enferrujada; agarrou com a mão esquerda o intestino mais saliente; com a faca ameaçadora na direita olhou para o cabo-enfermeiro, que fitava, espantado, aquela cena e perguntou-lhe: – Corto?
> O cabo respondeu: – Não, senhor doutor.
> – Então arranja-te, disse o cirurgião, e retirou-se. O enfermeiro, mais prático do que ele, introduziu 'os intestinos e coseu o ventre do infeliz.
> Parece fábula, mas é a verdade, em toda a sua nudez. Esse cirurgião não era, felizmente, doutor em Medicina. Reprovado no segundo

> ou terceiro ano, não me lembro bem, fez-se embarcadiço; depois assentou praça. Teve baixa antes da guerra e voltou à faculdade, alistando-se entre aquela briosa e benemérita plêiade de estudantes, que tanto enobreceram a Medicina pátria (...).

Quase coincidindo com o início dos embates paraguaios, na América do Norte chegava ao fim a Guerra Civil. Pois bem, enquanto do lado de cá do Atlântico as guerras de norte a sul do continente americano vinham espalhando sangue e morte em doses generosas, em terras europeias outra revolução, nobre e silenciosa, já havia começado a mudar os rumos da história da Medicina a partir de 1840-1850.

Em 1846, Ignaz Philipp Semmelweis (1818-1865) começou seu trabalho como médico assistente na Primeira Clínica Obstétrica do Hospital Geral de Viena (Áustria). A ameaça onipresente da infecção (ou febre) puerperal que acometia as mulheres logo após o parto assombrava as enfermarias obstétricas. Acerca de sua etiologia, nada se sabia. Os médicos apenas se conformavam com as inúmeras mortes de mulheres no período imediatamente após o parto.

E qual seria, afinal, o segredo daquele médico húngaro nascido ao tempo em que seu país estava sob domínio do Império Austríaco? Sua capacidade de observação foi decisiva para que ele desse um passo à frente de seu tempo. Estudando a incidência da "febre puerperal", ele acabou percebendo que ela era muito mais frequente (11,4%, em 1846) na ala em que os partos eram realizados diretamente pelos médicos e estudantes, quando em comparação ao setor sob responsabilidade de parteiras (inferior a 0,9%). O que poderia explicar situação tão discrepante? Aparentemente, a única justificativa razoável estava relacionada ao fato de os médicos não se preocuparem em lavar as mãos antes do parto. Muitos dos médicos, momentos antes, haviam manipulado cadáveres durante a realização de necropsias e partiam para o exame das parturientes com as mãos ainda impregnadas pelos fluidos cadavéricos. Esse fato não acontecia com as parteiras da outra enfermaria, que, por óbvio, não se dedicavam a exames necroscópicos. Portanto, ele suspeitava da "inoculação de partículas cadavéricas" durante os exames ginecológicos conduzidos pelos tais obstetras. Outro fato contribuiu para reforçar a suspeita. Em março de 1847, o professor que conduzia as sessões de necropsias no hospital morreu dias depois que um estudante, distraidamente, o feriu no braço com o mesmo bisturi que vinha sendo empregado na dissecação de um cadáver. Semmelweis interessou-se em saber os detalhes do exame *post mortem* e ficou impressionado ao verificar que os achados no corpo do seu colega eram idênticos àqueles observados nas necropsias das mulheres mortas pela infecção puerperal. Assim, ainda que lhe faltassem, à época, as bases científicas para relacionar aquele fato com a existência das bactérias, estava claro para ele que "algo infectante" proveniente dos corpos em decomposição se transmitia pelas mãos e também por meio de instrumentos médicos. Seu bom senso permitiu-lhe propor uma técnica bastante simples de "antissepsia química preventiva"[118] antes da realização do parto: após rigorosa lavagem das mãos dos participantes, com sabão e água morna, o ritual prosseguia com minuciosa limpeza dos dedos e mãos mediante uso de soluções de hipoclorito. Os mesmos cuidados eram aplicados à limpeza dos instrumentos, panos e outros utensílios utilizados no procedimento obstétrico. A nova regra passou a vigorar em maio de 1847, não sem que muitos médicos e os próprios estudantes protestassem e resistissem a todo aquele exagero. A partir da segunda metade de 1847, Semmelweis já havia alcançado redução marcante na taxa de mortalidade provocada pela temerária "febre puerperal", que baixara de 12% para cerca de 3%.

Não obstante ter adotado a rotina de uso de antissépticos para limpeza de mãos e instrumental cirúrgico, Semmelweis não os aplicava diretamente nas feridas operatórias.

Ainda em 1847, um novo surto de infecções teve lugar em sua enfermaria, pondo em dúvida sua hipótese, pois a rotina de lavagem e desinfecção das mãos era praticada de forma absolutamente rigorosa por todos que entrassem na ala das mulheres. Mas logo ele percebeu o que se passava. Havia sido internada no primeiro leito da enfermaria uma paciente com câncer de útero infectado. Ela era a primeira a ser examinada, e, uma vez iniciada a visita dos médicos e estudantes, não mais se lavavam as mãos entre um exame e o próximo. Portanto, Semmelweis concluiu que era possível transmitir as partículas infectantes não só a partir de cadáveres, mas também de outros pacientes, que se comportariam como fonte de infecção. Nova regra entrou em vigor: lavar as mãos também entre cada paciente a ser examinada, e toda paciente que exibisse sinais de infecção era isolada em outro setor. Alheio ao levante que ia

---

118 Técnica que utiliza alguns produtos químicos capazes de interferir na multiplicação dos germes presentes, contrapondo-se, assim, ao desenvolvimento de infecção em ferimentos.

tomando corpo entre os médicos, estudantes e a enfermagem do hospital, ele pôde constatar queda ainda mais expressiva na taxa de infecção durante o ano de 1848: apenas 1,33%!

Apesar de tal resultado, a evidência definitiva de que a transmissão das infecções se fazia por meio de microrganismos presentes nas mãos dos cirurgiões ainda não havia alcançado total clareza entre os estudiosos daqueles tempos. O máximo da ousadia foi a afirmação de que a causa estava "no ar infectado ao redor das mãos do parteiro" (Chalvet, 1863).

Mas as pistas estavam ficando cada vez mais quentes!

Desacreditado, e até mesmo ridicularizado pela sociedade de seu tempo, Semmelweis acabou sendo afastado de sua atividade acadêmica e profissional em Viena e retornou para Budapeste, em 1850. Em sua terra natal houve um período, ainda que não muito longo, em que voltou a atuar profissionalmente. Durante esse período de alguns anos, ele conseguiu reduzir a taxa de infecção puerperal do hospital em que atuava para uma espantosa cifra inferior a 1%. Fez ainda outra constatação de importância capital ao perceber que as roupas de cama mal lavadas retinham resíduos de secreções que também poderiam ser responsabilizados pela transmissão de infecções.

Mesmo que suas constatações tenham sido publicadas – no livro *Etiology, Concept and Prophylaxis of Childbed Fever*[119], em 1861 –, a comunidade médica não as incorporou. Algumas vozes esparsas erguiam-se, aqui e acolá, em defesa de sua teoria, mas, solitárias, perdiam-se ou eram abafadas em meio à massa de arrogante ignorância, que, de todo modo, prevalecia. Não tardou muito para que toda a injustiça e rejeição que desabou sobre ele o conduzisse a um estado progressivo de desilusão e revolta, que aos poucos foi tomando conta de seu comportamento, resultando, ao final, na internação forçada em um asilo para doentes mentais. Mas a ironia do destino, desafortunadamente, não parou por aí. Semmelweis acabou desenvolvendo quadro de piemia (sepse), que se manifestou pouco depois de ter sido internado naquele asilo. Justo a infecção, que tanto ele combateu, causou sua morte, em 14 de agosto de 1865.

Foi somente mais de uma década após sua morte que a microbiologia começou a dar seus primeiros passos, estabelecendo o vínculo de causa e efeito que tristemente faltou nas pesquisas desse extraordinário pioneiro.

---

119 Etiologia, conceito e profilaxia da febre puerperal.

Agora deixemos um pouco de lado esse assunto de infecções e vamos falar de algo mais agradável: vinho!

Vinho e Medicina têm, é fato, persistente trajetória de parcerias ao longo de séculos. Na Grécia Antiga surpreendemos o vinho sendo usado como ancestral dos modernos antissépticos para limpeza dos ferimentos. Hoje, a ciência orgulhosamente apresenta o vinho como poderoso agente protetor de nossas estressadas e sofridas coronárias! Portanto, não é de estranhar que a humanidade trate esse elixir de Baco com tantos cuidados e carinhosa veneração. Assim, qualquer indício de que esse precioso e miraculoso sumo possa estar sob risco é motivo para cercá-lo de toda a atenção, inclusive colocando a seu serviço os conhecimentos da ciência. Foi assim que em 1854 os vinicultores da região de Lille, no interior da França, recorreram a um jovem professor de Química da universidade local para que os ajudasse a descobrir a causa misteriosa que levava os vinhos a se deteriorarem.

Em vez de portar uma lupa – instrumento típico do estereótipo de detetives –, Louis Pasteur (1822-1895) utilizou um microscópio e, assim, conseguiu identificar o vilão responsável por macular tão apreciada bebida. Com essa descoberta abria-se mais uma porta que levaria a melhor compreensão do processo de fermentação (inclusive da cerveja), mas também do mecanismo pelo qual se dava a decomposição da matéria orgânica e a proliferação de microrganismos vivos. Em seus estudos sobre o processo de fermentação, Pasteur notou que a multiplicação extraordinariamente rápida daqueles corpúsculos microscópicos tinha correspondência direta com a intensificação da fermentação. Dessa observação, concluiu que os tais ínfimos seres – os bacilos produtores de ácido lático, que se tornavam visíveis somente sob as lentes do microscópio – eram os responsáveis pelo fenômeno. Por extensão, aplicou o mesmo raciocínio lógico à putrefação. No entanto, os que discordavam dele acreditavam que o surgimento desses microrganismos era consequência, não causa. Pasteur também descobriu que toda aquela impressionante "orgia" levada a efeito pela "turminha do submundo microscópico" tinha fim imediato quando ele "botava a coisa para ferver"! Tal constatação levou-o a controlar a fermentação do vinho, e depois também do leite e seus derivados, por meio do aquecimento (pasteurização), capaz de deter a multiplicação desenfreada dos germes.

Sintonizado com as descobertas de Pasteur, um cirurgião do outro lado do Canal da Mancha iniciaria também sua própria "boa luta" no campo médico.

Despertara-lhe a atenção, em especial, artigo publicado por Pasteur em junho de 1863 com o título "Pesquisas sobre a putrefação". Ele se fez, então, a seguinte pergunta: não seria algo equivalente ao que se passava com a "putrefação" das feridas? Coube a Joseph Lister (1827-1912), cirurgião e pesquisador britânico, encontrar as respostas.

Por essa época, chegou ao seu conhecimento que não muito longe de Glasgow, na cidade de Carlisle, o cheiro repugnante e a podridão das valas que recebiam o esgoto da cidade vinham sendo eficientemente combatidos com o uso empírico de um produto químico: o fenol, descoberto em 1834. Ora, se de acordo com os estudos de Pasteur a putrefação resultava da contaminação pelos tais germes presentes no ar, e o fenol era capaz de combater esse processo, então, Lister imaginou que o fenol seria o responsável por destruir os germes. Diante dessa conclusão, passou a utilizar o ácido carbólico (fenol ou ácido fênico)[120] na forma líquida para o preparo dos curativos umedecidos que cobriam as feridas, com o objetivo de impedir a contaminação (ainda não ficara claro para ele que os germes já estavam presentes desde o momento em que se dera o ferimento).

Não obstante a importância e o pioneirismo de Semmelweis, a repercussão maior no meio médico só foi alcançada, de fato, com os trabalhos de Lister. A partir de agosto de 1867, quando ele fez sua exposição diante da British Medical Society, teria início uma gradual revolução no meio científico. Mesmo antes do referido evento, ele já havia publicado dois artigos – "On New Method of Treating Compound Fracture Abscess" e "On the Antiseptic Principle in the Practice of Surgery"[121] – na revista médica inglesa *The Lancet*, embora com aceitação bastante limitada. Neles ressaltava a importância do emprego da antissepsia com ácido carbólico (fenol) para evitar a infecção das fraturas contaminadas. Em pouco tempo, ao final do século XIX, tornou--se o antisséptico de escolha, usado para desinfetar as mãos, irrigar feridas e desinfetar os instrumentais cirúrgicos.

Ainda como professor catedrático de cirurgia da Universidade de Glasgow, Lister realizou pela primeira vez, em agosto de 1865, uma cirurgia de fratura exposta de tíbia em cujo campo operatório foi constantemente

---

120 Sintetizado pelo farmacêutico francês François Jules Lemaire a partir do alcatrão da hulha (carvão mineral).

121 "Sobre o Princípio Antisséptico na Clínica Cirúrgica".

aspergido o ácido carbólico (fenol), partindo do pressuposto de que os tais "corpúsculos infectantes" vinham pelo ar. Mais tarde, quando ficou esclarecido que os micróbios não flutuavam pelo ar, mas sim subsistiam em superfícies e secreções, e que eram transportados principalmente pelas mãos, o próprio Lister encarregou-se de aposentar o método de aspersão do fenol sobre o campo operatório durante as cirurgias.

A adoção do método "listeriano" como prática operatória produziu dramática redução no número de mortes associadas às infecções pós--cirúrgicas. Mas o caminho que Lister precisou trilhar – diante do espírito obtuso da maioria do mundo médico-cirúrgico de seu tempo – não seria tão menos árduo do que a incompreensão enfrentada anos antes por Semmelweis. Para sorte de toda a humanidade, Lister não se deixou intimidar nem abater e seguiu em frente com suas pesquisas, até fazer prevalecer as convicções que o moviam.

Quando o dr. Hartmann – médico norte-americano e protagonista do livro *O século dos cirurgiões* – entrevistou-se com Lister, em 1866, teve oportunidade de conhecer pessoalmente a enfermaria comandada por ele no hospital da Universidade de Glasgow. Muito diferente do cenário dos hospitais, inclusive daqueles em que o próprio Hartmann atuara como cirurgião durante a Guerra de Secessão, causou-lhe certa estranheza o fato de não estar aquela sala impregnada pelo odor característico das secreções purulentas. Ao examinar os ferimentos dos pacientes que se recuperavam das cirurgias, pôde constatar a presença de uma granulação saudável que apontava para um processo de cura em andamento. Nada de pus! Nem o "mau", nem aquele tido como "bom", e cuja presença nas feridas os cirurgiões da época tinham como indicativa (e obrigatória!) de evolução mais promissora. Os casos de traumatismos que lhe foram apresentados por Lister eram, em geral, de considerável gravidade, o que, de acordo com a experiência dele (Hartmann) e da imensa maioria dos cirurgiões, impunha a indicação inquestionável de amputação para evitar que o paciente caminhasse irremediavelmente para a piemia e a morte. No entanto, aqueles pacientes (inclusive alguns garotos) da enfermaria de Lister não necessitaram da amputação; seus membros estavam preservados e caminhavam para a recuperação.

Os trabalhos de Lister parecem ter sido realmente decisivos para abrir os olhos da comunidade médica. Durante alguns anos seus pares na própria Grã-Bretanha ainda lhe eram antagônicos, enquanto relatos vindos de seus colegas germânicos davam conta do enorme sucesso alcançado. Desde 1848, a cirurgia prussiana já havia alcançado status acadêmico e respeito sem comparação em relação aos demais países europeus. Talvez por essa razão os cirurgiões prussianos tenham sido os primeiros a adotar o princípio listeriano de antissepsia cirúrgica com grande sucesso na redução de complicações infecciosas. Aos poucos, diferentes cirurgiões em diversos países foram aderindo às práticas listerianas. A redução na ocorrência de infecções graves como a piemia (sepse) e a gangrena hospitalar parecia algo espetacular, e os méritos iam para Lister: "Every operator of prominence improved his results enormously as soon as he adopted Listerism" (White, 1891, em artigo intitulado "The Present Position of Antiseptic Surgery").

Com o passar dos anos, Lister foi também se rendendo às técnicas preventivas recomendadas por Semmelweis. Em 1875, ele declararia:

> (...) Se é necessário introduzir o dedo na ferida operatória (...) é preciso um cuidado especial para que o dedo esteja asséptico; para isso deve-se lavá-lo com solução antisséptica, tomando-se o cuidado de fazê-la penetrar nas dobras de pele e por sob as unhas (...).

Passou a empregar o fenol para lavar as mãos e o instrumental cirúrgico. A pele do paciente (na região em que seria praticada a incisão) também era lavada com ácido carbólico.

E assim prosseguiu colhendo bons resultados. Lister costumava mergulhar suas mãos em solução de ácido carbólico (ácido fênico ou fenol) a 5% e em sublimato corrosivo[122] (cloreto de mercúrio) a 0,2% em solução alcoólica. Ele dizia brincando que bastava um aperto de mãos para reconhecer imediatamente um companheiro listeriano, pois a "pele das mãos era grossa e craquelada e as unhas quebradiças". Por volta de 1896, ele já havia praticamente deixado de lado o emprego de antissépticos aplicados topicamente nas feridas, pois concluiu que eram responsáveis por mais irritação local.

Em que pese o papel desbravador de mentes geniais, a história da humanidade mostra que tudo tem seu tempo certo para acontecer. Afinal, o que é um gênio? É um ser humano igual a todos os demais, porém dotado de

---

122 Substância que já vinha sendo empregada desde o século XV e permaneceu em uso até a década de 1890.

uma aguda capacidade de observar e tirar conclusões, ao mesmo tempo simples e extraordinárias, sobre manifestações da natureza; mas a principal diferença em relação aos outros mortais está no fato de que ele (ou ela) consegue tirar suas conclusões dezenas ou, às vezes, centenas de anos antes que aqueles fatos se tornem evidentes.

E foi mesmo necessário aguardar algumas décadas para que Semmelweis fosse mais bem compreendido. Quase trinta anos depois que ele já havia, obstinadamente, apontado a importância da assepsia operatória, Koch tornou possível, em 1878, estabelecer o vínculo que faltava para implicar as bactérias como as responsáveis pela patogênese das infecções. O próprio Lister teve, por fim, seus métodos corroborados; seus detratores calaram--se sob o argumento incontestável das evidências. Assim, de um mundo invisível e até então desconhecido – resgatados de sua obscuridade graças às lentes do microscópio de Koch –, vieram à tona e foram formalmente apresentados à humanidade seres de extrema pequenez. Não obstante sua aparente insignificância, eram os agentes responsáveis por tantas infecções letais. Os tais "corpúsculos" mostraram, afinal, sua real identidade: eram microrganismos vivos!

Heinrich Hermann Robert Koch (1843-1910) graduou-se pela Universidade de Göttingen, em 1866, e recém-formado estudou patologia com o já então famoso Rudolf Virchow. Durante a Guerra Franco-Prussiana (1870-1871)[123], serviu como cirurgião militar. De volta à vida civil, iniciou sua trajetória científica ainda como médico em uma comunidade rural, no interior da Alemanha, entre 1872 e 1880. Lá se dedicou ao estudo do carbúnculo (antraz), doença bacteriana frequente entre os animais do campo, principalmente no gado, mas também encontrada em porcos, cavalos, ovelhas e cabras. Sua ocorrência não era de forma alguma uma novidade. Porém, mesmo causando grandes estragos aos rebanhos, nunca tivera sua causa esclarecida. Apenas para citar um antecedente histórico, à época do Êxodo, uma das pragas lançadas sobre o Egito e que dizimou os rebanhos do faraó foi, com grande probabilidade, o antraz.

Foi Koch quem primeiro estabeleceu a relação entre a doença e o *Bacillus anthracis,* cuja característica formação de esporos lhe permite sobreviver por longos anos no solo. Anos mais tarde, Koch foi o responsável pela identificação do bacilo causador da tuberculose, descoberta que foi publicada em 1882. Logo

---

123 Guerra entre a França e a Confederação Germânica liderada pela Prússia.

no ano seguinte, em 1883, fez parte de uma comissão científica alemã enviada ao Egito para estudar casos de cólera. E adivinhe: não deu outra – ele também descobriu o vibrião colérico, bactéria causadora da doença que se manifesta com quadro diarreico agudo.

Pode-se assim dizer que o final do século XIX assistiu à gradual transição da ênfase que vinha sendo dada ao uso de antissépticos diretamente nas feridas para uma nova etapa de adoção dos princípios da assepsia. Para que se entenda melhor: enquanto a antissepsia tenta impedir o desenvolvimento de infecção local dificultando a multiplicação dos germes já presentes em uma ferida, de outro lado o objetivo da assepsia é evitar que os germes cheguem a contaminar uma ferida.

Ainda em 1563, Felix Würtz já pregava (no deserto, naturalmente!) que os cirurgiões não deveriam respirar diretamente sobre as feridas. Sua convicção foi corroborada bem mais tarde por Carl Flügge ao provar que as gotículas de saliva transportavam bactérias. Essa longa trajetória foi acumulando evidências, o que permitiu, em 1897, que a concepção das máscaras faciais por fim se concretizasse pelas mãos de Johann Mikulicz-Radecki.

Da mesma forma, não cometeremos exagero ao afirmar que a empolgação com as técnicas assépticas foi um importante propulsor para o progresso da cirurgia, até então uma alternativa que causava apreensão aos cirurgiões e terror aos pacientes, não só pelas dores excruciantes, mas também pelo altíssimo risco das complicações infecciosas pós-operatórias.

No rastro do sucesso da assepsia, a esterilização por meio do calor logo garantiria também seu espaço. Havia sido concebida por volta de 1832 pelo inglês William Henry, como forma de destruir "contaminantes" nas roupas de pacientes portadores de escarlatina. Ele demonstrou que, submetendo as roupas de um doente com escarlatina ao calor seco (pouco mais de 95 °C), a doença não era transmitida a outra pessoa que usasse aquelas mesmas vestes. No entanto, sua descoberta só conquistou a atenção dos médicos muitos anos depois. Papel relevante na transição da esterilização química para a térmica foi também desempenhado por Louis Pasteur (1822-1895). Por volta de 1871, Pasteur recomendava enfaticamente aos médicos que fervessem todo o instrumental e os panos utilizados em intervenções cirúrgicas. Observe o trecho a seguir, extraído de um discurso feito por Pasteur diante da Academia de Ciências de Paris, em 1878:

Vencendo a morte

(...) Se tivesse eu a honra de ser cirurgião, e por estar tão impressionado com os perigos da exposição aos germes existentes na superfície de todos os objetos – particularmente nos hospitais –, não apenas eu me utilizaria de instrumental perfeitamente limpo, mas após lavar minhas mãos cuidadosamente e flambá-las rapidamente (...) eu ainda utilizaria materiais (esponjas, etc.) previamente submetidos a temperaturas de 130 a 150 °C; eu jamais usaria água que não tivesse sido aquecida a 110-130 °C (...).

Por volta de 1883, o cirurgião alemão Gustav Neuber preconizava que as roupas utilizadas pelos cirurgiões fossem previamente fervidas. Também foi de sua safra a substituição do antigo padrão dos instrumentais cirúrgicos (com seus cabos de madeira) por outros totalmente confeccionados com metal e, portanto, resistentes à esterilização por meio da fervura. Da fervura em água quente caminhou-se, a partir de 1914, para o emprego do vapor. A bem da verdade, ainda em 1881, o próprio Robert Koch já havia empregado temperaturas elevadas para esterilizar seus meios de cultura. Depois de algum tempo as autoclaves já podiam ser encontradas em vários laboratórios de bacteriologia. Nos anos seguintes, alguns trabalhos atestariam a superioridade do método térmico em relação ao químico para esterilização de material cirúrgico. Embora as substâncias químicas, como o ácido carbólico, fossem capazes de matar as bactérias, não eram efetivas contra as formas vegetativas (os esporos), que conseguiam resistir – quando, eventualmente, as condições ambientais lhes fossem novamente favoráveis, eram capazes de readquirir sua forma convencional e voltar a se multiplicar. Diante de tais evidências – e à exceção do próprio paciente e das mãos dos cirurgiões! –, a recomendação prevalente era submeter todos os instrumentos, suturas, materiais utilizados diretamente nos curativos e roupas ao processo de esterilização pelo calor. Este, sim, também destruía os esporos. Restava ainda, portanto, um ponto de considerável vulnerabilidade: as mãos. Mergulhá-las em fenol, já se sabia, era de eficácia limitada.

O primeiro uso de luvas cirúrgicas de que se tem notícia teria acontecido em 1758, quando o cirurgião alemão Johann Walbaum utilizou luvas feitas de intestino de carneiro em uma cirurgia ginecológica. Àquela altura, o objetivo era tão somente a proteção das mãos do próprio cirurgião. Durante os anos

1890, Jan Mikulicz-Radecki (1850-1905), um cirurgião polonês entusiasta das técnicas assépticas de Lister, havia inovado protegendo as mãos com luvas de linha esterilizadas pelo calor. No entanto, elas se mostraram pouco práticas, pois umedeciam com o sangue e as secreções.

Desde a vulcanização da borracha[124], em 1839, várias décadas transcorreram até que o inglês Thomas Forster – que trabalhava para a companhia britânica India Rubber Works – patenteou, em 1878, as luvas de borracha vulcanizada. No entanto, sua espessura dificultava o trabalho delicado nas atividades que se desenvolviam durante a realização das cirurgias. Prestavam-se, quando muito, para proteger as mãos de patologistas que dissecavam cadáveres. As luvas mais finas e delicadas só foram debutar timidamente em 1890, no centro cirúrgico do Johns Hopkins Hospital, em Baltimore. Essa inovação memorável deu-se por iniciativa do cirurgião William Stewart Halsted (1852-1922) – que as encomendou à Goodyear –, em meio a um cenário romântico... isso mesmo, romântico! Eu explico. As mãos que as calçaram não foram as do cirurgião, e sim as de uma enfermeira que não suportava a ação agressiva sobre sua delicada pele do desinfetante à base de sublimado corrosivo. A nova moda foi adotada pelos auxiliares de Halsted, que passaram a usá-las nas cirurgias, previamente esterilizadas pelo calor. No entanto, o próprio Halsted só se rendeu ao uso das luvas quando a nova técnica já estava relativamente bem assimilada pelos demais membros de sua equipe. Ele argumentava que elas interferiam com sua sensibilidade tátil. Logo ficou evidenciada a redução nas taxas de infecções operatórias.

Mas, afinal de contas, todo aquele zelo tinha sua razão de ser: foi posteriormente justificado, quando o dr. Halsted pediu a mão (acredito que sem as luvas!) da enfermeira Caroline Hampton em casamento.

Não pense, no entanto, que os cirurgiões logo se renderam à nova moda. Ao contrário, muitos resistiam tenazmente e argumentavam – nos mesmos moldes do que fizera antes o próprio Halsted – que as luvas prejudicavam a sensibilidade das mãos. Os primeiros anos de convívio entre as luvas e os cirurgiões deixavam, ainda, transparecer algumas práticas equivocadas, em que sua finalidade real – isto é, proteger o paciente, evitando contaminá-lo durante o ato operatório – era colocada em segundo plano. Provavelmente, alguns

---

124 Descoberta atribuída a Charles Goodyear por meio da mistura de enxofre à borracha em alta temperatura. A invenção foi patenteada em 1844.

cirurgiões entendiam tratar-se de uma proteção para si próprios, o que explica o fato de utilizarem as mesmas luvas em operações sequenciais. Tomavam apenas o "cuidado" de lavá-las em solução de formol. Outros argumentavam que a maior vantagem de usar as luvas estava em evitar o desagradável odor trazido pelos fluidos corporais dos pacientes que impregnava as mãos do cirurgião durante a manipulação cirúrgica e o acompanhava para onde quer que fosse, após deixar o hospital.

No Reino Unido, foi John Lynn-Thomas, um cirurgião de Cardiff, o primeiro a utilizar luvas cirúrgicas, em 1905. Menciona-se o fato de que o próprio Ferdinand Sauerbruch (1875-1951), um famoso cirurgião de Berlim, podia ser visto operando sem luvas ainda em 1928.

Para completar a típica indumentária dos modernos cirurgiões só faltava, então, um item, pois algumas evidências já vinham realçando também a preocupação com a transmissão aérea das bactérias. Isso fez com que, em 1897, Mikulicz-Radecki recomendasse a adoção de máscaras que cobriam boca e nariz dos cirurgiões.

Do ponto de vista da Medicina militar, pode-se admitir que a fase pós--listeriana foi inaugurada durante a Guerra Russo-Otomana (1877-1878).

Falar em Península dos Bálcãs, lá pelos idos de 1870, significava, antes de tudo, tocar em um tema potencialmente explosivo no âmbito das relações internacionais. Tal constatação explica-se facilmente por ser aquele território – então pertencente ao Império Otomano – uma importante rota comercial que permitia aos países do Oriente ter acesso à Europa Ocidental. Portanto, não é de causar surpresa que a Rússia ambicionasse, de há muito tempo, estender seus domínios sobre essa faixa de terra que a colocaria em contato direto com o Mar Mediterrâneo. As coisas começaram a esquentar já por volta de 1875, com revoltas eclodindo na Bósnia-Herzegovina motivadas pela cobrança de taxas elevadas exigidas pela administração turca. Os russos logo decidem pegar carona nesses levantes, contaminando e insuflando também os principados da Sérvia e Montenegro a se insurgirem contra os otomanos. Isso se deu em julho de 1876.

Em uma espécie de acordo "pré-nupcial", Rússia e o dual Império Austro--Húngaro concordaram em repartir a Península, antecipando o almejado sucesso que esperavam alcançar no enfrentamento com os turcos. Não obstante a tese propalada pelos russos de que a guerra contra os turcos permitiria alcançar a desejada libertação da Bulgária do jugo otomano (perspectiva essa que encontrava simpática receptividade por parte da sociedade civil britânica), o fato concreto é que acabou prevalecendo a desconfiança do governo de Sua Majestade quanto às verdadeiras intenções dos russos. Com isso, os ingleses acabaram por se alinhar aos turcos. Sem dúvida, um inesperado banho de água fria nos planos russos...

Em agosto de 1876, as forças sérvias, apoiadas pelos russos, acabariam por ser derrotadas pelo exército otomano, e, com essa derrota, também iria por terra o prévio acordo entre Rússia e os austro-húngaros. Inconformada com aquele desfecho desfavorável para suas próprias aspirações, enfim, a própria Rússia declararia nova guerra contra os turcos em 24 de abril de 1877.

No entanto, sete meses de enfrentamentos ocasionaram enormes perdas aos russos, que, pressionados diplomática e militarmente pelos britânicos, acabariam aceitando a trégua oferecida pelo Império Otomano. Em março de 1878, era assinado o Tratado de Santo Estevão, que pôs fim ao conflito. Por meio dele os turcos reconheciam a independência da Romênia, da Sérvia e de Montenegro, bem como a autonomia da Bulgária. Quanto a esta última, parte dela (correspondente à Macedônia) voltaria a ser novamente administrada pelos turcos.

Apesar daquilo que foi, por certo, mais um indefectível banho de sangue, ao olharmos através das lentes otimistas da "boa luta" percebe-se que foi possível a um discípulo de Lister escrever mais um capítulo positivo na longa história da Medicina. Coube, assim, ao cirurgião russo Carl Reyher empregar as técnicas de assepsia operatória na abordagem dos ferimentos provocados por projéteis de armas de fogo. Seus resultados favoráveis foram atribuídos não só aos cuidados com a assepsia, como também ao emprego de desbridamento precoce, e só foram superados de forma consistente a partir da Segunda Guerra Mundial. Foi ele também o primeiro a desafiar as recomendações – até então intocáveis – de Dominique-Jean Larrey, o famoso cirurgião militar dos exércitos de Bonaparte, e tentar preservar o membro ferido, postergando e muitas vezes evitando a temida amputação. Enquanto isso, em sangrentas disputas, tragavam-se incontáveis vidas humanas, a maioria provavelmente alheia aos "nobres motivos" que levaram seus governantes a disputar o domínio dos Bálcãs.

Quando, em 1914, irrompeu a Primeira Guerra Mundial, os conceitos básicos de assepsia operatória já haviam alcançado boa receptividade por parte dos cirurgiões da época. Estranhamente, a prática da instilação tópica de antissépticos (isto é, aspergir a substância sobre a ferida) – que antes mesmo do final do século XIX já havia caído em desuso, condenada que fora por nomes como o próprio Lister – voltou a ganhar certo fôlego durante a guerra. Esse fato explica-se facilmente dada a impossibilidade prática de se adotarem rotinas assépticas em meio aos rigores do campo de batalha. O uso da famosa solução de Dakin alcançou grande popularidade entre os cirurgiões. O trabalho original de Henry Dakin e Alexis Carrel foi publicado em 1915, no *British Medical Journal,* e tratava do uso tópico do hipoclorito de sódio em feridas infectadas, associado à limpeza mecânica e remoção dos corpos estranhos e tecidos desvitalizados. A significativa redução na ocorrência de gangrena gasosa entre os soldados franceses feridos durante a Primeira Guerra Mundial chegou a ser atribuída ao emprego daquela solução à base de cloro. No entanto, a prática envolvendo o uso tópico de antissépticos voltou a ser criticada no pós-guerra como resultado dos trabalhos de Alexander Fleming (1919), demonstrando que o hipoclorito induzia localmente um bloqueio no processo da fagocitose (mecanismo biológico pelo qual as células de defesa do organismo atacam, envolvem e destroem microrganismos invasores, como vírus e bactérias), prejudicando a cicatrização do ferimento.

Nos primeiros anos da Primeira Guerra Mundial, é verdade, os cirurgiões ainda relutavam em adotar o desbridamento precoce, mas a experiência ao longo do conflito serviu para padronizar tais procedimentos, embora, é bom que se diga, sem o mesmo entusiasmo que motivou Reyher a obter seus bons resultados quase quarenta anos antes. É justo registrar ainda que Le Dran já havia demonstrado a indiscutível utilidade do desbridamento em 1737! Eis aí, portanto, mais uma evidência incontroversa de que o velho ditado, de fato, procede: a lição da história é que as lições da história nunca são aprendidas.

Quando o mundo se meteu em outra tremenda encrenca e estourou a Segunda Guerra Mundial (1939-1945), a adoção do desbridamento já havia conquistado unanimidade. Ao mesmo tempo, a instilação de antissépticos diretamente sobre as feridas fora, finalmente, deixada de lado, depois de ter resistido por um longo período.

Por essa época, outras importantes conquistas vieram beneficiar o atendimento inicial aos feridos em sua luta contra as complicações infecciosas. Foram os casos emblemáticos da introdução das sulfas (os primeiros antimicrobianos, disponíveis a partir de 1936) e da penicilina, razoavelmente disponível no âmbito militar a partir de 1944. Assim, enquanto milhões de vidas esvaíam-se inutilmente, fertilizando os campos europeus com corpos mutilados de jovens soldados de diferentes nações, nos bastidores da guerra a Medicina militar, guarnecida por seu mais moderno arsenal – os antibióticos –, ia silenciosamente derrotando as infecções, um inimigo milenar.

"Bactérias não têm asas e, portanto, não voam": assim os estudantes de Medicina e de outras áreas afins costumam ser alertados – com proposital ironia! – para a importância da lavagem e assepsia das mãos em sua rotina de tarefas diárias em serviços de saúde, particularmente no ambiente hospitalar. As mãos são o mais efetivo meio de transporte para transferência de microrganismos patogênicos de um lugar a outro, de um paciente a outro.

Essa constatação permitiu que se atribuísse, mesmo durante a Segunda Guerra Mundial, maior peso ao papel que a equipe médica desempenhava na contaminação dos ferimentos. Passou-se a exigir dos cirurgiões o uso de máscaras e a adequada higienização das mãos, bem como instrumental esterilizado.

Apesar de tais diretrizes estarem em pleno vigor, chegaríamos à Guerra do Vietnã com índices bastante alarmantes: mais de 80% das feridas mostravam-se ainda contaminadas por germes presentes no próprio ambiente hospitalar.

Por tudo que foi comentado nas páginas anteriores, o leitor chega à conclusão de que inúmeros e desafiadores foram os problemas relacionados à falta de assepsia e às inevitáveis infecções contraídas durante procedimentos médico-cirúrgicos. Na atualidade, porém, não deveria haver motivos para maiores sobressaltos, pois essa é tão somente uma mera constatação de caráter histórico, certo? Assim, aliviados, podemos nos assegurar de que as dificuldades apontadas ficaram distantes no passado. Afinal de contas, em pleno século XXI, não haveria por que temer ameaças totalmente superadas, não é mesmo? Nada disso... Acreditar em tal falácia seria uma tolice sem tamanho! Caso tal conclusão fosse uma verdade inquestionável, não haveria justificativa razoável para que, de forma quase continuada, mesmo em países mais desenvolvidos, as instituições "de ponta" na área da saúde se preocupassem ainda hoje – e sempre! – com a reedição periódica de campanhas preventivas, que têm como foco principal ressaltar a importância de se lavar frequentemente as mãos! É bom ter sempre em mente que qualquer postura menos atenta e rigorosa por parte das autoridades sanitárias pode resultar na eclosão de novos e cada vez mais complexos surtos de infecção hospitalar, patrocinados por germes resistentes aos antibióticos. Portanto, esse é um tema que continua na pauta do dia, não só da Medicina, mas também de outras profissões ligadas à saúde. Tal alerta, verdadeiro e pertinente no âmbito da Medicina civil, é igualmente aplicável no contexto militar. Não seria, portanto, descabido lembrar que diante de todas as condições adversas da prática médica – levada ao extremo em situações de combates violentos – o risco de complicações infecciosas está sempre à espreita para "pôr as garras de fora". Em face de qualquer descuido da equipe de saúde, em suas práticas e rotinas assépticas, lá estarão elas, prontas a atacar! Observe o trecho a seguir, extraído do relato de um cirurgião militar norte-americano responsável por um batalhão de *marines* durante a Batalha de Fallujah (2004), no Iraque:

> (...) Algumas vezes verdadeiras ondas de feridos chegavam a intervalos tão próximos que não havia tempo sequer para reesterilizar nosso instrumental. Nós simplesmente jogávamos álcool no material, que logo em seguida era usado novamente. Eu também não tinha chance de lavar minhas mãos com frequência. Eu usava luvas tanto quanto possível, mas elas acabavam rasgando e eu ficava coberto de sangue.

Sem dúvida, essas mãos salvaram muitas vidas – mas, com luvas rasgadas, podem também ter contaminado alguns dos sobreviventes. Nenhum demérito às corajosas equipes médicas, trabalhando incansáveis e obstinadas, arriscando as próprias vidas em meio à linha de frente de batalhas violentas. É bem provável que, do contrário, os muitos feridos graves nem tivessem sobrevivido. Portanto, as melhores intenções prevaleceram e foram incontestáveis e até mesmo heroicas. Difícil, no entanto, é explicar tão meritórias virtudes e boas intenções... aos germes.

Capítulo 14

O BOLOR VERDE

HERÓI INSUSPEITO

Facilmente se começa a guerra e com dificuldade se acaba.
(Caio Salústio Crispo, historiador romano, 86-35 a.C.)

Isso pode soar como o nome midiático de um novo super-herói da *Marvel Comics*. Talvez, amigo do Lanterna Verde, e juntos irão enfrentar perigosos desafios para, mais uma vez, salvar o mundo de alguma ameaça interplanetária.

Até poderia, mas não é nada disso... Ou melhor, pensando bem, é exatamente o que deveria ser! A serviço da verdade e, com toda a justiça, estamos falando, sim, de um verdadeiro super-herói! Com a sensível diferença, no entanto, de que esse não é produto da ficção científica e da mente criativa de alguns escritores. Esse é real. Ele existe e, sem dúvida, salvou a vida de milhões de pessoas. Deu uma nova chance de sobrevivência a toda a humanidade. Tal feito pode ser comprovado de forma definitiva, indubitável e a qualquer tempo.

Então, vamos conhecer um pouco mais sobre esse herói nada convencional que, segundo consta, esconde-se em lugares escuros e úmidos.

Até a Primeira Guerra Mundial, as epidemias de tifo e peste bubônica foram responsáveis por incapacitar e matar mais gente que as explosões e tiros disparados durante as batalhas. Igualmente significativa foi a contribuição de doenças como a malária e a disenteria para a alta morbidade e mortalidade militares. Esse cenário desenrolou-se através dos séculos e só começou a mudar com o advento dos antissépticos e, de forma ainda mais marcante, depois da descoberta dos antibióticos.

J. M. Orlando

Outro achado auspicioso por se tratar de registro histórico de interesse médico é o livro (sempre na grafia original) *Socórros de urgência em tempo de guerra*, de autoria do tenente médico brasileiro dr. Carlos Noce. A data de publicação é o ano de 1942, portanto, em pleno decorrer da Segunda Guerra Mundial. Trata-se de manual de primeiros socorros voltado ao público leigo.

No tópico dedicado aos "desinfetantes" há um trecho que exalta a descoberta da sulfanilamida, em uma época em que a penicilina ainda não havia galgado sua fama ao redor do mundo. Observe que, a certa altura, para enfatizar as propriedades extraordinárias do novo medicamento, o autor descreve uma enorme lista de doenças que seriam debeladas com aquela droga revolucionária, nos moldes de alguns produtos populares que prometem cura para tudo, desde um simples calo até câncer! Mas aquele era o clima de euforia nos meios médicos diante da promessa de se pôr, definitivamente, fim às infecções (repito, sempre preservando a grafia encontrada no texto original):

> (...) Sulfanilamida: a maior descoberta terapêutica deste século, que revolucionou todos os métodos de tratamento das infecções e que valeu ao seu genial descobridor, Domagk[125], o prêmio Nobel de Medicina de 1938; polvilhada sobre as feridas (pó), em pomadas, internamente por via bucal, externamente em injeções intramusculares ou endovenosas; em inalações ou ainda em clister, é de efeitos surpreendentes no evitar e combater as estáfilo e estreptococías, tendo hoje, com justa razão, vastissimo campo de aplicações, tanto na paz como na guerra, tanto em clínica como em cirurgia, tanto na profilaxia, como na terapeutica.
>
> É a inimiga nº 1 das supurações produzidas pela terrível família dos cocos.
>
> Nos pacotes de curativos individuais, nos refúgios de feridos, nos postos de socorro avançados, nas ambulancias mixtas da retaguarda, a sulfanilamida é medicamento indispensável, pois previne e cura

---

125 O trecho reproduzido faz referência ao microbiologista alemão Gerhard Johannes Paul Domagk (1895-1964), que na verdade recebeu o Prêmio Nobel de Fisiologia/ Medicina em 1939, pela descoberta, em 1934-1935, das propriedades antimicrobianas da sulfanilamida, que havia sido sintetizada em 1932 por um químico alemão. Dada por via endovenosa, era eficiente em debelar infecções sistêmicas. Impedido pelos nazistas de aceitar a premiação, Domagk só foi recebê-la oficialmente em 1947.

as infecções das feridas traumáticas, queimaduras, fraturas expostas; evita o tétano, a gangrena gazosa, combate a gripe, as bronquites, a pneumonia, as supurações bronco-pulmonares, os abcessos amigdalianos e peri-amigdalianos, as sinusites, o empiêma pleural, as coleções purulentas da cavidade peritoneal, fístulas, furúnculos, piodermites, cancros móles, úlceras cutâneas, conjuntivites, tracoma, mastoidites, linfangites, septicemias, blenorragia, piúrias, etc., enfermidades todas acompanhadas de pús e bastante frequentes no meio militar em campanha.

Um dos maiores inimigos dos combatentes nas guerras (além dos estilhaços, do fogo e dos gazes) é pois, como se vê, o pús.

Este porém encontrou um inimigo mais tremendo ainda, que é, sem dúvida, a sulfanilamida (...).

Cabe aqui uma explicação complementar. O jovem médico alemão Domagk, em 1932, estava envolvido em pesquisas bacteriológicas sediadas em um dos laboratórios da Bayer, então integrante do conglomerado químico IG Farben. Seu trabalho focava-se na busca por substâncias capazes de debelar os devastadores processos infecciosos, que tanto o haviam impressionado por levar à morte – ou produzir sérias mutilações – um sem-número de soldados durante os anos da Grande Guerra (1914-1918). Também já era conhecida a propriedade química de algumas substâncias (os chamados corantes histológicos) de tingir determinadas estruturas celulares, o que havia estimulado Domagk a testar a hipótese formulada anos antes pelo bacteriologista alemão Paul Ehrlich de que, eventualmente, algumas dessas substâncias pudessem aderir de forma específica a certas estruturas celulares e, assim, em vez de simplesmente corar, talvez também fossem tóxicas a ponto de destruir certos microrganismos, cujo metabolismo celular seria prejudicado pela interferência direta do corante. Ehrlich desenvolveu, inicialmente, pesquisas com compostos orgânicos de arsênico e identificou um deles que apresentava alguma atividade contra o agente causador da sífilis. Quem sabe, então, o recém-sintetizado Prontosil, um corante de coloração avermelhada, não seria uma dessas substâncias promissoras? Desde então, outras pesquisas se seguiram, e os pesquisadores passaram a testar centenas de corantes à base de anilina que poderiam exibir também algum grau de atividade antibacteriana.

A indústria química alemã vinha experimentando, por essa época, significativo avanço na produção de corantes. Estes, por sua vez, possibilitaram forte desenvolvimento e modernização da indústria têxtil, colocando a Alemanha em proeminente posição no cenário econômico mundial, graças também às exportações de diversos outros produtos químicos, como fertilizantes e tintas.

De fato, os experimentos laboratoriais conduzidos por Domagk em 1934 confirmaram que os animais contaminados com bactérias letais que recebiam o Prontosil sobreviviam, enquanto os demais acabavam, irremediavelmente, sucumbindo à infecção.

Não tardou muito, porém, para que cientistas franceses percebessem que a verdadeira estrela dessa milagrosa descoberta na verdade não era o corante Prontosil, mas sim um subproduto dele. Explico: o químico francês Ernest Fourneau, que trabalhava no Instituto Pasteur, demonstrou que, ao ser administrada, a molécula do produto sofria a ação de enzimas presentes no organismo (hidrólise), dando origem à já conhecida molécula de outro corante: a sulfanilamida. Aí residia, de fato, a eficácia antibacteriana. Portanto, ainda que esse fato não tenha em nada diminuído o inegável e enorme sucesso mundial daquela descoberta, causou, sem dúvida, grande frustração ao laboratório, sob o ponto de vista econômico. Afinal, a sulfanilamida havia sido descoberta pela própria Bayer quase trinta anos antes, e sobre ela o laboratório já não detinha a patente. Quaisquer outros laboratórios farmacêuticos concorrentes poderiam, igualmente, produzir o primeiro e revolucionário antimicrobiano, que até alguns anos antes servia para tingir lã!

De fato, vários outros compostos à base de sulfa passaram a ser sintetizados. Durante a Guerra Civil Espanhola, os derivados da sulfa foram empregados pelos serviços médicos de ambos os lados em conflito. Nos anos da Segunda Guerra Mundial, a produção de sulfas já havia crescido enormemente. Foi empregada de forma bastante liberal para o tratamento da gonorreia e das disenterias, assegurando aos norte-americanos, inclusive, vantagem nada desprezível sobre os japoneses durante as batalhas do Pacífico, pelo fato de estes últimos terem acesso bastante restrito ao medicamento. O próprio primeiro-ministro britânico Winston Churchill recebeu, em 1943, tratamento à base de sulfapiridina para combater uma pneumonia contraída durante sua visita a Cartago (Tunísia). Os jornais ingleses chegaram a publicar que a droga usada havia sido a penicilina, porém, a notícia estava equivocada.

No entanto, seu uso desenfreado também induzira, ao final da guerra, resistência à droga em considerável número de agentes bacterianos, reduzindo muito sua utilidade como antimicrobiano. Felizmente, uma nova descoberta foi capaz de minimizar esse vácuo terapêutico.

Em 1928, Alexander Fleming (1881-1955), médico e bacteriologista escocês, trabalhava no Hospital St. Mary's, em Londres. Quando teve início a Primeira Guerra Mundial, ele serviu com a patente militar de capitão na corporação médica do exército britânico – Royal Army Medical Corps. Foi durante esse período que desenvolveu estudos e observações que o convenceram ser inapropriado o emprego de antissépticos diretamente nas feridas. De volta à vida civil, e às suas pesquisas experimentais em laboratório, descobriu quase que acidentalmente uma substância com propriedade bactericida para certos germes, muito embora não exibisse efeito tóxico para os seres humanos e os animais. Foi isolada a partir de caldos de cultura de fungos *Penicillium notatum,* o que foi um lance de muita sorte, por se tratar de fungo extremamente difícil de ser cultivado em laboratório. Seu aspecto era algo parecido com o do bolor verde do queijo Roquefort (veja, aí está nosso super-herói disfarçado em um simplório fungo!). Sem dúvida, um lance extraordinário captado por um cientista que, além de ser experimentado e treinado em observar fenômenos biológicos, também contou com uma ajuda e tanto do acaso, quase uma parceria!

Mas será mesmo que aquele momento mágico e raro, em que as forças do universo conspiraram a favor de Fleming, não teria, em algum lugar e época distintos, também sorrido para algum outro mortal? Aí vamos nós testar novamente a hipótese de que, a todo momento e em qualquer lugar, estamos tropeçando em alguns eventos com que a natureza nos brinda gratuitamente e, na imensa maioria dessas ocasiões, quase 100% dos humanos acabam não se dando conta de estar diante de algum fato extraordinário que, se bem observado e estudado, poderia mudar a história do mundo! Digo quase 100% porque, para a felicidade da comunidade planetária, sempre surge – talvez entre os últimos centésimos percentuais! – alguém iluminado que não se contenta em contemplar apenas o óbvio, em que habitualmente se detêm os outros 99,99%. Certa ocasião perguntaram a Einstein se ele se considerava um gênio, ao que ele respondeu que a teoria da relatividade era óbvia, mas ninguém havia pensado nela. As soluções simples, em geral, nos passam despercebidas exatamente por serem óbvias demais.

Meyer Friedman e Gerald Friedland corroboram nossa opinião. Em seu livro *As dez maiores descobertas da Medicina* (2000), no capítulo dedicado a "Alexander Fleming e os antibióticos", esses autores nos fazem uma revelação surpreendente. Caso um outro inglês, que também tropeçou em situação semelhante, tivesse sido abençoado com um "estalo mental", talvez a penicilina tivesse vindo em socorro da humanidade pelo menos cinquenta anos antes. Foi em 1875 que o famoso físico John Tyndall (1820-1893), fazendo pesquisas sobre as bactérias, também observou intrigado que "(...) Na superfície do caldo de alguns tubos havia um *Penicillium* que era 'estranhamente belo' (olhe aí nosso super-herói, ou talvez, o avô dele!). E ocorria uma batalha entre as bactérias e o mofo, e 'em todos os casos em que o mofo era espesso e íntegro, as bactérias morriam ou ficavam dormentes e caíam para o fundo como um sedimento' (...)". Infelizmente, Tyndall foi vítima de uma armadilha temporal. Àquela época, nem sequer se conhecia a relação entre as bactérias e as doenças infecciosas[126]. Para ele, tratava-se apenas de mais um fenômeno biológico isolado e sem nenhuma repercussão importante para a Medicina.

Depois desse fato, mais alguns poucos "tropeços casuais" aconteceram. No entanto, "as criaturas escolhidas pelo destino" rapidamente se recompuseram do aparente e fugaz sobressalto, levantaram-se, aprumaram-se e, alheias, continuaram pela estrada da vida, "caminhando na superfície", sem desconfiar que, um pouco mais abaixo do óbvio visível jazia um tesouro ainda intocado. Outros foram impedidos pelo destino. Quer mais um exemplo que bem ilustra situações em que as forças do universo resolvem não conspirar a favor de algo?

No ano de 1897, um jovem francês, estudante de Medicina, vinha observando com especial interesse o comportamento biológico de fungos e bactérias. Ele chegou a demonstrar que o extrato obtido de culturas de um determinado tipo de mofo era capaz de evitar que animais de laboratório desenvolvessem febre tifoide quando eram inoculados com a bactéria que produz a doença. Pois é, Ernest Duchesne também poderia ter antecipado a descoberta da penicilina em pelo menos trinta anos! Quis o caprichoso e imprevisível destino, no entanto, que aquele jovem e promissor cientista não

---

126 Foi somente em 1878 que Robert Koch demonstrou que as bactérias eram capazes de provocar infecções.

completasse suas pesquisas. Antes disso, resolveu alistar-se no exército e acabou morrendo depois de contrair tuberculose.

Como acontece com todo bom goleiro que se preza, Fleming também foi aquinhoado por um sopro de sorte. Não, sopro é pouco; um vendaval (!) talvez traduza melhor a onda de sorte de Fleming. Uma baforada de brisa gentilmente transportou nosso microscópico super-herói, que confortavelmente repousava em algum meio de cultura no andar imediatamente abaixo do mesmo prédio, para dentro do laboratório de Fleming, cujas janelas estavam abertas naquele benfazejo momento. Flutuando descompromissados ao sabor daquele "ventinho amigo", esporos de *Penicillium* foram aterrissar diretamente em algumas placas de cultura no laboratório de Fleming, preparadas para receber amostras de estafilococos. Pois bem, aquelas placas estavam, casualmente, sem suas tampas no exato momento do sobrevoo involuntário dos esporos. Viu quantas felizes coincidências? Quando o "Senhor Acaso" está mesmo a fim de..., é como uma rocha que desce montanha abaixo..., ninguém segura!

Vale esclarecer que no tal andar de baixo do prédio em que trabalhava Fleming (de onde vieram os tais esporos) funcionava outro laboratório de pesquisas, exatamente de um especialista em fungos; portanto, os esporos que subiram flutuando pelo ar até o laboratório no andar de cima poderiam ter sido de qualquer outro tipo de fungo, mas (não é possível, mais uma coincidência!), por incrível que pareça, o tal sujeito, ao que tudo indica, era fã incondicional (minha humilde suposição!) do nosso "Superbolor Verde". E não é que aquele cientista possuía amostras de *Penicillium notatum*?

Não pense, no entanto, que as incríveis coincidências pararam por aí. Saiba que há outras mais. Para conhecê-las, eu o convido à leitura do livro citado, *As dez maiores descobertas da Medicina*.

De qualquer forma, o fato relevante é que, diferentemente de seus predecessores, Fleming resolveu não ficar na turma dos "sobrenadantes", os tais 99,99%. Preferiu mergulhar fundo ao perceber que, nas placas de cultura onde havia crescido o mofo, no entorno dele havia um vazio, uma espécie de "território de ninguém"[127]; uma zona de exclusão, que os estafilococos se

---

127 Termo utilizado pelos militares que lutaram nas guerras de trincheiras durante a Grande Guerra. Referia-se ao espaço de terreno situado exatamente entre as duas trincheiras inimigas, delimitado pelas respectivas cercas de arame farpado e que em geral permanecia desocupado.

recusavam a ocupar. Provavelmente, eles devem ter decifrado a mensagem plantada pelo fungo inimigo, que decodificada deveria dizer algo como: "Não ultrapasse esta zona. Risco de morte!". E assim, respeitosamente, as bactérias mantinham distância cautelosa.

Restava agora a Fleming investigar o que teria tornado aquele território tão assustadoramente mortífero para a comunidade estafilocociana. Não lhe custou muito compreender que se tratava de algo proveniente do tal fungo. Em seguida, usando um método criativo, ele concluiu que a responsável por disseminar o pânico entre as bactérias era uma substância produzida pela colônia de fungos. E, como vinha da turma dos *Penicillium,* ele resolveu alcunhá-la de penicilina, o primeiro antibiótico obtido por meio de um processo biológico. Tomava, assim, impulso definitivo a "Era dos Antibióticos".

Na sequência, Fleming fez outras constatações significativas. Nenhuma outra espécie de *Penicillium* tinha a capacidade de sintetizar penicilina, somente um determinado subtipo do próprio *P. notatum.* Também descobriu que várias outras bactérias, além dos próprios estafilococos, eram igualmente inibidas quando expostas à penicilina. Havia, no entanto, outros microrganismos que não se deixavam intimidar.

Como nem tudo sai sempre à perfeição, pouco tempo depois da descoberta, Fleming aparentemente perdeu o interesse científico em prosseguir os estudos com a penicilina e mudou seu foco de pesquisas, concentrando-se novamente nas lisozimas[128].

Nada menos que dez anos iriam se passar para que os trabalhos de outros cientistas reacendessem o interesse pela descoberta de Fleming.

Howard W. Florey (1898-1968), patologista australiano, e Ernst Chain (1906-1979), um jovem bioquímico que fugira da Alemanha nazista, ambos trabalhando em Oxford (Inglaterra), demonstraram os efeitos altamente benéficos da penicilina em ratos que receberam inoculações prévias com doses sabidamente letais de estafilococos. Essas constatações foram divulgadas em artigo científico publicado em agosto de 1940 na revista médica *The Lancet.*

No entanto, os primeiros pacientes a testar a nova droga não foram bem--sucedidos. Veja a ironia...

---

128 Antes mesmo das pesquisas que resultaram na descoberta da penicilina, Fleming já havia isolado, em 1921, as lisozimas, substâncias presentes em condições naturais nas secreções nasal e lacrimal e que desempenham função de defesa contra os germes.

Mesmo fora de sua rotina de trabalho, que com razoável probabilidade poderia confrontá-lo com situações perigosas (em que havia, por certo, risco de sair ferido), o policial londrino Albert Alexander acabou sofrendo um corte no rosto enquanto podava roseiras. O ferimento evoluiu com infecção local, seguida de sepse (infecção generalizada), pneumonia, osteomielite (infecção óssea) e lesão necrótica no olho. O tratamento com penicilina teve início em 12 de fevereiro de 1941, e a reação mostrou-se bastante favorável. Não havia, no entanto, quantidade suficiente de penicilina para dar sequência ao tratamento, e o paciente voltou a piorar, falecendo alguns dias depois. Esse episódio serviu para demonstrar, de forma dramática, a necessidade de desenvolver um método industrializado que assegurasse volume suficiente de produção da substância.

Outro caso que merece destaque refere-se a um paciente que iniciou o tratamento em agosto de 1942. O que parecia, a princípio, tratar-se de gripe, configurou-se em seguida como quadro grave de meningite produzida por uma cepa bastante agressiva de estreptococos. De novo, a resposta inicial trouxe entusiasmo, mas após a primeira semana o paciente voltou a piorar.

Florey, então, partindo do pressuposto de que crianças deviam necessitar de doses menores, administrou penicilina a cinco crianças com sepse, das quais quatro se curaram.

Em 1943, todavia, Chain e Florey já haviam colecionado quase duzentos casos de sucesso, e naquela ocasião estava bem estabelecida a superioridade da penicilina sobre as sulfas. Restava, no entanto, desenvolver uma nova metodologia de produção industrial que assegurasse a disponibilidade da droga em larga escala para fazer frente, por exemplo, à enorme demanda gerada a partir das zonas de combate em pleno desenrolar da Segunda Guerra Mundial. A mesma guerra, entretanto, consumia todos os recursos da Grã--Bretanha. Não havia fôlego suficiente para a indústria absorver a tarefa adicional de encarar uma linha de produção de penicilina.

Em termos práticos, a produção britânica artesanal, proveniente dos laboratórios de pesquisa "(...) ao final de 1942, não seria suficiente para tratar mais do que cem casos". Além disso, a droga era disponível em sua forma cálcica, isto é, para uso exclusivamente tópico; a forma sódica injetável então disponibilizada daria para tratar umas poucas dúzias de pacientes.

Há um fato curioso que merece ser mencionado, por estar a Grã-Bretanha imersa nos horrores da Segunda Guerra Mundial e, portanto, submetida diretamente a um período de sérias restrições. Caso todo o potencial de produção da nova droga fosse concentrado em uma única fábrica, havia o risco, nada desprezível, de o inimigo ter acesso a essa informação estratégica, o que por certo transformaria o local em alvo preferencial dos bombardeios alemães. Assim, a solução foi distribuir a produção por vários pontos do país.

Ajuda considerável veio do outro lado do Atlântico, da Fundação Rockefeller, que patrocinou a viagem de Florey para os Estados Unidos, em julho de 1941. Lá foi possível conquistar o interesse e o imprescindível apoio de um laboratório de pesquisas no estado de Illinois, pertencente ao Departamento de Agricultura, e que por uma feliz coincidência trabalhava com o desenvolvimento de processos de fermentação. Com o envolvimento de pesquisadores norte-americanos, novas e importantes contribuições vieram aumentar, em muito, a eficiência dos métodos de produção. A adição de um subproduto do xarope de milho às culturas de *Penicillium* foi capaz de aumentar o volume de produção. Ao contrário do que Fleming havia inicialmente concluído, foi possível inclusive identificar outra espécie de fungo – *Penicillium chrysogenum* –, que crescia em uma variedade de melão encontrada naquela região dos Estados Unidos e era capaz de gerar quantidades bem maiores de penicilina que seu congênere, o *P. notatum*. Na sequência, outra linha de pesquisa aumentou em várias vezes a capacidade de produção mediante mutação induzida pelos raios X e raios ultravioleta nos *P. chrysogenum*. A produção artesanal em frascos de vidro foi gradualmente sendo transferida para grandes tanques.

Assim superadas as dificuldades iniciais, a produção foi aos poucos sendo incrementada. Em fevereiro de 1943, os estoques disponíveis eram prontamente despachados para o exército britânico, que ainda se encontrava em final de campanha no deserto do Norte da África. Afinal de contas, que melhor campo de testes poderia haver para ampliar as pesquisas e consolidar as conclusões sobre a eficácia da penicilina do que a generosa e insana oferta de cobaias humanas que se deixariam de bom grado injetar com a nova droga? A guerra na África produziu incontáveis feridos com lesões infectadas e para os quais a penicilina parecia operar verdadeiros milagres. Observe um trecho do artigo publicado pelo jornalista J. D. Ratcliff na edição de novembro de 1943 da revista *Reader's Digest*:

A MAGIA AMARELA DA PENICILINA

Aqui se dá notícia de um novo medicamento que surge, e é possível que constitua uma das descobertas mais notáveis da ciência médica. Infelizmente, a "penicilina" não é por enquanto acessível ao público em geral. A produção é ainda tão pequena que as próprias forças armadas não podem dispor da droga em quantidade suficiente. Vale dizer que aos civis, ainda por longo tempo, não será permitido adquiri-la (...).

Quando o 8º exército britânico preparava-se para invadir a Sicília, na Campanha da Itália (9 de julho a 17 de agosto de 1943), o suprimento de penicilina ainda não havia alcançado a magnitude desejada. O laboratório de Florey na Universidade Oxford havia se convertido em pequena fábrica de reciclagem. Explica-se: durante a noite, os auxiliares de Florey percorriam vários hospitais de Londres coletando a urina de pacientes que usavam a droga. Cerca de dois terços da substância administrada eram excretados na urina, e boa parte dela poderia ser reprocessada laboratorialmente. Esse processo de purificação tinha a vantagem adicional de eliminar uma série de contaminantes presentes na injeção original, o que tornava a aplicação do produto reciclado muito menos dolorida e com menor probabilidade de provocar reações alérgicas. Costumava-se dizer que o pó, quando diluído para ser injetado, adquiria tonalidade marrom e, por isso, "(...) parecia mostarda diluída, e, quando injetado, mais ainda! (...)".

A principal dificuldade enfrentada pelo grupo que vinha testando a penicilina no campo militar era exatamente o intervalo de tempo até que os pacientes com feridas infectadas chegassem ao hospital de retaguarda para início da antibioticoterapia. Havia a forte expectativa de que, com a adoção mais precoce do tratamento, os resultados seriam mais animadores. A solução foi seguir com a equipe de pesquisadores para outros hospitais mais próximos às frentes de combate e, assim, fazer os preparativos necessários para atender o grande número de feridos esperados com a invasão da Sicília.

Outra dificuldade adicional estava relacionada à manutenção dos níveis sanguíneos de penicilina, o que exigia novas doses a intervalos de três horas, uma tarefa similar a "(...) encher a banheira com o ralo aberto". Mas, por outro lado, "(...) os resultados eram magníficos, com feridas limpas e prontas para as cirurgias definitivas, assim que os pacientes fossem removidos para os hospitais de apoio na retaguarda".

Com a invasão do sul da Itália, encerrou-se também a fase de testes clínicos e, a partir de então, a maior disponibilidade da penicilina permitiu que seu uso fosse aos poucos se tornando parte da rotina de tratamento das feridas infectadas.

Todavia, com a perspectiva cada vez mais próxima de uma grande invasão do território europeu pelos Aliados, estava claro que a quantidade de droga produzida ainda ficava muito aquém das necessidades militares.

Graças ao engajamento de empresas farmacêuticas norte-americanas (Merck, Pfizer, Squibb) e canadenses, a produção alcançaria escala comercial e os estoques aumentaram rapidamente, de tal forma que a penicilina também desembarcou em grande estilo na Normandia. Sua utilização em larga escala, em junho de 1944, foi decisiva para reduzir a incidência de tétano e gangrena gasosa, mas também deixou sua marca positiva como forma eficiente de prevenir o desenvolvimento de infecção quando os cirurgiões realizavam desbridamentos dos tecidos corporais lesados. A taxa de pneumonia, que girava ao redor de 18%, foi reduzida a menos de 1%!

O passo decisivo para a massificação da penicilina foi finalmente dado por Vincent du Vigneaud (1901-1978)[129], da Universidade Cornell (EUA), com a substituição do método original de fermentação pela biossíntese, que permitia aumentar a produção de penicilina em mais de duzentas vezes em relação ao método original. A produção em grande escala permitiu um aumento de poucas centenas de milhões para cerca de 6,8 trilhões de unidades em 1945. Se em meados de 1943 o custo de cada dose girava em torno de 20 dólares, em 1945 já havia caído para 55 centavos de dólar. Em 1950, já se produziam mais de 200 trilhões de unidades de penicilina.

Finalmente, o custo de produção sofreu importante redução quando, em 1976, o grupo farmacêutico Beecham conseguiu obter, por biossíntese em laboratório, o ácido 6-aminopenicilâmico, dando início à produção de penicilina semissintética.

Estabelecendo-se um paralelo entre a Medicina praticada durante a Primeira e a Segunda Guerras Mundiais, os avanços foram, sem dúvida,

---

129 Ganhador do Prêmio Nobel de Química em 1955 por seus trabalhos que permitiram sintetizar pela primeira vez um hormônio polipeptídio.

bastante expressivos. Houve progressos nas técnicas cirúrgicas, disponibilidade de novas drogas e a progressiva disseminação das transfusões sanguíneas. Mas não resta dúvida de que o grande salto foi mesmo representado pela introdução da penicilina como nova arma no combate às infecções. Depois de ter ficado relativamente adormecida desde sua descoberta, em 1928, foi durante a Segunda Guerra Mundial que ganhou maior destaque. Sua utilização e eficácia contra diversos germes, além dos estafilococos, permitiu que alcançasse pleno sucesso no tratamento de várias infecções até então quase sempre fatais, entre elas a temível gangrena gasosa. Milhões foram os pacientes que se salvaram, o que confere a ela a condição de ter sido uma das mais valiosas descobertas da história. Mesmo assim, Fleming nunca desejou patentear sua descoberta, argumentando que era de domínio de toda a humanidade. Florey e Chain, ao lado de Fleming, foram laureados em 1945 com o Prêmio Nobel de Medicina.

Estava ali, por fim, materializado o conceito da "bala mágica", formulado muitos anos antes por Paul Ehrlich[130], antecipando o sucesso dos novos medicamentos antimicrobianos, no sentido de que poderiam matar, de modo seletivo, apenas a bactéria responsável pela infecção, sem afetar outros germes ou mesmo o paciente. Ehrlich foi o responsável por demonstrar a ação dos compostos à base de arsênio no tratamento da sífilis, consagrado com o lançamento, em 1910, do medicamento Salvarsan. E por que não aplicar o conceito teórico da "bala mágica" para a busca de substâncias capazes de atacar seletivamente também as células do câncer? Abria-se, dessa forma, um novo campo de pesquisas que mais tarde resultariam nas bases terapêuticas da quimioterapia.

Não tardou para os médicos sentirem-se estimulados a prescrever avidamente aquele medicamento, diante da empolgação natural patrocinada pelos resultados surpreendentes obtidos, o que acabou por desaguar no uso abusivo da nova droga milagrosa. Por seu lado, os germes sentiam-se desmoralizados perante a opinião pública, que agora zombava de sua real capacidade de causar doenças infecciosas que não pudessem ser combatidas de forma eficaz pela penicilina. Submetidos àquele vil constrangimento, logo

---

130 Bacteriologista alemão (1854-1915) que se destacou também por seus trabalhos no campo da imunologia, além de importantes contribuições para o tratamento da sífilis. É considerado o pai da quimioterapia. Ganhador do Prêmio Nobel de Fisiologia/ Medicina em 1908.

engendraram sua vingança maligna contra a humanidade. Alguns deles, pressionados pelo desafio de se adaptar ou morrer, foram buscar inspiração na teoria darwiniana da seleção natural. Evoluir ou perecer, eis a questão! Assim, muitos descobriram ser dotados do dom natural de produzir um "antiantibiótico", a enzima penicilinase, capaz de inativar a penicilina.

Mal havia começado a era dos antibióticos e quase simultaneamente os microrganismos, sem muito alarde, inauguraram sua própria era da resistência aos mesmos antibióticos. A humanidade, ainda eufórica, nem sequer teve tempo para saborear aquela importante vitória contra o submundo microscópico e foi quase imediatamente obrigada a assistir, atônita e impotente, a um novo revés. As primeiras cepas de *Staphylococcus* resistentes à penicilina foram identificadas já em 1942. Apenas dez anos mais tarde, a resistência podia ser observada em 60% delas.

Iniciava-se, desde então, a incessante busca por novas substâncias para as quais os germes ainda não tivessem adquirido capacidade de resistência. Nunca é demais lembrar que estudos bacteriológicos realizados ainda à época das guerras da Coreia e do Vietnã já demonstravam que a maioria dos germes isolados a partir de ferimentos infectados exibia elevado índice de resistência à penicilina. E essa tendência só fez aumentar ao longo das décadas que se seguiram. Estava, portanto, ali delineada uma outra guerra, insidiosa, e que já vem se prolongando há quase cem anos, sem que ainda se possa vislumbrar, em curto prazo, uma perspectiva razoável para seu fim. Tampouco é possível saber se os vitoriosos serão, de fato, os antibióticos! Os exércitos de germes microscópicos, com seu enorme poder de mutação, adaptação e multiplicação, ainda são adversários temíveis a serem vencidos...

Capítulo 15

EXÉRCITOS MICROSCÓPICOS

Nunca se mente tanto como antes das eleições, durante a guerra e depois de uma caçada.
(Otto von Bismarck, primeiro chanceler do Império Alemão, 1815-1898)

A criatividade maligna do ser humano posta em marcha contra indivíduos de sua própria espécie não é, intrínseca e exclusivamente, dependente de recursos tecnológicos que empregam soluções sofisticadas. Trata-se de um ímpeto próprio da natureza humana. Mas é óbvio que o desenvolvimento científico-tecnológico (especialmente a partir da Revolução Industrial, mas com especial ênfase nas conquistas obtidas durante o século XX) em muito contribuiu para estender o leque de maldades que, então, poderiam ser concretizadas com muito mais requinte.

Mas, mesmo antes que soprassem os ventos da modernidade, muitas outras "possibilidades interessantes" já vinham sendo maquinadas silenciosamente nas profundezas obscuras de mentes que se compraziam em buscar soluções cada vez mais efetivas para destruir inimigos potenciais.

Assim, bastaria dedicar tempo e paciência para garimpar exemplos dessa mentalidade destrutiva, mesmo em tempos que se perdem em um passado distante da história das civilizações. Tal desejo de destruição, voltado não só contra outros homens, mas a si mesmo, parece ser um impulso inato e incontrolável de autoaniquilamento que se molda à perfeição com a teoria freudiana da "pulsão de morte".

Há registros históricos de que os assírios[131], no século VI a.C., já empregavam a prática de envenenar as fontes de água de seus inimigos, contaminando-as com certos fungos que induziam o delírio.

No século II, ainda antes da Era cristã, Aníbal[132] de Cartago também soube exercer sua criatividade beligerante apelando para os recursos que sua época lhe oferecia. Para isso, utilizou vasos de argila repletos de serpentes venenosas que eram lançados por seus soldados contra o convés de navios inimigos da cidade grega de Pérgamo (atual cidade de Bergama, na Turquia).

Como se vê por esses singelos exemplos, praticar guerra biológica[133] e/ou química não é, a rigor, algo que possa ser levado a cabo somente por meio de mísseis ou aviões. Em tempos medievais, alguns povos como os mongóis contaminavam as fontes de água atirando nelas carcaças infectadas de animais.

Aparentemente os guerreiros tártaros[134] eram adeptos da guerra biológica simplória e objetiva para impor a derrota aos seus adversários. Durante o cerco à cidade de Kaffa, na Crimeia, em 1346, eles utilizaram os cadáveres de seus próprios soldados que haviam morrido em consequência da peste. Como? Atirando os corpos por cima dos muros de um posto utilizado como base de comerciantes genoveses para dentro da cidade sitiada com a expectativa de espalhar a doença entre a população. Simples assim. Esse acontecimento aparentemente explica o surto de peste negra que varreu a Europa, incubado pelos comerciantes em sua volta para casa. Já as populações dos territórios asiáticos, incluindo a Rússia, foram contaminadas pelos próprios tártaros.

Como neste mundo nada se cria, tudo se copia, também os russos se valeram da mesma estratégia macabra, em 1710, ao lançarem cadáveres infectados com a peste para dentro dos muros da cidade sueca de Reval (hoje Tallinn, capital da Estônia).

---

131 A Assíria localizava-se no norte da Mesopotâmia, hoje norte do Iraque.

132 General cartaginês que viveu entre 248 e 182 a.C., um dos maiores estrategistas militares.

133 É a utilização de agentes biológicos para produzir doenças no homem ou em animais e causar danos às plantas ou materiais. Também inclui as defesas necessárias para fazer frente ao emprego dessas armas.

134 Povos que originalmente habitavam a região do Deserto de Gobi (ao sul da Mongólia e ao norte da China), por volta do século V. Após serem dominados pelo Império Mongol, no século XIII, migraram para o oeste nas planícies russas.

Um pouco mais tarde, seria a vez de os britânicos experimentarem a varíola como arma biológica[135] contra tribos indígenas do Canadá, entre 1763 e 1766, e também como estratégia contra os norte-americanos durante a Guerra da Independência.

O Império Germânico bem que tentou utilizar o antraz para a prática de sabotagens durante a Grande Guerra (1914-1918), mas sem ter alcançado resultado prático. Já na fase final da guerra, os norte-americanos conduziram algumas pesquisas com a toxina[136] ricina, extraída de uma planta – *Ricinus communis* – e altamente tóxica, por inibir a síntese proteica. Quando inalada, pode levar à morte por falência respiratória em até três dias. Outros mecanismos possíveis associados ao uso da ricina são o choque circulatório e distúrbios da coagulação sanguínea, nos casos em que a substância é ingerida. No entanto, a guerra terminou antes que ela fosse de fato convertida em arma.

Apesar de os Estados Unidos não terem, naquela ocasião, levado adiante um programa de pesquisas e desenvolvimento de armas biológicas, outros países, a exemplo do Japão, França e Reino Unido, passaram a dedicar especial atenção a elas.

Em 1925, o Protocolo de Genebra propôs-se a banir as armas biológicas. Conseguiu? Certamente, aquela tentativa, cheia de boas intenções, não foi acatada por vários países, entre eles URSS e Iraque, que prosseguiriam secretamente com suas atividades de desenvolvimento e produção. Uma das razões alegadas pelos norte-americanos para desencadear a Primeira Guerra do Golfo (1990-1991) foi a informação de que o Iraque possuía arsenais de armas biológicas, entre elas o antraz.

Também os japoneses empregaram armas biológicas durante a Segunda Guerra Sino-Japonesa (1937-1945) e a Segunda Guerra Mundial (1939-1945), contaminando soldados inimigos e a população civil com alimentos que continham os germes da peste e da cólera.

O programa norte-americano de armas biológicas teve início "oficial" em 1943, por ordem do então presidente Franklin Roosevelt (1882-1945). Movidos pelo argumento (ou, quem sabe, mera desculpa!) do temor de que

---

135 É aquela com capacidade para projetar, dispensar ou disseminar os agentes biológicos, incluindo também insetos vetores. É um dos tipos de armas de destruição em massa.

136 É toda substância venenosa produzida ou derivada de animais, plantas ou microrganismos, ou ainda sintetizada quimicamente.

os nazistas estivessem trabalhando no desenvolvimento de armas biológicas, Estados Unidos, Canadá e Grã-Bretanha passaram também a dedicar especial atenção ao tema a partir de 1941.

Logo, certos agentes biológicos – antraz, brucelose e botulismo – foram convertidos em armas biológicas, cuja vantagem do ponto de vista estratégico militar é atingir e eliminar a população humana sem causar danos materiais. As pesquisas eram conduzidas no centro militar de Fort Detrick, no estado norte-americano de Maryland. Durante a Segunda Guerra Mundial, aquelas instalações chegaram a produzir milhares de bombas contendo o antraz. O objetivo primeiro (é sempre assim que começa!) seria dissuadir e, se necessário, também retaliar ações inimigas de natureza semelhante. Ao final, ficou evidenciado que o temor inicial, que havia alimentado, digamos, a contrainiciativa dos Aliados, foi, a bem da verdade, superestimado. Pode-se inferir que essa atitude parece guardar razoável semelhança com episódio mais recente, em que o governo dos Estados Unidos lançou mão de justificativa infundada sobre a existência de armas de destruição em massa no Iraque, que acabou por se prestar como argumento decisivo para a invasão do país e o fim do regime de Saddam Hussein. Como foi posteriormente noticiado de forma exaustiva pela mídia mundial, as tais armas de destruição em massa não foram encontradas no Iraque.

Da mesma forma, armas biológicas também não foram encontradas nas mãos dos nazistas ao tempo da Segunda Guerra Mundial. O fato concreto é que as armas biológicas não tiveram maior expressão durante esse conflito. No entanto, alguns constrangimentos aconteceram nos bastidores. Os britânicos acabaram por deixar uma herança maldita para si mesmos. A Ilha Gruinard, na Escócia, usada como campo de testes, teve seu meio ambiente contaminado pelo antraz e assim permaneceu pelos 48 anos seguintes. Esse fato se deve à capacidade do bacilo de sobreviver por longos anos no solo, quando adquire a forma de esporos.

Encerrado o amargo capítulo da Segunda Guerra Mundial, Estados Unidos e Inglaterra acharam por bem dar prosseguimento às pesquisas. Afinal de contas, muito tempo e dinheiro já haviam sido investidos e, portanto, não parecia sábio simplesmente jogar todo aquele dinheiro e esforço científico no lixo. Resultado de pesquisas desenvolvidas pelos britânicos, o gás VX tornou-se disponível a partir de 1952. Em sua forma líquida, tem alto poder de aderência, penetra facilmente na pele e pode causar a morte em até duas horas. A morte sobrevém quase imediatamente caso seja liberado como gás. Esse elevado poder letal obriga os militares a terem sempre à mão um antídoto eficaz (atropina). Sem dúvida, uma tentadora e plausível justificativa (defendida avidamente pelos mais belicistas) em face da ameaça da Guerra Fria, travada entre 1947 e 1991, tendo como protagonistas os Estados Unidos e a outra superpotência da época, a União Soviética. O governo de Moscou, por sua vez, também não se fez de rogado. O passo seguinte faria nascer, então, um novo e incomparável potencial explosivo, capaz de destruir muitas vezes toda a vida no planeta: a ameaça atômica.

Ao que consta, no entanto, foi reservado às armas biológicas o mesmo "destino frustrante" (para muitos!) de se conservarem apenas no plano da dissuasão mútua entre EUA e URSS, tal qual sucede com os mísseis nucleares de alcance intercontinental. Aliás, é só por isso – ameaças que não se concretizam – que ainda continuamos vagando por estas bandas terráqueas!

Pairaram, igualmente, dúvidas levantadas por chineses e norte-coreanos de que os Estados Unidos teriam se servido da Guerra da Coreia (1950-1953) como campo de provas para testar a ferocidade de seus "*pit bulls* microscópicos", até então mantidos em cativeiro nos laboratórios de pesquisa. A mencionada polêmica resta inconclusa até os nossos dias.

Para todos os efeitos, a posição oficial do governo norte-americano sempre foi de que os estudos com as armas biológicas foram mantidos apenas no plano experimental. De qualquer forma, o presidente Richard Nixon (1913-1994) adotou a decisão executiva, em novembro de 1969, de vetar o seu uso em quaisquer circunstâncias, bem como ordenou a destruição de todo o arsenal existente:

> Os Estados Unidos sentem-se no dever de renunciar ao uso de agentes e armas biológicas letais, bem como a todos os outros métodos empregados na guerra biológica. Os Estados Unidos irão, doravante, restringir suas pesquisas biológicas tão somente a medidas de cunho defensivo[137], tais como imunização e medidas de segurança.

---

137 Defesa biológica inclui os métodos, planos e procedimentos necessários para estabelecer e executar medidas de proteção contra ataques biológicos. Inclui também os equipamentos e o treinamento do pessoal envolvido.

É bom acrescentar que, àquela altura, o programa norte-americano consumia a bagatela de 300 milhões de dólares ao ano!

Em 1972, parece ter prevalecido um mínimo de bom senso em benefício dos direitos fundamentais do ser humano, de tal sorte que os três grandes – EUA, URSS e Reino Unido –, depois seguidos por outros países, assinaram a Convenção sobre Armas Biológicas. A partir de então, ficava proibido o desenvolvimento, a produção e a estocagem de agentes biológicos (microrganismos e toxinas), bem como seu emprego ofensivo. Ficava assegurada, no entanto, a continuidade de pesquisas que visassem desenvolver meras formas de proteção por parte das nações signatárias. Alguns países em particular e, emblematicamente, Estados Unidos e Grã-Bretanha fizeram questão de dar publicidade à destruição dos estoques existentes.

Por fim, em 1975, o governo norte-americano ratificou ambos os acordos previamente assinados: o Protocolo de Genebra (1925) e a Convenção sobre Armas Biológicas (1972).

Vamos agora nos dedicar a entender alguns outros aspectos técnicos relacionados à guerra biológica.

Como fica evidenciado também em outros capítulos deste livro, as doenças infecciosas têm sido um fator altamente impactante no desenrolar das operações militares ao longo de toda a história da civilização. No entanto, a ocorrência de doenças infectocontagiosas, que por si só já é bastante desafiadora para os serviços médicos das forças armadas, adquire outra dimensão, ainda mais preocupante, quando sua disseminação não segue o curso natural. É o que ocorre quando o cenário é resultante de atitude intencional para acelerar e amplificar os danos infligidos ao inimigo, fazendo uso intensivo de agentes biológicos.

De acordo com definição proposta pela Organização do Tratado do Atlântico Norte – OTAN, "agente biológico é todo microrganismo (ou ainda uma toxina) que causa doença no homem, plantas ou animais, ou que é capaz de produzir deterioração em materiais". Quando tais agentes são inseridos em dispositivos especialmente concebidos para projetá-los ou disseminá-los, estamos diante de uma arma biológica.

As armas biológicas podem também carrear os insetos vetores de determinadas doenças – mosquitos, pulgas, carrapatos –, natural ou artificialmente infectados.

A eficiência dos agentes biológicos está diretamente relacionada à sua capacidade de induzir efeitos deletérios no seu hospedeiro-alvo. No caso dos germes, depende de sua capacidade de multiplicação, enquanto as toxinas exercem seus efeitos na dependência direta da dose aplicada.

O método empregado para dispersar o agente pode incluir a contaminação da água e alimentos ou aerossóis. Quanto menor for o tamanho da partícula, mais facilmente ela· atinge os pulmões, aumentando sua penetração no organismo. Os aerossóis – produzidos a partir de líquidos ou pó – podem ser disseminados por meio aéreo, mediante lançamento de bombas, mísseis ou mesmo pela pulverização feita por aviões voando em baixas altitudes. Cargas explosivas e dispositivos de *spray* acionados ao nível do solo são outros mecanismos possíveis. Até mesmo um simples envelope enviado por agentes terroristas, via postal, produziu um caso fatal em outubro de 2001, nos Estados Unidos. Da mesma forma, em cartas enviadas também a outras cidades norte-americanas e a órgãos governamentais situados em Washington foi identificado um pó branco que poderia conter o antraz, o que seria suficiente para espalhar os agentes biológicos em ambientes fechados. De fato, foram detectados mais vinte e dois casos confirmados da doença naquela ocasião.

Quando o agente é passível de ser transmitido para outras pessoas a partir de contato com alguém previamente contaminado, aumentam as chances de afetar pessoal suscetível à doença.

Assim, do ponto de vista estratégico, trata-se de recurso bélico que exige logística relativamente simples e de baixo custo, inclusive no que diz respeito à estrutura de produção. É muito difícil de ser rastreado e de ser detectado nos estágios iniciais, dificultando, portanto, a adoção imediata dos mecanismos de proteção requeridos. A escolha de determinado agente pode levar em conta sua seletividade para alvos humanos, animais ou plantas. Seus efeitos podem persistir no ambiente contaminado por dias e até semanas. Por todas essas razões, é capaz de produzir um elevado número de vítimas, caracterizando-se, assim, como um dos tipos de armas de destruição em massa.

Uma dificuldade significativa que desafia a inteligência dos serviços médicos militares é diferenciar uma epidemia natural de um ataque biológico. Exceto nos casos produzidos por uma intoxicação alimentar, a evolução de uma epidemia habitualmente se dá com a multiplicação de casos ao longo de semanas, às vezes até mesmo meses. Portanto, a ocorrência de um grande número de vítimas em curtíssimo período (horas ou dias) é um forte indício a ser levado em conta. Imagine, apenas a título de exemplo, a constatação de número elevado de pacientes nos quais foi diagnosticada a peste, porém em localidade que não tenha nenhuma evidência de infestação por seu principal vetor natural, os ratos. Como explicar a súbita propagação de casos da doença? Ou ainda a detecção de surtos de uma mesma doença surgindo simultaneamente em regiões distantes. Doenças absolutamente não usuais em determinada área geográfica (algo como um surto de cólera em Washington, ou centenas de casos de peste bubônica em Paris, ou ainda inúmeros pacientes exibindo a forma pulmonar do antraz em Londres, quando a "doença natural" caracteriza-se apenas por lesões cutâneas). Outro forte indício de ataque biológico é a ocorrência de muitos animais afetados ou mortos, além dos militares e da própria população civil.

A falta de indicadores objetivos da presença do agente é um elemento altamente complicador para adoção das medidas de ordem médica em tempo apropriado. A ausência de especificidade das manifestações clínicas iniciais dificulta o reconhecimento precoce por parte das equipes médicas. Ainda assim, na tentativa de apoiar o diagnóstico precoce, diferentes detectores de aerossóis para alguns agentes biológicos podem ser utilizados, estrategicamente posicionados em rede, a fim de reforçar a segurança de uma determinada área.

Múltiplos são os agentes que exibem características favoráveis para se converterem em armas biológicas eficazes. Incluem bactérias, vírus, fungos e toxinas. Como não se pretende aqui realizar um curso para formação de especialistas em guerra biológica, vamos tratar superficialmente de alguns mais conhecidos, inclusive por pessoas que não são profissionais da área da saúde. Comecemos pelo "exército rebelde bacteriano".

Entre as várias bactérias que poderiam ser utilizadas em armas biológicas, vamos citar apenas algumas mais famosas.

O antraz é, sem dúvida, uma doença com grande potencial de disseminação, graças a sua capacidade de liberar esporos infectantes no meio ambiente. Como os esporos são facilmente levados pelo vento, áreas maiores podem ser contaminadas. O agente biológico é o *Bacillus anthracis*, que, naturalmente, se transmite ao homem por contato com animais contaminados ou seus derivados. Trata-se, portanto, de uma zoonose, cuja manifestação mais habitual em humanos surge na forma de lesões cutâneas. Normalmente, o contágio é favorecido pela presença de algum arranhão na pele, por facilitar a entrada da bactéria. Forma-se, então, uma úlcera de difícil cicatrização, porém que não causa morte. Existe ainda a forma gastrointestinal, quando os microrganismos são ingeridos; nesses casos a mortalidade pode atingir até 75%. Por fim, a via aérea (por inalação das bactérias) é a mais letal, pois a morte chega a acometer 90%-100% das pessoas, que desenvolvem insuficiência respiratória aguda. Felizmente, é bastante rara em condições naturais. Esse é o antraz em sua versão civil.

Mas a situação muda radicalmente quando essa bactéria é "recrutada" para fins belicistas e se torna um "soldado"; lançada contra os inimigos por meio de aerossóis, a história natural da doença é amplamente subvertida. Os esporos liberados na atmosfera são inalados pela vítima, provocando manifestações predominantemente respiratórias, algo raro em condições naturais. Algumas estimativas apontam que a liberação de 50 gramas de esporos na forma de aerossol sobre uma área urbana com aproximadamente 5 milhões de habitantes poderia acometer cerca de 250 mil pessoas e matar nada menos que 100 mil. Pode ocorrer, ainda, de esses esporos serem ingeridos por meio de água ou alimentos contaminados; nesse caso, terá lugar a doença gastrointestinal.

As manifestações clínicas irão depender não só da dose inalada como também da suscetibilidade do hospedeiro. Após um período de incubação que costuma girar em torno de uma semana, o quadro inicial apresentado pelo paciente não difere daquele comumente observado nas doenças infecciosas de uma forma geral: febre, mal-estar, cansaço, náuseas, vômitos, dores abdominais, tosse e desconforto no peito. Depois de um curto período de aparente melhora, a condição respiratória se agrava, com piora da dispneia (falta de ar), tosse com secreção sanguinolenta, e a respiração torna-se ruidosa; sudorese e cianose (pele e mucosas de coloração violácea) também se fazem notar. Complicações como derrame pleural (água nos pulmões) e meningite podem surgir. Em pouco tempo se instala choque (queda da pressão sanguínea) e a morte pode sobrevir em questão de horas. O diagnóstico é feito pelo isolamento do germe nos fluidos corporais.

Talvez você se recorde da carta enviada por bioterroristas, em 2001, ameaçando órgãos do governo norte-americano. Dentro do envelope havia, além de um pó branco com esporos do antraz, uma mensagem bastante sugestiva: "Vocês não podem nos deter. Nós temos o antraz. Vocês vão morrer agora. Vocês estão com medo? Morte à América. Morte a Israel. Alá é grande".

O tratamento é possível por meio de antibioticoterapia, porém, caso seja iniciada tardiamente após a instalação das manifestações clínicas, a evolução fatal é a regra. A prevenção é feita mediante aplicação de vacina. A vacina para proteção dos animais foi desenvolvida em 1881, por Louis Pasteur. A doença não se transmite entre pessoas.

Em flagrante desrespeito à resolução tomada pela Convenção sobre Armas Biológicas (levada a efeito em 1972), em abril de 1979 ocorreu a liberação acidental de esporos de antraz que vinham sendo conservados em um laboratório de desenvolvimento de armas biológicas. Esse acidente ocorreu na cidade de Sverdlovsk, localizada a mais de mil quilômetros de Moscou, na Rússia, ocasionando a morte de cerca de mil civis.

Agora é a vez da peste.

Outra bactéria que pode ser arregimentada para atuar como "mercenária" fria e impiedosa é a *Yersinia pestis*. Essa criatura do mundo invisível é um cocobacilo gram-positivo (identificado ao microscópio por método de coloração especial, utilizado em laboratórios de bacteriologia) que tem nos roedores seu reservatório natural. O homem fica exposto à contaminação quando entra em contato com esses animais ou quando é picado por pulgas infectadas. Trata-se, portanto, de mais um exemplo de zoonose, isto é, uma doença que se transmite aos humanos pelo contato com animais.

A peste pode apresentar-se na forma bubônica, septicêmica (infecção generalizada) ou pneumônica (ataca os pulmões), esta última altamente letal e contagiante, ou seja, facilmente transmissível de pessoa a pessoa por meio de gotículas de secreção lançadas pela tosse.

Transformada em arma biológica ela pode atingir os inimigos por meio de disseminação em aerossol (forma pneumônica), ou ainda pegando carona nos famosos "VMAI – Veículos Militares de Ataque Improvisados" – ou, se preferir, simplesmente... as pulgas! Quando essas bactérias penetram no organismo através das picadas de pulgas, após 2-10 dias desenvolve-se a forma bubônica. Esse termo deriva da palavra bubão, sinônimo de íngua, isto é, inflamação, inchaço e até mesmo necrose dos gânglios da região inguinal (virilha), pescoço e axilas. E por que os gânglios inflamam? As células de defesa do organismo (monócitos) conseguem cumprir apenas parcialmente sua missão, isto é, englobam as partículas bacterianas invasoras, porém não são capazes de digeri-las e destruí-las. Então, essas células contendo as bactérias são reconhecidas e retidas pelos gânglios linfáticos (uma espécie de filtro biológico), que constituem outra importante linha de defesa do organismo. O fígado, o baço e os pulmões também são afetados pelo processo inflamatório. Sem tratamento, o quadro pode progredir para complicações pulmonares ou septicemia, em que estão presentes hemorragias e colapso circulatório (choque). O nome "peste negra" deriva da coloração da pele dos doentes, em parte pela presença das hemorragias subcutâneas, e também pela tonalidade violácea que a pele assume em decorrência da insuficiência respiratória. A mortalidade gira em torno de 50%, podendo chegar a impressionantes 90% quando há acometimento pulmonar. No entanto, com o advento da antibioticoterapia, a perspectiva de cura tornou-se possível, desde que o tratamento seja instituído precocemente, tão logo seja evidenciado um caso suspeito.

Conforme dito anteriormente, a forma pneumônica é mais grave. Inicia-se com tosse e catarro sanguinolento, progredindo rapidamente para insuficiência respiratória, hemorragias e choque. Sem tratamento, a mortalidade é muito alta. Para que a antibioticoterapia tenha maior probabilidade de sucesso, deve ser iniciada dentro das primeiras 24 horas após a contaminação.

A história antiga registra surtos epidêmicos de doenças infecciosas altamente letais que poderiam ser, com razoável probabilidade, associados à peste negra. É o caso do episódio relatado na Bíblia (II Samuel 24:15). Pode-se encontrar registro compatível também na *Ilíada*, de Homero. Há, por outro lado, ocasiões cujos registros históricos não deixam dúvida de que a mortandade era mesmo consequência da peste. Como nos relata Jack E. McCallum em sua obra *Military Medicine*, as mais avassaladoras pandemias aconteceram:

- entre os anos de 542-543 da Era cristã, e que teria resultado na morte de 10 mil pessoas em Constantinopla;
- no século XIV, que liquidou metade dos habitantes da China e um terço dos europeus;
- entre 1665-1666, quando Londres perdeu metade de sua população; e
- em 1890, quando se espalhou a partir de Burma para o restante da Ásia, chegando inclusive aos Estados Unidos.

O que se notabilizou durante a Segunda Guerra Mundial, pela mente perigosamente doentia do médico Shiro Ishii, viria a receber, mais tarde, contribuições igualmente sórdidas. À frente de uma equipe de cientistas japoneses que comandavam experiências em seres humanos na tristemente famosa Unidade 731, na Manchúria (China), aviões bombardearam cidades chinesas com grandes quantidades de pulgas infectadas com a peste. O resultado não poderia ter sido outro: milhares de mortos.

Na busca por armas biológicas cada vez mais aprimoradas em seu poder letal, foi a vez de a União Soviética investir no desenvolvimento de uma variedade de bactérias resistentes aos antibióticos que poderiam ser espalhadas no meio ambiente sob a forma de aerossol lançado de aeronaves ou ainda recheando artefatos de artilharia.

As mais pessimistas previsões apocalípticas prognosticam que, depois do fim do mundo patrocinado pelo Grande Dilúvio, a humanidade irá perecer novamente, porém dessa vez destruída pelo fogo! No entanto, por tudo quanto se tem discutido neste capítulo, meus limitados dotes premonitórios obrigam-me a concluir que os seres humanos serão, na verdade, varridos da face deste planeta azul por um tipo de hecatombe sem todo o glamour de uma guerra nuclear. Iremos todos sucumbir envoltos por uma grande nuvem... Não, não se trata do tal inverno nuclear tão decantado pelas previsões científicas. Refiro-me a uma nuvem de pulgas, piolhos, mosquitos e outros vetores, todos turbinados com agentes biológicos modificados geneticamente. Diante disso, acredite, o incômodo causado pela coceira impertinente e irritante será o menor dos nossos problemas. Portanto, reflita sobre um conselho que poderá se mostrar útil, em algum momento futuro: ao lado dos baldes de água usados para enfrentar a crise hídrica que assolou toda a região Sudeste de nosso país, no ano de 2015, talvez fosse conveniente reservar também algum espaço em casa, no automóvel ou no local de trabalho para estocar alguns tubos de multi-inseticidas e repelentes!

Por fim, a história mais recente da peste nos remete ao ano de 1994, na Índia. Não obstante os 5 mil casos diagnosticados, o número de mortes não ultrapassou cem, graças ao emprego de antibióticos.

Mas, e quanto à vacina? Sim, de fato ela já foi desenvolvida, mas por alguma razão não vem sendo produzida.

Também pertencente ao mundo microscópico, mas capaz de produzir enormes estragos na saúde dos exércitos humanos, identificamos o agente responsável pela cólera.

Em vários momentos da história dos conflitos bélicos que assolaram diferentes regiões do mundo, lá estava o *Vibrio cholerae*. Esse guerrilheiro incansável serve-se de técnicas de camuflagem na água e nos alimentos consumidos pelos soldados. Multiplica-se no intestino delgado, onde produz uma toxina que irrita as células da parede intestinal. Resulta daí um quadro diarreico intenso que leva à perda de grandes volumes de água e sais minerais. Os vômitos também são comuns. Se não for tratada, a desidratação profunda provoca choque circulatório (queda da pressão sanguínea) e morte em até 60% dos casos. Por isso, a base do tratamento está exatamente na vigorosa reposição hídrica por via oral ou endovenosa.

Caso não seja dado destino sanitário adequado ao grande volume de fezes contaminadas, em pouco tempo a doença pode se disseminar na forma epidêmica. Os britânicos tomaram contato pela primeira com a doença por volta de 1770, nas proximidades da foz do rio Ganges, na Índia.

A principal aliada do vibrião colérico tem sido, através dos tempos, a falta de higiene nos acampamentos militares (já discutimos sobre essa questão sanitária em outras partes deste livro). Por ora, basta dizer que os próprios soldados também podem se comportar como verdadeiras armas biológicas. Fezes depositadas em locais próximos a reservatórios acabam por contaminar a fonte de água da qual se servirão os próprios soldados. A doença não se transmite pelo simples contato entre pessoas. Como tática de guerra bastaria, portanto, contaminar os mananciais hídricos do inimigo.

A brucelose também é abordada em mais detalhes em outro capítulo. Mais uma vez, estamos diante de uma zoonose, pois o ser humano adquire a doença ao ingerir leite não pasteurizado ou carne de animais contaminados (principalmente caprinos). A *Brucella melitensis* também pode penetrar no organismo através da pele lesada ou superfícies mucosas. Essas bactérias (cocobacilos gram-positivos aeróbicos) multiplicam-se no interior de algumas células sanguíneas. Sua eliminação por meio de antibióticos é dificultada, pois permanecem em estado dormente (quiescente) nos tecidos orgânicos.

Após a contaminação, há um período relativamente longo (3-4 semanas) até que surjam as manifestações clínicas. Estas são de natureza inespecífica e aguda: febre, calafrios, sudorese, dor de cabeça, fadiga, dores musculares e nas articulações (juntas), falta de apetite. Pode haver tosse, mas a radiografia de tórax não acusa anormalidades.

O tratamento preconizado é a antibioticoterapia. Caso não seja tratada, evolui para um quadro crônico e incapacitante, ao longo de meses ou anos, com períodos de remissão e reagudizações.

Raramente é fatal, mas é bastante debilitante, o que a torna uma arma eficiente para incapacitar de forma significativa as forças armadas. Também não se transmite diretamente entre pessoas.

Como componente de arma biológica, é dispersa na forma de aerossol, que é inalado. Empregam-se microrganismos liofilizados, que podem resistir por longos períodos no meio ambiente.

Para aqueles com mais curiosidade sobre este tema, há muitos outros agentes que podem ser empregados para fins bélicos. Para citar mais alguns, lembramos a *Rickettsia typhi* (tifo endêmico) e a *Salmonella typhi* (febre tifoide).

Todas essas ínfimas criaturas não têm preferências políticas, cores ideológicas, tampouco são fiéis e respeitam seus "patrões". Tal qual bestas-feras enjauladas, se acaso escaparem ao cativeiro, atacam indistintamente quem ou o que estiver em seu caminho, inclusive seu próprio "dono". Trata-se, portanto, de mirar bem o alvo desejado e sair de perto! Os japoneses, durante a Guerra Sino-Japonesa (1937--1945), por algum problema de planejamento logístico, acabaram despejando parte dessas criaturas incontroláveis sobre suas próprias tropas. Esqueceram-se de ensinar esses "bichinhos" a reconhecer o uniforme do exército japonês... Resultado: as tais criaturas ensandecidas atacaram e mataram seus próprios criadores. Um descuido que fez o feitiço voltar-se contra o feiticeiro!

Os vírus também não ficam atrás quando o assunto envolve potencial guerreiro e vocação para produzir danos substanciais aos oponentes.

Organizados em exércitos com milhões de indivíduos, que em curtíssimo intervalo de tempo são capazes de gerar outros milhões de descendentes que já nascem prontos para matar, tornaram-se praticamente imbatíveis ao longo de muitos séculos, impondo fragorosas e acachapantes derrotas a inúmeros exércitos de humanos – sem preferências por lutar ao lado de mocinhos ou bandidos. Na imensa maioria das vezes, atacaram por mera obra do acaso, na forma de surtos naturais, e não como armas especialmente desenvolvidas para investir contra o inimigo. Outras vezes, receberam uma ajudazinha de alguns humanos espertalhões. Foram massa de manobra, por exemplo, nas mãos dos ingleses, lá por meados do século XVIII, induzidos a atacar tribos indígenas aliadas dos franceses no território canadense. Era o vírus da varíola, sendo inadvertidamente promovido ao status de guerreiro e aliado – desavisado e sem opção – de Sua Majestade e do Império Britânico.

O contágio pelo vírus da varíola se faz espontaneamente, entre humanos, por meio de gotículas de secreções lançadas pelo doente diretamente sobre a face da pessoa suscetível (via inalatória). Ou, ainda, por meio de objetos que tenham estado em contato com o doente (lençóis, roupas) e em seguida repassados a outras pessoas (contato através da pele).

Os vírus multiplicam-se silenciosamente no organismo hospedeiro por um período variável de sete a dezenove dias. Inicia-se então um quadro comum a várias doenças infecciosas, caracterizado por mal-estar, febre, dor de cabeça e nas costas, certa rigidez muscular e torpor (sonolência). Desabrocha, em seguida, um verdadeiro pesadelo estético, que passa por diferentes etapas ao longo de sete a dez dias. Primeiro, surgem simples manchas avermelhadas (máculas) que se inflamam e incham (pápulas), acumulam líquido e se transformam em bolhas (vesículas); o líquido se transforma em pus (pústulas); ao se romperem, criam crostas e estas terminam o ciclo deixando cicatrizes marcantes, a ponto de deformar o rosto da vítima, que, ao lado dos membros, é a área do corpo mais atingida. Uma vez estabelecida a doença, não há tratamento específico.

O indivíduo torna-se contagioso desde o momento em que surge a febre até que a última ferida cicatrize.

A doença cursava, no passado, com mortalidade da ordem de 35%, muitas vezes associada à pneumonia. Para os sobreviventes restava, além das sequelas estéticas – que chegavam a desfigurar a fisionomia do infeliz –, o risco de cegueira.

Felizmente, todo esse calvário ficou para trás, e hoje só pode ser conhecido virtualmente, como parte de uma história de sofrimentos guardada no arquivo morto da memória da humanidade. A varíola foi completamente erradicada em fins da década de 1970[138], embora alguns casos ainda tenham sido registrados até 1983, como resultado de contaminação acidental de profissionais que

---

138 O último caso de ocorrência natural da doença foi registrado na Somália, em 1977, e a doença foi oficialmente declarada extinta em 1980.

manipulavam os vírus em laboratórios de pesquisa. Essa extraordinária vitória foi duramente conquistada, em grande parte, graças ao advento da vacina. Hoje o vírus sobrevive em cativeiro, em apenas dois laboratórios no mundo, localizados nos Estados Unidos[139] e na Rússia[140]. Portanto, se algum surto repentino for detectado fora desses ambientes controlados, deve-se levantar forte suspeita de uso como arma biológica. A besta-fera pode ter sido novamente libertada, inadvertida ou – pior – propositalmente!

Vale lembrar que prosseguem as pesquisas em laboratório com o vírus da varíola. Sabe-se que um acidente, em 30 de julho de 1971 (mas que só veio a público em 2002), acabou liberando os vírus cultivados em laboratório e provocando casos da doença entre vários habitantes de uma pequena cidade do Casaquistão. Dez pessoas foram infectadas e três delas morreram: duas crianças com menos de 1 ano de idade e um jovem adulto. Nenhum deles era vacinado.

Os vírus vinham sendo cultivados em uma base militar para o desenvolvimento de armas biológicas da antiga União Soviética, denominada Aralsk-7, na ilha de Vozrozhdeniya (Renascimento, em português), localizada no Mar de Aral[141]. Os bioagentes testados naquele centro incluíam, entre outros, *Bacillus anthracis* (causador do antraz), *Variola major*, *Yersinia pestis* (peste bubônica) e toxina botulínica. Aparentemente, testes de campo conduzidos naquela base provocaram contaminação do ambiente e das águas do mar nos arredores da ilha. De acordo com a versão oficial das autoridades soviéticas, um navio de pesquisas que vinha recolhendo amostras de plâncton da superfície do Mar de Aral teria se aproximado mais do que o permitido da tal ilha, contrariando as normas vigentes. Uma técnica de laboratório embarcada no navio contaminou-se ao recolher amostras do mar e, assim, ao retornar para casa na pequena cidade portuária de Aral (sudoeste do Casaquistão), acabou transmitindo a doença a outras pessoas. Em menos de duas semanas uma campanha intensiva de vacinação alcançou os 50 mil habitantes da região. Foi, ainda, estabelecido regime de quarentena para aqueles com exposição potencial e centenas de outras pessoas foram isoladas em uma instalação improvisada na periferia da cidade. Todo o tráfego foi suspenso na área de

---

139 Communicable Disease Center, em Atlanta.

140 Soviet State Research Center of Virology and Biotechnology, na Sibéria.

141 Localiza-se na Ásia Central, tendo ao norte o Casaquistão e ao sul o Usbequistão. Esse centro de pesquisas de armas biológicas permaneceu em funcionamento até 1992.

risco, e uma ampla estratégia de descontaminação de espaços e utensílios foi posta em prática por técnicos de saúde pública.

O que chamou a atenção nesse episódio, no entanto, foi o fato de que várias das vítimas contraíram a doença apesar de serem vacinadas. Além disso, os casos fatais desenvolveram uma forma hemorrágica pouco habitual. Tais constatações levam à conclusão inescapável de que eventuais modificações genéticas podem ter resultado em uma cepa viral mais agressiva, desenvolvida como arma biológica, de tal modo que a vacina parece ser menos eficaz.

Se de um lado podemos estar confrontando um vírus mais poderoso, de outro vamos recordar que as campanhas de vacinação foram suspensas desde os anos 1980. Portanto, aqui vai uma constatação temerária, particularmente em um momento histórico caracterizado por frequentes ameaças de ataques terroristas. Já deu para adivinhar? Isso mesmo. Estamos diante de uma ameaça potencial de que, em algum momento no futuro próximo, a humanidade poderá ser vitimada por uma arma biológica altamente letal.

Pessimista, eu? Espero, sinceramente, que sim.

Se o mundo já estava em frangalhos ao fim da Primeira Guerra Mundial, não se engane, porque as coisas iriam piorar ainda mais.

Para alguns, uma espécie de celebração demoníaca – uma missa negra universal – para coroar a carnificina performática, encenada com toda a dramaticidade nos campos de batalha durante a Grande Guerra (1914--1918). Para outros, talvez um supremo castigo celestial para punir o instinto bestial do ser humano de destruir a si mesmo e também seus semelhantes. De qualquer modo, em 1918, ao fim da Primeira Guerra Mundial, derramou--se sobre um planeta já profundamente ferido a grande pandemia (epidemia de alcance intercontinental) de influenza, que ficou notabilizada como gripe espanhola. Os primeiros casos teriam sido registrados na cidade litorânea de San Sebastián, no mês de fevereiro de 1918. Em seguida, outros casos surgiram em Madri e logo foram noticiados pela imprensa local. Em um período de dezoito meses (entre 1918-1921) ela conseguiu a proeza de matar muito mais gente (calcula-se que esse número pode ter chegado à casa dos 50 milhões de pessoas!) do que a própria guerra mundial recém-findada[142]. Seu rápido

---

142 As estatísticas variam amplamente, desde as mais conservadoras, na casa dos 20 milhões, até os 100 milhões de mortes ao redor do mundo.

espraiamento por diferentes países e continentes talvez encontre explicação no fato de o vírus pegar carona em aves migratórias.

Um verdadeiro desastre demográfico, em especial para os países que já haviam sacrificado muitos de seus jovens soldados, o que acabou por intensificar o vazio deixado pela guerra, exatamente naquela faixa populacional representada por homens jovens. Esse impacto fica evidente ao constatarmos que entre os anos de 1917 e 1918 a expectativa de vida da população dos Estados Unidos baixou de forma inusitada de 51 para 39 anos.

Na verdade, a humanidade se viu diante de um novo vírus da gripe contra o qual a maior parte dos humanos não dispunha de anticorpos. Pequenas mutações na estrutura antigênica do vírus da influenza estão sempre em curso e são responsáveis pelos surtos que se verificam periodicamente, ano após ano, mundo afora. Mas, quando ocorre uma mutação radical, cresce o risco de ocorrência de uma grande epidemia que pode assumir proporções planetárias. Esse fato explica-se por haver uma imensa parcela da população ainda totalmente desprovida de algum indício de imunidade contra esse novo vírus. Vulnerabilidade ampla, geral e irrestrita. Catástrofe anunciada. Devastação. Foi o que aconteceu com a gripe espanhola, que matou principalmente jovens, em uma proporção nunca antes vista nas epidemias que ocorreram em anos anteriores. Ela se apresentou em três ondas sequenciais. A primeira chegou em fevereiro (inverno no Hemisfério Norte), atingiu a Europa e a América do Norte, mas se recolheu em meados do verão do mesmo ano. Foram poucos os casos fatais. Ufa! Parecia, então, que as notícias haviam sido por demais alarmistas. Puro engano. O outono traria consigo a segunda e mais avassaladora onda, que desta vez se disseminou também pela Ásia e América do Sul. Só na Índia teriam sido 20 milhões de mortes. Sua evolução clínica inusitada cursava com tosse produtiva e sanguinolenta. O óbito sobrevinha em tempo muito breve, por insuficiência respiratória aguda ou, ainda, em consequência de pneumonia bacteriana. Estavam ali os ingredientes para espalhar o pânico nas populações. Por fim, a terceira onda chegaria em 1920, mas desta feita, felizmente, bem mais enfraquecida.

A forma mais habitual de transmissão do vírus da gripe é através do ar. Ambientes fechados e aglomerações são um convite e tanto para a rápida e vigorosa disseminação da doença. Também é possível adquirir o vírus por contato direto com objetos contaminados, pois a criatura é capaz de resistir no

Vencendo a morte

meio ambiente por várias horas, especialmente sob temperaturas mais baixas e com pouca umidade. Decorre daí a importância indiscutível da lavagem frequente das mãos!

Ao contrário dos vírus causadores do resfriado comum, o vírus da influenza – a verdadeira gripe – é altamente debilitante e, por isso mesmo, não raramente, fatal. Pessoas nos extremos da vida (crianças pequenas e idosos), gestantes, malnutridos, doentes crônicos ou portadores de deficiência imunológica representam alvos preferenciais. Os vírus reproduzem-se rapidamente abrigados no revestimento mucoso de todo o aparelho respiratório, provocando inflamação e tosse, a qual, por sua vez, representa um excelente meio de transporte, dando carona aos vírus nas gotículas de secreção que são expelidas e pulverizadas no ar e podem atingir outras pessoas. Some-se a isso o fato de que o período de incubação é muito curto (1-3 dias), e logo estamos à mercê de uma disseminação explosiva da doença. Mais uma vez observa-se, de início, sintomatologia inespecífica: febre, dor de cabeça, dores musculares, mal-estar geral, apatia, coriza, dor de garganta e tosse. Os casos de maior gravidade revelam-se à medida que o exército viral rompe as barreiras de defesa do hospedeiro e ganha a corrente sanguínea. Seria algo equivalente a um comboio de automóveis escapar de uma série de obstáculos *off-road* e ganharem acesso a uma malha viária formada por autopistas. Passam, então, a se deslocar livremente, em alta velocidade e em todas as direções. Logo se farão presentes lesões em vários outros órgãos: fígado, coração e sistema nervoso central. No caso da gripe espanhola, de forma surpreendente e alarmante, muitas vítimas evoluíam para a morte apenas algumas horas depois do início das manifestações da doença.

Naquele mesmo ano de 1918, o já renomado periódico norte-americano *Journal of the American Medical Association – JAMA –*, ao mesmo tempo que saudava o fim dos enfrentamentos bélicos daquele que fora o maior morticínio causado por uma guerra em toda a história da humanidade, por outro lado, alertava para a chegada do inimigo infeccioso, ainda mais impiedoso e com potencial de provocar mortandade ainda maior. E aquela expectativa pessimista confirmou-se da maneira mais cruel possível.

Embora a fase aguda tenha duração inferior a uma semana, a recuperação definitiva pode levar até quinze dias. A vacina é uma realidade, e bastante efetiva para prevenir ou atenuar a ocorrência da doença em sua forma mais grave. No entanto, a cada ano novas vacinas devem ser administradas à população mais vulnerável, tendo sempre em conta as novas cepas de vírus com potencial para produzir a doença.

A imunidade adquirida é inespecífica e exclusiva para as cepas de vírus que foram utilizadas na produção de determinada vacina. Trata-se, portanto, de um jogo de probabilidades. É possível, portanto, ser vacinado e ainda assim vir a contrair influenza produzida por um tipo de vírus que não esteja contemplado naquela vacina.

Em face de toda essa gama de opções virais, dispensável seria falar do "excelente potencial" dos vírus da influenza sob o ponto de vista de arma biológica estratégica. Mesmo vacinados para os subtipos mais prováveis, é virtualmente impossível prevenir a ocorrência de surtos nos exércitos ou populações que sejam alvo de ataques biológicos.

As opções de armas virais também são múltiplas, mas discorrer sobre todas elas foge ao escopo deste livro. Recordemos apenas dois outros exemplos: vírus da febre amarela e vírus ebola, este último em mais uma temerária aparição em meados da segunda década do século XXI. E cabe salientar que não se trata de nenhuma aparente iniciativa bélica preconcebida!

Finalmente, há também um grupo de várias toxinas produzidas por microrganismos com capacidade – testada e aprovada – para causar quadros mórbidos significativos em seres humanos. Vejamos apenas duas.

Um dos mais excruciantes calvários a que eram submetidos os soldados feridos em batalha ao longo da história, e que ainda assombrava os exércitos até a primeira metade do século XX, tem nome e sobrenome: gangrena gasosa.

Essa entidade era capaz de provocar uma dupla sensação de horror e desespero. Em primeiro lugar, porque o curso da lesão, irremediavelmente progressiva, era vivenciado pela pobre vítima, que assistia impotente – assim como os médicos – à deterioração irremediável do membro acometido pela necrose (putrefação) dos tecidos orgânicos. À medida que a infecção se propaga abaixo da pele e vai causando a destruição dos tecidos subjacentes, formam-se bolhas de gás (produzido pelo próprio metabolismo da bactéria) que, por vezes, confluem em bolsas maiores. Ao se pressionar a área acometida tem-se a sensação de um crepitar, e, se a bolsa for puncionada, o escape do gás provoca uma espécie de assobio acompanhado de odor extremamente fétido. Em segundo lugar, porque se fazia anunciar, impassível e cruel, a perspectiva quase certa de que aquele sofrimento impiedoso só poderia mesmo ter um fim quando a vítima se percebesse enredada em outro pesadelo de proporções ainda mais excruciantes: a amputação! Quanto mais tecidos desvitalizados houvesse, tanto mais favorável o terreno para a multiplicação do *Clostridium*, isso porque se trata de germe anaeróbio, cuja característica é desenvolver--se em microambientes privados de oxigênio. Também conhecida como mionecrose, a gangrena gasosa faz parte, ao lado da enterite necrotizante (lesão que acomete os intestinos) e do envenenamento por alimentos, dos quadros mórbidos que podem ser provocados pelas várias toxinas produzidas pela bactéria *Clostridium perfringens,* embora a doença também possa ser consequência de contaminação por outras espécies de *Clostridium* e mesmo outras bactérias.

Como arma biológica estratégica, algumas de suas toxinas podem ser disseminadas no ar em meio a aerossóis que provocam lesões pulmonares e também em outros órgãos, com grande potencial de letalidade. Seu emprego na guerra torna-se ainda mais preocupante pelo fato de que não se dispõe de meios efetivos de prevenção e, se não tratada, pode ocasionar a morte em aproximadamente 50% dos casos.

Ainda que se caracterize como uma toxina, mesmo assim a botulínica pode ter lá seus encantos para um público ávido pela busca incessante da beleza e juventude eternas. Porém, por trás de suas vantagens e atrativos (recentemente descobertos pela Medicina estética), esconde-se uma substância química – neurotoxina – muito potente, que tem a propriedade de impedir a liberação da acetilcolina nas terminações nervosas e, assim, bloquear a transmissão dos impulsos nervosos, causando paralisia muscular. Disso decorre o conjunto de manifestações clínicas que caracterizam o botulismo, causado por contaminação de alimentos pelo *Clostridium botulinum*. Essa bactéria está presente no solo e se desenvolve na ausência do oxigênio (trata-se, portanto, de um germe anaeróbio). Em condições ambientais desfavoráveis consegue sobreviver na forma latente de esporos altamente resistentes.

O ataque biológico sob forma de aerossol causa um quadro semelhante àquele desencadeado pela doença natural, em que se destacam fraqueza generalizada, inclusive dos músculos respiratórios (o que provoca dificuldade para respirar), queda das pálpebras, visão prejudicada, tonturas, dificuldade para urinar, abdômen distendido, dificuldade para falar e engolir. O paciente mantém-se consciente. Sem tratamento, a morte pode sobrevir por insuficiência respiratória em mais de 60% dos casos acometidos. O tratamento é feito com uma antitoxina (toxoide).

Por fim, resta a constatação óbvia de que, sabedores do considerável grau de incapacidade veiculado pelas doenças naturais e seu poder de reduzir o potencial de ataque de um exército, podemos entender mais facilmente o porquê de toda a energia e o enorme volume de recursos financeiros destinados por muitas nações ao longo da história mais recente às pesquisas para produção de grande variedade de agentes biológicos, transformando-os em predadores ferozes para fins militares.

Por certo, somos parte da humanidade que aspira a continuar sua jornada terrena – por meio das gerações que irão sucedendo-se rumo ao futuro –, sempre na busca otimista por um profético tempo novo e melhor, quem sabe até mesmo livre das guerras. No entanto, essa mesma humanidade é por demais autodestrutiva, o que a torna refém de si mesma e a obriga a prosseguir hesitante, tateando em meio a uma zona nebulosa de muitas incertezas.

Capítulo 16

SHOCK!

MAQUINARIA DESCONTROLADA

A guerra é um massacre entre pessoas que não se conhecem para proveito de pessoas que se conhecem, mas não se massacram.

(Paul Valéry, poeta francês, 1871-1945)

(...) Ele [o paciente] permanecia apático e alheio ao ambiente em seu redor; o olhar vago. As pupilas dilatadas reagiam lentamente ao estímulo luminoso (...) a pele e as mucosas mostravam-se pálidas e de um aspecto marmóreo; suas mãos e lábios exibiam tonalidade azulada. Gotas de suor escorriam pela testa e sobrancelhas; o corpo todo era frio ao toque das mãos (...) reagia pouco aos estímulos sensitivos (...). Se os membros eram erguidos e em seguida soltos, caíam imediatamente, como acontece com os mortos (...). O pulso era quase imperceptível e muito rápido (...). O paciente mantinha-se consciente, porém respondia pobre e lentamente às solicitações que deveriam ser insistentes (...). Sua respiração era caracterizada por longos e profundos suspiros, intercalados com movimentos bem superficiais, quase imperceptíveis (...).[143]

---

143 Hermann Fischer, cirurgião alemão, durante a apresentação de um caso em reunião da clínica cirúrgica na cidade de Breslau, em 1870.

O chamado choque é caracterizado (de forma bastante simplificada) como um desarranjo cardiocirculatório, em que ocorre queda da pressão sanguínea, a pulsação fica mais acelerada e enfraquecida, a pele torna-se pálida e fria; o paciente acometido manifesta alteração do estado de consciência, variando de um certo grau de ansiedade e confusão até o coma (inconsciência).

Foi a partir da Guerra Civil Americana (1861-1865) que o choque começou a integrar o vocabulário médico da época de forma mais sistemática. Embora soe estranho, durante muitos anos persistiu a noção entre médicos mais antigos de que hemorragia e choque eram entidades sem associação causal evidente. O colapso circulatório era enfrentado com repouso, algumas doses de ópio e aplicação de cataplasmas aquecidas.

O primeiro relato histórico que faz referência ao emprego de solução salina (soro) por via endovenosa (no tratamento de condições em que havia perda de líquidos corporais) pode ser encontrado na edição de 1832 do *The Lancet,* a famosa revista médica britânica, com o título "Saline venous injection in cases of malignant cholera, performed while in the vapor bath" (*Lancet,* 1:173,1832).

Em 1872, Samuel Gross descreveu o choque como "(...) uma manifestação rude e descontrolada da maquinaria da vida".

Mesmo antes do final do século XIX já era possível encontrar outras recomendações terapêuticas audaciosas como a de Pilcher (1892), sugerindo a administração de solução salina no choque e na anemia aguda (hemorragia) secundária aos ferimentos. As teorias da época atribuíam tal condição ao "(...) esgotamento da energia emanada de um ou mais centros nervosos, chegando em situações extremas à paralisia das sensações e dos movimentos".

Durante a Guerra Hispano-Americana (1898), começava a tomar corpo uma nova modalidade de tratamento que consistia em administrar solução salina (soro) sob forma de enema retal (isso mesmo, algo parecido às lavagens intestinais, mas nesse caso o objetivo era que o organismo absorvesse o líquido introduzido) ou injeções subcutâneas. É dessa mesma época um relato curioso no qual um soldado praticamente exangue (isto é, com perda da maior parte do volume de sangue circulante) – depois de receber um ferimento no pescoço que seccionou sua artéria carótida e a veia jugular – foi mantido vivo por aproximadamente dezesseis horas mediante o emprego de salina.

De resto, a abordagem terapêutica do choque completava-se com o uso de estricnina[144] e cobertores para manter o paciente aquecido. Foi também por essa ocasião que pela primeira vez se cogitou a possibilidade de o choque também estar relacionado à sepse (a partir de quadro infeccioso), tendo em conta observações médicas feitas em soldados que exibiam ferimentos infectados e gangrena gasosa.

Durante a Guerra dos Bôeres, na África do Sul (1899-1902), o choque circulatório – que se seguia aos ferimentos traumáticos e hemorragias – era enfrentado pelos médicos militares por meio do aquecimento da vítima e infusão endovenosa de salina. Àquela altura ainda não estavam disponíveis as transfusões sanguíneas.

A apresentação clínica do choque não representava nem de longe uma novidade para os médicos durante a Primeira Guerra Mundial. Na realidade, Ambroise Paré, o mais famoso cirurgião militar francês do século XVI[145], já havia descrito as principais manifestações do choque.

Talvez a melhor maneira de justificarmos a importância do choque como mecanismo de morte durante as guerras fosse por meio da apreciação das estatísticas obtidas ao final da Primeira Guerra Mundial (1914-1918). Nesse conflito, estima-se que perderam a vida 1.185.000 soldados. Calcula-se que 10%, ou seja, 185 mil homens, tenham morrido em consequência de hemorragia e choque produzidos por ferimentos abdominais penetrantes, sem que ao menos houvesse tido tempo hábil para oferecer algum tipo de socorro médico cirúrgico. O choque era entendido como entidade intimamente ligada à evolução das feridas, razão pela qual se empregava habitualmente a terminologia "choque traumático" durante a Primeira Guerra Mundial. Registros médicos dão conta de que a desidratação (por falta de ingesta de água

---

144 A estricnina é um alcaloide muito tóxico obtido das sementes da árvore *Strychnos nux-vomica,* encontrada no Sri Lanka, na Austrália, na Índia e no Havaí; em geral apresenta-se na forma de pó branco, inodoro e extremamente amargo. Seu emprego inicial foi como pesticida, principalmente contra ratos. No passado teve uso também como afrodisíaco, estimulante das funções cardiocirculatórias, respiratórias e digestivas. Muitos também foram os casos de intoxicações graves e fatais. Hoje não tem nenhuma indicação no campo médico.

145 Na verdade, Paré foi o mais ilustre e respeitado representante da classe dos cirurgiões-barbeiros.

e suor abundante) ou ainda o emprego de anestesia com éter ou clorofórmio poderiam contribuir para a instalação do choque clinicamente evidenciável em pacientes que fossem vítimas de trauma. Sua caracterização clínica incluía a baixa pressão sanguínea arterial e venosa (devido à redução do volume circulante de sangue), pulso fino e rápido, hemoconcentração (o sangue se tornava mais viscoso em razão da perda de seu componente de água), pele fria e úmida, palidez, cianose (cor azulada da pele e mucosas), respiração rápida e superficial, sede, agitação e progressiva obnubilação (desorientação).

Em artigo científico publicado em 1918, Santy et al. chamavam a atenção para a importância do atendimento precoce aos feridos. Pacientes socorridos dentro da primeira hora após o trauma apresentariam mortalidade ao redor de 10%; quando a demora se prolongava por oito horas, a mortalidade podia atingir cifras de até 75%.

O desconhecimento sobre as causas e os mecanismos envolvidos na instalação do choque produzia uma desconfortável sensação de impotência entre os cirurgiões militares expostos às legiões de soldados feridos, cuja deterioração clínica desfilava, arrogante e impassível, diante de pinças e bisturis que pareciam armas inúteis contra inimigo tão implacável.

Como acontece ao nascer de cada novo dia, a luz foi aos poucos se fazendo notar no meio científico.

Inconformados com o estado das coisas, médicos e cientistas britânicos e norte-americanos resolveram unir esforços na busca de mais respostas e, sobretudo, de soluções terapêuticas. Para liderar esse trabalho conjunto, em 1916 foi indicado um fisiologista da Universidade Harvard, Walter B. Cannon (1871-1945)[146]. Como os detalhes de ordem mais técnica fogem ao escopo deste livro, bastaria dizer que, a partir de certo momento em diante, as pesquisas deixariam um pouco mais de lado as questões teórico-científicas para se dedicar a um enfoque de caráter mais pragmático, visando, prioritariamente, dar embasamento razoável ao treinamento das equipes médicas dos postos avançados e hospitais – que ofereciam os primeiros cuidados aos feridos em estado de choque. Ênfase especial era dirigida à capacitação do pessoal nas

---

146 É dele a publicação de 1923 – *Traumatic Shock* – que chama a atenção para o fato de que um determinado hormônio com propriedades similares às da adrenalina era capaz de estimular o sistema nervoso simpático, promovendo aumento da frequência cardíaca, constrição dos vasos sanguíneos e melhora da hipotensão presente no choque circulatório.

técnicas de ressuscitação dos soldados que desenvolviam sinais de choque após sofrerem ferimentos graves.

Em meio ao trabalho frenético dos médicos nas linhas de frente das batalhas, em condições as mais adversas, a primeira dificuldade que se apresentava na abordagem das vítimas em choque era – por mais surpreendente que nos possa parecer! – a verificação da pressão arterial. Tratava-se de método ainda pouco difundido entre a classe médica norte-americana. A alternativa preferida ainda era a palpação do pulso radial.

Os médicos militares que respondiam pelo atendimento dos soldados já tinham noção de que no choque havia déficit do volume circulante e, portanto, era necessário repor água. Mas de que forma? Por onde? Bem, parecia lógico e natural usar a via oral e/ou retal. Nos casos mais severos utilizava-se inclusive a via subcutânea; optar pela via endovenosa, no entanto, era ainda excepcional. De qualquer modo, o grande desafio terapêutico naqueles tempos, era, sem dúvida, restaurar o volume circulante e superar o colapso do sistema cardiocirculatório.

A Primeira Guerra Mundial trouxe consigo também a preocupação das equipes médicas em oferecer melhores chances de sobrevivência aos pacientes feridos que eram resgatados das batalhas em franco estado de choque hemorrágico, patrocinado por generosas perdas de sangue. Mencionamos no capítulo dedicado à evolução dos hospitais militares que a partir de 1915 um novo setor foi incorporado à estrutura-padrão dos hospitais de campanha ingleses. A "sala de reanimação" destinava-se exclusivamente a recepcionar e dar o primeiro atendimento aos pacientes em choque. Após eventual estabilização dos parâmetros vitais, o soldado era então levado à cirurgia.

No entanto, o estágio de conhecimento científico sobre a entidade "choque" era, àquela altura, ainda bastante rudimentar. Da mesma forma, o arsenal terapêutico oferecia poucas alternativas efetivas para a Medicina enfrentar esse outro inimigo.

O protocolo de tratamento incluía aquecimento da vítima e infusão de solução salina (cloreto de sódio 0,9% acrescido de goma acácia 6%), não por via endovenosa, mas por via retal, na forma de enema. A solução absorvida através da mucosa do intestino grosso atingia a corrente sanguínea. Com isso, produzia-se alguma expansão do volume circulante, mas o efeito final, em termos de estabilização da pressão sanguínea, era apenas transitório. Por fim, eventuais e heroicas tentativas, ainda que embrionárias, de transfusão de sangue foram postas em prática com toda a precariedade própria do pioneirismo. Vítima e doador eram posicionados lado a lado, e o sangue era transferido diretamente de um para o outro, por meio de tubos interligados. Era a chamada transfusão no campo de batalha. Para vencer o obstáculo representado pela inevitável formação de coágulos, a parte interna da tubulação recebia prévio tratamento à base de parafina. Foi somente após 1917 que a anticoagulação adequada passou a ser realizada com citrato, o que permitiu a coleta prévia e estocagem em frascos de vidro do sangue obtido de doadores para ser utilizado em transfusões posteriores.

Durante a Segunda Guerra Mundial o choque ainda era associado à queda na pressão arterial e não propriamente a um defeito na perfusão sanguínea dos vários órgãos. Tampouco se atribuía a devida importância ao fator tempo como elemento fundamental na prevenção de complicações.

Por causa da crença de que a acentuada perda do componente de água do sangue o tornava mais concentrado (grosso), não se preconizava a administração de transfusões. Por essa razão, o uso de plasma (portanto, sem os glóbulos vermelhos) era visto como mais adequado e bastante disseminado, muito embora sua disponibilidade não acompanhasse o desejo dos médicos de empregá-lo mais frequentemente na prática. Quando disponível, vinha na forma liofilizada (em pó) e, por isso, era necessário adicionar água destilada ao frasco. Para essa manipulação adicional, perdia-se tempo e aumentavam os riscos de contaminação.

Soldados com ferimentos graves sofridos durante o ataque japonês a Pearl Harbor foram tratados com infusão de albumina (em vez de se empregar o sangue total), que era obtida por meio do fracionamento do plasma sanguíneo. De qualquer modo, tampouco havia facilidade de obtenção de outros expansores. Mesmo o soro fisiológico precisava ser preparado artesanalmente no próprio hospital de campanha, com a adição de sal – cloreto de sódio – à água obtida de destiladores. A solução assim elaborada era, então, transferida para frascos de vidro aos quais se conectava "(...) um velho tubo de borracha dotado de agulha". Apesar de o tubo ser esterilizado, a tal solução caseira certamente carreava uma profusão de pirógenos – substâncias contaminantes responsáveis por intensas reações febris.

Aparentemente o aprendizado que já havia sido alcançado durante a Primeira Guerra Mundial não se incorporou à prática médica, especialmente durante os primeiros anos da Segunda Guerra Mundial. Somente a partir de 1942 é que a reposição sanguínea no choque traumático ganhou status de necessidade inquestionável, desencadeando um programa mais efetivo de transfusões. Ainda assim, a conduta vigente recomendava administrar tão somente o volume de sangue perdido, bem diferente da conduta adotada a partir da Guerra da Coreia, quando ficou evidenciada a necessidade de se repor volumes bem superiores às perdas originais.

O texto a seguir nos permite ter uma ideia razoável sobre a abordagem médica inicial dos soldados britânicos feridos durante a Segunda Guerra Mundial, em que a perda sanguínea era suficiente para desencadear o estado de choque hemorrágico:

> (...) Cada paciente vítima de ferimentos era examinado por inteiro para identificar as suas lesões; a perda de fluidos corporais era abordada com administração de plasma ou transfusão sanguínea; a dor, aliviada por meio de morfina (em geral administrada por via endovenosa) e todos os esforços eram empregados com o objetivo de elevar a pressão arterial sistólica [máxima] pelo menos até 100 mmHg [milímetros de mercúrio], antes que algum procedimento cirúrgico fosse iniciado (...).

Para os leitores que tiverem especial interesse em obter mais detalhes sobre o tema, bem como de vários outros aspectos médicos relacionados aos acontecimentos da Segunda Guerra Mundial, recomenda-se consultar o livro de autoria de sir Arthur McNalty e W. F. Mellor: *History of the Second World War – Medical Services in War* (Her Majesty's Stationary Office, 1968).

A Guerra da Coreia (1951-1953) representou, sem dúvida, um grande salto para a Medicina militar praticada até então. Além do importante papel desempenhado pelo resgate aeromédico por helicópteros, os hospitais montados nas proximidades da linha de fogo ganharam estrutura muito mais preparada para atendimento integral aos soldados seriamente feridos. A disponibilidade de estoques de sangue para transfusões não enfrentava maiores restrições, de tal forma que os avanços teóricos obtidos na terapêutica do choque puderam ser postos em prática. A introdução das bolsas plásticas em substituição aos frascos de vidro também contribuiu para tornar a infusão endovenosa um procedimento de execução mais simples.

Foi também na Coreia que um novo conceito emergiu em meio à dor e ao sofrimento dos milhares de soldados feridos. Além do choque hemorrágico e do choque traumático, passou a ser descrita outra modalidade que, curiosa e paradoxalmente, não se caracterizava, necessariamente, pela queda dos níveis pressóricos, apesar de continuar ocorrendo prejuízo na perfusão dos órgãos. O chamado choque séptico, em geral associado a infecções graves, ganhava, assim, o reconhecimento oficial da classe médica e fazia perder espaço, na mente ainda confusa desses profissionais, a noção de que choque era sempre igual a queda na pressão arterial.

Poucos anos mais tarde, no Vietnã, a importância das alterações na perfusão dos tecidos e órgãos passou a merecer lugar de mais destaque na fisiopatologia do choque, enquanto os níveis da pressão arterial deixaram de ser o aspecto preponderante. A questão resumia-se, portanto, ao comprometimento da capacidade de geração de energia pelas células do organismo, por estarem elas privadas da oferta de um componente vital para o seu adequado funcionamento: o oxigênio. Sem oxigênio não se produz energia suficiente; e, sem energia, a vida não pode prosseguir.

Soldados mortalmente feridos durante os conflitos no Vietnã, e que até a Segunda Guerra Mundial por certo entrariam para as estatísticas militares como "mortos em combate", não só conseguiam alcançar os hospitais em menos de uma hora como muitas vezes eram reanimados com sucesso, graças às infusões endovenosas (soros, gelatinas, plasma e sangue) precoces e agressivas conduzidas pelos paramédicos ainda durante o transporte. As transfusões já estavam definitivamente incorporadas ao ritual médico de ressuscitação. Os suprimentos de sangue e outros expansores já não mais constituíam limitação para a arte de curar e salvar vidas.

Mas, inexoravelmente, toda conquista tem seu preço. E o pedágio cobrado aos tenazes sobreviventes na Coreia e no Vietnã incluía novos e complexos desafios, entre os quais se destacavam os distúrbios da coagulação, insuficiência renal aguda (IRA) e insuficiência respiratória aguda, que acabavam por desaguar na falência orgânica múltipla.

A IRA pós-traumática surgiu com grande força durante a Guerra da Coreia e foi posteriormente atribuída à reposição ainda tímida de fluidos endovenosos e aquém das reais necessidades para normalizar a perfusão sanguínea dos órgãos. Mais uma vez, o aprendizado veio à custa de muitas vidas perdidas e apontou para a necessidade do emprego de grandes volumes de soro, a fim de prevenir o desenvolvimento da IRA.

Com a lição de casa devidamente entendida e feita, partiu-se para ofertas realmente mais generosas de líquidos endovenosos durante a abordagem inicial do choque. Os resultados positivos puderam ser conferidos nas estatísticas do Vietnã.

No entanto – sempre surge algum senão –, a melhora na sobrevida dos pacientes que experimentavam o choque hemorrágico foi acompanhada, infelizmente, de um aumento na incidência de insuficiência respiratória, que se manifestava um pouco mais tarde na evolução do paciente traumatizado.

É certo que entidades como o choque e a insuficiência renal aguda traduziam-se no principal objeto de preocupação dos médicos militares durante a Segunda Guerra Mundial. Além disso, havia também muita preocupação sobre como enfrentar o problema das feridas infectadas e a disponibilização de sangue para transfusões. Ainda assim, as complicações pulmonares do trauma também foram alvo de vários estudos e tentativas terapêuticas.

É provável que nenhuma outra equipe médica tenha oferecido contribuições tão significativas para o avanço da cirurgia militar durante a Segunda Guerra Mundial como o Second Auxiliary Surgical Group, vinculado ao 7º Exército norte-americano, baseado no Mediterrâneo. Um dos integrantes dessa equipe médica era Lyman A. Brewer (1907-1988). A literatura, de forma geral, atribui a Brewer, em 1946, a descrição inicial de uma entidade designada por ele de "pulmão úmido". Caracterizava-se pela instalação, após alguns dias, de insuficiência respiratória em soldados gravemente feridos (ainda que as lesões fossem localizadas em outras partes do corpo que não os próprios pulmões), por exemplo nos casos de traumatismo cranioencefálico, abdominal ou de extremidades. No exame *post mortem,* os pulmões apresentavam aumento do conteúdo líquido (edema ou inchaço), o que explica a origem do nome "pulmão úmido". O artigo original publicado por Brewer no periódico médico *Annals of Surgery,* em 1946 – "The Wet Lung in War Casualties" –, iniciava-se da seguinte forma:

> A experiência adquirida no tratamento de um grande número de soldados feridos durante as campanhas da Sicília, na Itália, antes de julho de 1944, demonstra a importância do pulmão úmido no tocante à morbidade e mortalidade de pacientes vítimas de ferimentos torácicos, cranianos e abdominais (...).

O próprio Brewer envolveu-se diretamente no tratamento de 167 pacientes com traumatismos severos, dos quais 65 teriam exibido quadro clínico compatível com pulmão úmido. Essa considerável experiência foi determinante para que ele admitisse, já em seu artigo de 1946, que a insuficiência respiratória pós-traumática representava "(...) um dos mais sérios problemas enfrentados pelo cirurgião nas frentes de batalha".

A evolução favorável de muitos pacientes foi atribuída em grande medida à adoção da ventilação artificial sob pressão positiva (para que o ar fosse forçado a penetrar nas vias aéreas), realizada com a ajuda de máscara facial. Assim, durante a inspiração, o paciente era ajudado por meio da compressão manual de uma bolsa de ar (semelhante àquela usada pelos anestesiologistas), melhorando a expansão dos pulmões. Portanto, o tratamento dependia da constante presença de um médico ou enfermeiro à beira do leito, que iam se revezando na tarefa.

Mais tarde, em 1946, V. Ray Bennett desenvolveu uma válvula de fluxo (originalmente utilizada para administrar oxigênio sob pressão aos pilotos de aviões de caça) que trouxe importante avanço ao método de oxigenação com pressão positiva. Pouco depois, seria construída a primeira versão de um ventilador mecânico, cujos exemplares tecnologicamente mais sofisticados povoam hoje as unidades de terapia intensiva (UTIs) de todo o mundo.

Sob nova nomenclatura – "pulmão de choque" –, aquela entidade que passou a despertar a atenção dos médicos militares a partir da Segunda Guerra Mundial seria mais ampla e profundamente investigada durante a Guerra do Vietnã.

No decorrer da Guerra Árabe-Israelense (1973), a abordagem preventiva para evitar que lesões hemorrágicas caminhassem para a instalação do estado de choque dependia da imediata adoção das técnicas de ressuscitação mediante reposição endovenosa de fluidos – pelos próprios paramédicos, ainda em campo –, e tinha prosseguimento tão logo a vítima alcançasse os postos médicos avançados situados nas imediações da zona de combate. O balanço final desse conflito apontou, de forma inequívoca, a eficácia das infusões endovenosas precoces na prevenção das consequências deletérias do choque hemorrágico: apenas 21 soldados israelenses vitimados por hemorragias graves desenvolveram insuficiência renal aguda.

Capítulo 17

LA SANGRE

EM PRETO E BRANCO
(E ALGUNS TONS DE CINZA)

Cada guerra é uma destruição do espírito humano.
(Henry Miller, romancista norte-americano, 1891-1980)

Os primeiros registros históricos de que se tem notícia fazem referência a uma tentativa pioneira de transfusão, ainda em 1492. Nesse ano, o papa Inocêncio VIII[147] adoeceu e entrou em estado de coma. Em uma tentativa desesperada de salvar o Sumo Pontífice, a Igreja Católica permitiu que os médicos que assistiam o papa moribundo buscassem alguma alternativa milagrosa. Assim, decidiu-se, *in extremis,* extrair sangue de três garotos de 10 anos de idade ("sadios de corpo e alma") e, em seguida, "transfundi-lo" ao papa, porém, por via oral (isso mesmo, pela boca), uma vez que não se dispunha de conhecimentos sobre a circulação sanguínea, nem tampouco sobre a técnica de infusões intravenosas. Isso teria ocorrido em 25 de julho de 1492, no mesmo dia em que o vigário de Cristo completava 60 anos.

Depois de tentativa tão incomum, decerto a morte do chefe da Igreja não constituiu propriamente uma grande surpresa, exceto pelo fato lamentável de que, por conta daquele procedimento excêntrico e malogrado, também os três garotos tenham morrido. Aqui se percebe haver certa polêmica na literatura, pois essa afirmação foi feita pelo escritor italiano Stefano Infessura, que alguns acusam de assumir atitude antieclesiástica; outros apontam que apenas

---

147 Giovanni Battista Cybo (1432-1492) iniciou seu papado em 1484 e logo publicou a "Bula contra os Bruxos", pela qual conferia amplos poderes à Inquisição para prender e torturar todos aqueles suspeitos de atividades ligadas à bruxaria.

o primeiro garoto teria morrido em consequência da retirada de um maior volume de sangue.

Ao que consta, os cirurgiões ingleses John Wilkins e, logo depois, Richard Lower (1631-1691) vinham realizando, lá pelos idos de 1665, transfusões experimentais entre animais, em Oxford, Inglaterra. Lower extraía sangue de um cão e, em seguida, o injetava em outro. Até aí, tudo bem.

A coisa, no entanto, fica muito mais séria quando, em 1666, Lower resolve ir um pouco além e realizar uma transfusão de sangue de carneiro para um homem que sofria de distúrbio mental e acessos violentos de fúria. A ideia subjacente a justificar tal procedimento não era exatamente recompor o volume de sangue circulante, mas baseava-se na crença de que o sangue de um animal dócil ajudaria a restabelecer as condições de funcionamento do cérebro doente. E a nova moda dava sinais de conquistar outros adeptos, em outras paragens. Como naqueles tempos não havia telégrafo, telefone, fax, internet ou qualquer outra forma de comunicação globalizada, em 1667 parece ter sido realizada a primeira transfusão documentada. Ela teve lugar na França, por iniciativa de Jean-Baptiste Denis, então médico do rei Luís XIV. Ele obteve sangue de um carneiro e o administrou a um jovem de 15 anos, algo que nos parece inconcebível – mas, caso se dê crédito aos registros históricos da época, o rapaz teria, ainda assim, sobrevivido. Tal fato inusitado talvez encontre explicação na quantidade de sangue pouco significativa, que não teria sido suficiente para desencadear reação alérgica pronunciada. Lamentavelmente, o "sucesso" aparente dessa primeira investida teria estimulado Denis a continuar com seus experimentos, mas, a partir de então, quase sempre fatais.

Charles Richet, em seu livro *O que é indispensável saber sobre assistência aos feridos de guerra*, comenta acerca de tais tentativas inusitadas (e trágicas) no trecho transcrito a seguir, em sua redação original:

> (...) Rezam alguns livros, que no século XVII se havia imaginado a transfusão de sangue para curar os indivíduos atacados do delírio furioso. Injetando-se o sangue de um animal inofensivo como o carneiro, esperava-se transmitir a doçura desse animal. Era uma estranha ilusão. Longe de curar esses doentes, muitas vezes faziam--nos morrer em seguida a tal operação. Tanto assim que o Parlamento precisou proibir por uma lei especial tal tratamento, visto que essa transfusão se tinha tornado uma perigosa prática (...).

Nas últimas décadas dos anos 1600, diante de tão flagrantes insucessos, França e Inglaterra resolveram banir as transfusões.

A partir de 1818, vamos assistir ao ressurgimento de novas tentativas de transfusão de sangue, mas, desta feita, entre seres humanos. À frente desses eventos históricos estava o dr. James Blundell (1791-1878), obstetra e fisiologista de Londres. Depois de um moribundo que se encontrava com hemorragia interna, em fase terminal de câncer gástrico (e que, naturalmente, veio a falecer), foi a vez de tentar o método como forma de enfrentar a hemorragia pós-parto. Em determinada ocasião, Blundell teria utilizado 12-14 onças (400 ml) de sangue obtido, aparentemente, de vários doadores. Logo após exibir alguns sinais fugazes de melhora, a paciente acabou falecendo.

Novas tentativas se seguiram. Anos mais tarde, Blundell realizaria mais uma transfusão; tratava-se de paciente também com hemorragia pós-parto que recebeu cerca de 4 onças (4 x 29 g) de sangue doado por seu marido. Consta que a paciente sobreviveu.

Um médico de nome John Leacock preconizava, já em 1817, a transfusão com sangue humano ao mesmo tempo que questionava o real valor terapêutico da sangria. Todavia, não há evidências definitivas de que Leacock tenha executado alguma transfusão.

Em 1825, uma publicação no *Philadelphia Journal of the Medical and Physical Sciences* mencionava uma transfusão que teria sido levada a efeito em 1795 pelo dr. Philip Syng Physick, na cidade norte-americana da Filadélfia. Todavia, não se dispõe de outros registros sobre essa que teria sido a primeira transfusão conhecida.

Outros informes dão conta de transfusões realizadas em 1832 por William Jones (Inglaterra) e George McClellan (Filadélfia).

Há também referências bibliográficas que fazem menção ao fato de William A. Hammond (1828-1900), cirurgião do exército norte-americano, ter realizado, em 1849, transfusões em soldados com cólera. Os soldados morreram.

Em 1854, foi publicado um artigo que comentava sobre transfusão realizada em Nova Orleans, em um paciente portador de cólera que recebeu uma injeção de 10 onças (300 ml) de sangue humano. Ele morreu pouco depois com manifestações clínicas que, hoje se sabe, são associadas à embolia gasosa (quando o ar entra na corrente sanguínea e as bolhas acabam por interromper a passagem do sangue, provocando lesões em determinados órgãos ou regiões do corpo).

Outra doação, também realizada em Nova Orleans, teria ocorrido em 1858, e o receptor foi uma jovem senhora portadora de febre amarela. Na mesma cidade, o dr. Austin Flint Jr. teria obtido excelente resultado, entre 1860-1861, quando conseguiu reanimar um paciente moribundo mediante infusão de 200 ml de sangue de sua própria esposa. No entanto, o sucesso não durou mais de 24 horas.

Ainda em 1860, há referência a um procedimento de autotransfusão realizado durante uma cirurgia de amputação. O sangue coletado em um recipiente aquecido teria sido reinfundido através da artéria femoral.

Durante a Guerra Civil que teve lugar nos Estados Unidos (1861-1865), há registros de pelo menos quatro transfusões (duas delas teriam sido bem- -sucedidas) realizadas pelo Exército da União (Norte), porém nenhuma pelos Confederados (Sul).

Edwin Bentley (1824-1917) foi um cirurgião de Connecticut que atuou durante a Guerra Civil Americana na qualidade de tenente-coronel. Diplomou- -se em 1849 pela University Medical College of New York, em 1878 pelo Bellevue Hospital Medical College of New York e, no mesmo ano, pelo College of Physicians and Surgeons, na Columbia University (NY). Em 1861, com o início da guerra, ele mal havia iniciado sua prática clínica e logo se alistou no exército. Em 1862, enquanto atuava no L'Ouverture Hospital, da 3ª Divisão de Alexandria, na Virgínia, já se destacava por sua significativa experiência como cirurgião. A ele é atribuída a primeira transfusão bem-sucedida com sangue humano realizada nos Estados Unidos, conforme registro no *The Medical and Surgical History of the War of the Rebellion*, publicação oficial do Departamento de Guerra norte-americano:

> Tratava-se de um jovem soldado de 19 anos com um ferimento na perna direita, em 1864. Duas semanas mais tarde ele era admitido no hospital sob os cuidados do dr. Bentley. Era evidente àquela altura que o paciente havia perdido muito sangue, razão pela qual se optou por não se realizar a cirurgia. Foi realizado tratamento clínico por aproximadamente 40 dias por meio de "dieta altamente nutritiva" na tentativa de recompor o estado geral, porém a lesão acabou

evoluindo para gangrena. O tratamento local com "creosoto[148], cataplasmas de carvão e ácido nítrico" não foi de ajuda. Após três dias sobreveio hemorragia devido à erosão da artéria tibial posterior. Foi realizada amputação ao nível da tuberosidade da tíbia, porém o estado geral do paciente não apresentou melhora e decidiu-se testar o método de transfusão sanguínea recomendado por Brown--Sequard. O sangue necessário foi obtido de um homem saudável e forte. Cerca de 2 onças (60 ml) de sangue foram injetadas por meio de uma seringa na veia basílica. A melhora foi imediata, inclusive com rápida e completa cicatrização do coto do membro inferior ao final de dois meses.

Em 1866, o dr. W. W. Myers realizou, em Pittsburgh (Pensilvânia), transfusão com 6 onças de sangue estocado em uma criança com hepatite.

Com a disponibilização de novos instrumentais, entre 1870 e 1890 as transfusões ganharam maior impulso.

As complicações mencionadas nas descrições de casos daquele período são, em grande parte, bastante similares àquelas ainda hoje observadas na prática hospitalar. Os frequentes insucessos, cujas causas ainda não eram conhecidas, reforçavam a ideia de que o emprego de soro fisiológico causava menos complicações.

A título de curiosidade, cabe assinalar que, em determinado momento, até mesmo a infusão endovenosa de leite (sim, leite!) chegou a ser defendida por aqueles que acreditavam que os "corpúsculos brancos do leite eram capazes de se transformar nos glóbulos vermelhos do sangue".

Em 1900, o austríaco Karl Landsteiner[149] (1868-1943) daria um passo decisivo para o sucesso das transfusões sanguíneas ao descrever os grupos sanguíneos A, B e O (este último tido como doador universal). Um ano mais tarde, seria identificado o grupo AB (receptor universal). A partir de tais descobertas estabelecia-se uma perspectiva concreta de prevenção de uma série de complicações transfusionais devido à incompatibilidade entre

---

148 Óleo de creosoto é extraído do alcatrão de determinadas madeiras e é empregado como desinfetante. Tem odor de fumaça. Pode se apresentar com coloração marrom ou amarelada. Foi elaborado pelo químico alemão Karl Reichenbach, em 1832.

149 Prêmio Nobel de Medicina de 1930.

doador e receptor e, portanto, chances efetivas de redução da mortalidade ocasionada pela perda sanguínea provocada pelos ferimentos de guerra. O teste laboratorial conhecido como "prova cruzada" foi introduzido em 1907 por Reuben Ottenberg e se presta a verificar a compatibilidade entre o sangue do doador e do receptor. Ainda em 1908, o cirurgião e pesquisador Alexis Carrel realizou com sucesso uma transfusão obtendo o sangue de uma artéria do doador e transferindo-o diretamente para a veia do receptor, na tentativa de evitar que o sangue coagulasse ao ser coletado em um recipiente.

Enquanto algumas iniciativas "desbravadoras" iam abrindo caminho em terreno ainda amplamente desconhecido e se reproduzindo tanto na Europa Ocidental como na América, em 1915 uma nova descoberta prometia dar impulso certo às transfusões. Richard Lewisohn (1875-1961), do Mount Sinai Hospital, na cidade de Nova York, iniciava o uso de citrato de sódio como anticoagulante, o que permitia armazenar o sangue sem que ele coagulasse. Até então, todas as tentativas de transfusão eram feitas pelo método direto: retirava-se sangue do doador, por meio de punção venosa, e infundia-se na veia do receptor; doador e receptor ficavam, portanto, posicionados lado a lado. Com a descoberta do citrato, o sangue passou a ser retirado do doador e armazenado em frascos de vidro contendo o anticoagulante e, então, estava pronto para ser transferido ao receptor. A primeira transfusão por essa nova técnica (indireta) teria sido conduzida por um médico belga de nome Albert Hustin.

Ainda em 1915, Richard Weil ofereceu a possibilidade concreta de estocar sangue devidamente anticoagulado e que havia sido preservado sob refrigeração.

Mas o caminho a ser trilhado a partir de então ainda impunha uma série de desafios. A partir de 1916, já em pleno desenrolar da Primeira Guerra Mundial (1914-1918), cirurgiões britânicos indicavam transfusões apenas em casos desesperadores, quando já não se tinha muito mais a perder. Os resultados alcançados tampouco eram animadores. A técnica então empregada consistia em extrair sangue do doador e injetá-lo no paciente por meio de uma seringa.

Coube ao médico Oswald Hope Robertson (1886-1966), pesquisador do Rockefeller Institute e capitão do exército dos Estados Unidos[150], implantar o

---

150 Embora tenha nascido na Inglaterra, quando sua família mudou-se para os Estados Unidos ele contava dois anos de idade.

Vencendo a morte

primeiro serviço de coleta, armazenagem e distribuição de sangue a operar na França, durante a Primeira Guerra Mundial. Tinha, assim, início uma nova estratégia que pode ser considerada como os primórdios do que viria a ser um banco de sangue. Ele atuou no "Harvard Base Hospital nº 5", em estreita colaboração com o serviço médico britânico. Quando ainda atuava no Rockefeller Institute, Hope havia trabalhado com Francis Peyton Rous e J. R. Turner, que demonstraram ser possível armazenar glóbulos vermelhos de coelho (usados em testes laboratoriais para diagnóstico de sífilis) durante várias semanas em solução de citrato e dextrose. Em junho de 1917, quando já estava atuando no exército, na França, ele enviou carta a Rous sobre a possibilidade de utilizar a mesma solução para preservar sangue humano. Com isso, foi possível aprimorar a técnica de armazenamento do sangue, ampliando ainda mais o tempo em que o sangue poderia ser mantido em estoque. O sangue coletado pelo dr. Hope era o de "padrão universal" (tipo O). Os doadores tinham sua veia puncionada por uma agulha conectada a tubos de borracha que transferiam o sangue diretamente para frascos de vidro contendo solução de citrato e dextrose. Os frascos eram armazenados em câmaras de gelo por até 26 dias. Eram transportados por meio de veículos com refrigeração até os postos médicos avançados para uso nos soldados feridos no front.

Durante a primeira Batalha de Cambrai, em novembro de 1917, Hope transportou 22 unidades de sangue (dentro de caixas de munição contendo gelo) até um posto avançado. Lá foram realizadas transfusões em vinte soldados canadenses que haviam perdido muito sangue e estavam em estado de choque profundo, motivo pelo qual não tinham condições de ser submetidos a cirurgia. As transfusões permitiram que nove deles sobrevivessem.

O sucesso da iniciativa de Hope logo foi reconhecido pelos cirurgiões. A partir de então, ele foi incumbido de treinar equipes de transfusão para atender os soldados da Força Expedicionária Britânica. Surgiram, assim, vários abrigos subterrâneos, verdadeiros *bunkers* onde tinha lugar desde a coleta do sangue dos doadores até a transfusão final nos feridos.

Durante o avanço aliado de 1918, sangue tratado com citrato era despachado antes do início dos confrontos para abastecer as ambulâncias nas frentes de batalha. Hope publicou os resultados de seu trabalho no *British Medical Journal*, em 1918. As pesquisas desenvolvidas por Hope foram de grande contribuição para que as transfusões sanguíneas se firmassem como um poderoso aliado da Medicina.

Ainda durante o transcorrer da Primeira Guerra Mundial seria posto em atividade o primeiro "depósito" de sangue na Inglaterra.

Dadas as dificuldades relacionadas à estocagem do sangue, alguns defendiam que os hospitais deveriam dispor de soluções estéreis de gelatina como expansores plasmáticos preferenciais, como tentativa de substituir as transfusões de sangue. Não obstante, a vantagem do emprego de sangue total sobre outros expansores já estava bem estabelecida por ocasião da Primeira Guerra Mundial e ficava evidenciada em frases como esta:

> (...) o sangue é capaz de promover elevação duradoura da pressão arterial, da mesma forma que as próprias gelatinas diluídas em solução salina; mas apresenta como vantagem adicional um grande aumento no transportador de oxigênio – os glóbulos vermelhos.

Acreditava-se, então, que não havia necessidade de transfundir mais do que 600 ml de sangue e, de fato, transfusões de volumes superiores eram raras. Dada a precariedade dos recursos disponíveis, o sangue deveria ser transfundido o mais rapidamente possível após a sua coleta. Em recipiente especialmente desenvolvido para tal finalidade, o sangue era misturado ao citrato de sódio e solução salina a 0,9%; a tipagem sanguínea era procedimento adotado rotineiramente e se recomendava que testes para realização de tipagem sanguínea em doadores estivessem permanentemente disponíveis nos hospitais.

Embora haja muitas informações colidentes na literatura especializada acerca da efetiva primazia, parece mesmo que a iniciativa pioneira (com um serviço no âmbito da Medicina civil) coube a Sergei Yudin, do Instituto Nikolay Sklifosovsky, na Rússia. Por lá também surgiria, em 1935, uma rede pioneira de coleta e armazenagem de sangue para uso em hospitais.

De volta à América, vamos chegar a tempo de testemunhar, também no ano de 1935, o início de funcionamento do primeiro serviço a realizar transfusões regulares em um hospital. Isso teve lugar na Mayo Clinic, na cidade de Rochester (estado de Minnesota). O sangue era estocado em frascos contendo citrato como anticoagulante e empregado no tratamento de pacientes internados.

Imaginava-se ao final da Primeira Guerra Mundial – com a irrecorrível esperança dos crentes – que a criação da Liga das Nações seria a resposta capaz de exorcizar o risco de o mundo se envolver em uma nova aventura insana no futuro. Outro lampejo de esperança foi dado (ao menos na perspectiva dos mais otimistas) pelo Pacto de Paris, em 1928, que também ficou conhecido como Tratado Geral para a Renúncia à Guerra. Eis, então, que a humanidade se vê embalada pela esperança de que a paz poderia ser duradoura e abrir caminho para um futuro de bem-aventurança e sem mais aquela visão fantasmagórica da aflição que se nos impõe diante do sofrimento produzido por dores irremediáveis. Até meados de 1932 vivia-se aquilo que poderia ser descrito como um promissor interlúdio de paz, após o fim da Primeira Guerra Mundial. O mundo ainda se recuperava da maior mortandade da história até então. E sonhava... Sonhava com a possibilidade de poupar a humanidade de outros desvarios dos poderosos que, insanos, carreassem outros milhões de vidas das novas gerações. Doces ilusões que não tardariam a se desfazer.

Aos moldes dos grandes desastres naturais, também a guerra parece ser precedida de um período de calmaria. Os *tsunamis*, ao lançar toda a fúria de destruição dos mares sobre as terras litorâneas, produzem antes um silencioso recuo das águas, como a concentrar toda a energia destrutiva para impor a seu alvo um ataque inescapável. Portanto, enquanto o sonho durou, ele foi capaz de alimentar a esperança de um futuro sem guerras nas mentes de milhões de sobreviventes do grande conflito internacional anterior.

O primeiro sinal de que o próximo show de horrores estava prestes a levantar as cortinas no teatro europeu (e depois também em outras partes do globo) soaria apenas quatro anos mais tarde, com a Guerra Civil Espanhola. Começariam, assim, a roncar os motores maléficos do instinto de destruição, aquecendo as engrenagens com seu lubrificante predileto: sangue humano.

A Guerra Civil Espanhola, que irrompeu em 18 de julho de 1936 e estendeu-se até 1º de abril de 1939, é tida pelos historiadores como um "ensaio geral" – tanto no campo médico quanto no militar –, prenunciando a fatídica chegada da Segunda Guerra Mundial. Certamente, uma das mais significativas conquistas terapêuticas resultantes desse conflito foi a introdução do ritual da transfusão sanguínea para o tratamento das vítimas de ferimentos graves. Foi a partir de então que se tornou prática mais comum a coleta de grandes volumes de sangue obtido de doadores civis, bem como o transporte, a estocagem sob refrigeração e a transfusão dentro das próprias zonas de combate. Esse avanço permitiu salvar as vidas de muitos soldados submetidos a cirurgias em condições precárias.

Antes, porém, de enfocarmos os aspectos médicos propriamente ditos, talvez fosse de valia contextualizar a situação da Espanha, que acabou dando ensejo a mais uma sangrenta guerra civil.

Iniciada pela quebra da Bolsa de Valores de Nova York, em 1929, a crise econômica espanhola intensificou-se nos anos seguintes, até 1936. Esse foi um período marcado por grande número de greves e manifestações, tanto da direita quanto da esquerda. Estabeleceu-se, assim, um clima mais do que propício para incentivar a revolta de líderes do exército espanhol. Os conflitos foram adquirindo intensidade progressiva, resultando, em 1931, na queda da monarquia vigente. Era proclamada a República – "República de Trabajadores" –, que, todavia, não conseguiu dar resposta satisfatória às mazelas da economia.

O descontentamento seguiu em ritmo crescente em meio aos vários segmentos sociais, e as revoltas contra o governo eclodiram e se acirraram por todo o país. A região da Catalunha, em particular, por seus ideais separatistas, seria alvo de intensa e cruel repressão.

Os inúmeros focos de violência confluíram até assumir a forma de uma onda incontrolável que resultaria na dissolução do Parlamento. Novas eleições foram convocadas para 1936.

Ainda em 1935 a Internacional Comunista estabeleceu a estratégia de unir as forças de esquerda e, assim, formar a Frente Popular, de inspiração republicana, em que se perfilavam socialistas, comunistas, anarquistas e democratas liberais. A diretriz maior era dar um basta ao avanço nazifascista que já havia conquistado a Itália (1922), a Alemanha (1933) e a Áustria (1934).

De outro lado, surgia a Falange, em que se alinhavam as forças de tendência nacionalista-fascista, de mãos dadas com a chamada tríade reacionária – Igreja, Exército e Latifundiários –, que tinham como cruzada se opor à influência comunista e da maçonaria para restabelecer os valores de uma Espanha tradicional. Desenhava-se, a partir dessa polarização, um cenário que ficou historicamente conhecido como "as duas Espanhas".

O resultado das urnas, em 1936, teve a vitória dos partidos de esquerda, que elegeram Azaña Díaz como presidente.

A guerra teve início quando oficiais da polícia assassinaram o líder monarquista, Calvo Sotello, em 13 de julho de 1936.

Contrariando algumas expectativas mais otimistas, os republicanos acabaram por não receber a esperada ajuda das potências ocidentais. França e Reino Unido mantiveram-se à margem do conflito, talvez por temerem sua generalização em todo o território europeu. O mesmo, porém, não se aplicou ao comportamento de Hitler e Mussolini, que ofereceram apoio ostensivo, com milhares de homens e armas, a Francisco Franco, general das divisões rebeldes do exército espanhol que se encontravam no Marrocos. Franco retornaria à Espanha e tomaria Sevilha, Cádiz e Zaragoza.

Certo equilíbrio, ainda que temporário, entre as forças oponentes se restabeleceu quando os comunistas da Frente Popular passaram a receber ajuda da União Soviética e, em seguida, das famosas Brigadas Internacionais, que promoveram o recrutamento de voluntários em outros países.

A esse tempo, o grande nome da pintura espanhola, Pablo Picasso[151] (1881--1973), recebeu o que se pode qualificar como "uma ajuda maquiavelicamente inspiradora" da força aérea alemã, que resultou na composição de uma obra--prima, aquele que viria a se tornar o quadro mais famoso e emblemático da guerra: *Guernica*. Essa cidade basca foi destruída pelo bombardeio nazista em abril de 1937, que deixou 1.600 mortos. As cenas de horror são reveladas no quadro em toda a sua crueza e expõem-se com evidência dramática. Veem--se todas as cores do desespero e o desalento, ainda que somente em "preto, branco e tons de cinza".

Em pouco tempo, os franquistas – rebeldes antidemocráticos – dominaram toda a Espanha, e em janeiro de 1939 obrigaram os republicanos a abandonar suas posições em Barcelona e procurar refúgio na França. Pouco depois, em 28 de março de 1939, os nacionalistas de Franco entravam em Madri.

Somente como resultado direto dos combates, mais de 500 mil mortes foram computadas, isso sem levar em conta muitos que morreram em decorrência das doenças e da fome, inimigos tão ou mais poderosos que as armas bélicas.

O conflito fratricida entre "as duas Espanhas" é tido como um dos mais sangrentos da história, repleto de atrocidades e massacres da população civil. Somem-se a isso as mais de 35 mil crianças órfãs que deixaram o país

---

151 Seu nome completo é Pablo Diego José Francisco de Paula Juan Nepomuceno María de los Remedios Cipriano de la Santísima Trinidad Ruiz y Picasso.

e foram adotadas em outras nações como França, Bélgica, União Soviética, Inglaterra e México.

Do ponto de vista militar, um dos métodos nazistas de ataque, aperfeiçoado e testado com amplo sucesso na Espanha – e depois aplicado também durante a Segunda Guerra Mundial –, foi a chamada *Blitzkrieg,* ou ofensiva relâmpago com blindados.

A ditadura de Francisco Franco Bahamonde (1892-1975) teve início com a renúncia do presidente Azaña Díaz e iria prolongar-se até a morte do "Generalíssimo Franco", em 1975. Um período caracterizado por intensa repressão, em que foram fuzilados nada menos que 50 mil republicanos.

E quanto ao extraordinário óleo sobre tela – ou, se preferir, sangue sobre tela –, o que foi feito dele? Medindo 3,49 x 7,76 metros, foi apresentado na Exposição Internacional de Paris, em 1937. Por vontade do próprio Picasso, *Guernica* só retornou à Espanha após a morte de Franco. A obra pode ser vista, desde 1981, no Museu Reina Sofia, em Madri.

Como já vimos antes, a Primeira Guerra Mundial inaugurou uma nova era na história dos conflitos bélicos. Por sua vez, a Guerra Civil Espanhola foi a primeira em que as perdas civis superaram as dos próprios combatentes. Ofereceu também bons argumentos que reforçam a tese de que as guerras acabam dando margem ao desenvolvimento mais acelerado em vários campos da Medicina, em particular, na área de cirurgia.

Durante o desenrolar das hostilidades em solo espanhol, a distinção entre Medicina civil e militar ficou em segundo plano. Os hospitais militares de campanha, nas linhas de frente, acabaram por aceitar e tratar civis feridos ou mesmo doentes, assim como os hospitais gerais civis, localizados na retaguarda, recebiam muitos soldados em processo de recuperação.

De forma geral, pode-se dizer que a comunidade médica foi preservada por ambos os lados em conflito, em grande parte por sua atitude imparcial e, naturalmente, devido à forte demanda por esses profissionais. Muitos médicos e enfermeiros de outras nacionalidades acorreram à Espanha para atuar nas Brigadas Internacionais (portanto, do lado republicano) e nos serviços de transporte de vítimas.

As evidências apontam para práticas médicas muito similares em ambos os lados em conflito. No entanto, chama a atenção que relatos sobre novas aquisições e avanços no campo médico foram quase inteiramente divulgados pelos republicanos. Os prestigiosos periódicos médicos britânicos *The Lancet* e *British Medical Journal* publicaram cerca de 56 artigos científicos que retratam experiências vivenciadas por médicos que atuaram ao lado dos republicanos; apenas cinco artigos trazem relatos de casos pela perspectiva dos nacionalistas (rebeldes) e outros 7 adotaram um enfoque mais neutro, sem influência de paixões ideológicas. Já o principal periódico médico alemão, *Deutsche Medizinische Wochenschrift*, não divulgou publicações relacionadas à guerra, talvez em parte porque os oficiais médicos alemães limitavam-se aos cuidados de seu próprio pessoal militar, pois, aparentemente, a Junta Militar Rebelde tinha reservas em admitir pessoal médico estrangeiro.

Pode-se atribuir a maior produção científica dos republicanos, ao menos em parte, ao fato de que várias potências desenvolvidas do Ocidente vinham apoiando o governo republicano. Mas, com toda a certeza, os primeiros ataques desfechados pelas forças nacionalistas rebeldes – em que os bombardeios aéreos tiveram grande peso – foram responsáveis por infligir danos massivos à população civil. Portanto, os serviços médicos republicanos (ligados ao governo) passaram a receber uma enorme demanda de traumatismos graves, um desafio que lhes impunha a necessidade, inclusive, de buscar e experimentar novos métodos de tratamento. Sem dúvida, o campo de testes era vasto.

Por fim, cabe lembrar que Barcelona e Madri – os dois centros com maior tradição científica no país – permaneceram como bastiões do governo republicano até por volta do final da guerra; os serviços hospitalares localizados em ambas as cidades foram responsáveis pela elaboração de vários artigos médico-científicos, bem como pela adoção de novas técnicas terapêuticas.

Mesmo em meio às chacinas perpetradas pelos bombardeios lançados sobre Barcelona e Madri, houve também algum espaço para se travarem, com igual tenacidade, lances positivos de uma "boa luta".

Quando a guerra civil teve início, a prática era realizar as chamadas transfusões no campo de batalha – em situações desesperadoras, em que o soldado ferido já não teria muito mais a perder. O sangue era coletado do doador e diretamente transfundido à vítima, sem a realização da testagem prévia quanto ao tipo sanguíneo. Tampouco foram elaborados registros sobre a ocorrência – e certamente houve – de reações transfusionais por incompatibilidade.

Naquele contexto caótico surgiu a figura heroica de um cirurgião comunista canadense – Norman Bethune – que, ao lado de Reginald Saxton, empregou todos os esforços possíveis para assegurar a oferta de sangue aos feridos e, assim, viabilizar transfusões no menor tempo possível em hospitais de campanha republicanos.

A gestão desse novo sistema de transfusões em larga escala foi aprimorada graças à atuação de um catalão, Federico Durán Jordà (1905--1957). Já em 1938, ele se tornou responsável por um serviço médico em Barcelona. Possuía um arquivo com mais de 14 mil doadores em potencial e que se ampliou ainda mais ao longo da guerra. O incentivo oferecido aos doadores voluntários? Tão somente uma ração extra de alimentos (algo de imenso valor durante a guerra). Lá se realizavam todas as etapas que caracterizam o perfil de funcionamento de um banco de sangue moderno: coleta, testes para identificação do tipo sanguíneo, armazenagem (de acordo com o tipo) em frascos de vidro resfriados, logística de distribuição por meio de veículos dotados de refrigeração e, finalmente, a entrega do sangue para os hospitais do front. O sistema implantado por Durán permitiu que fossem coletados cerca de 9 mil litros de sangue durante o período da guerra. Introduziu-se também a rotina de testagem do sangue para sífilis e malária. Durán empregava ainda um equipamento de raios X, a fim de realizar radiografias de pulmão para descartar a ocorrência de tuberculosos entre os potenciais doadores.

Os centros de transfusão supervisionados por Durán foram considerados padrão e motivo de elogios em artigos publicados no *The Lancet* em 1939. Uma nova técnica de coleta, também desenvolvida por ele, empregava uma ampola cujo desenho impedia a formação de interface entre o sangue e o ar, reduzindo assim a ocorrência de hemólise (ruptura dos glóbulos vermelhos) provocada pelos solavancos que o recipiente enfrentava durante o transporte.

Infelizmente, o fim da guerra deixou, entre outras tantas, uma perda a se lamentar. A Espanha se viu privada de um cérebro científico dos mais inovadores. Uma vez consumada a vitória dos nacionalistas, Durán Jordà buscou refúgio na Grã-Bretanha, onde ajudou na implantação de um centro transfusional em Londres.

No balanço final da guerra, foram quatro as principais áreas no campo médico a experimentar avanços mais significativos:

- tratamento de feridas e fraturas
- desenvolvimento dos bancos de sangue
- novos conhecimentos no campo da desnutrição
- aprimoramento organizacional no âmbito dos serviços médicos militares

Todo o sofrimento que o povo espanhol enfrentou durante a Guerra Civil teve ampla repercussão mundial. No entanto, não foi suficiente para impedir que a humanidade mergulhasse, pouco depois, em outro terrível flagelo. A Europa nem sequer teve tempo de respirar. Terminada a Guerra Civil Espanhola, com a vitória dos fascistas, tinha início um novo conflito de proporções titânicas. Em 1939, o "processo de civilização" da humanidade sofreria mais um forte revés. O doce sabor de um mundo sem guerras evaporou-se por obra de Adolf Hitler e do início da Segunda Guerra Mundial.

Era o mundo, outra vez, caminhando impotente rumo a mais um espetáculo de autodestruição e de estupidez humana. Atônito, contemplaria, pelos anos seguintes, a gigantesca e aterradora obra da morte.

E como estariam as transfusões durante a Segunda Guerra Mundial? Certamente, mais seguras.

Uma vez mais, a expensas do talento do agora "vovô" Landsteiner (afinal de contas, em 1939 ele já contava mais de 70 anos de idade!), as possibilidades de reações transfusionais por incompatibilidade entre doador e receptor seriam ainda mais reduzidas com a descoberta do fator Rh.

Ainda em 1939, o médico norte-americano Charles R. Drew (1904-1950) aprimorou as técnicas de preservação do sangue, o que possibilitou viabilizar grandes bancos de sangue para dar suporte aos feridos durante a Segunda Guerra Mundial. Ele também foi o diretor do projeto Blood for Britain, com sede em Nova York, e cuja missão era despachar sangue para apoiar as forças da Grã-Bretanha.

Nos postos avançados das linhas de frente, caso não houvesse disponibilidade de sangue estocado, a rotina estabelecida pelo serviço médico para realizar transfusões emergenciais transcorria da seguinte forma: com a ajuda de uma seringa e uma conexão (torneira) de três vias, era inicialmente aspirada uma solução heparinizada (heparina é uma substância que reduz o poder de coagulação do sangue) e, logo em seguida, se retiravam cerca de 30 ml de sangue do doador; girando a torneira, o sangue era imediatamente injetado no paciente. A principal dificuldade do método estava em manter ambas as agulhas pérvias, isto é, sem coágulos.

A tais dificuldades operacionais deve-se acrescentar a ideia que ainda prevalecia no meio médico de que, ao contrário da hemorragia, o choque traumático seria caracterizado por hematócrito elevado (isto é, sangue grosso), e por isso alguns investigadores civis do National Research Council defendiam o emprego de plasma[152] como expansor mais adequado que o próprio sangue. Veja como essa polêmica (que aparentemente já deveria estar superada) continuou a dividir os próprios médicos no decorrer dos primeiros anos da Segunda Guerra Mundial. Acreditava-se, então, ser o emprego de plasma suficiente para restabelecer os níveis adequados da pressão arterial e assim reverter o estado de choque (queda da pressão sanguínea). Mas a preferência pelo emprego de plasma nos pacientes chocados, vítimas de traumas severos, estava com os dias contados. Relatos como este a seguir, elaborados pela equipe médica de um hospital militar baseado no norte da África em 1942, davam conta de que em muitos casos o plasma não parecia ser suficiente:

> (...) havia uma grande quantidade disponível de plasma. No entanto, alguns casos requeriam, de fato, sangue total. Nós não dispúnhamos de material para transfusão, embora tais recursos estivessem facilmente disponíveis nos EUA; também não tínhamos acesso a citrato de sódio, água destilada estéril ou doadores.

Esses fatos contribuíram decisivamente para a ocorrência de um grande número de mortes potencialmente evitáveis durante a campanha na África.

Apesar disso, os militares não se mostravam inclinados a prover sangue total para as frentes de batalha. Essa resistência se explicava pela dificuldade de transporte e pela logística complexa para implantação de bancos de sangue nas zonas de guerra. De qualquer forma, havia também a alternativa de utilização do transporte aéreo para remover os feridos, o que minimizava a necessidade de levar sangue até o front.

---

152 Trata-se de um derivado do sangue total, quando deste último se extraem os glóbulos vermelhos (hemácias).

Finalmente, persistia ainda a falsa crença de que a transfusão de plasma poderia dar conta do recado, desconsiderando, portanto, o papel fundamental desempenhado pelos glóbulos vermelhos no transporte de oxigênio para os órgãos. A euforia com o emprego de plasma, no entanto, viria a sofrer mais um sério revés quando, anos mais tarde, ficou demonstrada a frequente contaminação com o vírus da hepatite.

Antes que a Segunda Guerra Mundial chegasse ao fim, entre 1943 e 1944, foi possível alcançar um sistema razoável de distribuição de sangue total para suprir boa parte da demanda gerada pelos hospitais de campanha durante os combates.

À medida que os norte-americanos foram aumentando sua participação no conflito, tanto em solo europeu quanto no Oceano Pacífico, o enorme contingente de soldados passou a exigir a remessa de grandes quantidades de sangue, transportadas por via aérea diretamente dos Estados Unidos, algo em torno de 2 mil unidades diariamente.

O desenvolvimento de um sistema de distribuição melhor permitiu que o suprimento de sangue não sofresse limitação já durante a Guerra da Coreia (1950-1953). É certo que transfusões emergenciais no próprio campo de batalha (nos moldes daquelas realizadas durante a Guerra Civil Espanhola) também aconteceram na Coreia, porém somente em condições excepcionais. Foram ainda mais raras no Vietnã. E, de fato, a administração de sangue aos feridos experimentou grande incremento, já que as pesquisas científicas e a Medicina prática chegavam à conclusão de que, na verdade, o volume de sangue reposto deveria ser bem superior àquele perdido; só assim seria possível restaurar o volume total de sangue no organismo e restabelecer o equilíbrio cardiocirculatório. A preferência recaía, naturalmente, sobre o tipo sanguíneo "O", por ser ele o "doador universal", dispensando a necessidade de realização dos exames laboratoriais (provas cruzadas) previamente à transfusão e, portanto, reduzindo também o contingente de pessoal técnico necessário. Aparentemente essa estratégia funcionou bem, pois, de um total que superou as 50 mil transfusões realizadas em 1952 na Coreia, foram registrados somente quatro casos de incompatibilidade (reações hemolíticas, em que os anticorpos naturais do receptor atacam e destroem os glóbulos vermelhos do sangue doado), que resultaram em insuficiência renal aguda.

Do ponto de vista logístico, a Guerra da Coreia deixou como principal legado a introdução das bolsas plásticas em substituição aos frascos de vidro, o que permitiu reduzir as perdas por quebra de frascos durante o transporte e o manuseio.

Durante a guerra foi disponibilizado um total de mais de 1,8 milhão de unidades de sangue e, pela primeira vez, as unidades médicas localizadas nas frentes de batalha puderam ser abastecidas com os quatro tipos sanguíneos: A, B, O e AB. Todo o sangue coletado em território norte-americano era encaminhado e processado na base aérea de McGuire, no estado de New Jersey, e em seguida despachado para Saigon.

O desenvolvimento de novos anticoagulantes, ao lado de modernas técnicas que permitiam estocar sangue congelado, possibilitou aperfeiçoar cada vez mais a logística das transfusões no âmbito militar.

Mais recentemente, nos confrontos militares travados no Oriente Médio (1973), o suprimento de sangue e derivados continuava sendo, logisticamente, um procedimento com limitações para ser realizado no contexto de um hospital de campanha. Está claro que as facilidades atualmente disponíveis tornam viável o transporte e a estocagem de bolsas de sangue em refrigeradores adaptados às condições de batalha. Não obstante, o sangue classificado como "fresco" também poderá ser necessário, particularmente em casos de hemorragia maciça associada a distúrbios de coagulação sanguínea. Em tais circunstâncias, não resta alternativa senão obter o sangue necessário diretamente do próprio pessoal militar, e, para isso, é preciso que a equipe médica disponha do material necessário para viabilizar a doação, ainda que em condições adversas.

Alguns números da Guerra Árabe-Israelense de 1973 servem para ilustrar melhor a escala de grandeza alcançada. Durante esse conflito foram usadas 12 mil bolsas de sangue para cerca de 1.500 feridos, o que equivale à média de oito bolsas para cada paciente.

Por fim, quando mais sangue começou a ser derramado em meio aos territórios do Golfo Pérsico, durante os confrontos travados na década de 1990, já era possível colocar em prática, pelos militares norte-americanos, um sistema bem mais evoluído para fazer frente às demandas por transfusões aos feridos.

Capítulo 18

HEMORRAGIA
THE DAY AFTER

A guerra é um grande esforço feito por todos para alcançar a paz.
(Barão de Montesquieu, filósofo francês, 1689-1755)

De fato, a sabedoria popular confirma-se também na prática médica, quando afirma que "uma coisa acaba levando à outra" e, assim, segue a vida.

Pois bem, antes que os cuidados médicos evoluíssem e se aprimorassem ao longo dos séculos – e das guerras –, havia situações inevitavelmente associadas à morte. Aliás, algo bastante compreensível, visto que o patamar de evolução médico-científico-tecnológica, em tempos mais antigos, não oferecia os conhecimentos e/ou técnicas capazes de enfrentar e superar tais desafios. Com o passar dos anos, décadas e séculos, no entanto, novas aquisições acabaram por permitir a superação de obstáculos antes considerados intransponíveis.

Assim sucedeu com as hemorragias. Seu controle imediato, quer pela terrível e temível cauterização com ferro em brasa ou óleo fervente, quer pelas técnicas mais sutis de ligadura dos vasos sanguíneos lesados, permitiu dar às vítimas ao menos a ilusão transitória de que ainda não partiriam desta para outra melhor, mesmo que amargassem o pesadelo de uma amputação. Doce ilusão... Nos casos em que a perda sanguínea atingia volume mais expressivo, não bastava a correção mecânica local do sangramento, pois a hemorragia já havia desencadeado uma série de consequências deletérias que afetariam o equilíbrio do organismo como um todo, produzindo instabilidade do sistema cardiocirculatório e comprometimento do fluxo sanguíneo aos diversos tecidos e órgãos. Em síntese, como resultado da grande perda de sangue, reduzia-se a capacidade do sistema circulatório de ofertar oxigênio (um combustível imprescindível para o adequado funcionamento e sobrevivência das células) e, ao mesmo tempo, também ficava comprometida sua tarefa de remover escórias resultantes do metabolismo celular, entre elas o dióxido de carbono (CO_2).

Mas, como uma coisa leva à outra, a reposição dos líquidos corporais por meio de infusões endovenosas de soro e, mais tarde, também a possibilidade efetiva de se realizarem as transfusões emergenciais de sangue como medidas rotineiras e salvadoras permitiram, tal e qual acontece nos jogos de *videogame*, que o personagem ganhasse "mais uma vida" e, assim, se habilitasse a passar para a próxima fase do jogo.

E como "a arte imita a vida" – mais uma das muitas pérolas da tal sabedoria popular! –, uma nova etapa traz consigo, de modo inevitável, também novos perigos e desafios. Ou seja, a colher de chá a que nosso personagem acabou por fazer jus lhe será cobrada, mais à frente, com juros e correção monetária. Novos obstáculos serão colocados em seu caminho para a sobrevivência.

Então vamos supor, por um instante, que o nosso herói desse jogo/filme ficcional de sobrevivência, após ter sido alvejado por um projétil de arma de fogo que atingiu em cheio sua artéria femoral (vaso sanguíneo de grosso calibre que transporta sangue para o membro inferior), teve o sangramento controlado por meio de intervenção cirúrgica bem-sucedida. Tanto no período que antecedeu a operação como no pós-operatório, a pronta atuação da equipe médica foi capaz de restabelecer o equilíbrio circulatório, graças às infusões generosas de soro e sangue.

Ufa! Nosso herói parece ter se safado dessa – mas, infelizmente, apenas por uns poucos dias. Árduo ainda é o percurso que ele terá pela frente.

Talvez essa história de heroísmo terminasse bem se o diretor de nosso filme imaginário fosse suficientemente esperto e rápido para encerrar o enredo por aqui mesmo e partisse logo para o *THE END*. Caso contrário, sempre haverá um jeito de piorar. Algo de mais profundo e fatal estará sempre a espreitar!

A sequência desse drama nos levará, então, a um próximo capítulo no qual por certo haverá mais desafios e sofrimentos. Nesse novo episódio, surgirá um vilão poderoso para infernizar a vida do nosso mocinho e testar a competência da equipe médica. Apresenta-se sob o codinome enigmático de "IRA"! Talvez seja mais um apelido sugestivo, em referência a algum novo personagem que encarne raiva ou ódio contra a humanidade.

Nada disso. Estamos nos referindo à não menos temível Insuficiência Renal Aguda. Isso quer dizer o seguinte: durante as horas que se seguem ao episódio de hemorragia profusa, a condição clínica da vítima entra rapidamente em estado de deterioração progressiva dos parâmetros vitais, que no jargão médico é conhecido como "choque".

O estado de "choque", que tradicionalmente está associado à acentuada queda nos níveis da pressão sanguínea, é, de forma tecnicamente mais correta, conceituado como a condição clínica em que se verifica considerável prejuízo à perfusão sanguínea dos tecidos e órgãos. Ou seja, é a expressão do sofrimento das células por falta de oxigênio, que acaba por se refletir no mau funcionamento dos vários órgãos, inclusive os rins. Quando prejudicados, os rins deixam de cumprir seu papel fundamental na remoção das escórias e do excesso de água, que então passam a se acumular diariamente no organismo. Quando esse mecanismo essencial falha abruptamente, caracteriza-se a Insuficiência Renal Aguda. Caso esse estado de desequilíbrio não seja revertido, o paciente caminhará, em poucos dias e de modo irremediável, para a morte.

Há, porém, uma maneira de enfrentar essa situação, desde que seja possível encontrar um meio artificial de substituir a função dos rins que se acham temporariamente inoperantes e dar a eles um tempo para que se recuperem. Como o ser humano é sempre instigado a desenvolver novas habilidades, essa técnica foi, de fato, alcançada: é a chamada diálise, ou, se preferir o termo técnico, terapia renal substitutiva. Hemodiálise nada mais é que a modalidade de diálise em que o sangue do paciente passa por um dispositivo externo que filtra as impurezas acumuladas e também remove o excesso de água do corpo, tarefas que deixaram de ser adequadamente cumpridas pelos rins doentes. Simples assim? Nem tanto.

O atendimento de rotina aos soldados feridos que desenvolviam a IRA no período pós-traumático (em consequência da hemorragia severa) só foi possível a partir da Guerra da Coreia (25/6/1950 – 27/7/1953).

Vamos a uma breve contextualização.

Depois de uma longa história como reino independente, em 1910 a Coreia foi anexada ao Japão, e assim permaneceu até o fim da Segunda Guerra Mundial. Por essa época, as duas grandes potências militares e ex-aliadas durante a Segunda Guerra Mundial – Estados Unidos e União Soviética – já davam mostras de sua mútua desconfiança, que aliás iria alimentar a Guerra

Fria pelas próximas décadas. Assim, ao final de 1945, os norte-americanos tomaram a iniciativa de ocupar o sul da península coreana, manobra que tinha por objetivo antecipar-se a eventual ação por parte dos soviéticos de controlar toda a região. Na origem do conflito que se seguiria estava a questão da reforma agrária defendida pelas facções coreanas de esquerda (com apoio da União Soviética).

A Península da Coreia é cortada pelo paralelo 38, que desde 1945 passou a demarcar a fronteira entre os dois países, delimitação acordada entre Moscou e Washington. No entanto, a divisão do território coreano só aconteceu oficialmente em 1948 – de um lado, a Coreia do Sul (ou República da Coreia), apoiada por seus aliados – Estados Unidos e Reino Unido –, e de outro a Coreia do Norte (ou República Popular da Coreia, de orientação comunista), alinhada com a República Popular da China e a antiga União Soviética. Observe que nem sequer haviam se passado cinco anos desde o fim da Segunda Guerra Mundial, e os antigos Aliados contra o nazismo – Estados Unidos, Grã-Bretanha e União Soviética – agora apareceriam, nesse novo conflito, em polos opostos... Coisas da guerra!

A partir de maio de 1949 tiveram início alguns conflitos de fronteira. Em 3 de julho de 1950 a Coreia do Norte tomou, em um ataque surpresa, a capital sul-coreana, Seul. A ONU condenou o ataque e enviou uma força militar comandada pelo general norte-americano Douglas MacArthur. Seul acabaria por ser libertada três meses após o início da guerra. Na sequência, o cenário se inverte. Era, então, a vez de as forças internacionais entrarem em território norte-coreano, em outubro de 1950. Novamente, as coisas voltam a se inverter, pois, com o apoio da China, as forças da ONU são obrigadas a voltar para Seul.

Nessa guerra calcula-se que morreram cerca de 3,5 milhões de pessoas. Apesar do armistício, até os dias de hoje o tratado de paz ainda não foi assinado. Foi a primeira guerra em que houve participação direta de forças militares sob a bandeira da ONU.

Como dissemos há pouco, foi a partir desse conflito que a sorte dos soldados feridos em combate – e que evoluíam para insuficiência renal aguda – passaria por uma modificação radical. Antes disso, 90% dos soldados acometidos acabavam morrendo. Vamos entender melhor como isso se deu.

Quando retrocedemos até a Primeira Guerra Mundial, vamos nos dar conta de que a introdução das primeiras medidas de ressuscitação, mediante infusão de fluidos intravenosos, permitiu que os militares sobrevivessem além do período imediato após a hemorragia grave. Nos conflitos anteriores, dificilmente a vítima superaria essa fase, e, caso resistisse mais alguns dias, seu quadro acabaria novamente se complicando e, na maioria dos casos, morria sem que ao menos os médicos – privados de mais profundos e precisos conhecimentos científicos, até então não disponíveis – fossem capazes de correlacionar a *causa mortis* com a verdadeira responsável: a IRA. Em síntese, isso quer dizer que muitos soldados gravemente feridos, ainda que não tivessem morrido em consequência direta e imediata do sangramento volumoso, acabariam sucumbindo, dias mais tarde, de uma causa obscura. Afigurava-se, dessa forma, uma situação que fugia a qualquer tipo de controle.

Durante a Segunda Guerra Mundial, a melhora na sobrevida dos soldados que sangravam profusamente em decorrência de algum ferimento mais sério – obtida graças ao aprimoramento das técnicas de ressuscitação – teve igualmente reflexos indesejáveis que foram sentidos durante o próprio conflito. Os fatos são teimosos... Da mesma forma que na Primeira Guerra Mundial, aqueles que escapavam da morte produzida, quase de imediato, pelo trauma agudo e conseguiam superar o estado de choque hemorrágico resistiam apenas o tempo suficiente para embarcar, no momento seguinte, em outra falência orgânica de consequências não menos desastrosas. A diferença, no entanto, é que àquela altura as pesquisas médicas já haviam identificado a responsável: a IRA. OK, já se conhecia o inimigo, muito embora ainda não se dispusesse dos recursos terapêuticos para vencê-lo. Portanto, à época, pouco pôde ser feito para reverter aquela condição. Desde então, o controle e a reposição do volume de sangue circulante passaram a ocupar posição de destaque entre as prioridades assistenciais dadas aos feridos em batalha.

O mesmo cenário trágico voltaria a se repetir durante a Guerra da Coreia, em que se contabilizou número mais do que expressivo de casos de insuficiência renal aguda pós-traumática.

Um levantamento realizado apontava que aproximadamente 0,5% dos soldados feridos acabavam desenvolvendo IRA, e, quando isso ocorria, a expectativa de morte elevava-se de 5% para 90%. Quase sempre a morte se dava em decorrência de sobrecarga hídrica (acúmulo de água no organismo, uma vez que os rins não estavam funcionando e produzindo urina) ou hiperpotassemia (excesso de potássio no sangue, que não era eliminado pelos rins doentes, e cujo acúmulo comprometia seriamente o funcionamento do coração). Logo ficou evidenciado que havia correlação direta entre o grau de comprometimento da função renal e a gravidade dos ferimentos e/ou magnitude da perda sanguínea. Para enfrentar o problema, foi improvisado, em 1952, um "centro de diálise" no 11th Evacuation Hospital – pertencente ao 8º Exército norte-americano –, na localidade de Wonju, dotado inclusive de laboratório próprio de análises clínicas. As hemodiálises eram realizadas por meio de um dialisador modelo Kolff-Brigham (tipo tambor giratório). Com o auxílio de tubos de plástico, o sangue era retirado de um vaso sanguíneo do paciente, entrava no "tambor" (filtro), onde circulava por uma espécie de tubulação espiral (serpentina), mergulhada em solução química que permitia a retirada das escórias (impurezas) por um processo simples de difusão. Em seguida, o sangue retornava (já com menos impurezas) ao paciente, por meio de outras tubulações. Ou seja, estabelecia-se uma circulação extracorpórea (isto é, fora do corpo do paciente) por meio da qual o sangue passava por um processo de depuração em uma espécie de rim artificial.

Os soldados seriamente traumatizados eram direcionados para a unidade MASH mais próxima da frente de batalha e, se necessário, transportados de helicóptero até o centro de diálise.

Depois da implantação desse centro de tratamento especializado, e partindo de uma condição prévia bastante sombria, a introdução da técnica de diálise permitiu que a mortalidade geral entre os soldados despencasse de assustadores 80%-90% para cerca de 53% nos casos de IRA pós-traumática.

Ainda assim, daqueles submetidos à terapia dialítica, 68% morreram. Apesar de se tratar de mortalidade ainda elevada, era um resultado bastante animador e que merecia ser comemorado, quando comparado ao período que precedeu a implantação do Centro Especializado em Rim. De qualquer forma, a experiência com a hemodiálise durante a Guerra da Coreia serviu para demonstrar que esse método definitivamente teria lugar no arsenal médico.

Por se tratar de procedimento técnico bastante trabalhoso, caro e que envolvia um risco considerável de complicações, a hemodiálise era reservada para situações mais extremas, e desde que o tratamento clínico conservador se mostrasse incapaz de reverter o estado de saúde deteriorado do paciente.

Assim, na Guerra da Coreia, a Medicina militar já havia alcançado um novo e promissor patamar, uma feliz combinação de "engenho e arte" que se revelou capaz de salvar muitas vidas e descortinar um horizonte menos tenebroso.

Ao chegarmos à década de 1960, a IRA ainda ocupava posição de destaque nas estatísticas de morbidade e mortalidade associadas aos traumatismos sofridos pelos soldados. No entanto, foi graças à experiência bem-sucedida anos antes, na Coreia, que em 1966 decidiu-se implantar também um centro de diálise para prestar atendimento especializado aos combatentes norte--americanos então estacionados em território sul-vietnamita. Em um período de doze meses foram tratados dezoito pacientes, com mortalidade de 67%.

Em decorrência de vários novos aprendizados trazidos na bagagem do conflito na Coreia, foi possível (no Vietnã) ganhar ainda mais agilidade nos resgates, bem como aprimorar as técnicas de ressuscitação de pacientes em estado de choque circulatório. Mas, ao contrário do que ocorria na Coreia, em que um soldado ferido em combate permanecia hipotenso (com pressão sanguínea baixa) cerca de 7,3 horas em média, no Vietnã esse período foi muito inferior. Esses avanços permitiram a sobrevivência de um número mais expressivo de feridos graves. Em contrapartida, aumentaria também a probabilidade de que os sobreviventes em estado crítico desenvolvessem IRA. Enquanto a incidência de IRA pós-traumática ficava na casa de 1:1.319 casos de traumatismos em combate (de maneira geral), entre aqueles feridos mais graves a ocorrência crescia sensivelmente, atingindo 1:423 pacientes.

Como prevenir é sempre mais inteligente do que correr atrás do prejuízo, a adoção e o aprimoramento de medidas capazes de abreviar o tempo de resgate dos soldados feridos – o transporte aeromédico –, bem como o melhor controle do "choque", por meio da administração precoce de fluidos e sangue, permitiu reduzir a incidência de IRA durante a Guerra do Vietnã, em comparação com as estatísticas anteriores registradas na Guerra da Coreia.

Nos conflitos mais recentes, em face da eventual ocorrência de casos que evoluem para insuficiência renal aguda, a opção mais frequente é a pronta remoção do paciente acometido para local dotado das condições necessárias à realização da diálise.

Os exércitos têm procedido dessa forma, primeiro, em função do baixo número de pacientes que desenvolvem complicações renais, graças à imediata adoção das medidas que visam estancar a hemorragia e repor as perdas sanguíneas com soros e/ou sangue. Naturalmente, algumas restrições logísticas também acabam por desencorajar a realização de procedimentos dialíticos em hospitais temporários situados próximo à linha de frente das batalhas. Essas restrições vão desde a falta de sistemas eficazes de purificação da água (que é usada para diluir as soluções empregadas na diálise), dificuldade em dispor e manter equipamento complexo, e passam, principalmente, pela dificuldade de arregimentar pessoal capacitado para operar a máquina (rim artificial) e supervisionar o tratamento. Por outro lado, as facilidades oferecidas pelo moderno transporte aeromédico possibilitam a rápida e segura transferência do paciente para um centro médico mais bem estruturado para fornecer esse tipo de suporte terapêutico.

Como alternativa aos métodos que se utilizam da filtragem do próprio sangue (caso da hemodiálise e congêneres) e que dependem de recursos tecnológicos mais sofisticados, resta sempre a possibilidade de realizar a diálise peritoneal. Nessa alternativa, é aberto um pequeno orifício na parede do abdômen, por onde é introduzido um cateter (tubo) e, então, se inicia uma sucessão de irrigações com soluções especiais que banham o interior da cavidade abdominal. Assim, é possível remover as substâncias que se acumulam no organismo durante o período em que os rins deixaram de funcionar, sem que para isso seja obrigatoriamente necessário utilizar um procedimento mais complicado que envolve a filtragem direta do sangue. Naturalmente, a lavagem da cavidade abdominal para fins de diálise só é possível nos casos em que não haja ferimentos envolvendo o próprio abdômen.

Apesar das já mencionadas dificuldades logísticas, ainda assim é possível observar um ou outro caso na literatura médica militar em que a opção foi pela realização de hemodiálise – ainda que em condições não ideais – em hospitais instalados próximo à área onde se desenvolvem as lutas. Sem dúvida, trata--se de um desafio e tanto! Situação excepcional, que habitualmente não faz parte da rotina assistencial oferecida pelos "hospitais militares avançados" de padrão convencional. Portanto, o caso relatado no *Journal of the Royal Army Medical Corps* [157(2): 179-81] só foi possível em virtude de aspectos muito particulares: no hospital britânico em questão havia equipe médica por acaso também especializada em nefrologia e capacitada a realizar diálises; portanto, só foi necessário obter o equipamento, o que também não se traduziu em grande dificuldade, graças à rapidez do transporte aéreo. Tratava-se de um soldado britânico vítima de politraumatismo com laceração do fígado. Ele foi submetido a hemofiltração venovenosa contínua (para traduzir esse "palavrão", de forma simplificada, digamos apenas que se trata de um tipo específico de hemodiálise), que exige equipamento especial e pessoal treinado. Isso teve lugar em um hospital provisório instalado nas imediações da linha de fogo dos conflitos travados no Afeganistão em 2010. Após ter sido obtida estabilização clínica, o soldado foi transferido para a Inglaterra.

Assim, a partir das experiências pioneiras e do aprendizado proporcionado pela "boa luta", levados a cabo há mais de sessenta anos na Guerra da Coreia, hoje o tratamento dialítico faz parte da rotina de tratamento de um grande número de pacientes com problemas renais agudos e crônicos espalhados por todos os cantos do mundo, o que lhes possibilita sobreviver diante da falência renal.

Capítulo 19

DIAS DE CÃO DO VERÃO

Ninguém passa por essa experiência [guerra] sem deixar algo de si mesmo para trás – seu sangue, um amigo morto, ou até mesmo um pedaço imensurável de seu próprio espírito, de sua alma (...).

(Richard Jadick, cirurgião militar norte-americano que atuou na Guerra do Iraque, no período compreendido entre 2004-2005)

Era uma vez, há muito tempo, uma piedosa viúva judia. Em um ato de extrema coragem, ela resolveu sair de sua cidade – Betúlia, que estava sitiada – e dirigir--se sozinha ao acampamento do exército inimigo. Dotada de grande beleza, logo caiu nas graças do comandante assírio Holofernes. Envolvido pelos encantos daquela mulher, ele acaba se embriagando durante um banquete, cai em sono profundo e, então, tem sua cabeça cortada pela heroína desta história.

Fábula? Bem, não é o que diz a Bíblia[153].

No Antigo Testamento, é possível ler no capítulo 8 do livro de Judite a passagem que relata tais acontecimentos na vida dela, durante a resistência oferecida pelo seu povo, os macabeus, à dominação do rei da Babilônia, Nabucodonosor, lá pelos idos do século 2 a.C. Pelo visto, também Holofernes fazia parte do time de homens – como Sansão e São João Batista – cuja sina era acabar perdendo a cabeça pelas mulheres!

Mas isso é passado... Bem, nem tanto. A verdade é que os homens continuam – e continuarão para todo o sempre –, sim, perdendo a cabeça por elas. Esperemos, no entanto, que apenas de forma figurativa.

---

153 Tradução ecumênica da Bíblia, cit. 1994, p. 1.559.

Há, no entanto, outro aspecto que chama a atenção quando percorremos aquele texto bíblico sobre Judite. Ao chegarmos aos versículos 2 e 3, deparamos com o trecho seguinte:

> (...) seu marido Manasses, da mesma tribo e parentela, tinha morrido durante a colheita da cevada. Ele estava dirigindo os que amarravam os feixes no campo e teve uma insolação. Caiu de cama e morreu em Betúlia, sua cidade (...).

Através dos séculos, e desde tempos remotos, a doença provocada pelo calor vem atingindo inúmeras campanhas militares.

Quando os romanos investiram com suas tropas sobre a Arábia, no ano de 24 a.C., grande parte do exército comandado por Élio Galo, então governador do Egito, acabou sucumbindo sob o forte calor da região.

Entre os povos árabes a doença do calor era conhecida como siríase[154].

Os que são mais versados em mapa celestial, constelações, estrelas e planetas irão certamente se recordar de que entre as constelações que podem ser avistadas com maior facilidade de nosso planeta está aquela designada por constelação de Cão Maior. Sua estrela mais brilhante e, portanto, mais facilmente visualizada no céu noturno, em qualquer ponto da Terra, é exatamente Sirius, que dista 8,57 anos-luz de nosso planeta. No calendário egípcio, o dia em que a estrela Sirius torna-se visível pouco antes do nascer do sol – naturalmente, estando afastada o suficiente para não ser ofuscada pela intensa luz do astro-rei – marcava o começo dos meses de verão. O início desse período, no Hemisfério Sul, corresponde ao mês de dezembro. Pelo fato de ser essa época do ano marcada por dias de intenso calor, os gregos também a tratavam de "Dias de Cão do Verão", em referência à constelação de Cão Maior, à qual pertence a estrela Sirius.

Mesmo em épocas mais contemporâneas da história da humanidade, muitas têm sido as mortes de soldados provocadas pelo calor. Porém, há de se considerar ainda que casos não fatais, em número muito maior, são admitidos e tratados nos hospitais militares de campanha, enquanto outros podem até ser atendidos em postos avançados nos próprios campos de batalha e, portanto, nem são incluídos nas estatísticas que nos chegam por meio de registros históricos.

---

154 De acordo com o *dicionário médico.com*, insolação, febre, intermação.

Apenas a título de referência, a bibliografia especializada nesse tema dá conta de que nas forças armadas britânicas, entre 1981 e 1991, foram admitidos em hospitais militares, em média, a cada ano, 135 casos de soldados vitimados pelo calor, com onze mortes. Outro estudo aponta média anual de 103 casos para o período compreendido entre 1993 e 1997 (total de 516 casos no período), novamente entre os ingleses.

Esses exemplos não têm outro propósito a não ser demonstrar que se trata, inquestionavelmente, de significativa causa de morbimortalidade nas forças armadas de muitas nações enquanto desenvolvem suas operações (de treinamento simulado ou de combate real) em regiões do planeta com temperaturas mais elevadas.

Na tentativa de tornar mais simples e palatável assunto médico que envolve vários e intrincados conceitos de física e fisiologia humana, pode-se assumir que:

- determinadas condições favorecem o ganho externo e/ou o aumento de produção de calor pelo próprio corpo, ou ainda dificuldade do organismo de dissipar seu calor interno;
- o resultado final é o aumento da temperatura corporal (tecnicamente melhor referida como temperatura central);
- desse fato decorre a doença associada ao calor;
- a gama de manifestações clínicas é muito ampla e variada, podendo apresentar-se como simples cãibras, insolação – que atinge organismos mais frágeis, como de bebês e idosos, em que os mecanismos próprios de termorregulação são menos efetivos –, até a síncope de esforço, que acomete mesmo aqueles mais bem condicionados fisicamente (atletas e soldados);
- caso não seja adotada, nesse estágio, intervenção terapêutica apropriada, a perda adicional de água e sais minerais pode levar ao quadro de exaustão;
- a partir desse ponto todos os mecanismos de que o corpo humano dispõe para se livrar, do calor interno (dissipação)[155] são totalmente insuficientes para equilibrar o grande acúmulo de calor;
- atingem-se, então, temperaturas corporais tão elevadas quanto 39°C-41°C;

---

155 A dissipação do calor corporal se faz por convecção, condução, radiação e evaporação (suor).

- nesse estágio, estamos a um passo do chamado colapso total do organismo (do inglês *heat stroke*, que também poderia ser traduzido como intermação ou apoplexia);
- segue-se o progressivo e múltiplo desarranjo do funcionamento de vários órgãos (tecnicamente referido como falência de múltiplos órgãos e sistemas), inclusive do sistema nervoso central (encefalopatia). Quando se chega a esse estágio de gravidade, a mortalidade é da ordem de 10% dos casos.

Portanto, a chave para evitar consequências mais deletérias – e até mesmo a morte – é, sem dúvida, ter em mente a suspeita precoce diante de paciente com algum grau de distúrbio neurológico (cãibras, agitação, tonturas, perda de coordenação, confusão, perda de consciência), sob condições de estresse físico e em ambientes com temperaturas elevadas.

Deixando de lado reminiscências que remontam a tempos muito longínquos, cuja veracidade inclusive carece de documentação confiável e, por isso mesmo, têm grande probabilidade de ser interpretadas como anedóticas – ainda que pitorescas! –, vamos nos concentrar na história militar contemporânea.

É curioso assinalar que, em 1744, De Meyserey, um cirurgião do exército francês, foi o primeiro a concluir sobre a importância de oferecer aos soldados efetiva proteção contra a ação deletéria do sol. Surgia, assim, a moda dos capacetes de couro branco (lembre-se dos filmes sobre os legionários franceses na África), exatamente por ter a cor branca a propriedade de refletir os raios solares.

Ainda no século XVIII, alguns investigadores já se interessavam em melhor compreender como a umidade do ar interferia nos efeitos do calor sobre o corpo humano. Em 1775, os médicos britânicos Charles Brian Blagden (1748-1820) e George Fordyce (1736-1802) conduziram alguns experimentos em que homens saudáveis eram expostos a uma temperatura ambiente muito elevada, mas em atmosfera com baixíssima umidade. Após quinze minutos, eles puderam constatar que a temperatura corporal não havia se elevado de forma significativa, e tampouco ocorriam efeitos deletérios sobre o organismo. No entanto, quando os homens eram colocados em outro ambiente com temperatura comparativamente menor (54,4 °C), porém com elevada umidade, rapidamente a temperatura do corpo subia para 37,8°C. Concluía-se daí que o clima quente aliado à elevada umidade atmosférica dificultava a perda de calor pelo corpo humano por meio do mecanismo do suor.

O famoso fisiologista francês Claude Bernard (1813-1878) realizou, em 1858, necropsias em animais nos quais havia produzido, experimentalmente, a elevação da temperatura corporal em cerca de 4-5ºC, suficiente para provocar a morte. Os achados anatomopatológicos descritos por Bernard são absolutamente similares às lesões verificadas em seres humanos que morreram em consequência de calor extremo (colapso ou apoplexia pelo calor).

Intuitivamente, não é difícil supor que o grau de atividade física também interfere de forma direta na elevação da temperatura corporal. O aumento do metabolismo resulta em maior produção de calor, que precisa ser contrabalançada com maior perda. Caso isso não ocorra, o excesso de calor irá produzir efeitos indesejados. Nessa linha de pesquisas, o fisiologista escocês John Scott Haldane (1860-1936) concluiu, em 1905, que o ser humano seria capaz de tolerar temperaturas ambientais de até 31,1ºC sem maiores dificuldades, desde que permanecesse em repouso. Com atividade física intensa, porém, já começariam a surgir problemas quando a temperatura ambiente passasse dos 25,5ºC.

Sob o reinado da rainha Vitória (1819-1901), o poderio colonial da Inglaterra estendia-se por todo o planeta, e por isso se dizia que "o sol nunca se põe no Império Britânico". Muitas de suas colônias, portanto, estavam assentadas em terras tropicais, onde um calor inclemente se derramava sobre as tropas de Sua Majestade.

Durante o período em que os ingleses se envolveram com a guerra na África do Sul (entre outubro de 1878 e maio de 1898) foram registradas 1.625 admissões hospitalares provocadas pelo calor, com quinze mortes; desse contingente, 325 pacientes foram considerados incapazes de continuar no serviço militar e foram levados de volta à Inglaterra. Uma avaliação retrospectiva conseguiu demonstrar, de forma inequívoca, que as estatísticas explodiam quando as atividades militares e batalhas mais intensas coincidiam com os meses mais quentes do ano, entre outubro e março (dias de cão do verão!), em terras sul-africanas.

Também os alemães consideravam o calor – principalmente quando associado a elevada umidade – o maior inimigo da infantaria durante a marcha (pelo esforço físico intenso).

Chegamos ao ano de 1914, e com ele a Grande Guerra.

Doenças relacionadas ao calor não devem ter causado maiores preocupações aos exércitos em luta durante a Grande Guerra, afinal estamos falando de um conflito que se deu em solo europeu, onde o calor extremo não era, por certo, a condição climática predominante. No entanto, várias outras partes do mundo viram-se também envolvidas em conflitos localizados. Entre elas, regiões de climas mais quentes na Índia, Macedônia[156], Mesopotâmia[157] e no território africano. Por exemplo, no ataque conjunto desfechado por tropas britânico-indianas, em julho de 1917, à cidade de Ramadi (no Iraque), de um contingente de 2 mil soldados:

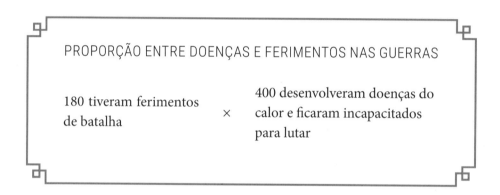

PROPORÇÃO ENTRE DOENÇAS E FERIMENTOS NAS GUERRAS

180 tiveram ferimentos de batalha × 400 desenvolveram doenças do calor e ficaram incapacitados para lutar

Ou seja, houve muito mais baixas provocadas pelo calor do que propriamente por ferimentos resultantes da batalha.

Na tentativa de amenizar as consequências desastrosas de um calor impiedoso, os comandantes – sempre que as condições permitissem – dispensavam a soldadesca de suas tarefas habituais entre as 10 e as 16 horas, o período mais quente do dia. Atenção especial era dada ao constante abastecimento de gelo e água potável. Postos de atendimento espalhados pela

---

156 Região noroeste da Grécia, grande porção do sudoeste da Bulgária e da atual República da Macedônia (que até 1990 era parte do território da ex-república da Iugoslávia).

157 Inclui as atuais regiões do Iraque e da Síria.

linha de frente eram construídos com cobertura à base de várias camadas de esteiras de junco superpostas, sendo que as laterais do abrigo eram deixadas abertas para facilitar a boa ventilação.

Ao fim da Primeira Guerra Mundial, a experiência e o aprendizado acumulados com as várias situações em que os exércitos se viram frente a frente com um inimigo que atacava indistintamente os contendores de ambos os lados permitiram chegar a um conceito mais bem elaborado sobre o colapso provocado pelo calor:

> (...) era uma autointoxicação causada pela perda da capacidade de dissipar o calor do corpo, em consequência da insuficiência dos mecanismos termorregulatórios de prover a evaporação necessária através da pele; os efeitos da fadiga muscular e da exaustão pelo calor somente ocorriam em homens sobrecarregados durante a marcha, em ambiente quente[158].

Caso um soldado que estivesse em observação médica – por apresentar algumas das manifestações clínicas suspeitas – tivesse temperatura retal superior a 39,4ºC, então prontamente eram adotadas as seguintes medidas: suas roupas eram totalmente removidas, ele era coberto com um lençol encharcado em água fria e colocado sob o fluxo de ar de um ventilador, a fim de acelerar a perda do calor corpóreo[159].

É possível que a proximidade temporal entre a Primeira e a Segunda Guerra Mundial tenha contribuído para que algumas das lições duramente aprendidas durante o primeiro conflito não fossem tão facilmente relegadas ao habitual esquecimento. Com isso, ao menos no caso das tropas britânicas, foi possível lidar um pouco melhor com os efeitos deletérios do calor no decurso dos anos da Segunda Guerra Mundial. Até então, a abordagem médica dos soldados vitimados consistia em limitar o esforço físico e repousar em ambientes mais frescos, além de oferecer um tipo de uniforme compatível com aquele clima. No desenrolar da Segunda Guerra Mundial, o foco de atenção passou também a levar em conta a importância de submeter as tropas a um período prévio (três a quatro semanas) de aclimatação às temperaturas e umidade da região

---

158 *Memoranda on Medical Diseases in Tropical and Sub-tropical Areas*, de 1919, citado por Bricknell, M. C. M.

159 Essa técnica é conhecida como *strip-spray-fan*.

onde teriam lugar as operações militares. Mais ênfase foi igualmente dada ao adequado provisionamento de água potável e reposição de sais minerais. Por fim, aos comandantes foi atribuída a responsabilidade de zelar pelo repouso de seus comandados entre as tarefas mais árduas e, sempre que possível, permitir horas reconfortantes de sono à tropa.

Uma das características intrínsecas de guerras de proporções planetárias é exatamente a inevitável e sensível variação dos padrões climáticos em regiões tão distantes e distintas. Assim, enquanto na Frente Oriental que se desenrolava nas pradarias russas as temperaturas, no inverno, poderiam despencar para abissais 50ºC negativos, no norte da África ou no Oriente Médio o verão chegava com o firme propósito de cozinhar carne humana!

Tal qual uma reprise do cenário enfrentado pelas tropas britânicas cerca de vinte anos antes – durante a Primeira Guerra Mundial –, novamente os confrontos travados na região do Irã e Iraque foram o palco perfeito para o calor impiedoso atacar milhares de soldados. Entre maio e setembro de 1942, 2.964 admissões nos hospitais de campanha britânicos foram atribuídas a doenças relacionadas ao calor, sobretudo em soldados recém-chegados àquela região e sem prévia aclimatação. Àquela altura, já era de perfeito conhecimento dos militares os principais fatores de risco, e a falta de aclimatação prévia estava entre eles. Mas nem sempre o ritmo voraz das demandas por "combustível humano" permitia aos comandantes seguir rigorosamente as recomendações dos manuais técnicos. Da mesma forma, eram também fatores predisponentes a elevada porcentagem de umidade ambiente, a falta de ingestão adequada de líquidos, sais minerais e alimentos e a insuficiência de tempo para descanso e sono. Quando possível, ótimo; quando não, paciência.

Também os norte-americanos tiveram que aprender rapidamente e encontrar meios satisfatórios de adaptação àquelas paragens pouco acolhedoras do Oriente Médio. Além das medidas básicas já descritas, investiram muito firmemente em programas educativos para os oficiais e soldados; instituíram descanso obrigatório entre 12 e 17 horas; além de providenciar ambientes frescos para repouso e implantação de centros especiais de tratamento para as vítimas.

O fato é que essas providências foram bem-sucedidas. Enquanto no verão de 1943 a casuística assinalou 295,81 casos/1.000/ano, no verão de 1944 foram apenas 41/1.000/ano (em ambos os exemplos os números correspondem aos casos admitidos nos serviços médicos durante o mês de julho de cada ano).

Muito distantes do Oriente Médio, mas com condições climáticas igualmente desafiadoras, as terras que afloram isoladas em meio ao Pacífico Sul também constituíram importante teatro de operações durante a Segunda Guerra Mundial. Foi o caso da famosa Batalha de Guadalcanal.

A ilha de mesmo nome compõe o Arquipélago Salomão e tem extensão territorial superior a 5.300 km^2, a maior parte coberta por selvas tropicais. Certamente americanos e australianos não se engalfinharam em confrontos encarniçados e sangrentos com as tropas japonesas só para ter um local privilegiado, em meio à selva, para a prática do arvorismo ou para estudos de campo da fauna e flora locais. A verdade é que a tal ilha tinha localização estratégica privilegiada para qualquer dos lados em conflito estabelecer uma importante base de operações e, assim, ter maior controle daquela região do Pacífico. Mas vamos deixar estratégia e logística para os militares.

O fato que nos interessa, neste ponto, é que, aquecidos pelo vigor das batalhas – e pelo calor tropical, sobremodo entre os meses de novembro de 1942 e meados de fevereiro de 1943 –, foram registrados 141 casos de soldados vitimados pela doença do calor e que foram tratados nos hospitais de campo. À primeira vista pode não parecer muito, mas o número real certamente foi bem superior, pois houve inúmeros relatos (embora não registrados) de soldados com manifestações de menor intensidade e que acabaram sendo atendidos nos próprios postos de socorro avançados. Após fazer repouso e receber hidratação adequada, mostravam-se satisfatoriamente recuperados, sem necessidade de remoção para os hospitais; portanto, ficaram de fora das estatísticas médicas oficiais. Por outro lado, igualmente verdadeira foi a constatação de que os casos mais graves, que exibiam rápida deterioração clínica e não tiveram opção senão aguardar muitas horas até que chegasse socorro, acabaram morrendo no próprio campo de batalha, e também não entraram nas estatísticas.

Por fim, cabe mencionar outro fato, ao mesmo tempo curioso e chocante.

Ao longo deste capítulo focamos nossa atenção na ocorrência das doenças associadas ao calor em climas adversos, e sempre tendo como pano de fundo cenários reais de batalhas extenuantes, em que é praticamente impossível prever e controlar todas as variáveis envolvidas.

Não deveria, em princípio, ser assim quando as condições simuladas podem ser meticulosamente planejadas, controladas e modificadas a qualquer tempo, conforme se desenvolvem as tarefas determinadas pelos comandantes. Por isso eu usei o termo "chocante" para descrever os muitos casos de vítimas do calor detectados também em ambientes de treinamento e simulações que, invariavelmente, antecedem o envio de tropas para o front. Mais apropriado ainda se torna o termo "chocante" quando nos defrontamos com estatísticas apontando a ocorrência de nada menos que 26.936 casos de recrutas, ainda em treinamento, que foram vitimados pelo calor em consequência de exercícios físicos extenuantes – porém, previamente planejados! Fator atenuante é que tais fatos não são recentes. Aparentemente, a lição foi aprendida e não mais se cometem – quer-se crer! – práticas tão inacreditavelmente cruéis. Afinal, resultaram 202 mortes por intermação. Foram casos registrados em campos de treinamento de recrutas durante os anos de 1942-1945, antes mesmo de enviar os novos soldados para frentes de batalha da Segunda Guerra Mundial na Europa, África, Oriente Médio e Ásia.

O mais "chocante" vem agora. Os tais campos de treinamento que deram ensejo a essa casuística estarrecedora estavam todos localizados – acredite! – em território continental dos Estados Unidos. *Believe it or not!*

Por fim, observe as considerações feitas pelo general-brigadeiro Dan Michaeli, cirurgião das Forças de Defesa de Israel, em artigo publicado em 1978:

> (...) O condicionamento físico é um problema de rotina, típico na vida militar; treinamentos e exercícios melhoram o condicionamento. Enquanto programas de treinamento gradual e progressivo podem contribuir para melhorar... treinamentos mais forçados podem ser prejudiciais. O soldado da reserva que se tornou acostumado a trabalhar em escritórios climatizados pode até morrer se colocado em um regime de treinamento extenuante, sob um clima quente. Jovens recrutas, por sua vez, selecionados diretamente de sua atividade estudantil e intensamente motivados, podem sofrer danos produzidos por esforços extremos, caso isso não se faça de forma progressiva. As consequências deletérias podem ser psicológicas ou físicas (...).

Capítulo 20

CONGELADOS...

NO INFERNO!

A guerra é uma arte simples e essencialmente prática.
(Napoleão Bonaparte, imperador francês, 1769-1821)

Não saberia dizer se Josef Stalin (1879-1953) era canhoto, mas as evidências históricas não deixam margem à dúvida de que a União Soviética entrou em cena na Segunda Guerra Mundial com o pé esquerdo.

Nem bem havia se iniciado o conflito e, aos três meses, a Finlândia era atacada pelos soviéticos, em 30 de novembro de 1939. Um gesto truculento que despertou forte oposição da comunidade internacional. Não seria, portanto, de causar surpresa que a União Soviética fosse, à época, punida com sua exclusão da Liga das Nações.

Mas o vexame maior foi, sem dúvida, o péssimo desempenho alcançado pelo Exército Vermelho. Com um contingente de soldados três vezes superior ao dos finlandeses, sua capacidade de combate foi colocada em xeque. Não só a vitória presumida fugiu-lhe às mãos como foram contabilizadas enormes perdas frente a uma força de resistência muito mais frágil. As estatísticas ressaltam, de forma contundente, a enorme trapalhada (embora sangrenta) em que se converteu essa operação stalinista. De um lado, a Finlândia amargou mais de 26 mil mortos e 39 mil feridos. Coube, no entanto, aos "vermelhos" cifras avassaladoras, considerada sua superioridade logística. Foram 127 mil mortos e 265 mil feridos.

E toda essa aventura sem sentido (mas com muito sofrimento) encerrou-se cerca de quatro meses depois de seu início, em 13 de março de 1940, por meio da celebração de um tratado de paz. A Finlândia fez por merecer a manutenção de sua soberania, enquanto a União Soviética, com o rabo entre as pernas, ainda obteve algum lucro, por ter ficado com 10% do território e parte do parque industrial finlandês.

Embora a um preço elevadíssimo em vidas humanas desperdiçadas, ainda assim essa aventura soviética poderia ter se limitado a esse enorme fiasco se (e sempre há um "se"!) outro predador, de apetite ainda mais voraz, não estivesse acompanhando com grande interesse, cheio de segundas e perversas intenções, o desastre militar russo. Quem? Ele mesmo, Adolf.

Durante a década de 1930, com a ascensão do nazismo ao poder na Alemanha, Hitler não escondia seu desejo incontrolável de aplicar um bom corretivo a Stalin. Afinal, era crescente a tensão entre as duas nações, por acreditarem os nazistas – com sua ideologia antissemita – que aqueles eslavos russos vinham sendo, na verdade, submetidos a um governo comunista liderado por judeus bolcheviques.

A bem da verdade, tensões subjacentes já de algum tempo vinham "acalentando" as instáveis relações político-diplomáticas entre Alemanha e União Soviética, e passariam, então, por um momento decisivo durante a Primeira Guerra Mundial (1914-1918), quando, pressionados pelo avanço incontido dos alemães, Lenin e os bolcheviques recém-instalados no poder e desejosos de fazer florescer o novo regime se viram obrigados a assinar com a Alemanha o Tratado de Brest-Litovsk[160]. Por esse acordo, a Rússia bolchevique se retirava da aliança da qual fazia parte contra a Alemanha, além de ceder alguns de seus territórios ocidentais. Também se viu contrariada em seus interesses quando teve que reconhecer a independência da Finlândia, Estônia, Letônia, Lituânia e Polônia, o que foi uma solução humilhante.

Terminada a Grande Guerra, em 1922, os dois países aderiram ao Tratado de Rapallo[161], ambos renunciando às reivindicações sobre outros territórios, que já vinham se arrastando desde a Grande Guerra e do Tratado de Brest--Litovsk. Comprometeram-se também cada qual a permanecer neutro em caso de o outro invadir algum país.

---

160 De um lado os bolcheviques e de outro as potências centrais (Impérios Alemão e Austro--Húngaro, Bulgária e Império Otomano) assinaram esse tratado de paz em 3 de março de 1918, na cidade de Brest (atual Bielorrússia).

161 Teve como sede a cidade italiana de Rapallo, em 16 de abril de 1922, e buscava uma reaproximação diplomática entre as duas nações depois da Revolução Russa de 1917.

Por fim, em 1936, com a eclosão da Guerra Civil Espanhola, alemães e russos emprestaram seus respectivos apoios a facções diferentes, o que contribuiu para acirrar ainda mais os ânimos e estimulá-los a afiar seus dentes e garras em preparação para os enfrentamentos que se verificaram durante a Segunda Guerra Mundial.

Portanto, o fracasso militar protagonizado pela União Soviética durante aquele confronto com a Finlândia (também conhecido como Guerra de Inverno) deixou claro para Hitler a excelente oportunidade de aplicar ao mal organizado Exército Vermelho um ataque rápido e fulminante – aos moldes da *Blitzkrieg* – e, assim, dominar o território soviético.

A mente hitleriana concebeu, então, a operação de codinome "Barbarossa"[162], que teria início em 22 de junho de 1941.

Com aquela investida violenta, a Alemanha punha por terra um tratado de não agressão bilateral celebrado com os russos havia menos de dois anos. Tratava-se do Pacto de Ribbentrop-Molotov[163], que fora assinado entre as duas nações no dia 23 de agosto de 1939 em Moscou. Entre outros pontos, ficava estabelecido que cada qual não poderia favorecer inimigos do outro; não invadiriam os territórios um do outro; a União Soviética não reagiria a uma invasão da Polônia pela Alemanha e, da mesma forma, esta última apoiaria a invasão da Finlândia pela União Soviética. Para satisfazer o desejo expansionista dos nazistas, os soviéticos concordaram em lhes fornecer trigo e, principalmente, petróleo do Cáucaso para abastecer de combustível suas forças militares. Ficavam também os germânicos livres de preocupação com seu vizinho oriental, o que lhes permitiria concentrar toda a sua energia bélica na Frente Ocidental. Stalin, por seu lado, teria assim assegurado um clima de paz essencial para investir na reorganização e reequipamento tecnológico dos seus exércitos, cuja fragilidade logo restou cabalmente demonstrada meses mais tarde, com o desempenho pífio durante a Guerra Russo-Finlandesa.

Além da Finlândia, também entravam nesse jogo de interesses entre os dois signatários outros territórios do Leste Europeu, cujas zonas de influência seriam partilhadas entre ambos: Estônia, Letônia, Lituânia, Polônia e Romênia.

---

162 Em referência a Friedrich Barbarossa, imperador do Sacro Império Romano-Germânico, que durante o século XII liderou a Terceira Cruzada.

163 Vyacheslav Molotov e Joachim Von Ribbentrop, respectivamente, ministros de Relações Exteriores da União Soviética e da Alemanha.

Todo aquele palavrório e pilhas de papel que registravam os acordos prévios, a mente hitleriana tratou com desdém quando decidiu invadir a porção europeia do enorme território soviético, que incluía, além da Rússia Ocidental, também a Polônia, Ucrânia, Moldávia, Lituânia, Letônia, Estônia e Bielorrússia.

Na concepção estratégica de Hitler, a vitória contra Stalin deveria ser assegurada por seus comandantes militares antes do início do rigoroso inverno russo. Para alcançar esse objetivo audacioso, foi colocado em ação um grandioso aparato militar com cerca de 4 milhões de soldados divididos em três frentes:

- **Norte**, que adentrou a União Soviética pelo caminho da Lituânia e Letônia, prosseguindo com seu rolo compressor rumo a Leningrado – uma campanha que, longe das previsões mais otimistas de Hitler, ainda se estenderia por três longos anos;
- **Centro**, em que uma avalanche mortífera foi avançando rumo a Moscou, de tal sorte que ao fim de algumas semanas já atingia as cercanias da capital soviética. No entanto, sem abandonar a cidade, Stalin conseguiu reorganizar seus exércitos, que conseguiram impor ao inimigo um recuo dos mais contundentes;
- **Sul**, que visava o domínio das ricas e produtivas terras da Ucrânia com suas enormes safras de trigo, e também em direção ao Cáucaso, para se apoderar dos poços de petróleo.

Não obstante a "vontade imperial" absoluta e megalomaníaca do *Führer*, a teoria, na prática, é outra... Aos trancos e barrancos os "vermelhos" foram resistindo, amparados por um contingente inicial de 3,2 milhões de homens (contra praticamente 4 milhões de alemães), mas que posteriormente chegaria aos 5 milhões.

Da mesma grandeza eram os recursos materiais, com seus quase 20 mil blindados (3.600 alemães) e mais de 11.300 aeronaves (pouco além de 4.300 alemãs). Ou seja, estava àquela altura em andamento a maior campanha militar da história, igualmente insuperável quando analisadas as perdas gigantescas. Morreram mais de 250 mil alemães, enquanto a contabilidade sinistra do lado soviético ia além de 800 mil cadáveres. Alemães feridos chegaram à casa dos 500 mil, e 3 milhões de fiéis servidores de Stalin sofreram graus variados de ferimentos, que para muitos deixaram as marcas indeléveis de alguma invalidez.

No balanço final, a Operação Barbarossa falhou, e com isso o avanço sobre Moscou ficou comprometido, bem como ruiu por terra o cerco a Leningrado.

Na Batalha de Stalingrado, os alemães também amargaram uma derrota definitiva depois que Hitler resolveu redirecionar suas forças de combate para conquistar o Cáucaso.

Talvez na raiz da derrota dos nazistas em solo soviético esteja uma decisão estratégica equivocada.

Quando Mussolini enfrentava sérias dificuldades na campanha contra os gregos – que estavam inclusive a ponto de conquistar o território da Albânia, anteriormente invadido pelos fascistas –, "Il Duce" pediu socorro a Hitler. Este, para atender seu aliado, acabou enviando parte significativa de suas tropas para os Bálcãs, atrasando o início da Operação Barbarossa em algumas semanas[164], tempo suficiente para que o inverno russo caísse inclemente sobre os "germanski", antes do fim de 1941.

> (...) outros se preocupam com a sorte de nossos homens, obrigados a suportar noite após noite a mordida picante do frio. Evocamos não sem amargor seus sofrimentos... Nossos soldados cumprem o seu dever, mudos e obstinados. Miseravelmente vestidos, em suas tocas de neve; tremendo de frio, eles aguardam providências. Enquanto seus membros se enregelam lentamente (...).

Esse trecho foi extraído de uma narrativa feita por Hans Killian, um experimentado cirurgião que acompanhou o 16º Exército alemão durante a Campanha da Rússia. O relato citado, portanto, refere-se a algum período de inverno entre os anos de 1941 e 1943. No entanto, poderia igualmente ter sido uma anotação atribuída a outro famoso cirurgião, o francês Larrey, em 1812, portanto, muito tempo antes da Segunda Guerra Mundial. Refiro-me à retirada do exército de Napoleão Bonaparte da Rússia e aos milhares de vítimas das geladuras, enquanto suas tropas retrocediam por terras geladas da Polônia.

A história ensina lições preciosas... Aprende quem quer! Ou, nos dizeres de George Santayana[165], "aqueles que não conseguem lembrar o passado estão condenados a repeti-lo".

---

164 Programada para ter início em 15 de maio de 1941, foi finalmente deflagrada em 22 de junho de 1941.

165 Pseudônimo de Jorge Agustín Nicolás Ruiz de Santayana y Borrás (1863-1952), filósofo nascido em Madri (Espanha) com formação acadêmica nos Estados Unidos. Entre seus trabalhos destaca-se *The Life of Reason* (1905-1906), em que aparece sua famosa citação "Those who cannot remember the past are condemned to repeat it".

De acordo com os registros de Larrey, apenas a 12ª Divisão do Grande Exército de Bonaparte *(La Grande Armée)* perdeu 11.650 dos seus 12 mil homens em consequência do ambiente inóspito enfrentado na vastidão da Rússia em 1812. O conhecido gosto de Napoleão pelas estratégias militares audaciosas deixou aos franceses, naquela ocasião, um sabor tragicamente amargo.

O mesmo erro fatal cometido por Napoleão, que havia se preparado tão bem para enfrentar os exércitos russos – esquecendo-se, porém, de se precaver contra o rigoroso inverno, outro poderoso inimigo –, foi repetido cerca de 130 anos depois, em 1941, quando os alemães atacaram a Rússia, imaginando pôr em prática sua famosa guerra relâmpago, tão bem-sucedida na Frente Ocidental.

Os estrategistas de Hitler devem ter planejado – em seus gabinetes – que o avanço sobre os russos se alongaria, quando muito, até o outono de 1941, e assim deixaram de lado preocupações logísticas no sentido de equipar melhor suas tropas contra os terríveis efeitos do rigoroso inverno russo, que, ao final, se mostrou um aliado impiedoso de Stalin. Ou seja, não nos referimos aqui apenas àquelas consequências médicas de grau mais brando, representadas pelo chamado "pé de trincheira", que já havia se manifestado em larga escala durante a Primeira Guerra Mundial, pouco mais de vinte anos antes. Mas, já que mencionamos o tal pé de trincheira, vale assinalar que esse quadro acometia soldados que passavam longas horas, às vezes dias, agachados e imobilizados dentro de valas cavadas na terra, submetidos ao frio (entre 0°C e 15°C) e à umidade prolongados, além da elevada e constante carga de estresse. Para melhor compreender as condições que propiciaram seu desenvolvimento e a elevada incidência entre os combatentes da Primeira Guerra Mundial, é preciso conhecer um pouco mais sobre o ambiente das trincheiras.

No seu início, a Primeira Guerra Mundial (1914-1918) foi caracterizada por intensa movimentação dos exércitos inimigos, com as tropas alemãs irrompendo avassaladoras no território belga a partir de agosto de 1914 e, assim, impondo a inevitável retração dos Aliados. Mas a Batalha do Marne[166], em setembro, marcou a interrupção do avanço germânico e, ao final da Primeira Batalha de Ypres (em fins de novembro daquele mesmo ano), os

---

166 A Primeira Batalha do Marne durou de 5 a 12 de setembro de 1914, em referência ao rio de mesmo nome, na região de Paris; é afluente do rio Sena. Franceses e ingleses derrotaram os alemães. O número de mortos e desaparecidos chegou a 195 mil e os feridos somaram algo próximo a 325 mil soldados. Em 1918, houve uma segunda batalha.

enfrentamentos já davam mostras de irremediável tendência a um maior grau de estagnação. Era a chamada "guerra de trincheiras", que se arrastaria pelos próximos anos.

Naquele serpentear interminável de incontáveis valas e galerias subterrâneas, os contendores se enfrentavam separados apenas por uma estreita faixa de terra enovelada por cercas de arame farpado, conhecida como "terra de ninguém". Ali se plantavam minas terrestres responsáveis por um grande número de lesões nos membros dos soldados que ousavam atravessá-la e eram colhidos por fortes explosões. O desenho tingido de sangue das trincheiras emoldurava os 765 quilômetros do front ocidental, estendendo-se desde o Mar do Norte até as fronteiras com a Suíça. Compunha um sistema intrincado e ramificado de valas naturais, escavações e corredores subterrâneos (conhecidos por "mangueiras"), que somados atingiam algo como 24 mil quilômetros. Ao mesmo tempo abrigo, proteção, lar e também túmulo a céu aberto para os milhares de mortos insepultos. Nas palavras de Haller, "(...) becos sem saída nos quais os exércitos oponentes entocavam-se como coelhos, vivendo uma vida quase subterrânea (...)".

Rasgadas em meio ao solo europeu, com sua grande quantidade de terra agriculturável, as valas já vinham naturalmente adubadas com esterco animal. Excelente meio de cultura, portanto, também para a incubação de microrganismos patogênicos que se tornaram companheiros inseparáveis dos soldados ali enclausurados, capazes de provocar doenças como tétano e gangrena gasosa. Tudo ficava ainda mais mórbido quando as valas eram inundadas pela água das chuvas. E elas caíram generosas, principalmente entre os meses de outubro de 1914 e março de 1915. Ambos os lados em conflito passaram a travar uma guerra paralela contra um inimigo comum: as chuvas.

O microambiente nefasto das trincheiras patrocinava várias aflições aos habitantes daquele mundo subterrâneo semioculto. Entre elas, a chamada "febre das trincheiras". Essa denominação explica-se pelo fato de ter sido identificada, inicialmente, apenas entre os militares britânicos que atuavam nas trincheiras, em meados de 1915. Mais tarde, no entanto, muitos outros casos seriam detectados também em tropas lutando em locais distantes das trincheiras. Acometeu cerca de um terço das forças britânicas entre 1915 e 1918, além de comprometer contingente significativo de alemães e austríacos. Acredita-se que a doença já vinha se manifestando de forma endêmica na

Polônia, ainda que confundida com quadros de malária ou mesmo influenza. Seu agente etiológico pertence ao grupo das riquétsias, que também tem espécies que ocasionam o tifo. É provável que tenha migrado para o front ocidental trazida por soldados alemães infestados por piolhos.

Quando o inseto pica um portador da doença e, em seguida, elimina fezes sobre a pele do próximo hospedeiro, a irritação local obriga a vítima a se coçar e, ao ferir a pele, acaba facilitando a contaminação. As manifestações clínicas incluem erupção cutânea (*rash*), febre, dores nos ossos e articulações. Ainda que o quadro agudo não se prolongue para além de alguns dias, as dores podem persistir por várias semanas, o que explica o fato de os soldados demorarem um tempo razoável para retomar suas atividades. Foi o tenente-general sir David Bruce quem demonstrou o vínculo etiológico definitivo com o piolho. Assim, o combate ao vetor causal foi suficiente para praticamente erradicar a tal febre, em 1916. Por isso, sempre que as circunstâncias no front permitiam, os soldados eram enviados para posições na retaguarda para que pudessem tomar banho, se depilar e receber tratamento para eliminar os piolhos. Seus uniformes eram esterilizados pelo vapor.

Somada às doenças infectocontagiosas, outra característica foi marcante durante a guerra de trincheiras: a maior incidência de ferimentos provocados por armas de fogo na região da cabeça. Esse fato explica-se por estar a maior parte do corpo dos soldados protegida pelas muradas da própria trincheira, muitas vezes reforçadas pela colocação de sacos de areia junto às suas bordas. Apesar dessa considerável linha de defesa, os atiradores precisavam mirar o inimigo alojado nas trincheiras à sua frente e, para isso, era inevitável que expusessem a cabeça, que se transformava, assim, em alvo desafiador para a pontaria dos oponentes.

A propósito desse tema, cabe mencionar que os ferimentos de crânio sofridos durante as batalhas experimentaram, é bom que se diga, um incremento fenomenal já a partir do século XV, com a incorporação das armas de fogo aos arsenais dos exércitos em luta. Ainda assim, os cirurgiões não ousaram penetrar as profundezas do cérebro senão em fins dos anos 1800, com a ajuda decisiva da antissepsia, assepsia, anestesia e dos raios X. Enquanto nas guerras da Crimeia e Civil Americana (no início da segunda metade do século XIX) as taxas de mortalidade por lesões penetrantes de crânio superavam os 70%, durante a Primeira Guerra Mundial já haviam sido reduzidas à casa dos

30%; o advento dos antibióticos contribuiu para que não fossem além de 15% nos anos da Segunda Guerra Mundial; a introdução das medidas de suporte de vida, controle do choque hemorrágico e agilização no transporte dos feridos permitiu que as mortes provocadas por ferimentos penetrantes na cabeça ficassem na faixa de 9%-10% na Coreia e no Vietnã.

Naquele cenário *sui generis*, também desabrocharia em grande estilo, assumindo proporções desconcertantes para os comandantes militares, outra entidade mórbida que mais tarde seria designada por "desordem associada ao estresse pós-traumático". Àquela altura, era nominada pelo termo inglês que se consagrou: *shell shock*. Como veremos em outro capítulo, esse quadro de fundo psicopatológico guardava relação direta com a violência das explosões que varriam, com frequência aterradora, as trincheiras. O caos, o terror e a desesperança que assolavam a mente dos sobreviventes e mutilados encarregavam-se de puxar o gatilho responsável por deflagrar a reação mental deformada. É interessante notar que, nos principais conflitos que antecederam a Primeira Guerra Mundial (portanto, entre o final do século XIX e o início do XX), os distúrbios psiquiátricos entre os combatentes não alcançaram maior expressão. Por isso, presume-se que o tipo de enfrentamento peculiar, marca registrada da Primeira Guerra Mundial – trincheiras –, foi decisivo para desencadear verdadeira epidemia de transtornos mentais: lutas travadas nas trincheiras por longos períodos, em que os soldados iam sobrevivendo em condições extremamente adversas e, por fim, a inevitável convivência diuturna com grande número de mortos entre os companheiros, que dividiam aquela agonia infindável.

A todas essas morbidades, o frio e a elevada umidade viriam adicionar outras lesões que se tornaram intimamente associadas àquele mundo peculiar: o pé de trincheira.

A rotina nos becos era encontrar os soldados quase sempre atolados em meio à lama ou água fria que tragava suas botas. Com sorte, até a altura dos tornozelos, mas não raro podia-se vê-los chafurdando até os joelhos ou a cintura. As eliminações fisiológicas (leia-se urina e fezes) muitas vezes eram descarregadas nas próprias trincheiras, contribuindo para tornar ainda mais "nutritivo" aquele caldo de cultura pútrido. Sem dúvida, um berçário fecundo para o desenvolvimento de todos os germes imagináveis. Nesse quesito os alemães se deram melhor, exibindo menos doenças infecciosas do que seus inimigos franceses e britânicos. As trincheiras germânicas eram, em geral, revestidas de concreto, o que facilitava a limpeza.

A melhor alternativa colocada à disposição dos soldados entrincheirados em meio à inundação trazida pelas chuvas era representada pelas bombas de sucção para extrair água do fundo das valas. Nem sempre disponíveis, restava, então, improvisar mediante faxinas manuais, colocando sobre o piso inundado estrados de madeira (muitas vezes tragados pela inundação e pela lama) e tábuas para revestir as paredes. Também era prática frequente forrar chão e paredes com camadas de cal, na tentativa de absorver a umidade e neutralizar os contaminantes e os odores.

Fatores certamente implicados no desenvolvimento do pé de trincheira, e mesmo de lesões mais graves provocadas pelo frio (estas últimas responderam por 10% de todos os casos na Frente Ocidental), incluíam-se os longos períodos de imobilidade em posições forçadas e desconfortáveis (era rotina os soldados dormirem sentados ou acocorados), em meio àquela sopa infecta de água estagnada da chuva e lama, por vezes quase congelante. Os pés iam se resfriando e perdendo a sensibilidade. Um inchaço gradual ia tomando conta dos tornozelos e das pernas, a ponto de pressionar as botas. Estas, por sua vez, encolhiam-se em decorrência da umidade. Recolocá-las era praticamente impossível. Com alguma sorte o problema persistia por duas ou três semanas, mas poderia estender-se por meses, período em que os acometidos permaneciam incapacitados para suas funções. A pele afetada exibia coloração avermelhada e brilhante (nos casos iniciais), inclusive com presença de bolhas, mas poderia chegar, em situações mais avançadas e extremas, ao estado de gangrena. De qualquer forma, o quadro era perfeitamente reversível em suas fases iniciais, uma vez adotado prontamente o tratamento correto.

Embora tenha havido, durante todo o desenrolar da Primeira Guerra Mundial, muita polêmica em torno da etiologia do pé de trincheira, pelo menos se notava algum consenso sobre o envolvimento de vários fatores: frio, umidade, estresse, problemas circulatórios locais, inatividade muscular, além do fato de os soldados se manterem quase imóveis por longos períodos, com botas apertadas e "recheadas" com "(...) um mingau espesso de lama e matéria orgânica em decomposição".

As principais medidas preventivas recomendadas pelo serviço médico britânico incluíam inspeção de rotina feita pelos oficiais para verificar as condições prévias dos pés, meias e botas dos soldados que entravam nas trincheiras, uso de botas mais largas e sempre engraxadas (para tornar o couro menos permeável à umidade), tirar as botas e massagear os pés com óleo, evitar uso de polainas muito justas nas pernas (para não dificultar a circulação), trocar com a maior frequência possível as meias encharcadas, higiene dos pés com água e sabão, uso de talcos canforados. Um dos importantes aprendizados que os comandantes britânicos tiveram durante a Primeira Guerra Mundial foi o de não negligenciar a higiene de seu pessoal. Com a adoção de tais medidas preventivas "(...) a incidência entre as tropas britânicas caiu de 38,45 casos por mil soldados em 1915 para 11,34, em 1917, e finalmente 3,82, em 1918 (...)".

Com o objetivo de "temperar" este nosso mergulho histórico com narrativas concretas feitas por quem efetivamente esteve com os pés enterrados no barro das trincheiras da Primeira Guerra Mundial – em geral, escavações com mais ou menos 2 metros de altura e pouco menos que isso de largura –, reproduzo a seguir um trecho do livro *Tempestades de aço*, escrito pelo oficial alemão Ernst Jünger. Dado o realismo e a fidelidade dos fatos narrados, em vários outros capítulos voltaremos a mencionar esse autor:

> (...) A paisagem irradia um frio peculiar durante a noite; essa frialdade é de natureza fantasmagórica. E, assim, logo se começa a tremer (...). Quando há geada, sapateamos tremendo de frio para cá e para lá, a ponto de fazer a terra ressoar devido aos muitos passos. Nas noites frias, pode ser ouvido um tossir ininterrupto, que ecoa bem longe (...). Muitas vezes chove, e nesses casos o soldado fica imóvel, triste, com as golas do sobretudo erguidas, debaixo dos telhados da entrada das galerias, e ouve a queda uniforme dos pingos (...).

Em outro trecho, Jünger nos brinda com a descrição das condições ideais para o desenvolvimento do "pé de trincheira":

> (...) 30 de outubro [1915]. À noite, todas as amuradas de proteção desmoronaram depois de uma forte chuva e se misturaram à água que caía, formando uma papa resistente que transformou a vala em um brejo profundo. O único consolo foi que os ingleses não passaram por melhores bocados, pois se podia ver como estavam diligentes no trabalho de tirar água de suas valas. Uma vez que a posição de nossas trincheiras fica um pouco mais ao alto, nossas bombas ainda mandaram a água que tínhamos em excesso para a vala deles. Também botamos as caixas de binóculos em atividade para

tirar a água (...). As condições meteorológicas foram ficando cada vez piores perto do Natal; tínhamos de instalar bombas na vala para conseguir dominar a água de maneira razoavelmente satisfatória (...). E no dia 23 de dezembro [1915] aparece escrito [no diário]: "Lama e sujeira tomam conta de tudo. Hoje de madrugada, por volta das três horas, uma carga gigantesca desmoronou, fazendo grande estrondo à entrada de meu abrigo subterrâneo. Tive de botar três homens no serviço, e só com muito esforço eles conseguiram dar conta da água, que jorrava como um rio para dentro do abrigo. Nossa vala afunda sem parar, o lodo já chega ao umbigo, é desesperador (...)".

Os médicos militares também aprenderam que a ocorrência do pé de trincheira era a porta de entrada que poderia desencadear outra complicação ainda mais temível: o tétano. Por essa razão, os soldados acometidos passaram a receber a vacina antitetânica.

Esse quadro voltou a se repetir durante a Segunda Guerra Mundial, quando somente nos exércitos norte-americanos foram registrados 57.504 casos de "pé de trincheira" no teatro de operações do Mediterrâneo e Europa[167]. De acordo com DeBakey[168],

> (...) na Primeira Guerra Mundial os exércitos britânicos vivenciaram e aprenderam [sobre aquele mal] durante as batalhas de Flandres e do Somme e, exatamente por eles se recordarem daquelas lições, o "pé de trincheira" não voltou a ser problema para as tropas inglesas durante a Segunda Guerra Mundial (...).

Ainda em meio à Segunda Guerra Mundial, as lesões provocadas pelo frio também se fizeram presentes durante a Campanha das Ilhas Aleutas[169], entre junho de 1942 e agosto de 1943, período em que se travaram lutas com os japoneses que haviam se apossado desse arquipélago.

---

167 *Cirurgia de Emergência em Guerra – Manual de La OTAN*. United States Government Printing Office. Washington, D.C. 1967.

168 Coronel Michael E. DeBakey foi membro da divisão de cirurgiões consultores do Exército norte-americano para o teatro de operações do Mediterrâneo, durante a Segunda Guerra Mundial.

169 Ilhas Aleutas compõem o arquipélago que se estende em forma de arco em direção sudoeste a partir da península do Alasca, entre o Mar de Bering e o Pacífico.

Pois bem, feito este preâmbulo, podemos retornar à Frente Russa durante a Segunda Guerra Mundial.

Como foi dito no início deste capítulo, os problemas enfrentados pelos soldados alemães não se limitaram ao pé de trincheira. Os cenários de horror vivenciados por aqueles dois cirurgiões militares, Larrey e Killian – ainda que estivessem separados por mais de um século –, apresentavam muitos aspectos em comum, o que torna a tragédia alemã ainda mais incompreensível, algo que poderia ter sido minimizado com um planejamento mais realista. Milhares de vidas poderiam ter sido poupadas, milhares de membros deixariam de ser amputados.

O próprio Killian, durante a Segunda Guerra Mundial, em sua missão como consultor médico na Frente Russa, recorreu, a certa altura, ao livro de memórias de Larrey, e um dos capítulos em particular lhe chamou a atenção: "Memória sobre a gangrena seca causada pelo frio ou gangrena de congelação".

Com base nas anotações detalhadas de Larrey, em 1812, logo fica evidenciado que o ritmo de marcha imposto ao exército francês em fuga, buscando atravessar a ponte sobre o rio Berezina, não podia ser acompanhado por muitos soldados que caminhavam mais devagar. Estes iam aos poucos se afastando da coluna principal e, enfraquecidos, frequentemente perdiam o equilíbrio e acabavam caindo nas valas de neve, onde permaneciam imobilizados pelas dores do congelamento. Assim escreveu Larrey:

> (...) A morte desses infortunados soldados era precedida pela palidez do rosto, por uma espécie de idiotice, pela dificuldade no falar, pelo enfraquecimento da vista e, às vezes, pela perda total dos sentidos. Neste estado alguns conseguiam ainda caminhar durante certo tempo, amparados por seus camaradas e amigos. A ação muscular ia desaparecendo sensivelmente; os infelizes começavam a vacilar como ébrios; a fraqueza aumentava progressivamente até a queda definitiva, sinal certo da extinção total da vida.

Hans Killian, à medida que folheava "as memórias" de Larrey, tinha a sensação de estar revivendo as mesmas cenas tristemente testemunhadas por seu antecessor francês, à exceção de que os soldados imolados por aquele "(...) agente sedativo e mortífero" (a geladura) usavam, agora, uniformes alemães. E, por certo, a nova catástrofe nada ficaria a dever à distante antecessora.

Assim, dentro de um mesmo processo patológico, cujo denominador comum é o frio, pode-se constatar desde o quadro inicial característico do "pé de trincheira" até a gravidade extrema da congelação. Nesse último estágio ocorre a cristalização dos tecidos da pele e subcutâneo, quando submetidos a temperaturas abaixo de zero. Naturalmente, o intervalo de tempo necessário para que se instale a congelação pode variar desde minutos até horas, na proporção inversa da negatividade da temperatura ambiente, bem como do grau de movimentação corporal. Fica, portanto, evidente que um soldado escondido, agachado e imobilizado no interior de uma vala na neve não deveria tardar além de algumas horas para se transformar em mais uma vítima das terríveis lesões geladas.

Na realidade, falar que são necessárias várias horas para a instalação de geladuras graves é algo aplicável para, digamos, temperaturas meramente abaixo de zero. No entanto, quando nos referimos ao inverno russo, esse intervalo torna-se bem mais curto, sob temperaturas "muito, muito abaixo de zero"! Observe um trecho do livro *O preço da guerra*[170], de Hans Killian:

> (...) No momento em que nossas tropas atacavam Tikhvine o termômetro marcava 10° e 15°C abaixo de zero; (...) Foi então que na noite de 21 de novembro de 1941, a temperatura caiu a menos de 43°C (negativos) no espaço de poucas horas. As consequências dessa queda de temperatura foram simplesmente desastrosas para as nossas tropas. As unidades blindadas se detêm, os motores não funcionam, os canhões se emudecem. Aos nossos soldados, vestidos de leves uniformes de verão, falta experiência para se defenderem dos rigores do inverno. Ficam à mercê do vento glacial e da vaga de frio sem precedentes. (...) Dirijo-me à zona de combate, donde nos chegam notícias alarmantes: milhares de soldados teriam morrido de frio.

E mais adiante, num desabafo:

> (...) Não são os russos que nos derrotam; é o inverno, é o frio. Os russos descobriram imediatamente que os "germanski" estão em dificuldades. Não perdem a oportunidade, e lançam contra nós o seu 42° Exército.

---

170 Título original alemão – *Im Schatten der Siege.*

Mas, graças à incrível capacidade de adaptação dos seres humanos em face das mais avassaladoras adversidades, alguns resistem e sobrevivem, muitas vezes apenas para voltar a provar um pouco mais das atrocidades reservadas pelo frio intenso.

Tudo começa com aquela sensação desconfortável de esfriamento do corpo; segue-se o adormecimento, principalmente das partes mais expostas, formigamento, dores e cãibras. As partes acometidas tornam-se insensíveis. A pele adquire, de início, um aspecto pálido ou acinzentado (grau I). Aos poucos vai se tornando cada vez mais avermelhada, quente e seca. O inchaço se faz notar, acompanhado de dores. Caso a exposição ao frio não seja interrompida nesse ponto, no estágio seguinte surgem bolhas superficiais na pele (grau II). Logo as alterações ganham também o subcutâneo. A pele da área afetada assume o aspecto de escama dura e seca. A dor se intensifica na forma de ardência. Surgem ulcerações escuras (grau III). A congelação dos tecidos é também acompanhada por isquemia e anóxia (falta de circulação sanguínea e, portanto, má oxigenação celular) das partes afetadas, que se tornam necrosadas em toda a sua espessura, inclusive músculos, tendões, até os ossos (grau IV). As várias camadas (pele, subcutâneo, músculos) tornam-se escuras, secas, enrugadas, conferindo à parte do corpo afetada um aspecto mumificado. O processo de gangrena já não tem mais volta. O próximo passo a ser dado, na tentativa de preservar a vida, é a amputação.

O dr. Killian bem ilustra essa condição avançada:

> (...) Tenho diante de mim um jovem soldado, de 17 anos, com as mãos geladas e intumescidas (...). Tiramos-lhe o curativo. O espetáculo que se me oferece aos olhos faz-me recuar de horror. As mãos parecem mãos de macaco intumescidas. A pele solta-se em farrapos (...).

Mais adiante o dr. Killian faz a seguinte anotação:

> (...) Temos diante de nós, no hospital, alguns dos jovens soldados (...). Jazem febricitantes estendidos em suas camas, a maioria deles aturdidos, todos gravemente desidratados. Aproximo-me da cama de um jovem de 19 anos. Vítima de terríveis enregelamentos nos pés e nas mãos. Todas as suas extremidades estão negras e necrosadas; nada mais resta senão amputar-lhe as mãos e os pés (...).

Diante de tais manifestações clínicas, sobremodo nos estágios mais iniciais, a primeira reação instintiva é reaquecer rapidamente a parte afetada. Observe as consequências de tal conduta intempestiva no relato de um soldado afetado pelo frio e sentindo dores intensas, trazido a um hospital de campanha, onde foi avaliado pelo dr. Hans Killian:

> (...) Notamos que o frio começou a amortecer as nossas pernas, mas depois acabou toda a sensibilidade. Os russos lançaram ataques sobre ataques, durante toda a noite; ficamos agachados em nossas trincheiras até o alvorecer (...). Só a noite passada pudemos aquecer--nos um pouco numa fazenda isolada. Minhas pernas haviam perdido toda a sensibilidade. Ao aquecer-me fui atacado de dores horríveis! Tentei tirar as botas, mas era impossível, minhas pernas estavam inchadas. Meus camaradas tiveram que cortar as botas para que saíssem de minhas pernas (...) [meus pés estavam] azulados e cobertos de empolas (...). Depois disso puseram-nos em carroças e trouxeram--nos para aqui. Sofremos terrivelmente de frio pelo caminho. No frio, as dores acalmaram-se um pouco, mas aqui, nesse ambiente aquecido, elas são insuportáveis. (...)

O dr. Killian então insiste para que o soldado lhe conte como foram aquecidos seus pés na fazenda: "(...) Quanto eu me lembre, ele [enfermeiro] mergulhou nossos pés em água morna". Aí estava, possivelmente, o motivo da piora na evolução dos casos de congelamento, pois anos mais tarde as pesquisas médicas acabaram por demonstrar que a evolução desfavorável das lesões causadas pelo frio estava também associada ao método e intensidade do reaquecimento.

De novo, nos vemos diante de um vácuo desastroso na história da Medicina. O que pretendo ao fazer essa afirmação impregnada de ceticismo? Mais uma vez, demonstrar como muitas importantes lições do passado acabam por ser menosprezadas pelas gerações seguintes e permanecem no esquecimento. Exagero meu? Então, atente mais uma vez para as "memórias" de Larrey, em 1812!

> (...) Ai do homem congelado pelo frio, se entrar subitamente num quarto muito quente ou se aproximar demais de um fogo ao ar livre! Estando com suas funções animais quase aniquiladas e com

sua sensibilidade exterior praticamente extinta, as partes salientes adormecidas ou congeladas, afastadas do centro de circulação, serão feridas de gangrena, que se manifestará ao mesmo instante e se desenvolverá com tal rapidez que seus progressos poderão ser notados a olho nu (...). Já se tem visto indivíduos cair rígidos, mortos, perto desses fogos ao ar livre. Todos os que se aproximavam demais desses fogos para aquecer as mãos ou os pés gelados eram feridos de gangrena em todos os pontos onde o frio havia aniquilado as propriedades vitais.

Essas observações foram formuladas pelo famoso cirurgião francês enquanto acompanhava os soldados enregelados, que, ao chegarem a um acampamento onde havia uma grande fogueira, sentavam-se em volta do fogo para se aquecer. Esse fato Larrey observou em 1812!

Mesmo lesões relativamente frequentes nos campos de batalha tornam-se muito mais graves quando a elas se adiciona a agressão pelo frio. É o que depreendemos de mais um relato do dr. Killian (respeitando a grafia da tradução original para o português):

> (...) Em princípio, são acidentes muito comuns. Aquele, por exemplo, fraturou-se no tornozelo. Aquele outro foi atingido por uma bala na barriga da perna, e a ferida é relativamente benigna. Todos esses feridos foram engessados anteontem e transportados durante a noite para aqui. Durante o caminho foram atacados de dores horríveis, por isso mandei tirar-lhes as faixas de gesso. Meu colega inclina-se sôbre os enfermos e retira-lhes os curativos de maneira que lhes possamos ver as pernas. Um espetáculo horrível se apresenta ante meus olhos. Os membros tomaram uma tonalidade azul acinzentada, escura, e estão cobertos de empolas (bolhas); estão frios, insensíveis e sem nenhuma circulação sanguínea. Começam a necrosar-se. O médico do posto de socorro quis fixar os membros feridos em vista do transporte, mas o gesso úmido, endurecido pelo frio durante a viagem, comprimiu os membros como uma couraça de ferro. Não tivemos coragem de revelar a verdade atroz àqueles homens. Só nos resta uma saída: a amputação.

Enquanto percorremos as dramáticas descrições contidas nas páginas do livro de Hans Killian, é impossível não nos deixarmos impressionar por uma repugnante sensação olfativa a refletir a atmosfera carregada com cheiro de putrefação da gangrena que, por certo, impregnava o ar.

Em *O preço da guerra*, Killian por diversas vezes – inconformado com a falta de um planejamento estratégico melhor por parte do alto comando do exército alemão – faz duras críticas à negligência que resultou na desnecessária e cruel exposição de milhares de soldados aos rigores do inverno nas vastas pradarias da Rússia sem as providências mais básicas de ordem logística – a começar pelas roupas, absolutamente insuficientes.

Equipados com botas comuns, de couro e cano alto, qualquer caminhada em meio à neve fofa e ao vento inclemente ia permitindo, aos poucos, que os flocos de neve fossem introduzindo-se nas botas. Resultado: "(...) Ali a neve se funde e acaba formando um bloco compacto de gelo. Os pés assim presos e imobilizados são quase sempre perdidos. É impossível salvá-los (...)".

Os poucos casos aqui citados a título de ilustração multiplicaram-se aos milhares no período de apenas um mês e meio do inverno, entre o final de 1941 e o começo de 1942.

O balanço geral do avanço planejado por Hitler em direção a Moscou resultou em centenas de milhares de soldados alemães com algum tipo de lesão pelo frio, das menos graves até aquelas que evoluíam para amputação ou morte. Aliás, foram cerca de 15 mil amputações.

Embora grande destaque tenham merecido os sofrimentos impostos pelo inverno russo entre dezembro de 1941 e janeiro de 1942, em particular aos alemães (foram cerca de 100 mil casos de lesões), os rigores de temperaturas muito baixas também foram sentidos por outros exércitos, em outras regiões do continente europeu, inclusive em outras épocas.

Já mencionamos aqui a triste aventura das forças de Napoleão no século XIX, também em terras russas. Mas muito, muito tempo antes, as agruras do inverno também destruíram outros sonhos alucinados de conquista.

Em 218 a.C., os 90 mil soldados de infantaria, 12 mil de cavalaria e os quarenta elefantes do general Aníbal, de Cartago, foram surpreendidos pelo frio intenso ao atravessarem os Alpes em direção ao norte da Itália durante a célebre marcha sobre Roma. Admite-se hoje que metade de seu exército pereceu em consequência das lesões congelantes. Da mesma forma, os antigos exércitos romanos sentiram também na própria carne a violência do frio.

Caso o leitor se interesse pelas obras de Miguel de Cervantes – para além do popular *Dom Quixote de La Mancha* –, é provável, então, que já tenha ouvido falar de uma de suas peças teatrais intitulada *El Cerco de Numancia*.

Pois saibam os menos aficionados pela história da Espanha que Numancia tornou-se um episódio emblemático da resistência do povo ibérico à opressão estrangeira e símbolo reverenciado do nacionalismo espanhol. Afinal, foram necessários nada menos que dois séculos até que o rolo compressor de Roma conseguisse, por fim, conquistar a Espanha. Até esse desfecho, porém – o que não representou, no fim das contas, algo tão surpreendente diante da incontestável superioridade da máquina de guerra do Império Romano –, os celtibéricos deram muito mais trabalho do que se poderia imaginar e foram capazes de debelar várias investidas do inimigo invasor ao longo do século II antes da Era cristã.

A primeira tentativa aconteceu ainda no ano de 218 a.C. e, a partir de então, várias guerras foram se sucedendo até que as terras ibéricas caíssem, irremediavelmente, no domínio romano, já então sob o governo do imperador Augusto, em 19 a.C. Os vários generais romanos destacados para incorporar a Península Ibérica ao portfólio imperial de Roma descobriram, a duras penas, que a Espanha exibe um tipo de topografia e condições climáticas muito pouco propícias à arte da guerra. O território é dividido por várias montanhas e poucos rios são navegáveis, o que se traduz em evidentes dificuldades para o deslocamento e reabastecimento das tropas. O clima oscila entre o forte calor no verão e temperaturas que despencam no inverno; durante a estação das chuvas, as trilhas nas montanhas transformavam-se em torrentes de lama.

De novo, as providenciais lições da história – porém, quase sempre olvidadas – poderiam poupar muito desperdício de tempo, energia e dinheiro – além, é claro, de incontáveis vidas humanas –, se acaso os poderosos tomados pelo desejo incontido de conquista pudessem antes verificar quais resultados foram alcançados em empreitadas semelhantes por alguns de seus predecessores, igualmente possuídos por sonhos de domínio e grandeza. Se assim fosse, os marechais de campo de Napoleão Bonaparte poderiam, quem sabe, ter evitado que seus exércitos fossem também consumidos ao tempo de suas investidas pelas paragens ibéricas, diante de condições climáticas também bastante adversas. Afinal de contas, não se tratava de cenário militar inédito ou inesperado. Os antecedentes históricos negativos já haviam sido narrados em detalhes pelo historiador Apiano[171] em sua obra intitulada *Guerras espanholas*. Nela ele descreve toda a sequência de tentativas frustradas levadas a cabo pelos antigos romanos em sua missão de subjugar os povos ibéricos, quase 2 mil anos antes de Bonaparte partir para semelhante aventura. Dito dessa forma, pode até passar pela cabeça que aqueles tais celtibéricos seriam, quem sabe, alguma raça alienígena dotada de superpoderes, capazes de pôr para correr as maciças falanges romanas. Mas não é nada disso... Ou melhor, subestimar a ferocidade bélica daqueles guerreiros primitivos é até possível quando, na verdade, não estamos cara a cara com um deles e, principalmente, estando separados daquele contexto pela providencial distância cronológica de dois mil anos! De qualquer modo, seria preferível não estar na pele de um centurião romano tendo pela frente a visão nada reconfortante de um celtibérico, mesmo que o soldado de Roma estivesse protegido por armadura metálica!

O termo "celtibérico" já dá a entender que se trata de miscigenação entre antigos povos ibéricos nativos e imigrantes celtas vindos do norte, o que teria ocorrido por volta do século 6 a.C. Em seu conjunto englobavam várias tribos, cujos hábitos de vida e práticas guerreiras estavam associadas à Idade do Ferro. Estabeleciam-se em pequenas povoações fortificadas, quase sempre no alto de morros, para melhor proteção. Sua forte tradição bélica provinha em grande medida dos constantes enfrentamentos entre as diferentes tribos; a infantaria celtibérica mais tradicional compunha-se de homens armados com espadas concebidas para fatiar e esfaquear os inimigos; embora dispensassem as armaduras, portavam grandes escudos e lanças, cujo design favorecia a tarefa de espetar o oponente, mesmo que para isso fosse necessário trespassar escudo e armadura. Como facilmente se deduz desta breve descrição, não parecia uma boa ideia provocar um sujeito desse naipe.

O pequeno povoado de Numancia, com uma população que não ia além de 8 mil habitantes, ficava localizado no topo plano de uma colina íngreme, o que lhe

---

171 Historiador romano de origem grega (95-165 d.C.), nasceu em Alexandria (Egito). Mais tarde mudou-se para Roma. Sua obra principal, *História romana* (título em latim), foi escrita originalmente em grego e soma 24 volumes. Seus escritos sobre as Guerras Espanholas estão entre aqueles que sobreviveram ao tempo mais bem preservados. Neles ele descreve os conflitos romanos na Península Ibérica, desde o momento em que Roma conquistou a costa do Mar Mediterrâneo na guerra travada contra Aníbal de Cartago até a pacificação feita pelo imperador Augusto, em 19 a.C.

conferia visão privilegiada do território ao seu redor e, por certo, contribuía para desestimular investidas diretas do inimigo. Além dessa vantagem estratégica, a cidade era protegida por muralhas de defesa construídas em alvenaria que misturava pedras e tijolos de barro.

Numancia tornou-se pela primeira vez, mais especificamente, alvo preferencial dos romanos em 153 a.C., quando teve início a chamada Terceira Guerra Espanhola, conforme relatado por Apiano. Foi quando o general Quintus Fulvius Nobilior viu a "porca torcer o rabo", obrigando-se a abortar sua missão devido às pesadas perdas impostas não só pela estratégia de luta adotada pelos celtibéricos, mas, sobretudo, em razão do frio intenso e da falta de suprimento durante o rigoroso inverno.

Mas, em 141 a.C., lá vieram eles de novo. Dessa vez, liderados por outro "Quintus" – Quintus Pompeius –, cujo destino não foi diferente de seu antecessor: o frio e as doenças foram demasiado inclementes e acabaram por vencer a resistência e a força de vontade dos romanos.

Os defensores de Numancia utilizavam-se fartamente de estratégias militares que envolviam desde rápidas movimentações de seus homens pelos terrenos acidentados onde se davam as lutas até as emboscadas e o elemento surpresa, que desnorteavam os romanos em sua forma clássica de travar batalhas. Com tais expedientes, de pouca valia eram as tradicionais e temidas falanges maciças de soldados, parcialmente blindados por suas armaduras, verdadeiras muralhas humanas. Essa tática herdada dos gregos poderia demonstrar sua inegável serventia em outro tipo de batalha a que os romanos estavam acostumados, ou seja, um padrão de enfrentamento bélico mais convencional e franco, em meio a campos abertos. Portanto, os romanos precisaram rever sua forma de lutar diante daquele novo cenário imposto pelos celtibéricos. Veja, portanto, que não foi mera coincidência a palavra "guerrilha" ter nascido na Espanha...

Em conclusão, pode-se dizer que as repetidas investidas do invasor romano acabavam sendo rechaçadas pela auspiciosa e poderosa combinação de alguns fatores: fortificação, espírito de resistência inabalável da população local, dificuldades enfrentadas pelos romanos para seu indispensável reabastecimento e o constante desgaste imposto pelo frio rigoroso, fome e doenças, tudo isso devidamente amalgamado pela tática de guerrilha tão bem empregada pelos celtibéricos.

Ao longo do tempo, os exércitos de Roma foram apostando no aprimoramento de suas próprias defesas e, para isso, iniciou-se a edificação de um cerco em torno da cidade de Numancia. Muros de pedra com torres intercaladas estendiam-se ao longo de aproximadamente nove quilômetros, formando um verdadeiro cinturão de isolamento. Além disso, foram também construídos pelos romanos vários campos fortificados nas imediações da cidadela, que se prestavam a melhor proteger suas tropas.

Tendo em mente a inabalável tática de "um dia chego lá", em 134 a.C. foi a hora e a vez de outro general romano mostrar a que veio. Quem assumiu a ingrata missão de desalojar os numancianos foi Publius Cornelius Scipio Aemilianus, devidamente acompanhado por um exército que totalizava algo em torno de 60 mil soldados! Dá para notar que os tais celtibéricos não eram mesmo fracos, a ponto de imporem o devido respeito até mesmo diante do poderoso inimigo romano.

Mesmo assim, a derrota final da pequena Numancia só foi acontecer no ano seguinte, em 133 a.C., depois de ter sido submetida a treze meses ininterruptos de cerco.

Mais uma vez, dando mostras de sua determinação e resistência inquestionáveis e de uma valentia invejável – ainda que pouco pragmática –, a maioria da população local recusou-se a se render para não se tornar escrava. Atearam fogo ao vilarejo e muitos preferiram morrer a abrir mão de seu bem maior: a liberdade.

Numancia foi, então, incorporada à província imperial romana da Hispania Tarraconensis, que perdurou até o século IV da Era cristã.

As ruínas da antiga Numancia encontram-se próximo ao vilarejo de Garray, na atual província de Soria, região centro-nordeste da Espanha.

O seguinte relato do próprio Apiano mostra-se bastante eloquente quanto ao resultado da estratégia adotada pelo general Scipio para vencer os numancianos pela fome e pelo desgaste físico e psicológico resultantes do cerco prolongado imposto à cidade. A fim de facilitar a compreensão do texto original, já em sua tradução para o inglês, achei por bem efetuar algumas adaptações mais liberais, preservando, no entanto, o sentido geral dos originais históricos:

> (...) todos os alimentos disponíveis já haviam sido consumidos, não havendo mais grãos, nem ovelhas, nem grama; não lhes restava alternativa – como é frequentemente necessário nas guerras – senão

mastigar couros cozidos. Quando estes também se esgotaram, passaram a cozinhar e comer carne humana; primeiro os corpos daqueles vitimados por morte natural, cortando-os em pequenos pedaços para cozinhar. Depois, nauseados por serem obrigados a comer também os companheiros que haviam morrido em consequência de doenças, os mais fortes acabavam por violentar os mais fracos. Eles estavam à mercê de toda forma de miséria humana. Seu comportamento tornou-se ainda mais brutalizado pela ausência de comida, e sua aparência física assemelhava-se à de feras selvagens, submetidos que estavam à fome extrema e à peste; tornaram-se negligentes com o próprio corpo, o que era evidenciado por seus longos cabelos. Foi nessa condição lastimável que eles, por fim, se renderam a Scipio. O general romano então ordenou que eles entregassem imediatamente suas armas e as reunissem em determinado local. No dia seguinte, toda a população deveria apresentar-se reunida em outro local. No entanto, com o argumento de que muitos deles ainda se recusavam a abrir mão da liberdade e preferiam tirar as próprias vidas, a rendição final foi adiada para permitir que aqueles que desejassem pudessem se matar. Aquela pequena aldeia bárbara demonstrava, assim, pela coragem de seu povo um incondicional amor à liberdade. De que outra forma seria possível explicar que a população local, que não contava mais de 8 mil habitantes no início dos enfrentamentos, tivesse sido capaz de impor repetidos e terríveis reveses aos romanos? Ao longo dos anos de escaramuças, aqueles celtibéricos conseguiram arrancar tratados de paz do agressor em igualdade de condições, coisa que os romanos não concediam a nenhum de seus outros inimigos. Quantas vezes eles desafiaram o general Scipio para que partisse dele a iniciativa de desfechar um ataque definitivo contra o povoado, mesmo diante de um exército muito superior, que somava 60 mil homens! Mas Scipio, valendo-se de sua maior experiência militar, optou sabiamente por evitar um confronto direto com aquele punhado de bestas-feras, preferindo lançar contra eles o poder invencível da fome. Só assim seria possível subjugar e capturar os numancianos, como de fato aconteceu.

Refletindo melhor sobre os grandes sofrimentos, a incontestável valentia e a impressionante resistência daquele pequeno povoado, ocorreu-me, então, narrar esses episódios históricos de Numancia. Muitos, logo após a rendição, encontraram diferentes maneiras de pôr fim à própria vida. Os sobreviventes restantes reuniram-se no terceiro dia em um espetáculo degradante e chocante. Seus corpos deteriorados e esquálidos, cabelos e unhas compridos, apresentavam--se totalmente encardidos e sujos de terra. Eles exalavam um odor terrível e suas roupas em farrapos eram igualmente fétidas. Enfim, um conjunto de aspecto geral lastimável que nem mesmo o inimigo deixava indiferente. Ainda assim, eles provocavam, ao mesmo tempo, uma reação também inevitável de temor aos olhos dos espectadores, que podiam sentir a expressão de raiva, tristeza e fadiga a refletir a terrificante consciência de quem se degradou ao extremo de comer até mesmo carne humana (...).

Mesmo que você não se interesse e ache enfadonhas visitas a sítios arqueológicos, aqui vai uma dica preciosa... e saborosa! Nas imediações das ruínas romanas de Numancia, no vale que se desenha ali abaixo, corre um rio que testemunhou os fatos aqui narrados e assistiu, indiferente, àquele mesmo cenário de guerras, violências e conquistas transformar-se em uma das regiões mais aclamadas da viticultura ibérica. Dali saem verdadeiros tesouros para embevecer os mais apurados paladares de apreciadores de bons vinhos. Aquela é a região por onde correm as águas do rio Douro[172].

Mas, já que o assunto são os embates entre o frio e os exércitos ao longo da história militar, vamos lembrar que o frio também se fez presente de forma impactante durante os três primeiros meses de 1855 na Península da Crimeia. As geladuras foram responsáveis por aproximadamente 60% das 39 amputações de dedos das mãos e dos pés praticadas em soldados britânicos.

Logo após a virada do século, entre os anos de 1904 e1905, russos e japoneses iriam se enfrentar pelo domínio de parte do território chinês (Guerra

---

172 O rio Douro nasce na província de Soria, na Sierra de Urbión. Com quase novecentos quilômetros de extensão, demarca um trecho da fronteira entre Espanha e Portugal, e corta também o norte deste último país, até desaguar no Oceano Atlântico, próximo à cidade do Porto. *Ribera del Duero* é a denominação de origem da região vinífera situada em Castilla y León, cuja produção principal é de vinhos tintos da uva *Tempranillo*.

Russo-Japonesa) e sofreram também com a inclemência do inverno, deixando um rastro sinistro pontilhado por inúmeras lesões provocadas pelo frio.

Durante a etapa inicial da Primeira Guerra Mundial, somente o exército britânico registrou 115.361 casos de lesões provocadas pelo frio na Frente Ocidental, e mais 14.500 na região do estreito de Dardanelos. O tipo mais frequente (e menos grave) era o "pé de trincheira", já mencionado anteriormente.

De volta ao teatro da Segunda Guerra Mundial...

Se os russos e sobretudo os alemães comiam "o pão gelado que o diabo amassou no meio da neve", o cenário no front europeu ocidental também não era dos mais animadores e estava longe de ser menosprezado. Foram 91 mil soldados norte-americanos com geladuras. Desse total, cerca de 46 mil ocorreram junto à fronteira alemã, durante o último e rigoroso inverno da guerra (1944-1945). O frio foi responsável por um terço de todas as baixas yankees. Os termômetros mergulharam até cerca de 30ºC negativos! Os pés foram os mais acometidos: 85% a 90% dos casos. Certamente contribuiu para essa estatística um pouco menos desastrosa – tanto em números como em gravidade – o fato de os Estados Unidos estarem envolvidos em missões na Europa Ocidental com condições logísticas mais favoráveis do que aquelas enfrentadas pelos alemães em território russo. Melhores estradas e ferrovias, menores distâncias a serem percorridas, suprimentos e veículos de transporte, prédios intactos nos quais era possível se abrigar, bem como maior disponibilidade de pessoal médico com recursos apropriados e, quando necessário, remoções feitas com mais rapidez para serviços de retaguarda mais bem aparelhados. Essa conjunção de fatores favoreceu o diagnóstico e o tratamento mais precoces das lesões produzidas pelo frio.

Os oficiais médicos norte-americanos atinham-se aos protocolos e diretrizes preestabelecidos, com ênfase especial nas medidas de prevenção. Praticamente não havia espaço para improvisações e experimentações de métodos alternativos, como ocorreu entre os alemães.

O tratamento seguia um padrão mais conservador, conforme nos é relatado por Defalque e Wright, em artigo publicado no *Journal of the Royal Army Medical Corps*:

> (...) os pacientes eram envoltos em cobertores e colocados em ambientes moderadamente aquecidos; o membro atingido era mantido mais elevado para reduzir o edema; a área lesada não era submetida a aquecimento local, tampouco eram empregados talcos ou unguentos; as

> bolhas eram mantidas intactas; o membro era lavado diariamente com água e sabão, após secá-lo, era recoberto com faixa estéril mantida bem folgada para evitar qualquer pressão; tufos de algodão eram colocados entre os dedos; eventualmente ofereciam-se pequenas doses de uísque para promover a dilatação dos vasos sanguíneos. Para os casos mais graves administrava-se soro e vacina antitetânica; antibióticos somente se houvesse sinais de abcesso ou gangrena; o desbridamento [remoção de partes desvitalizadas] era postergado até que ficasse bem demarcada a área necrosada. Tão logo fosse possível, estimulava-se a deambulação e fisioterapia. Caso a evolução fosse desfavorável ou surgissem complicações sérias, os sodados eram removidos para hospitais de retaguarda na França, Inglaterra ou mesmo nos Estados Unidos (...).

Os resultados muito mais tenebrosos enfrentados pelos alemães representaram, de outro lado, o somatório de uma série de aspectos negativos. Antes de tudo, a própria hostilidade do inverno russo, com temperaturas que se aproximavam dos 50ºC abaixo de zero! A falta de planejamento logístico mais cuidadoso se fez sentir, desde as vestimentas impróprias e insuficientes até o sistema de abastecimento errático, tanto para alimentos quanto para suprimentos médicos; estradas – quando existiam – bastante precárias e enormes distâncias a serem vencidas em meio à neve que cobria as pradarias russas. Era o chamado "tempo sem estradas". Essa espiral descendente só poderia mesmo resultar em quantidade impressionante de vítimas. Ainda que os registros e as estatísticas possam ter sido deliberadamente subestimados pelos comandantes alemães, estimativas feitas no pós-guerra sugerem que os invernos de 1941-1942, 1942-1943 e 1944-1945 produziram, respectivamente, 250 mil, 130 mil e 112 mil lesões pelo frio. Aqui, mais uma vez, nota-se diferença marcante em relação às forças que combatiam no oeste do continente europeu, em que o predomínio era do pé de trincheira, ou seja, um quadro menos grave que ocorre, em geral, com temperaturas ambientes entre 0ºC e 15ºC. Os alemães tiveram, em sua maioria, lesões mais graves, inclusive mais casos de hipotermia (queda acentuada da temperatura central do corpo), condição que representa séria ameaça à vida. A insuficiência de meios de transporte adequados para os feridos levou um grande contingente de soldados a serem transportados de forma improvisada em carroças com tração animal ou trenós abertos, conforme ressaltamos nos relatos do dr. Hans Killian.

Por fim, essa verdadeira avalancha de doentes do lado alemão tinha à disposição pessoal médico em quantidade insuficiente, que não seguia protocolos preestabelecidos. Havia maior liberdade para a adoção de diferentes tipos de métodos terapêuticos, inclusive alguns de caráter claramente experimental e bastante discutível.

O frio voltaria a atacar durante a Guerra da Coreia, na década de 1950. Temperaturas tão baixas quanto -30ºC vitimaram cerca de 18 mil soldados, acometidos por lesões associadas ao frio intenso. Desse total foram contabilizados quase 1.800 casos de geladuras (uma proporção de 34 em cada mil soldados).

Para mencionar um fato que se deu em época mais recente, durante a Guerra das Malvinas, novamente o frio foi responsável por incapacitar um quantitativo considerável das forças de combate da Dama de Ferro – Margaret Thatcher.

É certo que um dos principais motivos que levaram a ditadura militar argentina àquela tresloucada ousadia era a convicção de que a Inglaterra não iria cruzar 13 mil quilômetros de oceano para recuperar um arquipélago perdido nos extremos do Atlântico Sul. Ledo engano!

Impulsionados por um nacionalismo exacerbado e inconsequente, no dia 2 de abril de 1982, a Junta Militar Argentina deflagrou a ocupação das ilhas. Pouco mais de novecentos homens foram envolvidos na operação, que praticamente não encontrou resistência por parte de oitenta fuzileiros e marinheiros britânicos responsáveis pela segurança da população local de cerca de 1.800 habitantes. A notícia desencadeou reação imediata do Conselho de Segurança da ONU, que ordenou a saída dos argentinos.

Em desacordo com as expectativas mais otimistas dos militares argentinos, a primeira-ministra britânica mobilizou, em tempo recorde, cerca de cem navios da marinha e um contingente de 28 mil soldados profissionais. A Dama de Ferro mostrava-se irredutível em sua decisão de recuperar aquele território ultramarino que havia sido adicionado ao Império Britânico em 1833.

Instados a adotar novas estratégias diante da reação vigorosa dos ingleses, os comandantes argentinos tiveram que se servir do engajamento obrigatório de jovens recrutas, com muito pouco treinamento. Eles representavam a maioria entre os 10 mil homens mobilizados.

Os combates tiveram início em 1º de maio de 1982 e não tardou para que a inexperiência dos jovens soldados argentinos, inclusive equipados com armas menos eficientes, mal alimentados e com roupas impróprias para enfrentar as baixas temperaturas, propiciasse um rápido avanço das tropas britânicas por terra. Em cerca de dois meses e meio os ingleses reassumiram o controle do arquipélago.

Um fato marcante contribuiu muito para minar o moral dos militares e consternar todo o povo argentino. No dia 2 de maio, portanto, logo no início dos combates, um submarino inglês – HMS Conqueror – torpedeou e afundou o cruzador Belgrano. O navio argentino mergulhou nas águas geladas e com ele levou 323 tripulantes.

Ao fim do confronto foram computadas cerca de 650 mortes argentinas (além de 1.068 feridos) e 255 inglesas (foram 777 os feridos).

No dia 14 de junho de 1982, o general Mario Menéndez assinou a rendição argentina. Depois dessa aventura nacionalista frustrada foi a vez de a ditadura militar mergulhar nas ondas do fracasso e retirar-se do poder.

Submetidos a temperaturas que oscilavam entre 3°C negativos e 4°C positivos, os soldados britânicos tinham grande dificuldade de se manter aquecidos e secos. Ao final dos confrontos foram confirmados setenta casos de lesões severas provocadas pelo frio, afetando principalmente os pés. As vítimas exibiam certo estado de torpor (embotamento), e as manifestações locais incluíam formigamento e até mesmo perda da sensibilidade, que podia persistir por semanas. Os pés mostravam-se bastante inchados e doloridos, incapacitando os soldados afetados para suas funções habituais.

A exposição ao frio e as lesões dela decorrentes continuam sendo objeto de investigações médicas, com particular ênfase na área militar. No entanto, a prática de esportes de inverno, envolvendo um número cada vez maior de aficionados e, de outro lado, a multiplicação da população de indigentes nas grandes cidades ao redor do mundo, especialmente aquelas localizadas em regiões onde as temperaturas costumam cair bastante durante os meses de inverno, torna o problema das lesões associadas ao frio algo que também deve merecer atenção por parte da Medicina civil. É preciso que mais pesquisas sejam direcionadas ao desenvolvimento de novas tecnologias, desde aquelas aparentemente menos complexas – como desenvolver vestimentas especiais mais efetivas contra o frio, em especial para proteger as áreas mais expostas (principalmente pés e mãos, e também nariz e orelhas) –, até métodos mais efetivos de tratamento.

Capítulo 21

A MÃO ESQUERDA
DE BERTHA

As guerras e as revoluções – há sempre uma ou outra em curso – chegam, na leitura dos seus efeitos, a causar não horror, mas tédio. Não é a crueldade de todos aqueles mortos e feridos, o sacrifício de todos os que morrem batendo-se, ou são mortos sem que se batam, que pesa duramente na alma: é a estupidez que sacrifica vidas e haveres a qualquer coisa inevitavelmente inútil.

(Fernando Pessoa, poeta português, 1888-1935, *Livro do desassossego*)

Em nossos dias, como protagonistas da jornada humana no planeta Terra, em pleno século XXI, pode parecer banal o uso dos raios-X como suporte médico--tecnológico. Por todo canto, em nosso país e em grande parte do resto do mundo, podemos identificar aparelhos desse tipo, fixos ou portáteis, novos e avançados ou mesmo antigos e já desgastados pelo prolongado uso. Lá estão eles, mesmo em serviços de saúde até bastante modestos. No estágio atual de desenvolvimento técnico-científico nos é possível ter acesso a recursos muito mais sofisticados, como as tomografias, ressonâncias nucleares magnéticas e *PET scans*. Essas máquinas maravilhosas têm possibilitado, cada vez mais, vasculhar e revelar, em detalhes quase cinematográficos, todos os antigos mistérios, até então ocultos na mais profunda intimidade anatômica de nossos corpos físicos. Tais avanços, por si mesmos extraordinários, nos permitem antever através da fresta entreaberta do futuro as "maluquices tecnológicas fantásticas" que ainda estão por vir, e que somente serão reveladas e irão servir aos terráqueos que aqui habitarem lá pelos anos 2050! O que dizer então de 2100?

É, mas nem sempre foi assim... Até que, em 1895, um físico alemão de nome Wilhelm Conrad Roentgen (1845-1923) teve a ideia luminosa de fotografar o corpo humano por meio de emissões eletromagnéticas. Aliás, o apelido "raios X" vem do fato de que, à época, ainda não se conhecia a natureza desse tipo de radiação, que não podia ser vista, ouvida nem sentida.

Roentgen vinha trabalhando desde o início de 1895 na investigação sobre o comportamento dos raios catódicos produzidos dentro de um tubo de vidro. Foi um famoso químico e físico inglês – William Crookes (1832-1919) – que construiu esse aparelho, anos antes, com o objetivo de investigar os efeitos que as descargas elétricas provocariam ao atravessar determinados gases. Ele concebeu um cilindro de vidro dotado de uma bomba capaz de remover todo o ar atmosférico de seu interior, criando um ambiente de vácuo. Em seguida, ele introduzia no cilindro apenas um determinado gás, cujo comportamento ele queria analisar. No interior desse cilindro de vidro havia também eletrodos que geravam corrente elétrica de alta voltagem, capaz de produzir forte luminescência no interior do tubo, exclusivamente durante a passagem da corrente elétrica.

O tubo de Crookes empregado por Roentgen era, na verdade, uma versão modificada por outro importante físico da época – o alemão, nascido na então Hungria, Philipp Lenard[173] (1862-1947) –, em que havia uma pequena abertura recoberta por uma folha de alumínio. Com essa adaptação, foi possível demonstrar que parte dos raios catódicos conseguia escapar do cilindro através da janela recoberta com alumínio, tornando fluorescente uma tela impregnada com sais de platinocianeto de bário que era posicionada próximo à janela do cilindro.

Então, Roentgen dedicou-se a investigar se os tais raios catódicos invisíveis, que eram capazes de atravessar o alumínio, também poderiam escapar de dentro do cilindro intacto (isto é, sem abertura), atravessando o próprio vidro. Para melhor verificar se ainda assim a tela iria acusar algum grau de fluorescência instantânea, ele cobriu todo o tubo de vidro com folhas de papel opaco e deixou o laboratório envolto na penumbra. Ao produzir a corrente elétrica, surpreendeu-se ao ver a tela cintilando no escuro da sala. Quando desligava o aparelho, a fluorescência também desaparecia.

---

173 Físico ganhador do Prêmio Nobel em 1905.

O próximo passo foi posicionar a tela a uma distância bem maior, e ainda assim ela se iluminava. Portanto, Roentgen concluiu que aquele tipo de radiação com certeza não era da mesma categoria dos raios catódicos, pois estes não se difundiam mais do que poucos centímetros através do ar atmosférico. Havia algo novo ali. Um novo tipo de radiação de alta energia e comprimento de onda curto.

Aquela radiação, até então desconhecida, era capaz de atravessar uma folha de alumínio, e o que mais? Seu próximo teste foi interpor, entre o cilindro e a tela, um baralho e um livro e, ainda assim, a tela brilhava. Com a madeira se dava o mesmo. O físico colocou, então, objetos de metal dentro de uma caixa de madeira, e esta, por sua vez, sobreposta a uma chapa fotográfica. Ao analisar a fotografia que se produziu, constatou que nela apareciam os formatos dos objetos metálicos, porém, nem sombra da caixa de madeira.

Mas o fato decisivo que iria revolucionar o conhecimento médico-científico veio à luz quando Roentgen resolveu testar o comportamento de um material feito de chumbo. Para isso, ele segurou em sua mão um cachimbo de chumbo, mas surpreendeu-se ao ver na fotografia os ossos de seus dedos. Bingo! Os tais raios também eram capazes de atravessar a carne!

"(...) ao contrário da luz ou do ultravioleta ou mesmo das ondas hertzianas, são [os raios X] capazes de revelar as partes mais escondidas do corpo humano, os ossos?"

Exatamente por se tratar de algo novo – cujos efeitos eram ainda, em grande parte, desconhecidos –, depois de testar o dispositivo utilizando vários tipos de objetos, em seguida Roentgen resolveu ir um pouco além. Para isso, utilizou animais de laboratório, certo? Errado.

Demonstrando grande convicção quanto à segurança do método (que ele mal conhecia!), em um ímpeto de grande desprendimento, resolveu utilizar como cobaia a si mesmo, certo? Errado, de novo...

A mão esquerda de sua amada esposa, Bertha, é que foi radiografada para a história, em 22 de dezembro de 1895.

Roentgen casara-se em 1872, aos 27 anos. Por essa ocasião, era ainda professor assistente de Física na Universidade de Würzburg. Como nos contam Meyer Friedman e Gerald W. Friedland no livro *As dez maiores descobertas da Medicina*, já citado anteriormente, naquela noite de 22 de dezembro de 1895, ele convidou sua esposa para descer ao laboratório, que ele havia montado em sua própria casa, e pediu que ela pusesse a mão esquerda em cima de uma chapa fotográfica virgem encerrada em um cartucho de madeira à prova de luz.

> (...) – Não se preocupe – disse confiante à esposa. – Vou ligar a corrente que atravessa este tubo de vidro. Ele vai acender e chiar um pouco, mas não tenha medo. Fique com a mão apoiada e imóvel sobre a chapa (...).

Logo depois, ele se volta novamente a ela e diz: "(...) – Aqui está uma fotografia de sua mão feita com meu novo raio X". A reação de Bertha foi um misto de surpresa e terror: "(...) Ah, meu Deus, estou vendo os meus ossos. Dá a impressão de que estou olhando a minha própria morte".

A partir daquele momento, Roentgen conduziu seus trabalhos de maneira febril, porém totalmente discreta, pois tinha a convicção de estar diante de uma descoberta revolucionária. Sua próxima prioridade era preparar um relatório detalhado e submetê-lo à Sociedade Físico-Médica de Würzburg, na reunião programada para aquele mesmo mês de dezembro. Diante dos fatos revelados por Roentgen, seu relatório – "Sobre um novo tipo de raio: um comunicado preliminar" – foi publicado no jornal científico daquela sociedade. Preocupado em dar mais destaque e amplitude internacional ao conteúdo de seu relatório, ele providenciou para que cópias fossem encaminhadas a vários dos mais conceituados físicos europeus, logo nos primeiros dias de 1896. Naturalmente, fotos dos ossos da mão de Bertha seguiram anexas para melhor ilustrar a descrição de sua descoberta. Não tardou mais do que alguns dias para o assunto se tornar pauta também na mídia leiga, primeiro em um jornal de Viena, depois Londres, depois na imprensa mundial. Logo ficou evidente que se tratava de um potente meio diagnóstico para a Medicina, afinal, conforme podemos conferir com base nas informações coletadas por Friedman e Friedland,

> (...) haviam descoberto um raio capaz de atravessar roupas e carne para revelar seus órgãos mais íntimos (...). Quando as primeiras radiografias de crânio foram feitas, elas também assustaram muita gente (...) havia mais de um século o símbolo da morte era uma caveira sobre dois fêmures cruzados. De fato, nos primeiros seis meses de 1896 (...) muita gente desmaiava ao ver os próprios ossos radiografados.

O mesmo equipamento empregado por Roentgen – tubo de Crookes – era rotineiramente disponível nos laboratórios de Física em vários países. Portanto, não tardou mais do que algumas semanas para, de acordo com os mesmos autores, "(...) começarem a empregar o raio X para visualizar não apenas fraturas ósseas, mas balas e qualquer outro material opaco que pudessem estar alojados nos diversos tecidos corporais".

Muitos foram os desdobramentos científicos que derivaram dos raios X. Exemplo disso foi, anos mais tarde, a descoberta de que os sais de bário eram capazes de bloquear aquela radiação, abrindo um novo campo para utilização de contrastes radiológicos (à base de bário), por meio dos quais era possível obter melhor visualização do sistema gastrointestinal. O bário dissolvido em água era ingerido ou introduzido por via retal. Da mesma forma, contrastes elaborados à base de iodo se mostraram capazes de desenhar as vias urinárias.

Em 1901, Roentgen foi o primeiro cientista a receber um Prêmio Nobel na recém-criada modalidade de Física.

Por ser a grande novidade do momento, a radiografia logo começou, embora muito lentamente, a ser incorporada ao arsenal da Medicina. Mostrava-se de grande utilidade não só para localizar projéteis de armas de fogo e, assim, facilitar sua extração cirúrgica, como também auxiliar no diagnóstico de fraturas.

Poucos meses depois da descoberta, médicos italianos já se serviam de radiografias para localizar projéteis de armas de fogo em soldados feridos durante a invasão da Abissínia (hoje Etiópia). Em março de 1896, o tenente--coronel Giuseppe Alvaro utilizou os raios X em um hospital militar de retaguarda, em Nápoles (Itália), para localizar, com sucesso, projéteis que haviam provocado fraturas de antebraço em dois soldados, que tinham lutado nas batalhas de Mai-Maret e Adwa. Alvaro declarou, na ocasião, que aquela nova técnica "(...) provou ser de grande ajuda no diagnóstico, nos possibilitando determinar com precisão matemática o exato local onde se alojou o corpo estranho".

O novo dispositivo diagnóstico também foi empregado durante a Guerra dos Trinta Dias (Greco-Turca), em 1897.

O referido combate teve sua origem no desejo da maioria grega da população – que morava na província otomana de Creta – em unir-se à Grécia. No ano seguinte, ao fim da guerra, surgiria o estado independente de Creta.

Nesse conflito – como ocorreu, aliás, em várias outras lutas regionais ao longo dos séculos –, houve participação de grandes potências (Inglaterra e Alemanha), cenário em que os grandes se divertem manipulando os pequenos, tal qual um teatro de marionetes. De qualquer forma, não podemos negar que foi graças ao envolvimento de médicos alemães (do lado dos turcos) e britânicos (com os gregos) que a modernidade tecnológica (raios X) chegou até aquelas paragens, em mais um exemplo eloquente da participação da arte médica na guerra. Com o apoio da Cruz Vermelha alemã, um equipamento de raios X foi instalado no hospital militar localizado na cidade de Constantinopla. A nova tecnologia logo demonstrou sua importância ao permitir a identificação de lesões na coluna vertebral, especialmente nos soldados feridos por projéteis de armas de fogo que apresentavam paralisias em consequência de fragmentos ósseos que, sob o raio X, podiam ser visualizados comprimindo a medula espinal.

Do lado dos gregos, o jornal britânico *Daily Chronicle* fez uma doação à Cruz Vermelha inglesa, o que permitiu disponibilizar dois equipamentos para apoiar o tratamento dos feridos na retaguarda dos confrontos. De qualquer modo, instalar máquinas de raio X em hospitais de campanha, junto das linhas de frente, esbarrava também em dificuldade logística de difícil superação, já que era quase impossível dispor de fonte de energia elétrica. A saída encontrada pelos britânicos foi valerem-se de um navio de guerra ancorado nas proximidades da localidade de Faleros (nos arredores de Atenas) para fornecer a energia necessária à operação dos equipamentos radiológicos.

Não demorou muito para que, com o auxílio dos raios X, fosse finalmente desvendado um mistério que havia tempos intrigava os médicos. Não era infrequente que alguns soldados que retornavam de longas marchas apresentassem importante inchaço e dor nos pés. Não se conseguia encontrar uma explicação razoável. Foi somente graças à radiologia que por fim se descobriu que o motivo era uma pequena fratura localizada em um dos ossos do pé (o segundo metatarso).

O emprego de equipamentos radiológicos diretamente no campo de batalha (e não apenas na retaguarda) aconteceu pela primeira vez durante a Campanha de Tirah, na fronteira da Índia com o Afeganistão, um conflito que se estendeu ao longo de quatro meses a partir de outubro de 1897.

A força expedicionária enviada àquela região era composta por 8 mil britânicos e 30 mil indianos. Foi usado um aparelho em versão "portátil" que era desmontado e acondicionado em caixas de madeira dependuradas em uma haste. Uma dupla de maqueiros (adivinhe se não sobrou para os indianos!) era designada para carregar aquela bagagem sobre os ombros, e assim o fizeram por 320 quilômetros! Mas, pelo que consta, todo aquele sacrifício justificou-se amplamente, pois o equipamento permitiu que se fizessem exames em mais de duzentos soldados feridos, o que foi de grande ajuda para definição da terapêutica mais apropriada a cada caso.

Apesar do inquestionável avanço diagnóstico proporcionado, e que facilitava em muito a localização de projéteis de armas de fogo alojados no corpo dos feridos, havia, por outro lado, o receio de que tal facilidade, disponibilizada diretamente no front, pudesse induzir alguns jovens cirurgiões mais afoitos a optar por condutas intervencionistas prematuras que, a rigor, poderiam ser evitadas nas precárias condições existentes nas linhas de frente dos conflitos.

De todo modo, dali por diante, os raios X passaram a fazer parte, quase que obrigatoriamente, do planejamento militar, visando dar suporte às equipes médicas.

Lá estavam eles acompanhando também os ingleses durante a expedição ao Nilo.

Entre 1896 e 1898, os ingleses estiveram envolvidos na Guerra do Sudão, e para dominar algumas tribos rebeldes foi organizada a expedição citada, que reuniu 20 mil soldados (a maioria egípcia) comandados por oficiais ingleses. A força expedicionária venceu parte da jornada subindo o rio Nilo para, em seguida, prosseguir o caminho de muitas centenas de quilômetros através do deserto inclemente. Para enfrentar as elevadas temperaturas daquela região, quando a expedição deixou a cidade do Cairo, as caixas contendo os equipamentos radiológicos precisaram ser envoltas em grossas lonas e molhadas com bastante frequência, a fim de evitar que o equipamento fosse danificado pelo calor intenso. Mas e a energia elétrica? Em pleno deserto? Para recarregar as baterias que alimentavam o aparelho foi desenvolvido um mecanismo capaz de gerar energia elétrica enquanto dois soldados pedalavam um tipo especial de bicicleta, produzindo energia mecânica que carregava um dínamo.

Assim que teve início a Guerra dos Bôeres, na região sul da África, os britânicos deslocaram para lá suas equipes médicas e equipamentos de raios X que haviam sido utilizados no Sudão. A expectativa otimista dos ingleses era de que o conflito não ultrapassasse alguns meses. No entanto, arrastou-se por dois anos e meio. Logo os raios X tornaram-se um item essencial para dar suporte diagnóstico aos hospitais gerais localizados na retaguarda. Naquela oportunidade, entretanto, foi dada outra solução para a geração de eletricidade. Nas imediações do prédio em que foi instalado o aparelho de raios X havia um moinho de farinha; usando a inventividade, foi projetada e desenvolvida uma conexão direta com o sistema de eixos e engrenagens da moenda e, com isso, tornou-se possível gerar a energia necessária para recarregar as baterias (um princípio não muito diferente daquele usado atualmente pelas turbinas eólicas). Mais tarde, ainda no mesmo conflito, foi empregado um motor a combustão e um dínamo como fonte geradora de eletricidade.

E a novidade foi virando moda...

Durante a Guerra Hispano-Americana (1898), o exército norte-americano instalou mais de uma dezena de máquinas em hospitais de base localizados na retaguarda dos combates. Os comandantes médicos preferiram não disponibilizar os raios X diretamente nos postos médicos, situados nas linhas de combate, por também acreditarem que tal facilidade poderia incentivar os cirurgiões a operarem os feridos em condições de precária assepsia. Havia também um risco adicional de instalar os aparelhos nas linhas de frente, pelo fato de que as baterias eram preenchidas com líquidos perigosos (ácido sulfúrico), cuja manipulação tornava-se ainda mais arriscada em zonas submetidas ao fogo cruzado das artilharias inimigas. De resto, os equipamentos eram trambolhos de difícil transporte, o que acabou levando à ideia criativa de instalar alguns deles em seis navios-hospitais.

O tempo de exposição à radiação podia variar de poucos minutos – para radiografar os membros – até vinte minutos, para o caso de exames de bacia e crânio. Era, sem dúvida, uma dose considerável de radiação.

Logo, portanto, aquela justificada euforia diante de tão significativo avanço médico iria receber uma primeira ducha de água fria, quando começaram a ser descritos os primeiros casos de queimaduras provocadas pelo excesso de radiação. Não obstante terem sido registrados apenas dois casos de queimaduras provocadas pela exposição excessiva aos raios X, durante aquela guerra ainda prevalecia a falsa ideia de que as lesões eram superficiais e transitórias. Somente anos mais tarde se descobriu a real gravidade de seus efeitos adversos.

De novo, tropeçamos em outra guerra – mas, a propósito, que guerra foi essa?

Poder e dinheiro: sempre ingredientes de presença muito marcante na origem dos conflitos bélicos, e com respeito à Guerra Hispano-Americana não foi diferente. Essa foi, sem dúvida, a *avant-première* dos Estados Unidos perante o mundo como forte candidato a se tornar a mais nova potência militar de um novo século que se avizinhava.

Os "olhos grandes" norte-americanos cresceram para cima do Golfo do México, não só em função da excelente *commodity* representada pelo açúcar cubano, mas também, e principalmente, por uma faixa de terra tão estreita que em outras condições geográficas pouca importância teria. Mas quis a geologia do planeta – ou as mãos caprichosas do Criador – que aquele "fiapo de terra" cheio de mosquitos vetores da malária fosse a menor distância possível, em todo o continente americano a separar dois gigantes: oceano Atlântico e oceano Pacífico. Estamos falando do istmo do Panamá e de todo o imenso potencial econômico que ele representa para o comércio marítimo mundial. Diante dessa inevitável constatação, a estratégia de domínio deveria passar pela necessidade incontida de tirar das cercanias qualquer outra nação cuja presença representasse ameaça aos planos norte-americanos. Nada melhor, para espantar o colonizador espanhol da área, que instigar o espírito de independência em suas colônias: Cuba e Filipinas.

O passo seguinte não poderia prescindir de um forte álibi para precipitar alguma providência mais dramática. E assim foi feito. Mesmo sem as melhores evidências de que os responsáveis tenham sido de fato os espanhóis, ao fim das contas a explosão misteriosa de um navio yankee – *USS Maine* – no porto de Havana (Cuba), em 15 de fevereiro de 1898, levou para o fundo do mar 266 marinheiros e, por outro lado, trouxe à tona a convicção inabalável, por parte da mídia norte-americana, de que os culpados eram os espanhóis. Muito conveniente, não é mesmo? Parecia um álibi mais do que razoável.

Assim, logo após um ultimato, que a Espanha não acatou, viria o bloqueio naval norte-americano a Cuba – aliás, o primeiro, mas não o último – e a declaração de guerra, em 21 de abril de 1898. Por isso, o contingente de soldados, que até então fazia parte regular do exército norte-americano, saltou rapidamente de menos de 30 mil para mais de 300 mil homens em cerca de dois meses.

E por que não aproveitar aquela mobilização militar e adicionar ao cardápio das conquistas potenciais outras colônias espanholas no Pacífico? Veja só que coincidência! Pois não é que foi exatamente esse o pensamento que passou pelas cabeças militares estadunidenses? E lá vão eles para cima das Filipinas, rapidamente destruindo a esquadra espanhola sediada em Manila. Em 12 de junho de 1898, era declarada a independência das Filipinas do domínio espanhol.

O fato seguinte traduz de forma exemplar os enormes prejuízos que podem advir da falta de comunicação globalizada. Mesmo com a guerra já declarada entre os dois países, os espanhóis responsáveis por outra possessão – a ilha de Guam – não faziam a mais vaga ideia de que havia uma guerra em andamento. Seria cômico se não fosse trágico! Ao se depararem com alguns navios americanos disparando tiros de canhão em direção à ilha, os espanhóis entenderam tratar-se de mera saudação e foram ao encontro dos "visitantes" cheios de boas intenções. Só se deram conta do tamanho da encrenca quando o comandante gringo exclamou (presume-se!): "Rendam-se"! Menos mal, pois no tal episódio não foi preciso sacrificar vidas...

Em julho de 1898, as coisas ficariam mais quentes em solo cubano quando 15 mil soldados dos Estados Unidos[174] somaram-se aos 4 mil guerrilheiros locais e intensificaram os ataques aos espanhóis nas proximidades de Santiago de Cuba. Participação destacada naquela vitória teve o então coronel Theodore Roosevelt, que mais tarde se tornaria presidente dos Estados Unidos.

Após a rendição da Espanha, foi assinado o acordo de paz, em 13 de agosto de 1898, em Washington. As ex-colônias espanholas – Filipinas, Porto Rico e Guam – passaram a pertencer aos Estados Unidos. Enquanto isso, Cuba declarava-se independente, porém como protetorado norte-americano (excetuada a ilha de Guantánamo, que se tornou, de fato e de direito, território norte-americano).

Muda o colonizador, mas permanece a condição de colônia. Os filipinos não gostaram muito daquela solução e se envolveram em novo conflito, então contra os norte-americanos. Quase meio século mais tarde (1945), finalmente chegaria a tão esperada independência das Filipinas.

---

174 Foi nessa guerra que pela primeira vez os soldados receberam algo semelhante a um "kit" de primeiros socorros com pacotes de gaze para estancar sangramentos.

Por fim, cabe assinalar que foi nessa guerra que se deu a estreia oficial da Cruz Vermelha americana.

Quando o mundo iniciava seu mergulho inexorável rumo ao caos da Grande Guerra (1914-1918), a nova vedete tecnológica já havia se tornado rotina nos serviços médicos responsáveis por prover apoio cirúrgico aos feridos de batalha.

Quando, em 1917, os norte-americanos entraram efetivamente na guerra que já vinha sendo travada em solo europeu, havia aparelhos de raios X instalados em postos médicos e hospitais. Poucas eram as máquinas relativamente portáteis, improvisadas sobre macas e alimentadas por baterias transportáveis. Até então, não havia um tipo padrão de equipamento desenvolvido especificamente para fins militares e, portanto, aptos a suportar os rigores de um cenário de batalhas. Assim, como era de esperar, seu transporte continuava representando razoável dificuldade. Tampouco havia disponibilidade de radiologistas treinados.

Logo, porém, foi desenvolvido um tipo de aparelho de fato portátil e alimentado por motor a gasolina de 1 cilindro, resfriado a ar (não, não era o Fusca!). Esse novo equipamento podia ser movimentado com relativa facilidade e inclusive foi adaptado para funcionar dentro do espaço das ambulâncias da época.

Foi com base nesses primeiros protótipos militares que o modelo portátil passou a ser empregado também na Medicina civil.

As incessantes demandas impostas pela guerra logo evidenciaram a grande carência de médicos radiologistas e pessoal técnico nos Estados Unidos, e tal cenário levou à implantação de várias escolas de radiologia pelo país, em geral dentro de ambientes hospitalares que reuniam as condições mais apropriadas para o ensino. O exército norte-americano também editou um manual sobre raios X para dar suporte teórico aos cursos. Dessa forma, foi possível treinar algumas centenas de médicos – a maioria de clínicos – para adquirirem as habilidades básicas de radiologistas, durante a Primeira Guerra Mundial. Após a guerra, aquele grupo serviu de embrião para dar início à nova especialidade que dava os primeiros passos na década de 1920.

A tecnologia radiológica e a própria especialidade médica experimentaram importante evolução no período compreendido entre as duas guerras mundiais. Durante a Segunda Guerra Mundial, a radiologia já estava bem sedimentada e incorporada à rotina diagnóstica dos hospitais militares, tanto aqueles de retaguarda quanto os que se situavam no front. Os exames radiológicos revelavam-se apoio fundamental para guiar as cirurgias exploratórias. Mais uma vez, as demandas da guerra desencadearam o treinamento intensivo de outras centenas de oficiais médicos, muitos dos quais seguiram a carreira profissional como radiologistas após o fim da guerra. Ao lado dos médicos, foram também treinados muitos técnicos em radiologia, posteriormente absorvidos pelos serviços civis.

O aparelho padrão para uso em campo durante a Segunda Guerra Mundial era ao mesmo tempo compacto, à prova de choque (impacto), podia ser montado e desmontado em poucos minutos e todo o conjunto transportado em apenas quatro caixas; sua fonte de energia era suprida por um gerador a gasolina. A empresa norte-americana que se especializou na fabricação desses equipamentos portáteis produziu milhares de unidades durante os anos da Segunda Guerra Mundial.

Mais recentemente, durante a Operação Tempestade no Deserto, no Oriente Médio (janeiro-fevereiro de 1991), um aparelho de tomografia computadorizada acondicionado em um contêiner foi usado pela primeira vez por militares em campo de batalha.

Capítulo 22

FINGIMENTO, COVARDIA OU DOENÇA?

(...) e me aflige ainda ver a intolerância chegando a graus extremos na política, na religião, como se pouco ou nada se tenha aprendido sobre os riscos e as consequências de alimentar o ódio.

(Helga Weiss, nascida em 1929, checa sobrevivente dos campos de concentração nazistas)

Em meio a toda sorte de adversidades que compõem o cenário de horrores de uma batalha sangrenta, os dias vão se sucedendo em ritmo de absoluto caos, e os soldados seguem confinados em trincheiras lamacentas. Resistem resignados ao frio e à fome, respirando as emanações fétidas de seus próprios dejetos. O clima é de tensão permanente. O perigo ronda cada movimento.

De repente, a poucos metros da tocaia onde se abrigava todo um pelotão de soldados, surge um clarão de fogo, o estrondo e a onda de choque de uma bomba lançada pelo inimigo. Ela atinge em cheio uma parte da trincheira. O soldado sobrevivente emerge daquele inferno com o corpo e a face cobertos por um barro sanguinolento. Atordoado com o impacto da explosão, ele leva alguns minutos para se dar conta do ocorrido. Aos poucos vai se recuperando do terror paralisante e percebe, atônito, que vários de seus companheiros foram atingidos, e seus corpos desfigurados jazem inertes em meio à devastação daquele momento. Sim, os mesmos bons companheiros que conhecera durante o período de treinamento, ainda como recrutas, e com os quais havia compartilhado a expectativa e a ansiedade das primeiras missões. Poucas horas antes do início daquela nova ofensiva do inimigo haviam reclamado e feito piadas sobre o aspecto preocupante da sopa gelada e do pedaço de pão duro e bolorento que haviam recebido por refeição. Agora ele mal podia reconhecê-los. Em não mais do que poucos segundos foram feitos em pedaços, sumariamente aniquilados.

Gemidos emergem incógnitos de uma cortina de fumaça. Alguns sobreviveram, mas com ferimentos graves produzidos por estilhaços de metal. Iriam resistir? Outros ainda se arrastam em meio aos cadáveres, deixando atrás de si partes de seus membros arrancados pela força da explosão.

Um pensamento apavorante insiste em dominar sua mente: ele seria o próximo? Sua morte é só uma questão de onde e quando... Talvez no minuto seguinte! A roleta russa continuava a girar... Sorte ou azar? Um jogo em que o perdedor paga com a própria vida.

Nos dias que se seguiram a esse evento grotesco, o soldado que protagoniza esta história ilustrativa – mas que por certo se repetiu na vida real milhares e milhares de vezes – passou a exibir um comportamento estranho.

Até então, um sujeito boa praça, de bom relacionamento e sempre disposto a apoiar seus colegas, atento e sempre pronto a cumprir as ordens dos oficiais, a partir daquele dia mostrava-se apático, seu olhar era distante e parecia mirar coisa nenhuma. Isolava-se do grupo, parecia ter perdido a voz, não conseguia articular uma palavra sequer.

O cenário de adversidades extremas das batalhas faz germinar com exuberância os quadros de estresse pós-combate, principalmente entre aqueles que já trazem consigo traços psíquicos de predisposição. Essa plêiade de fatores facilitadores fica evidenciada no trecho a seguir (na grafia original), extraído por Carvalhal Ribas de uma descrição de dois autores franceses – Albert Devaux e Benjamin Logre[175]:

> "(...) A tendência hiperemotiva é posta em jogo, alimentada e levada ao seu extremo limite pelo perigo de ferimentos, de morte e de cativeiro que, a cada momento e de todos os lados, ameaça o soldado no campo de batalha: rajadas de artilharia e descargas de fuzis ou de metralhadoras, céu percorrido por aviões que fixam as posições e retificam os tiros,

---

175 Trecho transcrito do capítulo original "Estados depressivos. Síndromes ansiosas. Psicoses de situação. Estados neurastênicos e psicastênicos", de autoria do dr. João Carvalhal Ribas, *in* "Conferências do Curso de Aperfeiçoamento de Psiquiatria de Guerra", 1943, organizado pelo prof. A. C. Pacheco e Silva.

solos às vezes minados, alarmas, surpresas noturnas, patrulhas, emboscadas, perspectiva de ataque próximo, de tiros de barragem, de gazes asfixiantes e de líquidos inflamados, de assaltos à baioneta e de limpeza de trincheiras, possibilidade incessante e universal das maiores desgraças, que esgota a emotividade e provoca a exasperação ansiosa, ao mesmo tempo superaguda pela violência e crônica pela duração (...), agrava-se ainda pelo contínuo espetáculo de coisas horrorosas: o soldado, na agonia atroz e nas feridas disformes de seus companheiros de arma, vê cada dia, de antemão, a imagem do fim miserável que o espera talvez e ao qual, parece-lhe, escapou tantas vezes por milagre (...) este conjunto de preocupações é tal que, tendo-se em conta ainda as fadigas, insônias, as intempéries, as privações e os sofrimentos a que estão sujeitos os soldados em certo período, fica-se admirado "a priori" de que mesmo o sistema nervoso mais resistente possa suportar provas tão terríveis e tão prolongadas que parecem sobre-humanas.

Transtornos mentais, ao longo de muitos séculos, sempre estiveram envoltos por um manto impenetrável de mistérios. Em algumas sociedades eram frequentemente atribuídos a possessões demoníacas ou trabalhos perversos perpetrados por bruxaria. Estigmas dessa ordem só poderiam ganhar contornos ainda mais marcantes no âmbito militar, em que o preconceito e a rejeição eram a regra. A expectativa dominante, afinal, era de que os soldados deveriam reunir determinadas características de personalidade que lhes permitiriam ajustar-se, sem maiores sobressaltos, aos rigores da guerra.

Ainda que a caracterização como doença não possa ser claramente identificada senão a partir dos conflitos que marcaram o início do século XX, há, sim, ao longo da história menções vagas a quadros mórbidos que poderiam ter alguma semelhança com os transtornos mentais em combatentes. O historiador Heródoto faz referência a um distúrbio mental de que teriam sido acometidos soldados do exército ateniense durante a Batalha de Maratona (490 a.C.), travada pelos gregos de Atenas contra os invasores persas. Ademais, os gregos já reconheciam a ocorrência de distúrbios mentais em veteranos que haviam participado de batalhas.

À época em que eclodiu a Primeira Guerra Mundial, as manifestações de conversão histérica eram caracterizadas por sintomas físicos – como crises de paralisia, cegueira, afonia e surdez – que aparentemente não podiam ser explicados de forma convincente pela Medicina; eram, até então, tipicamente associados ao universo feminino. Assim, afigurava-se um desafio e tanto admitir que quadros dessa natureza estivessem agora afetando cada vez mais soldados. Era inevitável, portanto, que tais diagnósticos colidissem frontalmente com o tradicional conceito arraigado na cultura das sociedades sobre o perfil e os valores do homem guerreiro. O próprio conceito de masculinidade estava em jogo.

Talvez na tentativa de atenuar a forte conotação pejorativa de atribuir o diagnóstico de histeria a um soldado que havia vivenciado experiências traumatizantes no campo de batalha, em novembro de 1914 um editorial na prestigiosa revista médica *British Medical Journal* referia-se ao quadro como "choque mental e nervoso entre os feridos". O quadro clínico apresentava-se com ansiedade, tremores, pesadelos, alucinações, ilusões, catatonia[176] e reações espontâneas exacerbadas.

Logo no ano seguinte, em fevereiro de 1915, C. S. Myers, capitão médico do exército inglês, publicou um artigo em que inaugurava o termo *shell shock*, com o qual tentava deixar implícita a ideia de que se tratava, sim, de um colapso nervoso, porém decorrente de um sofrimento físico agudo e intenso, em razão das experiências traumatizantes a que os soldados eram submetidos ao vivenciarem, de perto, o impacto das explosões de bombas (e outras tantas violências explícitas) e suas terríveis consequências. Admitia-se então que as fortes explosões causavam um quadro de concussão cerebral (algo como um forte abalo do cérebro dentro da caixa craniana) e, em consequência disso, formavam-se pequenas hemorragias dentro da massa encefálica, o que representava, portanto, o substrato anatomopatológico a explicar o distúrbio de comportamento que se seguia. No entanto, essa teoria mostrou-se equivocada, e já durante a Segunda Guerra Mundial ficou demonstrado que o quadro era puramente de fundo psiquiátrico e não se acompanhava de lesões identificáveis no cérebro.

À página 97 do livro *Tempestades de aço*, escrito pelo oficial alemão Ernst Jünger, que faz referência a uma de suas inúmeras e dramáticas experiências

---

176 A pessoa acometida assume posição rígida e imóvel, que pode perdurar desde horas até dias; a causa pode ser neurológica ou psicológica.

vivenciadas nos campos de batalha da Europa durante a Primeira Guerra Mundial, destacamos o seguinte trecho:

> (...) É mais fácil descrever do que suportar esses ruídos, pois a sensação une cada som particular dos ferros zunindo à ideia da morte, e assim eu estava sentado em meu buraco na terra, a mão cobrindo os olhos, enquanto em minha imaginação passavam todas as diferentes possibilidades de ser atingido. Acredito ter encontrado uma comparação que acerta praticamente em cheio o sentimento peculiar dessa situação, em que qualquer outro soldado desta guerra se encontrou tantas vezes: imagine-se que a gente está amarrado com firmeza a um poste e é constantemente ameaçado por um indivíduo que não para de balançar um pesado martelo. Ora o martelo é recuado a fim de adquirir impulso, ora ele sibila para a frente de modo a quase tocar o crânio, depois volta a acertar o poste fazendo voar os estilhaços – essa situação corresponde exatamente àquilo que se vivencia em um bombardeio pesado, quando se está sem proteção (...).

Nos anos turbulentos que se arrastavam, tensos e dolorosos, ao longo da década de 1940, os psiquiatras brasileiros interessados no estudo dos distúrbios psiconeuróticos associados à guerra utilizavam a palavra "comoção" para designar, em língua portuguesa, o termo *shell shock*. De acordo com a descrição do prof. A. C. Pacheco e Silva, o quadro se manifestava

> (...) após explosão de um obus ou uma bomba de grande calibre, que provoca enorme deslocamento de ar, lançando o soldado a grandes distâncias ou soterrando-o. O comocionado, em regra, já com o sistema nervoso seriamente desgastado pelas emoções geradas pela guerra, perde os sentidos após a explosão e ao voltar a si permanece em estado de confusão mental mais ou menos intensa, indiferente a tudo que se lhe fala e a todo o mundo exterior. O soldado é então evacuado para a retaguarda até que vai ter a um hospital, onde aos poucos vai recobrando a consciência do sucedido e do seu estado (...).

Esse novo conceito permitia estabelecer inferências sobre um comportamento que até poderia estar revestido de certo grau de heroísmo.

Iniciava-se, assim, uma profunda mudança na postura das forças armadas. Na esfera militar, até então, homens que perdiam o controle e apresentavam algum desvio comportamental que os afastassem do padrão preconcebido eram submetidos a procedimentos disciplinares rígidos e, não raro, levados à corte marcial, julgados e até mesmo executados por covardia.

Questões que envolviam suspeitas de simulações e deserções sempre foram presentes na história das corporações militares. Os envolvidos deveriam ser simplesmente tachados de loucos ou seriam, de fato, criminosos atentando contra a imagem e a honra dos exércitos?

Observe a opinião expressa pelo psiquiatra brasileiro João Carvalhal Ribas, em 1943, a respeito dos simuladores:

> (...) Para ser retirado da linha de frente, recorre fria e sorrateiramente a todos os meios ao alcance, revelando indiferença pelos deveres militares e, não raro, baixeza. Para não ficar exposto aos riscos da luta, simula toda sorte de doenças e, no campo de batalha, a fim de se pôr a salvo, não hesita em passar para o lado do inimigo e dar-lhe informes acerca da posição dos seus. O verdadeiro poltrão, acompanhado do competente relatório neuropsiquiátrico, deverá comparecer ao Conselho de Guerra e receber punição, pois se trata de indivíduo normal e responsável pelos seus atos (...).

Além do aspecto hierárquico-institucional, soldados que exibiam distúrbios mentais eram mal tolerados pelos próprios pares, exceto se houvessem compartilhado um tempo razoável de convívio, lutando e apoiando-se mutuamente. Esse relacionamento passado poderia funcionar como atenuante, de tal sorte que sua nova condição seria digna de aceitação pelos companheiros, ao menos os mais próximos.

Essa condição anômala de comportamento entre os soldados já havia sido apontada pelos suíços no século XVIII, ao detectarem atitudes estranhas demonstradas por mercenários contratados para reforçar os exércitos regulares. Mais tarde, no século XIX, foi a vez de os norte-americanos registrarem um misto de sintomas físicos e psicológicos que se mostrava mais frequente entre recrutas. Esse quadro foi, então, identificado como "nostalgia", convertido mais tarde em "síndrome de guerra", capaz de afetar não só soldados em serviço mas também veteranos.

Nos primeiros anos do século XX, durante a Guerra Russo-Japonesa (1904-1905), há indícios históricos sugerindo que os russos teriam aplicado alguma forma pioneira, ainda que rudimentar, de atendimento aos soldados que apresentavam a "neurose de evacuação" ao serem despachados para casa, em Moscou. Os médicos russos, no entanto, atribuíam o estresse pós--traumático a alguma lesão cerebral não identificada. A experiência russa acumulada no tratamento de alguns milhares de casos, que foram atendidos no hospital psiquiátrico implantado na zona de combates travados com os japoneses em território chinês, serviu de parâmetro para o diagnóstico da *shell shock* durante a Primeira Guerra Mundial. Uma revisão histórica mais cuidadosa, no entanto, nos permitirá concluir que tal distúrbio psiquiátrico já havia se manifestado anteriormente entre os soldados russos que participaram da Guerra da Crimeia, incapacitando um número considerável de combatentes para a luta.

De volta à Primeira Guerra Mundial, vamos perceber que, por força de demandas sempre crescentes de pessoal, os critérios de recrutamento para o serviço militar só barravam os casos mais evidentes de insanidade. Por consequência, muitos homens com distúrbios mais leves – inclusive com dificuldades de aprendizado – foram considerados aptos.

Após a Batalha do Somme, a incidência de colapsos nervosos entre os britânicos assumiu proporções epidêmicas, incapacitando para a luta parcela nada desprezível de soldados e, assim, comprometendo de forma significativa a estratégia militar dos comandantes.

A Batalha do Somme ou Ofensiva do Somme (às margens do rio de mesmo nome, em território francês) deixou sua marca na história da Grande Guerra. Foi das mais sangrentas, longas e extenuantes. Prolongou-se de 1º de julho até 19 de novembro de 1916, período em que franceses e ingleses tentaram empurrar os alemães de volta ao território belga, mas não lograram êxito. Os registros médicos apontam que durante esse confronto cerca de 40% de todas as baixas britânicas foram devidas ao "colapso nervoso". Impulsionada por essa estatística explosiva, teve início a instalação de unidades psiquiátricas avançadas também pelos serviços médicos britânicos, seguindo a iniciativa dos franceses, que no verão de 1915 também se viram diante de um considerável contingente de soldados incapacitados para o combate. Naqueles postos psiquiátricos do exército francês foram feitas as primeiras tentativas de eletroterapia. Ao longo da guerra o método de tratamento por meio de choque elétrico foi empregado em casos que se apresentavam com surdez, mutismo, distúrbios visuais e paralisias histéricas.

Ao final, o Somme deixou um saldo de mais de 1 milhão de vítimas, entre mortos e feridos. Os piores resultados couberam aos britânicos, com mais de 200 mil mortos. Um cenário de horrores que mais do que justifica a ocorrência de distúrbios mentais.

Outras estatísticas, ainda mais estarrecedoras, ajudam a entender melhor o cenário propício a contribuir para a vulnerabilidade emocional não apenas dos combatentes, mas de toda a população europeia. Veja o que nos relata John Keegan, em *Uma história da guerra*:

> (...) Em novembro de 1918, a França tinha perdido 1,7 milhão de jovens de uma população de 40 milhões, a Itália 600 mil de uma população de 36 milhões, o Império Britânico 1 milhão, dos quais 700 mil vinham dos 50 milhões de habitantes das Ilhas Britânicas (...). A Alemanha perdeu mais de 2 milhões de uma população anterior à guerra que somava 70 milhões de habitantes.

Mais à frente no texto, Keegan assinala que "(...) As listas de baixas tinham deixado vazios em quase todos os círculos familiares e a agonia da perda perdurava enquanto aqueles que a tinham sentido continuavam vivos (...)". Ferimentos psíquicos dessa profundidade não saram com o primeiro embotamento da memória.

Àquela altura, era razoável imaginar que o comando militar fosse assaltado por muitas dúvidas e desconfianças. Tratar-se-ia, afinal, de um surto de fingimentos e flagrante covardia diante do risco de morte? Seriam tentativas dissimuladas com o objetivo de obter dispensa do serviço, a fim de evitar a desonra de uma deserção? Seria o caso de adotar regras disciplinares ainda mais rígidas ou se tratava, de fato, de doença e os soldados acometidos deveriam merecer crédito e acesso a tratamento médico? Atente para o seguinte trecho extraído do capítulo que trata dos "Estados depressivos", escrito pelo dr. João Carvalhal Ribas (no livro *Conferências do curso de aperfeiçoamento de psiquiatria de guerra*, organizado pelo prof. A. C. Pacheco e Silva, 1943):

> (...) Depois da declaração de guerra, o movimento de convocação de forças armadas da nação já constitue às vezes fator desencadeante

de estados depressivos de toda a espécie. Indivíduos predispostos, hiperemotivos, pequenos ansiosos, deprimidos mitigados, diante das perspectivas da guerra, da mobilização, da partida para o "front" e dos riscos a que se tornarão expostos, têm os seus sintomas extremamente agravados e mergulham em estado de depressão (...). Alguns se tornam incapazes de qualquer esforço físico ou mental e, uma vez convocados, não comparecem para prestar o serviço exigido pela Pátria em perigo, explicando-se assim diversos casos de insubmissão (...). Esses indivíduos preferem até mesmo a ociosidade em consequência de castigos (prisão, suspensão, etc.) às fadigas da manobra (...).

Por causa da natureza do problema, foi natural atribuir papel decisivo aos serviços médicos, aos quais caberia, em última instância, "separar o joio do trigo". Tarefa nada simples, uma vez que a própria área médica também estava diante de uma condição nova e desafiadora, para a qual o arsenal diagnóstico e terapêutico era nada além de primitivo. A Medicina estava ainda bastante atrelada ao conceito de que doença mental era fruto de um condicionante genético. Aos pobres pacientes, portanto, poucas possibilidades restavam além do que se oferecia entre os muros de asilos e hospícios.

Nada se falava, ainda, sobre o papel do subconsciente ou da interferência de fatores ambientais na gênese da doença. Os recrutas sem dúvida demonstravam maior propensão a sofrer crises nervosas diante de situações física e emocionalmente muito estressantes, talvez em consequência do treinamento intensivo e concentrado em curto intervalo de tempo. Dessa forma, provavelmente o elevado grau de pressão psicológica e física era demasiado e os tornava mais sugestionáveis e emocionalmente vulneráveis diante da iminente e inevitável ameaça que os aguardava na frente de batalha. Talvez o trecho seguinte ajude a recriar a imagem daquilo que os soldados enfrentavam no mundo real:

(...) "Senhor tenente, o porão da casa número 11 foi atingido em cheio, e ainda há gente sob os escombros!" (...) Enfiamos algumas luzes nas reentrâncias da parede e, então, pusemos mãos à obra. Agarramos os membros superiores e inferiores que apareciam em meio aos escombros e puxamos os cadáveres para fora. Um deles teve sua cabeça arrancada, e o pescoço assentava no tronco como uma grande esponja sangrenta. Do coto do braço do segundo, sobressaía um osso estilhaçado e o uniforme estava embebido no sangue de uma grande ferida no peito. As vísceras brotavam do ventre aberto do terceiro (...).

Essa descrição dramática encontra-se no livro *Tempestades de aço*, de Ernst Jünger, que lutou na Primeira Guerra Mundial como oficial alemão. Que tal, ajudou? Se a descrição já é suficientemente impressionante, imagine, então, vivenciá-la, ao vivo e em cores! Afinal, parece que motivos não faltavam para fazer alguns soldados de fato enlouquecerem!

A situação foi assumindo, assim, proporções realmente alarmantes, a considerar o imenso contingente de homens que passaram a ser incessantemente recrutados. No início da Primeira Guerra Mundial as forças britânicas somavam 949 mil soldados. Destes, pouco mais de 236 mil eram profissionais regulares do Exército. Ainda em 1914, o contingente de voluntários bateu na casa de 1 milhão e 250 mil. Quando a guerra caminhava para seu desfecho, em 1918, o número de recrutas havia atingido impressionantes 5 milhões!

Aos poucos, o uso da nova terminologia foi prevalecendo em relação às denominações estigmatizantes e pejorativas – histérico ou psicopata – anteriormente empregadas. Falar que determinado soldado havia sido vítima de um colapso nervoso provocado pela explosão de bombas o alçava à categoria de herói e, portanto, aos olhos da população era justo que recebesse um tratamento mais humanizado. Vejamos novamente o que Jünger tem a acrescentar sobre a sensação de estar exposto a todo momento ao risco iminente de morte:

> (...) Isso, aliás, acabaria por nos acompanhar durante toda a guerra, esse estremecimento a cada ruído repentino e inesperado. Fosse um trem que passasse sacolejando, um livro que caísse no chão, ou um grito ecoando na noite – o coração sempre estacava por um instante sob a sensação do perigo, grande e desconhecido. Era um sinal de que, durante quatro anos, estávamos todos na sombra da morte (...).

Mesmo nas esferas militares, a resistência foi cedendo lugar a uma postura mais condescendente por parte dos comandantes. Não obstante, imperava ainda uma atitude de maior consideração com o soldado ferido fisicamente em combate. Este, na visão predominante do comando militar, à época, teria motivos inquestionáveis para obter dispensa mais honrada do pesadelo da guerra. Quanto às vítimas de "estresse de combate", dada a natureza "menos concreta" do agravo, era natural que ainda fossem vistas com reservas.

Sem dúvida, o embrionário conhecimento médico-científico sobre o tema contribuía para revesti-lo com uma razoável camada de preconceito e desconfiança. Também ainda não estava claro, àquela altura, que o quadro agudo poderia evoluir – o que de fato acontece –, com sequelas próprias de uma doença mental crônica, que arrastaria o paciente por uma longa estrada de recuperação e, por consequência, trazendo ônus consideráveis aos cofres da nação.

Ainda que os soldados afetados fossem retirados de suas funções de rotina, eram mantidos em tratamento na retaguarda, a fim de não serem privados radicalmente do convívio habitual com o seu grupo. Caso contrário, acreditava-se que a vítima poderia sofrer danos psicológicos adicionais, por desenvolver sentimentos de vergonha ou culpa.

Ainda a esse respeito, portanto, ficava clara a preocupação – ou melhor, a suspeita por parte dos comandantes e também dos serviços médicos – de que os soldados acometidos pelo estresse de combate poderiam facilmente se deixar impressionar com as "regalias" proporcionadas pelo relativo conforto do tratamento oferecido na retaguarda e, assim, criar comportamentos simulados para estender ao máximo o período de repouso. O psiquiatra brasileiro Pacheco e Silva expunha, em 1943, suas considerações a respeito desse tema, na seguinte linha (na redação contida no texto original):

> (...) São bem alimentados, têm roupa limpa e bem cuidada, tudo lhes é fácil e acessível e a ideia de abandonar aquela vida ideal e regressar ao "inferno das trincheiras", quando restabelecidos, não lhes sorri. Consideram-se "gloriosos mutilados", cheios de serviços à Pátria, já pagaram o seu tributo de sangue, não é justo que a Nação os obrigue a regressar às linhas de fogo, veteranos já inválidos, com uma brilhante fé de ofício, quando há outros, mais jovens e com menos direitos, novas classes a serem chamadas, que ainda nada fizeram pela causa comum. Tal é o raciocínio de grande número de comocionados e de pequenos feridos, que ao fim de curto prazo nada mais pensam senão

no direito à pensão de guerra, donde as ideias de reivindicação que deles se apoderam, quase sempre alimentadas pela imprensa, numa mal compreendida campanha em favor dos "mutilados de guerra". E assim, em pouco tempo, uma legião de indivíduos, perfeitamente válidos, se congregam na defesa dos seus pretensos direitos (...).

Chegamos ao ponto, nesta breve retrospectiva histórica, em que se torna possível identificar aquela linha em que a Medicina militar cruza a trajetória da Medicina civil. Não só ambas se interseccionam como essa sobreposição acaba contribuindo, decisivamente, para imprimir novos ganhos à sociedade.

A ocorrência impactante de transtornos mentais em um grande contingente de militares submetidos ao estresse dos combates gerou aumento considerável na demanda por mais profissionais da área – psiquiatras e psicólogos. Esse incremento assistencial em saúde mental refletiu-se, no período pós-guerra, em ampliação sem precedentes na oferta de tais serviços também disponibilizados à população civil.

Aquele cenário de crescimento no acesso aos tratamentos mentais mais modernos produziu também um efeito secundário benéfico, traduzindo--se em gradual substituição dos antigos manicômios – tão somente terríveis depósitos de loucos – por hospitais psiquiátricos mais humanizados e com foco na reintegração do indivíduo à comunidade. Enfim, era, mais uma vez, a dramática e violenta experiência do sofrimento e da matança impulsionando a Medicina, e a própria sociedade, na busca por melhores soluções para velhos problemas, até então olvidados e estagnados. Os antigos impasses tornavam--se agora flagrantes e amplificados sob os holofotes da guerra, incisivamente escancarados na crueza lacerante das mazelas expostas pelos conflitos. Exigiam-se, então, com impaciência e inapelável clamor, providências urgentes e mais efetivas para superá-los e, assim, ultrapassar mais um obstáculo na jornada humana neste planeta. Delineava-se, portanto, um momento mais do que propício para dar acolhimento e impulso às ideias revolucionárias que já vinham sendo semeadas por Freud e o mundo do subconsciente.

Até agora nos referimos aos soldados que desenvolveram distúrbios psiquiátricos enquanto lutavam no front. E quanto àqueles que caíam prisioneiros? Seria possível que também exibissem comportamentos anômalos em razão do estresse enfrentado nos cativeiros? A ideia que prevaleceu nos tempos da Primeira Guerra Mundial era a de que para esses, a rigor, a guerra havia terminado, portanto, não teriam motivos razoáveis para desenvolver colapso mental similar ao dos combatentes ativos. Só faltaria dizer que aqueles "afortunados" que, afinal de contas, livraram-se de continuar enfrentando a violência da guerra, não tinham mesmo razão para se estressar nas prisões do inimigo. Assim, quando postos em liberdade, tinham seus desarranjos comportamentais atribuídos antes à desnutrição e a outras doenças debilitantes adquiridas durante sua permanência em cativeiro do que, primariamente, a algum agravo de fundo psíquico.

A propósito desse tema – prisioneiros de guerra –, uma circular publicada pelo Ministério da Guerra em 10 de janeiro de 1866 colocou o Brasil na posição de vanguarda ao adotar "(...) a primeira codificação sôbre feridos e prisioneiros de guerra, numa luta entre nações, após a Primeira Convenção de Genebra, realizada em 22/8/1864", ainda que o Império do Brasil não se tenha feito representar nesse encontro. O documento brasileiro regulava "(...) a direção, guarda, tratamento, disciplina e emprêgo dos prisioneiros de guerra". Aplicava-se, portanto, a prisioneiros estrangeiros, inclusive.

Pouco antes dessa iniciativa brasileira, Abraham Lincoln, presidente dos Estados Unidos, havia editado a "Lei da Boa Guerra", em que eram estabelecidas formas mais humanas de tratamento dispensado aos prisioneiros. No entanto, a lei norte-americana veio à luz por ocasião da Guerra Civil naquele país (1861- -1865), e tinha, portanto, como objeto de preocupação apenas prisioneiros conterrâneos (no enfrentamento entre o Norte e o Sul), sem incluir os estrangeiros.

O tema, porém, não era propriamente inédito. Cento e vinte anos antes da Convenção de Genebra – ocasião em que ficou acordada a neutralidade e intangibilidade das unidades do corpo de saúde dos exércitos –, uma atitude até então impensável marcou a Batalha de Dettingen, em 27 de junho de 1743, durante a Guerra da Sucessão Austríaca (1740-1748). Por iniciativa do médico do exército britânico, John Pringle[177], os comandantes dos exércitos contendores concordaram em que os hospitais de campanha, de ambos os

---

177 John Pringle nasceu na Escócia, em 1707. Iniciou seus estudos médicos em Edimburgo, mas graduou-se pela Universidade de Leiden, na Holanda. Entrou para o exército britânico como médico e, em 1745, assumiu o posto de médico-chefe. É considerado por alguns o pai da Medicina militar moderna.

lados – francês e inglês –, fossem posicionados lado a lado, e com a orientação explícita para dispensar atendimento médico a todos os soldados feridos, quaisquer que fossem eles, ingleses ou franceses.

Outro famoso cirurgião-chefe dos exércitos de Napoleão, Pierre-François Percy (1754-1825), também defendeu, em 1800, que fossem consideradas neutras as equipes sanitárias e invioláveis os hospitais e demais unidades de saúde dos exércitos. Sem dúvida, atitude de raro bom senso e demonstração inequívoca de humanidade em meio à barbárie da guerra. Infelizmente, no entanto, essas noções alvissareiras acabam por se dissolver no tempo, levadas pelos ventos dilacerantes de uma selvageria desenfreada, da qual a natureza humana é presa fácil e somente a muito custo pode ousar desvencilhar-se.

Ainda a propósito dessa pretensa neutralidade de que deveriam se revestir os serviços médicos nas guerras, vale a pena atentar para a informação seguinte.

Por meio de entrevista concedida à revista *Veja*[178] pelo presidente da Comissão Independente de Inquérito da ONU sobre a Síria, chegam até nós – em pleno século XXI – notícias da guerra civil, em que se dá conta de ataques desfechados por forças do governo contra hospitais. Rebeldes, por seu lado, interceptaram uma ambulância da Cruz Vermelha (devidamente identificada) e mataram motorista, enfermeiro e paciente! Seria mesmo de se acreditar no avanço do processo civilizatório?

E a história se repete... pior, se permite enganar! Homens de boa vontade – ao menos nas intenções publicáveis – reúnem-se, de tempos em tempos, para decidir, no frescor de Genebra, como devem comportar-se e que regras devem respeitar os soldados em guerra, ainda que no mundo real estejam esses mesmos soldados tentando, desesperadamente, matar-se uns aos outros! Seria razoável ou mesmo miseravelmente possível "humanizar" algo que, por definição, já é desumano em sua própria essência? Não lhe parece ser pura ilusão acreditar que eventos bélicos, ao expor em sua plenitude todo o ímpeto de maldade encarnado na natureza do homem, sejam suscetíveis a regras de civilidade e respeito ao próximo? É certo que os distintos senhores que comparecem a Genebra representando suas respectivas nações reagiriam com espanto e até incredulidade – em uma espécie de encenação bem ensaiada para a galera global – ao presenciarem os "bons tratos" dispensados

---

178 Editora Abril, edição 2.341 – ano 46 – nº 40, de 2 de outubro de 2013.

aos adversários (inclusive civis) mantidos em "cativeiros humanizados" nos campos de concentração nazistas, nas prisões em meio às selvas do Vietnã, nos presídios acolhedores proporcionados por vários ditadores africanos ou em Guantánamo. Todos eles, é bom frisar, pós-Convenção de Genebra.

Lei da "boa guerra"... Eis aí um enigma – curioso, mas aparentemente indecifrável – que aguarda ser desvendado. "Decifra-me ou te devoro"[179]!

Naturalmente, o despertar do interesse em relação ao "estresse pós--traumático" não se justificava apenas por motivos de caráter médico--científico. Afinal, os governos tinham que dar conta, com o dinheiro público, de uma avalancha de pensões por invalidez! De acordo com Palmer, em artigo publicado no *Journal of Royal Army Medical Corps*:

(...) em 1921, 65 mil veteranos britânicos recebiam pensão por terem sido afetados pela *shell shock* e os custos iriam se agravar ainda mais diante da crise financeira que assolou o mundo durante o período da Grande Depressão. Por volta de 1939, o montante de pensões pagas pelo Reino Unido era de 22 milhões de libras (...)

Esse valor, ao câmbio de hoje – 2 de outubro de 2013, enquanto escrevo este capítulo –, equivaleria a aproximadamente 35 milhões de dólares, ou 26 milhões de euros (e sem nenhuma correção monetária e atualização cambial, ao longo de mais de setenta anos!). "(...) Já os alemães suprimiram as pensões pagas em decorrência das neuroses da guerra (...)".

No intervalo entre as duas Grandes Guerras, a Europa já vinha saboreando o gosto suave da paz havia dezoito anos quando o sinal tocou e o recreio acabou. Começava a Guerra Civil Espanhola (1936-1939). Durante esse conflito, além dos métodos prévios que empregavam tanto o choque elétrico (eletroterapia) quanto a anestesia leve com éter, também foram utilizados barbitúricos injetáveis para o tratamento dos colapsos nervosos dos soldados.

---

179 A esfinge na mitologia grega surge como uma criatura demoníaca com corpo de leão, cabeça de mulher, asas de águia e cauda de serpente. Em *Édipo rei*, de Sófocles, a esfinge propõe àqueles que passam em seu caminho o famoso enigma "(...) decifra-me ou te devoro: que criatura pela manhã tem quatro pés, ao meio-dia tem dois e à tarde tem três?". Os incautos que não soubessem a resposta eram estrangulados por ela (aliás, eis aí a origem do nome, pois em grego *sphingo* significa estrangular). Mas Édipo deu a resposta correta: é o homem, que engatinha quando bebê, anda sobre dois pés na idade adulta e, por fim, na velhice usa uma bengala.

Durante a Primeira Guerra Mundial houve uma verdadeira epidemia de transtornos mentais pós-combate, que causou consideráveis desfalques nas forças armadas. De qualquer forma, serviu de alerta para que fosse dedicada particular atenção aos processos de recrutamento, com vistas à seleção do pessoal que iria combater na Segunda Guerra Mundial. Especial ênfase foi dada para a identificação de perfis psicológicos individuais que pudessem denunciar maior predisposição dos recrutas para desaguar em estresse emocional quando submetidos aos implacáveis cenários de batalha.

Durante a Revolução Constitucionalista de 1932, em São Paulo, o dr. Paulino Longo dirigiu o Serviço de Neurologia de Guerra, instalado no Hospital da Água Branca, na capital paulista. Por essa época passaram pelo serviço do dr. Longo "(...) cerca de seiscentos doentes vindos do front".

Ainda que os aspectos associados à forte tensão emocional desempenhassem papel preponderante, segundo opinião expressa pelo dr. Longo,

> (...) a emoção, por mais intensa que seja, não basta por si só para determinar os acidentes psiconeuróticos. Num indivíduo normal, os fenômenos emocionais, mesmo violentos, são refreados pela vontade e, quando a causa emocional desaparece, caem no esquecimento. Mas o combatente neuropata, constitucionalmente emotivo, em que a situação de guerra cria um estado de receptividade emocional particular, torna-se incapaz de reagir normalmente, de suportar corretamente um choque emocional. Nestes, após a emoção-choque, explode o fenômeno psiconeurótico com as manifestações mais diversas. Posteriormente, ocorre a fixação das reações ou pelo menos de uma modalidade da reação emocional. Neste será a paralisia, noutro a contratura, num terceiro os tremores, o mutismo, etc. (...).

É fácil supor que as equipes médicas encarregadas de avaliar e selecionar os recrutas que iriam lutar na Segunda Guerra Mundial estivessem sob forte pressão. De um lado, sabiam da necessidade de recrutar o maior número possível de homens para enviar, com a maior brevidade possível, às linhas de frente com o objetivo de ampliar a força ofensiva ou simplesmente repor as inúmeras baixas. Afinal, a engrenagem mortal da máquina de guerra não podia parar por falta de "combustível humano". Mas também tinham a responsabilidade de evitar que homens inaptos fossem incluídos em tais remessas, pois com maiores probabilidades poderiam exibir comportamentos incompatíveis com o ideal guerreiro. Como resultado mais do que esperado da disputa entre essas duas demandas – certamente incompatíveis –, o filtro mais elástico retinha somente os espécimes mais "graúdos", isto é, com anomalias comportamentais mais óbvias. Os casos mais "discretos" eram considerados aptos. Por conta dessa prática, em 1942, um experimentado psicopatologista inglês, tenente-coronel J. A. Hadfield, fez duras críticas às equipes por terem selecionado "(...) milhares de neuróticos (...) que não são, nunca foram e jamais terão, de fato, o perfil necessário para serem soldados".

Após junho de 1942, o processo de seleção foi aprimorado mediante aplicação de testes de aptidão e inteligência. Desde 1917, alguns testes mentais vinham sendo empregados pelos americanos como parte do processo de recrutamento e "(...) revelaram uma grande porcentagem [de recrutas] com idade mental de 12 anos"!

Em que pesem os esforços, e mesmo tendo aquela preocupação em mente (fazer a seleção mais criteriosa possível), ainda assim a casuística de "estresse pós-traumático" registrada pelos norte-americanos durante a Segunda Guerra Mundial superou os números da guerra anterior.

Pressionado pela preocupante projeção dos números estimados com base nas estatísticas da Primeira Guerra Mundial, em 1939, o governo britânico criou um comitê que deveria disciplinar o assunto da concessão de pensões por invalidez. Com a preocupação de reduzir gastos, o resultado não poderia ter sido mais radical. De novo, recorremos ao artigo do tenente-coronel e médico psiquiatra inglês I. P. Palmer, que exibe um trecho absolutamente esclarecedor sobre a postura pretendida pela Grã-Bretanha:

> (...) nenhum homem obterá dispensa médica do serviço pelo fato de vir a desenvolver neurose, tampouco fará jus à pensão. Nenhuma vantagem será auferida em função de uma doença. A pensão pode tornar-se um estímulo negativo, interferindo na tendência de recuperação (...).

Essa propositura visava, obviamente, desencorajar eventuais espertinhos a buscar formas de obter dispensa do serviço militar e ainda levar alguma vantagem financeira. No entanto, traduzia-se igualmente em flagrante injustiça para com aqueles de fato vitimados pelo mal[180].

Uma das grandes dificuldades das gerações que se sucedem é, primeiramente, valorizar e, depois, reter e fazer bom uso das lições aprendidas no passado, mesmo aquele mais recente. Superado o momento em que determinados fatos deixam de ser tão intensamente marcantes, seu destino é, quase sempre, ficarem esquecidos em um canto sepulto de nossa memória. Isso parece ser especialmente verdadeiro no caso de experiências traumatizantes, das quais queremos manter máxima distância. No entanto, mesmo essas trazem consigo incríveis oportunidades de aprimoramento, tanto coletivo quanto pessoal. Assim é que muitos aspectos relativos aos desarranjos mentais pós-estresse de combate tiveram que ser novamente confrontados e reaprendidos nas frentes de batalha da Segunda Guerra Mundial.

Foi inevitável, por exemplo, que os soldados norte-americanos diagnosticados como portadores de uma psiconeurose acabassem tachados como psicopatas dentro de suas próprias fileiras.

Mais uma vez, foi constatado e mais bem evidenciado que os indivíduos mais suscetíveis entre os recrutas eram aqueles que tinham antecedentes psiquiátricos, desvios de personalidade e com histórico de uso de álcool. Ainda assim, um substrato genético-constitucional mórbido, embora tivesse importância inegável, por certo não seria o único fator responsável pela eclosão das psiconeuroses de guerra.

Enquanto se desenrolava a Segunda Guerra Mundial, o alcoolismo era um dos temas abordados por psiquiatras brasileiros que se dedicavam ao estudo dos distúrbios mentais nas linhas de frente e na retaguarda dos conflitos. Segundo a opinião de Roussy e Lhermitte, reproduzida em texto elaborado pelo dr. Caiuby Novaes,

> (...) deve ser considerado também o papel dos agentes que enfraquecem o tônus psicológico como a fadiga física e moral, a sêde e a fome, e as intoxicações, sobretudo o alcoolismo. O abuso do álcool favorece singularmente a eclosão de quadros psicóticos (...) torna mais vulnerável o sistema nervoso às emoções da guerra, fazendo-o reagir de modo excessivo e desordenado (...).

---

180 Essa excrescência burocrática temporária foi revogada mais tarde pelo Parlamento britânico.

No terreno altamente propício e fecundo das batalhas, o estresse mental teria maior probabilidade de desabrochar, tanto maior fosse a magnitude da violência. É bastante razoável supor que combates encarniçados e longos acelerem os efeitos deletérios já em curso nas mentes doentias. Falta de informações sobre o quadro, falta de preparo psicológico prévio, falta de alimentação adequada e privação de descanso e sono também seriam fatores ponderáveis.

Conclusão: logo no início dos confrontos da Segunda Guerra Mundial, as estatísticas foram assustadoras. Cerca de um terço de todas as baixas estavam relacionadas ao colapso nervoso.

Como as soluções não podiam tardar muito, sob pena de se produzir um desfalque gigante no contingente de pessoal disponível para sustentar as frentes de combate, ao longo da guerra foram sendo adotadas medidas médico-psicológicas que lograram obter redução significativa na incidência de casos (que se apresentava até então como uma em cada vinte baixas). Uma vertente terapêutica que prevaleceu à época era baseada na narcoterapia (ou seja, punha-se o sujeito para dormir por alguns dias sob efeito de medicamentos) e na hipnose. Ainda no século XIX, o exército britânico utilizava a administração de anestesia leve na tentativa de detectar casos de simulação de doenças mentais entre os soldados que buscavam boas desculpas para obter dispensa do serviço militar. Quando a Primeira Guerra Mundial fez eclodir um verdadeiro surto de distúrbios psiquiátricos – que muitos comandantes suspeitavam tratar-se de fingimento –, os anestésicos voltaram a ser empregados (éter e clorofórmio). Ao lançarem mão de doses que mantinham o paciente em um nível mais superficial de anestesia, os médicos (por meio de sugestionamento) davam ordens verbais na tentativa de reverter o quadro histérico. Por exemplo, o soldado que após um grande estresse de combate havia se tornado "cego" – repentinamente e sem lesão física que justificasse tal condição – entrava em um estado de semiconsciência após inalar doses módicas de éter. Durante esse período, os médicos repetiam frases padronizadas afirmando que, a partir daquele momento, ele já seria capaz de enxergar novamente. Era, portanto, uma forma de sugestionar o paciente. Alguns respondiam bem a essa técnica e saíam curados da sessão. Outros, nem tanto.

Esse era o panorama geral do problema sob o ponto de vista dos Aliados. E como seria a abordagem germânica?

Bem, digamos que o exército nazista tinha uma forma peculiar de lidar com seus soldados vitimados pelo colapso emocional. Eles investiam principalmente na "prevenção", ainda que bastante heterodoxa. Em síntese, as crises nervosas estavam sumariamente proibidas (!). Não seriam toleradas, e aqueles que "insistiam" em manifestar tal desvio comportamental – um péssimo exemplo para os demais – eram convenientemente tratados, ou melhor, eram executados. Estima-se entre 15 mil e 30 mil o número de soldados alemães que receberam essa "modalidade mais radical de tratamento" dispensada por seus comandantes. Era a forma nazista de "pôr fim" – literalmente! – aos colapsos mentais. *Heil Hitler!*

Fato incontestе é que a força do estigma negativo associado aos distúrbios emocionais de combate pairava ameaçadora nos gabinetes dos comandantes e de lá contaminava a maior parte do oficialato, fazendo-se sentir inclusive entre a tropa. Novas iniciativas com o fito de oferecer melhor esclarecimento foram adotadas pelos serviços médicos, procurando popularizar, entre os próprios soldados, denominações alternativas. Falava-se, então, em "fadiga ou exaustão de combate" pelo fato de os bravos e destemidos guerreiros terem sido expostos a esforços e desafios sobre-humanos. Mas, ainda assim, a carga de preconceito falava mais alto. Aqueles que por vários motivos – físicos e/ou psicológicos – não eram capazes de "dar conta do recado" dificilmente escapavam da pecha de simuladores e acabavam sendo marginalizados pelos próprios companheiros.

Vamos a mais um trecho que permite melhor contextualizar a situação vivenciada durante a Segunda Guerra Mundial:

> (...) Outras manifestações decorrentes dos estados depressivos – fugas, deserções, abandonos de posto, suicídios, etc. – são também contagiosas e assumem facilmente caráter epidêmico no seio da tropa. Para dar exemplo salutar às tropas da Grande Guerra passada, os indivíduos portadores de tais distúrbios de conduta eram fuzilados. Mas medida tão drástica nem sempre é justa. Se existem indivíduos normais que praticam no "front" atos de covardia e de indisciplina e, por conseguinte, merecem rigorosa punição, existem outros que assim procedem em consequência de incompatibilidade orgânica, de constituição neuro-psicopática, em suma, por doença. Por isso, na atual guerra [Segunda Guerra Mundial], indivíduos em tais condições além de serem evacuados da frente, devem ser conduzidos aos Centros Neuro-Psiquiátricos, a fim de se esclarecer

qual o destino que deverão ter (...). O ansioso, neurastênico, o melancólico, irresponsável pelo que praticou em vista de ser um doente, deverá ser mantido em hospitais psiquiátricos e submeter-se às medidas terapêuticas adequadas (...).

Pouco antes, neste mesmo capítulo, comentamos sobre o poder paralelo da guerra de se comportar como agente indutor de avanços no campo médico. Esse fato pôde ser também constatado ao final da Segunda Guerra Mundial, na esteira das conquistas recém-obtidas no campo da saúde mental.

Quando confrontada com uma entidade nosológica até então desconhecida, é natural que a comunidade médica se mobilize na busca por novas formas de tratamento para fazer frente àquele desafio. Assim, a identificação do choque nervoso pós-explosão de bomba, durante a Primeira Guerra Mundial, deu ensejo à busca de terapias cada vez mais efetivas. Hipnose, eletroterapia (choque elétrico), anestésicos foram empregados nos anos que se seguiram, inclusive durante a Segunda Guerra Mundial.

De acordo com a experiência vivenciada pelo psiquiatra Paulino Longo, que tinha sob sua responsabilidade soldados evacuados do front e internados no Hospital da Água Branca (São Paulo), durante a Revolução Constitucionalista de 1932,

> (...) a guerra, multiplicando rapidamente o número de psiconeuroses e modificando as condições de seu aparecimento, traz novas necessidades e reclama uma terapêutica rápida e eficaz que permita reenviar o maior número de militares à frente de batalha no mais curto lapso de tempo (...). Com efeito, servindo num hospital de guerra onde se aglomeravam mais de 600 portadores de perturbações neuróticas, suscetíveis de provocar pela imitação, verdadeira epidemia psiconeurótica, era imperiosa a adoção de medidas terapêuticas enérgicas, rápidas e eficientes.

Diante de tais circunstâncias, impunha-se a necessidade premente de

> (...) lançar mão da psicoterapia armada, com tanto sucesso empregada nos centros neurológicos franceses e alemães, durante a Grande Guerra (...). Foi nesse grupo de psiconeuroses que colhemos os mais relevantes resultados com a aplicação do método psicoelétrico.

O referido método era também nomeado de "psicogalvanoterápico de Clovis Vincent", introduzido por ele próprio durante a Primeira Guerra Mundial, no Centro Neurológico de Tours (França). Em virtude das dores provocadas pela passagem da corrente elétrica, recebeu dos soldados franceses o carinhoso apelido de *torpillage* (algo como "torpedeamento", em português).

> (...) Ora, como as contrações sempre se produzem, aproveitamos estes movimentos provocados para provar ao paciente que "não há paralisia" e que, portanto, êle poderá executá-los voluntariamente. É o momento crítico da cura psico-galvânica: ordena-se ao doente, com vigor e autoridade, que continue a executar os movimentos. Dá-se, então, a reeducação forçada, impulsionada pela dupla ação da psicoterapia e da galvanização (...). Em geral, a cura completa se processa dentro de meia a uma hora (...). Uma vez curado o psiconeuropata, êle deve ser mantido durante certo tempo em observação antes de ser removido à linha de frente (...).

Além do método psicoelétrico, que produzia contraturas musculares involuntárias, dois outros processos indutores de convulsões também foram empregados. Um deles utilizava a injeção da droga cardiazol (cardiazoloterapia) como agente farmacológico capaz de produzir crises convulsivas (popularmente conhecidas como "ataques"). Alguns relatos dão conta de que os quadros histéricos cediam por completo quando o paciente recobrava a consciência, após uma ou algumas crises convulsivas. O tratamento completava-se por meio de psicoterapia intensa para garantir a "fixação definitiva da cura". Era exatamente durante o breve período de amnésia (perda da memória) que se seguia às convulsões que o paciente se mostrava mais suscetível à persuasão.

O outro método convulsoterápico empregava o eletrochoque para induzir crises convulsivas incompletas.

Entre os três tratamentos empregados – galvânico, cardiazol, eletrochoque –, o primeiro mostrava-se "menos perigoso e menos violento", de acordo com a opinião de vários especialistas daquela época.

Depois de várias tentativas, o que de fato ficou estabelecido como a base incontroversa de tratamento para as neuroses ao tempo da Segunda Guerra Mundial foi algo muito próximo às recomendações emitidas ao final da Primeira Guerra Mundial. Parecia estar sedimentada a prática de disponibilizar psiquiatras próximo à linha de frente das batalhas; por mais simples que possa parecer, a possibilidade de tomar bons banhos, comer refeições quentes e fazer jus a períodos de descanso eram providências capazes de atenuar o quadro de fadiga de combate em boa parte dos soldados acometidos, inclusive permitindo que retomassem suas atividades em poucos dias. Ao seguir essas recomendações relativamente simples, os serviços médicos dos exércitos britânicos e norte-americanos mostraram-se capazes de devolver entre 70% e 80% dos soldados às suas unidades de combate sem necessidade de evacuá-los para um tratamento mais prolongado na retaguarda.

As modalidades terapêuticas introduzidas, testadas e que lograram obter margens razoáveis de sucesso envolviam, necessariamente, abordagens multidisciplinares. Essa vivência prática que nasceu da necessidade de prover reabilitação mental para os soldados abriu e rapidamente expandiu novos campos de trabalho, por exemplo, para assistentes sociais e terapeutas ocupacionais. Esses profissionais mostravam-se imprescindíveis para dar sustentação à estratégia de reinserção social dos veteranos de guerra.

Entre as formas de tratamento mais bem-sucedidas no processo de recuperação de soldados destacou-se, sem dúvida, a dinâmica (ou terapia) de grupo. Ela moldava-se bem ao estilo de equipe em que os militares estavam acostumados a atuar e que, portanto, respeitavam e valorizavam. Também reforçava a sensação de "pertencer a um time", que inspirava confiança e promovia a interdependência entre seus membros. Algo bastante familiar para aqueles que praticavam essa mesma atitude no campo de batalha. Combatia também o isolamento.

Com o fim da Segunda Guerra Mundial, infelizmente, essa preciosa ferramenta foi, de certo modo, deixada de lado, o que pode ter contribuído para que os ex-combatentes enfrentassem maiores dificuldades para se readaptar à vida civil. Um possível índice dessa inadequação teria sido o imenso número de divórcios no pós-guerra.

Até mesmo em tempos mais recentes, algumas correntes psiquiátricas ainda resistiam em aceitar que o estresse de combate fosse, de fato, o fator etiológico determinante na gênese desse distúrbio psiquiátrico. Foi somente na década de 1970 que o vínculo causal finalmente foi aceito e o quadro mental nascido das vivências traumatizantes do campo de batalha passaria a ser denominado estresse pós-traumático (do inglês *P.T.S.D.* – *Post-Traumatic Stress Disorder)*, também passível de ocorrer em situações da vida civil.

A guerra que poria fim a todas as outras guerras[181] – assim chegou a ser tratada, com uma dose irreal de otimismo, a Primeira Guerra Mundial. Bem, logo o mundo (e em particular os mais crentes) se deu conta de que aquela era uma expectativa totalmente infundada. Afinal, lá estava a Segunda Guerra Mundial, firme, forte e ainda maior que "sua irmã mais velha", contrariando os prognósticos de que nada maior e pior poderia acontecer depois do flagelo que foi a Primeira Guerra Mundial. Mas sempre é possível piorar...

Depois desse trágico desapontamento, ninguém mais quis arriscar novo prognóstico apontando para um cenário futuro sem mais guerras. Adeus às ilusões.

Os mais esperançosos nem sequer tiveram tempo para espalhar sua fé inabalável na paz entre os homens. Foram frustrados, não mais do que cinco anos depois, com a eclosão de um novo conflito internacional, desta feita em solo asiático: a Guerra da Coreia (1950-1953).

Ainda que logo de início as providências pertinentes tenham sido tomadas em terras coreanas, os serviços médicos, em especial as equipes psiquiátricas, tiveram que enfrentar um cenário já desfavorável de antemão. Muitos dos soldados americanos que haviam combatido durante a Segunda Guerra Mundial foram reconvocados e, com eles, os seus traumas latentes – que haviam sido plantados em solo europeu, em maior ou menor grau – ameaçavam de novo se manifestar na Coreia.

Até com certa surpresa, pode-se constatar que as muitas cabeçadas dadas pelos serviços médicos durante as duas Grandes Guerras Mundiais aparentemente surtiram algum efeito prático na Guerra da Coreia. Os sofrimentos e aprendizados que se prolongaram durante a primeira metade do século XX cristalizaram-se em condutas médicas mais consistentes e apropriadas para lidar com o estresse pós-traumático. De fato, foram poucas as crises nervosas que reproduziram os padrões clássicos. Todavia, os especialistas no assunto têm fortes suspeitas de que muitos quadros subliminares afloraram, sim, porém disfarçados sob forma de lesões físicas, com fortes indícios de terem sido inconscientemente autoinfligidas por negligência dos próprios soldados norte-americanos. Estes teriam deixado

---

181 "The war that will end war", nas palavras do escritor britânico Herbert George Wells, em 1914.

de lado, por exemplo, recomendações para observar os cuidados com a higiene pessoal. Também ajuda a exemplificar melhor essa hipótese a frequente ocorrência de casos de "pé de trincheira", em proporção bem acima do que seria razoável esperar, caso cuidados básicos preventivos fossem, de fato, adotados pelos soldados. De qualquer modo, os distúrbios pós-traumáticos chegaram a ocupar o terceiro lugar no ranking das doenças mais comuns na Coreia.

No Vietnã, o número de casos de estresse pós-combate foi reduzido, o que aponta para uma atuação consistente por parte dos serviços psiquiátricos norte-americanos.

Em ambos os conflitos travados por norte-americanos no Sudeste Asiático (Coreia e Vietnã) foi adotada a estratégia médica de implantar unidades psiquiátricas avançadas. Localizadas próximo à zona direta de conflito, tiveram melhor condição de oferecer tratamento imediato e, portanto, assegurar expectativa mais razoável de recuperação. Dava-se especial ênfase a que os comandantes observassem a necessidade de os soldados terem assegurado seu descanso temporário; da mesma forma, o período de reabilitação deveria ser cumprido longe do ambiente estressante da frente de batalha, com aconselhamento psicológico.

Durante a Guerra Árabe-Israelense de 1973, constatou-se 9% de distúrbios psiquiátricos (fadigas de batalha), e os soldados acometidos foram evacuados para tratamento na retaguarda.

O passar dos anos foi consolidando o entendimento de que tais distúrbios associados a um fator estressor intenso não eram, em absoluto, apanágio exclusivo dos campos de batalha. A vida civil, cada vez mais atribulada, em especial nos grandes centros urbanos, também é capaz de oferecer aos pacatos cidadãos comuns oportunidades preciosas para testar seu limiar de tolerância ao estresse físico e emocional. O dia a dia pode, repentinamente, nos colocar diante de assaltos, sequestros, estupros, acidentes de trânsito, naufrágios, panes em aeronaves etc. Furacões, terremotos, tsunamis, deslizamentos de terra, tempestades e enchentes também constituem grandes estressores. Quando, em fins de 2004, um violento tsunami provocou a morte de 250 mil pessoas, o estresse pós-traumático teve um boom de diagnósticos no Sri Lanka.

Ah, sim, não podemos nos esquecer dos atentados terroristas. Proponho, então, retrocedermos algumas décadas, até o dia 19 de abril de 1995, para relembrar um exemplo bastante ilustrativo.

Não havia nenhum motivo aparente para que aquele não fosse apenas mais um dia comum, como tantos outros, na cidade de Oklahoma, Estados Unidos. O vaivém das pessoas nas ruas, o movimento de fregueses e vendedores nas lojas comerciais, clientes entrando e saindo dos bancos, crianças e jovens cumprindo sua rotina diária de estudos nas muitas escolas e universidades, tudo parecia seguir seu curso habitual. As atividades nas repartições públicas transpiravam aquela mesma monotonia tão presente em seu ritmo corriqueiro, sem deixar antever nenhuma mudança nos roteiros já programados e quase sempre imutáveis. Os automóveis, ônibus e caminhões desenhavam cada qual seus próprios trajetos, serpenteando por entre ruas e avenidas, sem que nenhuma movimentação pudesse levantar suspeita de algo que se afastasse dos padrões convencionais. Mas para tudo sempre há uma exceção...

Um desses milhares de veículos seguia, sim, um script que fugia à regra: um caminhão – embora nada em sua aparência pudesse diferenciá-lo de centenas de outros de seu gênero, sempre envolvidos na rotina diária de carregar e descarregar toda sorte de mercadorias em diferentes pontos da cidade. Aquele, no entanto, não era mais um. Se acaso veículos fossem capazes de exibir uma aura de energia visível no seu entorno, como alguns sensitivos afirmam ver nas pessoas, por certo aquele estaria envolto por uma aura densa e carregada de energias negativas. Ao menos o motorista devia carregá-la, ainda que se mantivesse oculta à percepção da maioria dos mortais. Timothy McVeigh era o nome dele. Um jovem norte-americano veterano da Guerra do Golfo e soldado condecorado. Com o mesmo sangue frio que foi esculpindo sua personalidade metódica e controlada diante de situações de extremo perigo vivenciadas por ele durante os anos de serviço militar, McVeigh soube, da mesma forma estudada, estacionar calmamente seu caminhão bem em frente ao edifício de uma repartição pública pertencente ao governo federal. Aos passantes, tudo levava a crer tratar-se apenas de mais uma encomenda sendo trazida ou retirada. Naquele momento em que estacionou o caminhão e deixou o veículo, no entanto, um observador mais atento e treinado em rastrear atitudes suspeitas por certo iria estranhar o fato de seu ocupante ter se afastado do prédio e seguido em outra direção. Começava ali, naquele 19 de abril de 1995, a se cumprir o sinistro destino reservado aos ocupantes do *Alfred P. Murrah Federal Building*. McVeigh deixara para trás nada menos que 2.300 quilos de explosivos preparados dentro do caminhão-bomba. Grande parte da fachada do edifício ficou completamente destruída, como também foram destruídas as vidas de 168 pessoas, mortas pela violenta explosão. Ainda resultaram mais de oitocentos feridos, naquele que foi o pior atentado terrorista em solo americano, até ser tragicamente superado pelo ataque às Torres Gêmeas, em 2001.

De herói de guerra a monstro. McVeigh foi condenado à pena máxima e executado em 11 de junho de 2001, quando contava 33 anos de idade.

A vida civil norte-americana foi literalmente sacudida por um incidente súbito e de contornos tão grotescos e chocantes que se equipara àqueles vivenciados em pleno campo de batalha, com o agravante de enredar em suas teias impiedosas não soldados treinados e preparados, sabedores do provável destino que os aguarda em cada missão, mas cidadãos comuns, simples civis cumprindo sua rotina diária, completamente alienados quanto ao perigo que os rondava. Como se preparar para o imprevisível? Não é, portanto, difícil supor que aquele evento catastrófico acabou produzindo uma porcentagem expressiva (35%) de reações compatíveis com distúrbios mentais entre as pessoas que sobreviveram ao incidente.

Estudos estatísticos apontam que 5% dos homens e entre 10% e 14% da população feminina civil manifestam alterações características do estresse pós-traumático ao longo de suas vidas.

Há, portanto, um cardápio e tanto de possibilidades capazes de gerar medo e angústia em simples cidadãos, como eu ou você.

Como seria de esperar, quando a casuística está focada em soldados veteranos – naturalmente, com maior grau de exposição a situações que envolvem risco ponderável às suas próprias vidas ou à de seus companheiros mais próximos –, as porcentagens de afetados tendem a ser ainda mais elevadas. Entre aqueles que lutaram no Vietnã (entre os anos 1960-1970), 15% foram diagnosticados com o distúrbio; por volta de 1970, o estresse pós-traumático tornou-se a segunda principal causa de hospitalização entre os combatentes, associada com frequência à drogadição (maconha, ópio e heroína).

Para dar conta de toda essa diversidade de situações potencialmente estressoras, seria oportuno encontrar uma terminologia suficientemente abrangente e, ao mesmo tempo, que deixasse claro o elemento comum a todas elas. Por mais distintas que sejam as formas de apresentação, o fator desencadeante é sempre o inevitável e potente risco de morte ou lesão presente em cada uma delas. A violência pode permanecer exclusivamente no plano potencial, gerando trauma emocional ou ainda se concretizar em lesão física adicional. Em qualquer dos casos, os danos impingidos à vítima podem atingir graus variáveis de intensidade. As consequências, além de guardar relação proporcional com a intensidade do elemento desencadeador, também são influenciadas por características físicas, psicológicas e (por que não?) mesmo por aquelas que dizem respeito à espiritualidade e às crenças religiosas de cada indivíduo. Conclusão: uns suportam mais, outros menos.

Diante de um evento traumático, as pessoas manifestam reações dentro de uma ampla gama de variações, que vão desde aquelas tidas como normais até as consideradas anormais. Aqui precisamos ter cuidado especial para não cair na armadilha conceitual do que é "normal". Como dizia Freud, "(...) o ego normal é uma ficção ideal". Vamos nos restringir a considerar normais aquelas reações que denotam ansiedade, alguma agitação e sensação estranha de atordoamento diante de determinado evento. De qualquer forma, é algo que deve, habitualmente, durar de minutos ou horas a alguns poucos dias. Quando o quadro persiste por um período mais prolongado, deve-se levantar a suspeita. A demarcação entre o normal e o patológico não é clara, mesmo porque entram em jogo características e limites individuais. Cada pessoa traz consigo experiências pregressas e diferentes percepções sobre o mesmo evento que serão determinantes do modo, da intensidade e do período de sua reação individual.

De resto, cabe ressaltar que o estresse produzido em alguém diante do risco de morte não se restringe à preocupação com sua própria integridade física, mas também ao impacto emocional que resulta da possibilidade de pessoas próximas – familiares, amigos, vizinhos ou, ainda, companheiros de equipe, ou pelotão, no caso dos soldados –, com as quais mantém algum vínculo afetivo significativo, também enfrentarem os mesmos riscos.

> (...) Do estudo da extensa literatura de neuropsiquiatria, depreende-se que não existem quadros psiconeuróticos específicos, absolutamente diferenciados daqueles observados em tempos de paz. A guerra apenas multiplica, com frequência desusada, as causas ocasionais responsáveis pela eclosão de manifestações psíquicas infinitamente mais variadas (...).

Era o que afirmava, nos idos de 1943, o dr. Paulino W. Longo, catedrático de Psiquiatria da Escola Paulista de Medicina.

Como já mencionado, o termo que até o momento melhor conseguiu exprimir essas características foi introduzido por volta de 1980. Abrevia-se, em inglês, pelas iniciais *P.T.S.D.* – *Post-Traumatic Stress Disorder*. Tradução razoável (porém, não necessariamente a melhor) seria Transtorno de Estresse Pós-Traumático, tendo-se em conta que trauma, nesse caso, se aplica não só a aspectos físicos, mas também aos emocionais.

Não obstante a pertinência dessas considerações, aplicáveis também à vida civil, é evidente que, diante da natureza de suas atividades, o pessoal das forças armadas, bombeiros e policiais, estando em operação ou mesmo em treinamento, mostram-se muito mais propensos a se defrontar com eventos traumáticos.

Quando a expedição naval britânica foi planejada para lutar nas Malvinas, em 1982, o serviço médico trabalhava com projeções da ordem de 15% de ocorrência de problemas psiquiátricos entre os combatentes, tendo em conta as experiências de conflitos anteriores. Talvez por ter sido a duração dos combates bastante limitada (algo em torno de dois meses e meio), a Guerra das Malvinas produziu somente uns poucos casos de "choque de combate", um estado temporário caracterizado por medos anormais e intolerância a barulhos e vibrações intensas. Descanso, alimentação adequada, acomodações confortáveis em ambientes aquecidos e apoio psicológico foram suficientes para o controle dos casos.

Enquanto existir a guerra, seus sofrimentos e experiências de horror continuarão a produzir impactos psicológicos extremos, a ponto de dilacerar a estrutura emocional dos combatentes.

Sem dúvida, a grande explosão de casos de estresse pós-traumático veio a reboque do Vietnã, tornando-se marca emblemática daquele conflito. Um dos termômetros capazes de medir a desestruturação psíquica dos veteranos é o índice de suicídios. Eles atingiram 34 em cada 100 mil militares norte-americanos que vivenciaram o inferno no Sudeste Asiático.

É inegável que desde então muitos avanços foram conquistados pela psiquiatria, tornando possível não só o diagnóstico mais precoce, o tratamento especializado e a reabilitação, mas sobretudo formas mais eficientes de prevenção. Também é certo que o fim do alistamento obrigatório entre os norte-americanos e a progressiva profissionalização do serviço militar demonstraram ser providências capazes de reduzir as consequências do choque mental no ambiente de guerra.

No entanto, ainda está por vir o dia em que os combates serão travados por androides, imunes aos terríveis efeitos sensoriais da matança. Em dois dos eventos bélicos mais recentes, fica patente que mesmo os soldados profissionais – porém de carne e osso, mente e espírito! – não são insensíveis aos estímulos poderosos a que são submetidos nos campos de batalha.

Estudos mais recentes sobre esse tema revelam que 10% do pessoal militar norte-americano que participou de operações durante a Guerra do Iraque, em 2003[182], e do Afeganistão (desde outubro de 2001) foram acometidos pelo estresse pós-traumático. As estatísticas dos serviços médicos britânicos para os mesmos conflitos apontam 6,9% de incidência desse distúrbio.

Ainda que não tenham se repetido os números fecundos patrocinados pelo Vietnã, os traumas psicológicos fortemente impregnados na memória dos soldados que lutaram no Afeganistão os conduziram a 6.500 suicídios, ou – para estabelecer um padrão de comparação com o Vietnã – algo como 29 suicídios para cada 100 mil ex-combatentes.

Em meados de 2011, o presidente Barack Obama anunciou a retirada de 30 mil soldados do Afeganistão. Essa decisão foi claramente influenciada por pressão da opinião pública, e o presidente manteve um olho na queda das atividades econômicas do país e outro na campanha presidencial de 2012. Não parecia razoável, portanto, continuar enterrando bilhões de dólares – e mais vidas, além dos 1.500 mortos até então – em uma guerra que prometia consumir muito mais dólares e vidas. Pior, sem nenhuma perspectiva concreta de terminar com vitória. Ainda que a notícia fosse positiva, a se manter a proporção de 29 suicídios para 100 mil veteranos, cerca de oito a nove desafortunados que finalmente foram presenteados com o tão almejado retorno ao lar deverão cometer suicídio nos próximos anos. Mau presságio ou projeção estatística fria e objetiva com base em uma série histórica confiável? O futuro dirá.

De acordo com as informações trazidas por esta breve revisão histórica, é possível concluir que a Primeira Guerra Mundial evidenciou o problema do colapso nervoso que se instalava na esteira do estresse a que os soldados

---

182 Entre 19/3 e 30/4/2003 aconteceu a chamada Operação Iraque Livre, mas os conflitos prosseguiram até dezembro de 2011.

eram submetidos durante os combates. Igualmente válida seria a afirmação de que a Guerra do Vietnã serviu para demonstrar, de forma conclusiva, que esses distúrbios mentais produziriam sequelas psicológicas a acompanhar por longos períodos a vida dos ex-combatentes.

Portanto, na guerra ou na vida civil, diante de um fator estressor – físico e/ou emocional – de forte intensidade, segue-se uma reação aguda, de início praticamente imediato, dentro de minutos. Como já dissemos, o espectro de sintomas varia bastante de pessoa para pessoa. Em geral, se fazem presentes manifestações associadas ao estado de ansiedade, como taquicardia (aumento da frequência dos batimentos cardíacos), rubor, tremores e sudorese, além de uma estranha sensação de atordoamento que se traduz em redução do estado de atenção, dificuldade de compreensão e concentração, além de desorientação no tempo e no espaço. Certas pessoas podem exibir alteração no nível de consciência, desde um entorpecimento até o estupor. O quadro, em geral, desaparece dentro de dois a três dias, durante os quais a vítima mostra-se ainda agitada, hiperativa e com dificuldade para conciliar o sono. Embora não seja obrigatório, é relativamente comum que a pessoa desenvolva amnésia parcial ou completa, porém restrita aos fatos diretamente envolvidos naquele episódio específico. Depois de algum tempo, é possível que se recuse a falar sobre o ocorrido ou mesmo negue que tal fato aconteceu.

Entre os soldados em combate, a reação aguda costuma ser um misto de ansiedade (pela ameaça à sua própria vida) e depressão (diante da perda de companheiros de infortúnio). Cabe tornar mais vívida essa constatação, com a ajuda, mais uma vez, das experiências de Ernst Jünger durante a Primeira Guerra Mundial:

> (...) Uma sentinela cai de repente, coberta de sangue. Tiro na cabeça. Os camaradas lhe arrancam os pacotes de atadura do casaco e tentam estancar o sangue. "Não vai servir de nada, não Willen". "Homem, ele ainda está respirando". Então, chegam os enfermeiros para carregá-lo ao hospital de campanha improvisado. A maca bate duramente contra as amuradas angulosas [da trincheira]. Mas ela acaba desaparecendo, e tudo volta ao estado de antes. Alguém joga algumas pás de terra sobre a mancha vermelha e todos voltam a se ocupar com seu trabalho. Apenas um recruta ainda se apoia na forração da parede da vala, o rosto pálido. Ele se esforça em entender o sentido daquilo tudo. Foi tão de repente, tão terrível e inesperado, um ataque indizivelmente brutal. Não pode ser verdade, não pode

ser possível uma coisa dessas. Pobre rapaz, coisas bem piores ainda estão à sua espreita (...).

A depender da magnitude do evento traumático, bem como da reação de cada pessoa, o quadro chega a termo em poucos dias. Nesse caso, a pessoa conseguiu, com seus próprios recursos psicológicos, elaborar e superar o episódio. Ou não. O distúrbio pós-traumático pode ser a extensão da reação aguda inicial, ou então surgir tardiamente, às vezes até seis meses depois do fato que o motivou. Esse distanciamento temporal contribui, muitas vezes, para tornar difícil estabelecer o vínculo causa-efeito. Mas, na raiz do problema, será sempre possível identificar algo diante do qual aquela pessoa sentiu-se aguda e intensamente impotente e aterrorizada. A ameaça do momento lhe sinalizava, de forma contundente, que ela própria e provavelmente outras pessoas corriam risco considerável de ser feridas ou mesmo mortas.

Muitas vezes de instalação discreta e insidiosa, as mudanças de perfil comportamental do paciente acabam sendo notadas apenas por pessoas mais próximas, capazes de apreender pequenas sutilezas, que modificam sua forma de ser e agir. Dificuldade para se concentrar e lapsos de memória; por vezes hiperatividade, que provoca respostas de alarme exacerbadas e até mesmo destemperos e reações desproporcionais de raiva. Fica cada vez mais patente que o indivíduo procura evitar ao máximo pessoas, lugares ou atividades que lhe tragam recordações desconfortáveis. Odores, imagens e sons podem desencadear reações psicológicas ou fisiológicas, à primeira vista inexplicáveis e descabidas. É o que se constata em recente artigo publicado pela revista Veja[183]. A entrevistada é Helga Weiss, uma tcheca sobrevivente dos campos de concentração nazistas. Ainda adolescente, anotou em um diário suas experiências em meio à selvageria, e aos 83 anos de idade publicou-as. A certa altura da entrevista, ela diz: "Eu posso ter sobrevivido ao campo de extermínio, mas seus cheiros, sons e horrores nunca vão me deixar".

A insônia é comum e não raro associada a pesadelos e pensamentos perturbadores. Sem diagnóstico e tratamento adequados, esse quadro segue seu curso debilitante ao longo de meses ou anos, recobrindo com um manto

---

183 Editora Abril; edição 2.315 – ano 46 – nº 14, 3 de abril de 2013, p. 84-86.

de sofrimento a vida das pessoas afetadas. E os danos vão muito além do desgaste psicológico. O desarranjo em suas vidas e nas relações pessoais produz profunda deterioração familiar, entre os amigos e na atuação profissional. Simplesmente não sabem como agir quando estão entre pessoas normais. Desenha-se, assim, um cenário tenebroso e propício para a busca de alívio no álcool e nas drogas. Também foram muitos, e tristes, os casos de automutilações.

A peregrinação pelo inferno em sua própria terra natal – os Estados Unidos – acompanhou e marcou dolorosamente a vida de muitos veteranos no pós-guerra, em especial ex-combatentes do Vietnã. Ao retornarem para casa, vários daqueles que haviam utilizado anfetaminas, barbitúricos, heroína e ópio – facilmente disponíveis e baratos em solo asiático – continuaram recorrendo às drogas. Histórias reais que chocaram e também deixaram feridas profundas na sociedade norte-americana. Chagas que se mantiveram abertas, teimosas, ao longo de décadas, expondo de forma nua, crua e cruel – porém necessária – as dores que inevitavelmente se prolongaram para muito além da duração limitada da guerra. Dores... Perdas físicas e psíquicas, mas sobretudo angústias que corroem a essência da alma do ser humano. Talvez seja até mesmo alguma forma de expiação que nos foi imposta por entes mais sábios do que nós próprios, em um ritual de penitência coletiva pelos incomensuráveis pecados praticados em nome da força autodestrutiva – e incontrolável – dos homens. Homens que, impotentes e impassíveis, não conseguem (ou não querem) desviar-se dos caminhos da guerra.

Mas também é verdade que mesmo as feridas mais profundas, após algum tempo, acabam cicatrizando. Aos poucos deixam de incomodar tanto. Pensa-se menos nelas. Algumas até se tornam imperceptíveis. Buscam-se meios para removê-las. Ou ainda é possível, convenientemente, disfarçá-las ou encobri-las. As pessoas sequeladas também podem ser esquecidas. Finalmente morrem, e, com elas, suas cicatrizes são pulverizadas, desaparecem.

No entanto, há outras cicatrizes que simplesmente não se apagam e das quais é impossível se livrar. São aquelas que ficam eternizadas pela história. Milhões de histórias anônimas, mas que somadas ganham o poder da infinitude para compor a memória indelével de um povo, de uma nação, de toda a humanidade. Cicatrizes da guerra não se apagam, jamais, da história da civilização.

Um misto de tristezas e compaixões, desajustes e violência, vergonha e revolta tem sido o pano de fundo para muitos dramas cinematográficos que abordam esse tema, inclusive não ligados à guerra.

Um desses filmes – *Fantasmas da guerra* (1989) – mostra a vida de um veterano do Vietnã após ter voltado para sua cidade natal nos Estados Unidos e que se mantém recluso. A certa altura do filme, Emmett (o veterano) faz o seguinte comentário:

> Quando seus amigos são mortos, ir à forra te dá prazer... quando todos que você gosta, mesmo só um pouco, são mortos... um após o outro, às vezes, como uma pilha de ossos quebrados, sangue e tripas, após um tempo você não se importa mais. Porque se você se importar e fizer um amigo, ele será morto também. Então você deixa de sentir (...). E todos ainda estão vivos... na minha cabeça... eles se perguntam: cadê o Emmett? Como será que ele está em Hopewell? Eles se perguntam por que eu não estou com eles. Eles estão esperando por mim... Eu tento segurar a barra com todas as minhas forças. Nossa, isso me deixa exausto! Não me restou nada... há algo errado comigo. Parece que tenho um buraco no meu coração. Como se faltasse algo que não posso mais ter de volta. Está lá com eles. Eu já estou meio morto...

Também em outro drama de grande sucesso sobre a Guerra do Vietnã, *Miss Saigon,* um musical encenado durante muitos anos na Broadway, em Nova York, há um trecho em que a protagonista canta a seguinte canção: "(...) War isn't over when it ends. Some pictures never leave your mind (...)"[184].

Na edição de 13/2/2013, novamente a revista *Veja* comenta, à página 83, o caso de um veterano americano da Guerra do Iraque que matou, no dia 2 de fevereiro de 2013, dois outros veteranos, utilizando uma arma semiautomática. Ele sofria de estresse pós-traumático e estava desempregado.

---

184 Trecho de uma canção de Alain Boublil e Claude-Michel Schönberg, 1989, do musical *Miss Saigon.*

LINHA DO TEMPO

NOMENCLATURA

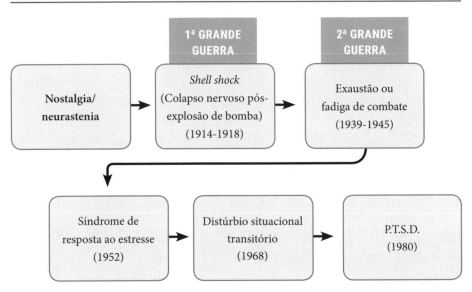

TRATAMENTO

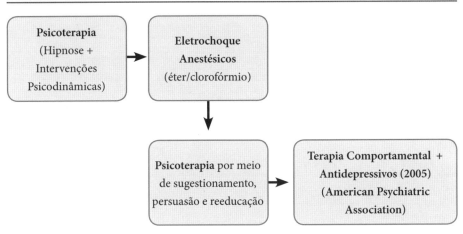

Capítulo 23

ESCULÁPIO COBIÇOU O TRIDENTE DE NETUNO

DESVENDANDO O "MUNDO SILENCIOSO"

Por serem tão devastadoras – a Fome, a Peste e a Guerra –, cada qual é capaz de dizimar a humanidade, como emissárias servis da Morte.
(Poeta desconhecido – em tradução livre –, ilustrando quão sombrio era o cenário que prevalecia no século XVII)[185]

22 DE SETEMBRO DE 1943

Estamos em meio a um cenário de incontáveis fiordes que transpassam o norte da Noruega. Profundos e belos recortes que rasgam, impiedosos, quilômetros de terra adentro.

Um deles, *Kaafjord,* merece atenção especial. Três minissubmarinos britânicos *(X-class midgets)* movimentam-se, incógnitos, em busca do poderoso vaso de guerra germânico *Tirpitz.* Sorrateiras hienas emboscando um portentoso elefante.

As pequenas máquinas de mergulho haviam partido de um porto na Escócia, em 11 de setembro, rumo ao Mar do Norte, transportadas por submarinos-mãe convencionais. Depois de liberados do "ventre materno", prosseguiram sozinhos sua jornada. Compactados dentro de cada um deles, quatro homens enfrentam dias de grande tensão.

Com pouco mais de 15 metros de comprimento, diâmetro máximo de 1,68 metro e pesando por volta de 35 toneladas, valem-se de motores elétricos para avançar silenciosamente nas águas, pouco abaixo da superfície. Tal como

---

185 No original, "Devoring Famine, Plague and War, each able to undo mankind, Death's servile emissaries are".

mulas subaquáticas, transportam em suas algibeiras, uma de cada lado, minas de grande potência, graças ao recheio especial de duas toneladas de Amatol, mistura altamente explosiva de TNT e nitrato de amônio.

Em uma reentrância que lhe serve de ancoradouro, o alvo finalmente é avistado. Mas o entorno do gigante é cuidadosamente protegido por redes de aço antissubmarino. Mergulhadores encarregam-se de romper as barreiras cortando as grossas malhas de metal com a ajuda de alicates especiais. A operação prossegue...

Com a gentileza possível, as cargas explosivas são depositadas no leito do mar, logo abaixo do abdômen submerso do grande navio.

Imprevisto... Defeito mecânico! E um dos pequenos intrusos acaba vindo à tona, involuntariamente. É detectado e afundado pelo inimigo. Seus quatro ocupantes são mortos. Os outros dois minissubmarinos cumprem a missão, embora seus ocupantes acabem por ser descobertos e aprisionados.

As explosões que se seguem não são suficientes para afundar o titã de aço, mas os danos impostos obrigam os alemães a mantê-lo fora de combate por cerca de seis meses.

Eliminava-se, assim, ainda que temporariamente, uma importante ameaça a encher de terror os comboios de navios aliados que cruzavam o oceano Ártico, presas que dificilmente escapavam aos ataques fulminantes do grande *Tirpitz*, que vinham ocorrendo desde 1942.

Esse episódio histórico foi tema de um filme inglês lançado em 1955, com o título *Above us the waves*. A missão ocorreu durante a Segunda Guerra Mundial e se presta a ilustrar uma das inúmeras aplicações militares que se tornaram possíveis desde que o homem decidiu desvendar os segredos do mundo submerso. Aliás, como já discutimos em outros capítulos, muitas novas aquisições tecnológicas foram alcançadas exatamente em resposta às demandas agudas e inadiáveis impostas pelas guerras.

É bem possível que os ingleses tenham optado por essa modalidade de caça ao *Tirpitz* inspirados no duro aprendizado por eles próprios vivenciado pouco tempo antes, ainda durante a Segunda Guerra Mundial.

A chamada Batalha do Mediterrâneo estendeu-se ao longo de três anos, de junho de 1940 até julho de 1943. Os britânicos sofreram vários importantes desfalques em sua poderosa frota naval como resultado de operações dissimuladas dos submarinos inimigos, inclusive os italianos. O que mais vinha incomodando a *Royal Navy*, no entanto, não era propriamente a marinha italiana – *Regia Marina*. Embora detentora de potencial bastante considerável, seus resultados mais efetivos foram conquistados, em boa parte, pelas operações pontuais empreendidas pela *Decima Flottiglia MAS (Messi d'Assalto)*. Organizada a partir de 1940, reunia embarcações de assalto para cumprir missões especiais e de alto risco, tanto na superfície quanto subaquáticas. Barcos rápidos de superfície *(speedboats)*, minissubmarinos, torpedos tripulados e homens-rãs bem treinados e destemidos incomodaram bastante os aliados.

Dezembro de 1941. Lançados do submarino Scirè, seis mergulhadores italianos cavalgam, submersos, os torpedos tripulados, a partir da entrada do porto de Alexandria. Uma dupla de homens-rãs conduz cada torpedo, com comprimento aproximado de 6,5 metros, propulsão elétrica silenciosa e velocidade de 3-5 km/hora. Acondicionados na proa, trezentos quilos de carga explosiva com detonador programável de tempo. No entanto, ao contrário do que possa parecer, de início, não se tratava de um grupamento suicida (embora, no período final da Segunda Guerra Mundial, os japoneses tenham posto em prática sua versão camicase de torpedos subaquáticos tripulados). Ao se aproximarem de seus alvos, tendo o cuidado de se manterem ocultos sob as águas, desmontavam as cargas transportadas na proa dos torpedos, posicionavam-nas de forma a produzirem o maior estrago possível nas embarcações inimigas e acionavam os dispositivos de detonação. Em seguida, buscavam afastar-se do local onde ocorreriam as explosões o mais rápido possível.

Por meio dessa tática de guerrilha subaquática, não demorou mais do que alguns minutos para destruírem os couraçados ingleses *Valiant* e *Queen Elizabeth*, além de um navio-tanque, fundeados no porto. Na fuga, foram localizados e aprisionados, mas sua refinada técnica e indiscutível bravura mereceram reconhecimento pelos ingleses. Sutilezas da guerra.

Homens-rãs, minissubmarinos, torpedos subaquáticos? Por certo, muito foi preciso evoluir até chegar a essa etapa de desenvolvimento técnico e tecnológico.

Não menos importante foi, com certeza, o indispensável acúmulo de conhecimentos científicos no campo da fisiologia humana. A ciência médica possibilitou ao homem – um bicho de hábitat terrestre – aventurar-se a explorar, com mais segurança e sucesso, o desconhecido domínio dos seres aquáticos.

De qualquer forma, a teoria da evolução de Darwin permite assegurar que esse desejo incontido não é assim tão fora de propósito. Escondida nas profundezas de suas células, e lá adormecida por milhões de anos, a carga genética ancestral do *Homo sapiens*, afinal de contas, também veio do mar! Alguma identificação e um tênue "vínculo familiar" o conduziriam, de forma inescapável, a retornar ao berço materno.

Naturalmente, algumas providências básicas e cuidados especiais deveriam ser tomados. Depois de toda uma eternidade respirando ar, não era mesmo razoável esperar que o homem, em um simples passe de mágica, quisesse que seus pulmões respirassem o oxigênio dissolvido na água, como o fazem seus longínquos antepassados de barbatanas. Então, como seria possível contornar esse singelo detalhe? De que forma dotar, novamente, o bicho homem com algum tipo de guelras ou brânquias?

Os registros de uma história – que vai já muito distante –, vagos e incompletos, tornam impossível precisar quando, onde e quais teriam sido os primeiros mergulhadores nos primórdios da humanidade. Achados arqueológicos datados de aproximadamente 4500 a.C. permitem inferir que os habitantes da Mesopotâmia coletavam pérolas e as comercializavam. Mais à frente, nessa remota série histórica, vamos identificar gregos e chineses dedicando-se ao mesmo ramo comercial.

Pode-se, portanto, supor que os pioneiros a penetrar mais fundo o ambiente subaquático eram, provavelmente, pescadores em busca de alimentos, corais, esponjas marinhas e ostras – com suas valiosas pérolas –, todos habitantes serenos do fundo dos mares.

Há, ainda, registros feitos por Homero que datam de 1000 a.C.

Assim, algo conformados com sua momentânea inaptidão para respirar embaixo d'água como os peixes, o jeito era mergulhar segurando o fôlego –ou, se preferir o termo mais técnico, mergulho em apneia.

Carregar um peso extra – uma pedra, por exemplo – possibilitava acelerar a descida e, com esse artifício, ganhar mais tempo para se dedicar à colheita de suas prendas. Ainda assim, o tempo de submersão era limitado ao fôlego de cada um. Dificilmente, no entanto, o intrépido visitante daquele "mundo silencioso" conseguiria ir abaixo de trinta metros de profundidade e permanecer submerso além de dois minutos. E como esses pioneiros lidavam com o aumento da pressão em seus ouvidos? Pelo que consta, pingavam algumas gotas de óleo nos canais auditivos e também enchiam a boca com ele. Quando atingiam o fundo, cuspiam o óleo da boca, colhiam suas esponjas e, em seguida, eram rebocados de volta à superfície com a ajuda de uma corda que traziam amarrada ao corpo.

A busca subaquática, quer fosse por alimentos ou pérolas, não foi uma atividade restrita ao Mediterrâneo. Havia mergulhadores pelo mundo afora; também no Japão, na Coreia, entre os maias da América Central e os índios na região do Cabo Horn (no extremo sul da África).

Com a bem conhecida índole latente do Homo "belicosus" sapiens, ele não demoraria a encontrar alguma outra forma de tirar proveito de tal habilidade para a guerra...

Embora seja para nós tarefa impraticável distinguir histórias reais de lendas e outras narrativas fantasiosas que se esvanecem no tempo, há registros de que, lá pelos idos de 1194-1184 a.C., mergulhadores teriam sido empregados para sabotar navios durante a Guerra de Troia. Verdade ou mito?

De qualquer modo, o visitante do Museu Britânico poderá conferir um curioso desenho assírio datado de 900 a.C. Em parte do que restou do palácio do rei Assurbanípal II (884-859 a.C.), na desaparecida cidade de Nínive, lá está ele: um mergulhador usando uma espécie de bolsa de ar. Seria um reservatório de ar para respirar ou simplesmente um dispositivo de flutuação, não se sabe ao certo.

Nossa caminhada (ou nosso mergulho, talvez fosse melhor dizer!) merece outra parada até observarmos o fato narrado pelo famoso historiador Heródoto. O relato remonta ao século 5 a.C.

O grego de nome Scyllis (ou Scyllias) foi capturado e feito prisioneiro juntamente com sua filha Cyana, durante a batalha naval empreendida contra os gregos pelo rei persa Xerxes I. Ele e Cyana eram excelentes mergulhadores que dominavam muito bem a técnica da apneia. Ao se darem conta dos planos persas para atacar a frota grega, ambos valeram-se de suas habilidades de exímios mergulhadores para escapar do cativeiro. De posse de uma faca, submergiam durante a noite para sabotar as embarcações do inimigo, cortando as cordas que faziam as amarras. Para se manterem ocultos enquanto permaneciam submersos, utilizaram-se de talos ocos de junco para respirar, ao modo de um moderno snorkel. Cumprida sua missão, aparentemente, ele ainda teria nadado algo como quinze quilômetros até se juntar aos seus conterrâneos.

O fato de aquela garota ser também exímia mergulhadora contribuiu para derrubar o mito prevalente naqueles tempos longínquos de que a pressão hidrostática da água poderia comprometer a virgindade de jovens donzelas, da mesma forma que poderia romper a membrana do tímpano. Assim o tal mito acabou por ser desfeito e esse fato deve ter pegado de surpresa – e irritado profundamente! – muitas moçoilas castas, porém ávidas para fazer amor às escondidas e, em seguida, correr para dar um mergulho no mar... e depois se justificar pondo a culpa na pressão da água!

Sem dúvida, na qualidade de grande sensação e celebridade militar daquela época, é claro que Alexandre, o Grande não poderia furtar-se de experimentar esse recurso em suas batalhas. Afinal, ele precisava estar antenado com as mais modernas estratégias bélicas. Consta, portanto, que ele empregou mergulhadores para demolir barreiras submersas durante o cerco promovido por seus exércitos à Ilha de Tiro[186]. Conta-se[187] que, para observar de perto o andamento dos trabalhos de seus mergulhadores, teria ele próprio submergido dentro daquilo que seria um primitivo modelo do futuro "sino de mergulho", provavelmente apenas um barril de madeira. Aparentemente, o primeiro sino, cuja construção destinava-se a levar homens abaixo da superfície da água, só foi desenvolvido em 1535, por Guglielmo de Lorena.

Enquanto alguns se valiam das habilidades dos mergulhadores para demolir obstáculos subaquáticos (que se prestavam a apoiar as linhas de defesa do inimigo em batalhas navais), outros comandantes empregavam os precursores dos modernos homens-rãs militares exatamente para construir anteparos submersos que lhes permitissem dificultar o avanço das forças oponentes. Pois foi esse recurso que os gregos utilizaram durante o cerco imposto a Siracusa[188] pelos romanos, entre 215 e 212 a.C.

Outro contemporâneo grego famoso, Aristóteles (384-322 a.C) teria não só assinalado a proeza de Alexandre, como também feito anotações do uso de tubos de respiração (tipo *snorkel*), bem como relatos da perfuração do tímpano em mergulhadores.

---

186 Cerco realizado durante a guerra travada com os persas, em 332 a.C. Na Ilha de Tiro havia uma cidade fortificada e era a principal potência marítima na antiga Fenícia. Ainda hoje se encontra localizada no Mar Mediterrâneo, na costa do Líbano.

187 Esse fato consta de um manuscrito francês datado de 1250 d.C.

188 Cidade situada na costa leste da Sicília. Logo após a invasão, um soldado romano acabou matando Arquimedes, o famoso matemático.

Ultrapassada a barreira cronológica que marca o início da Era cristã, vamos encontrar, por volta de 77 d.C., um registro feito por Plínio, o Velho (23-79)[189]. Em seu livro *Naturalis Historiae* (compêndio com 37 volumes), ele descreve o uso dos tais tubos de respiração por militares, mas já então conectados a boias de flutuação que permaneciam na superfície.

Os mergulhadores arregimentados pelas campanhas militares na Idade Média tinham por tarefa cortar as cordas que prendiam âncoras, perfurar o casco de navios, transportar de barco suprimentos até cidades costeiras que se encontravam sitiadas por terra. Como tudo o mais que se passou naquele período de trevas e estagnação do conhecimento, parece mesmo que não houve nenhuma novidade significativa em relação ao que já faziam a esse respeito os gregos, quase 1.500 anos antes (lembre-se de Scyllias)!

Um egípcio conhecido como Issa serviu na marinha do sultão Saladino[190] (1139-1193). Issa teria construído um equipamento que lhe permitia nadar sob a superfície da água sem ser visto pelas sentinelas e, assim, conseguia transportar suprimentos para a cidade de Acre[191], que estava submetida ao cerco pelos cruzados.

O famoso explorador Marco Polo (1254-1324)[192] tem anotações sobre mergulhadores que desciam em apneia até profundidades de 27 metros em busca de pérolas.

Também nos escritos de Roger Bacon (1214-1294)[193] é possível observar o relato de homens caminhando no leito do mar, isso por volta do ano de 1240.

Durante a Renascença floresce o estímulo à investigação científica. Pelas mãos geniais de Leonardo da Vinci tomaram forma desenhos de sistemas de mergulho e esboços de eventuais protótipos (provavelmente nunca testados na prática) das modernas máscaras de mergulho e pés de pato.

---

189 Gaius Plinius Secundus foi escritor e naturalista romano.

190 Sultão do Egito e da Síria que liderou a reação militar islâmica contra os cruzados europeus. Foi também o responsável pela reconquista de Jerusalém.

191 Cidade localizada na costa mediterrânea noroeste de Israel. À época das Cruzadas mudou de mãos várias vezes, ora de posse dos cruzados, ora sob o governo de Saladino.

192 Explorador e mercador nascido na República de Veneza, famoso por suas viagens ao Oriente, inclusive à China.

193 Frade franciscano e filósofo inglês.

O próprio Cristóvão Colombo (1451-1506) também observou mergulhadores em busca de pérolas na costa da atual Venezuela. O que chama atenção nesses relatos históricos é que a maioria dos pescadores do fundo dos mares era, em geral, de mulheres.

Como já mencionado, para respirar sob a superfície da água, alguns mergulhadores serviam-se de tubos de junco[194]. Ocorre que esses dispositivos limitam a profundidade a que pode chegar o mergulhador, não pelo comprimento do tubo em si, mas pela dificuldade imposta aos músculos respiratórios, que precisam vencer a pressão hidrostática da água ao redor do corpo para poder expandir o tórax e, assim, permitir que o ar entre nos pulmões. Portanto, o mergulhador não podia descer respirando além de 60-70 centímetros abaixo da superfície da água, o suficiente apenas para mantê-lo camuflado. Mesmo assim, o tal dispositivo, ao mesmo tempo bastante simples e engenhoso, foi pontuando a história das guerras ao longo dos séculos.

Vamos encontrá-lo em uso, inclusive, durante a Primeira Guerra Mundial, como forma de manter ocultos e submersos os soldados encarregados de observar as posições inimigas em áreas próximas ao litoral. Ou ainda como alternativa improvisada e salvadora para permitir a fuga estratégica pela água de tropas acuadas pelo avanço do inimigo. Foi assim que aconteceu ao tempo em que se travava a Segunda Guerra Mundial na Frente Oriental.

As fronteiras russas, ao sul, são demarcadas pelo Cáucaso. Com seus 1.200 quilômetros de extensão, essa imensa cordilheira traça os limites geográficos com os territórios da Geórgia e do Azerbaijão. É ainda a linha demarcatória natural que separa a região sudeste da Europa Oriental e a Ásia Ocidental. Nas estepes que se estendem para além dos contrafortes dessa cadeia montanhosa, o território russo abrigava imensas plantações de cereais, além dos produtivos (e, por isso mesmo, muito cobiçados) campos petrolíferos de Baku.

A oeste, essa região de montanhas e grandes planícies aproxima-se do Mar Negro, e na extremidade oposta encontra o Mar Cáspio. Rica em recursos naturais, transformou-se em um dos alvos principais do avanço alemão sobre o território russo. Cereais para alimentar o invasor e petróleo para apoiar seus deslocamentos. Ali se estabeleceu, portanto, uma grande e vigorosa ofensiva germânica.

---

194 Planta que cresce em terrenos alagadiços e tem caule longo, cilíndrico e flexível.

À medida que se dava a contrarreação soviética, os alemães tiveram que retroceder cada vez mais, empurrados em direção ao litoral do Mar Negro. Por fim, sua "cabeça de ponte" foi reposicionada em um território conhecido como Kuban, cortado pelo rio de mesmo nome. Esse rio nasce nas vertentes localizadas na parte norte do Cáucaso ocidental e percorre uma distância de 870 quilômetros até desaguar no Mar de Azov. Próximo a esse ponto, o continente se afunila e avança sobre o Mar Negro. É a chamada Península de Taman. Exatamente em frente a essa ponta de terra, como dois dedos que apontam um para o outro, há uma faixa igualmente saliente que se projeta a partir da Crimeia: a Península de Kerch. Ambas as penínsulas são separadas pelo Estreito de Kerch, que une o Mar de Azov, ao norte, com o Mar Negro.

Pois bem, foi nessas paragens que se deu a Batalha de Kuban. Entre avanços de um lado e retrocessos de outro, o conflito estendeu-se de 25 de fevereiro a 9 de outubro de 1943. Nesse período, tropas alemãs e romenas puseram em prática uma luta defensiva tentando conter a pressão "vermelha" por terra, e que ainda contava com apoio de bombardeios aéreos e investidas pelo mar. Quando finalmente o invasor germânico não pôde mais resistir, restava-lhe como alternativa mais viável retirar-se para a Crimeia e lá reorganizar sua nova e pretensa ofensiva (que, aliás, não ocorreu). A retirada se deu de forma sigilosa, a fim de não alertar os russos. Foi viabilizada com apoio de várias embarcações. Nessa ocasião, muitos soldados alemães apelaram para o uso de tubos de respiração como forma de se manterem submersos e mais camuflados, enquanto se lançavam nas águas do Estreito de Kerch, buscando se aproximar dos barcos de resgate.

Encerrado mais esse capítulo da Segunda Guerra Mundial, chegava a hora de fazer as contas do tamanho do estrago humano. Para trás ficaram 10 mil alemães (e quase 1.600 romenos) mortos. Os feridos somaram mais de 36 mil entre os alemães e mais de 7 mil romenos.

Debite-se mais esse feito de prodigiosa inutilidade e desperdício de vidas ao *Führer*...

Mas nem só de guerras é construída a história. Assim, estaria longe da verdade a ideia de que os militares só se dedicam à prática do mergulho com fins de combate. Muito do desenvolvimento técnico, tecnológico e mesmo da Medicina subaquática só foi possível graças ao interesse e à ativa participação, direta ou indireta, das forças armadas de diversos países. Por outro lado, é correto afirmar que muitas das missões especiais de resgate de sobreviventes de naufrágios – de navios, submarinos e mesmo de aviões – foram e continuam sendo conduzidas por militares que integram equipes treinadas para executar, com a necessária perícia, esse tipo de salvamento.

A engenharia militar naval também tem participação decisiva na história do mergulho, em especial quando o assunto se refere à construção de colunas de sustentação de pontes e túneis submersos, ou ainda em operações de localização e remoção de restos de naufrágios, quer seja por curiosidade histórico-científica, quer porque essas imensas carcaças afundadas representam, em alguns casos, risco considerável para a segurança da navegação.

Muitas das atuais normas de segurança – principalmente as tabelas empregadas para a descompressão pós-mergulho – aplicáveis mesmo aos mergulhos esportivos derivam de pesquisas e testes práticos realizados no campo militar.

Talvez o primeiro mergulho da era moderna realizado por militares tenha acontecido em abril de 1838. À frente estava um engenheiro do Exército britânico, coronel Charles William Pasley. Sua missão: remover o que sobrara da estrutura de uma barcaça de carvão que havia soçobrado no canal de Tilbury, ao norte do rio Tâmisa, em Londres. Tentativas anteriores haviam sido empreendidas com a utilização de sinos de mergulho para que os homens posicionassem cargas explosivas, mas sem sucesso.

Pasley optou, então, por treinar alguns de seus soldados a utilizarem trajes individuais de mergulho, similares ao modelo desenvolvido pelo engenheiro Augustus Siebe, que conferiam maior grau de movimentação embaixo d'água. Vejamos um pouco mais sobre esses trajes antes de continuar a narrativa sobre o mergulho no rio Tâmisa.

Embora alguns protótipos de trajes especiais e equipamentos para mergulho tenham sido concebidos a partir de 1680, sua real utilidade era bastante discutível. Os capacetes metálicos – primeiro de bronze e depois de cobre – tinham visores de vidro e eram abastecidos com ar atmosférico armazenado em um reservatório (uma espécie de bolsa de couro). Outros dispunham de uma mangueira que trazia ar da superfície bombeado por foles. Para permitir ao mergulhador algum controle sobre sua capacidade de flutuação, ele carregava uma bolsa de ar contrabalançada por pesos que faziam o papel de lastros.

O inglês John Lethbridge desenvolveu, em 1715, um cilindro de madeira totalmente fechado, impermeabilizado por uma forração de couro, que se prestava ao uso individual. Apenas um mergulhador era acomodado no interior dessa "armadura de madeira" – que se pretendia impermeável! Seu operador mantinha apenas os membros superiores para fora a fim de realizar os trabalhos manuais. A água era impedida de entrar (será mesmo?) por conta de manguitos ajustados ao redor dos braços. Ele era operacional até profundidades de dezoito metros, por trinta minutos. O fator limitante ficava por conta da renovação do ar: para obter ar fresco no interior do cilindro era necessário içá--lo até a superfície. Foi empregado regularmente para recuperação de objetos de naufrágios a serviço da Companhia das Índias (holandesa).

O ano agora é 1820. Incêndio em uma fazenda na Inglaterra. Fumaça densa. Os bombeiros voluntários foram acionados para combater as chamas, mas pouco tinham a fazer. Não conseguiam entrar no estábulo para retirar um grupo de cavalos de raça, muito valiosos; a água bombeada para as mangueiras não era suficiente para baixar as labaredas.

Foi então que John Deane, um dos moradores da região e espectador daquele flamante espetáculo, teve a ideia de utilizar o capacete de uma armadura medieval (que ele sabia existir em uma das casas da vizinhança) e conectar a ele uma mangueira por onde seria bombeado ar. Assim paramentado, e para demonstrar que sua ideia era viável, ele mesmo entrou no estábulo e conseguiu salvar os cavalos.

Daquele episódio em diante, o capacete foi incluído como item obrigatório do traje de proteção dos bombeiros. O capacete improvisado por Deane foi patenteado em 1823. Pois bem, do fogo para a água foi um pulo. Em 1828, o mesmo princípio foi adotado para compor um traje de mergulho com algumas modificações: sapatos pesados para fazer as vezes de lastros e roupas especiais feitas de tecido reforçado para proteger do frio subaquático. Nessa versão, o capacete ainda não era conectado hermeticamente ao restante do traje, apenas repousava seu peso sobre os ombros do mergulhador. Por isso, o ar escapava por baixo do capacete, o que não causava maiores problemas, desde que o mergulhador permanecesse em pé; porém, caso ele se inclinasse ou caísse, o capacete se inundava e poderia afogar seu ocupante. Ainda assim, foi o bastante para permitir a Deane mergulhar sob a camada de gelo do Mar Negro para resgatar materiais de navios de guerra russos que haviam naufragado.

Em 1825, o inglês William James concebeu, talvez, o primeiro equipamento de mergulho realmente viável. Dotado de reservatório de ar comprimido preso à cintura, o próprio mergulhador regulava o fluxo de ar, por meio de válvula operada manualmente. O ar exalado era eliminado para a água através de uma válvula localizada na parte superior do capacete.

Mas foi somente com a iniciativa de Augustus Siebe, em 1837, que surgiria um traje completo de mergulho. Incluía capacete que se ligava por meio de conexão vedada a uma vestimenta de borracha, tornando o conjunto impermeável. Uma bomba de ar na superfície conectava-se ao capacete por meio de mangueira. Pode-se, assim, considerá-lo o precursor dos modernos trajes usados em mergulhos profundos.

De volta ao mergulho no rio Tâmisa...

Assim, devidamente paramentados com o traje concebido por Siebe, foi possível aos mergulhadores posicionarem corretamente os explosivos sob a água[195], e a demolição se deu como planejado.

Esse grupo pioneiro também foi o responsável pela remoção do navio naufragado HMS Royal George[196], que havia mais de cinquenta anos representava ameaça considerável para a navegação no canal Spithead[197], por estar a apenas vinte metros de profundidade.

Do sucesso alcançado pelos homens de Pasley, decorreram algumas importantes consequências para a história do mergulho. O traje de Siebe foi adotado pelo corpo de engenheiros da Marinha Real Britânica. Em 1843, a primeira escola de mergulho foi criada pela marinha britânica. Nascia também a estratégia de realizar os mergulhos sempre em duplas, para aumentar a segurança dos homens.

Com o passar do tempo, o design dos trajes e equipamentos de mergulho foi evoluindo e se aproximando cada vez mais dos modernos *Scuba – self-contained*

---

195 Barris de carvalho revestidos de chumbo, cheios de pólvora e selados por meio de solda.

196 Navio de guerra britânico que naufragou em agosto de 1782, no canal Spithead, enquanto permanecia ancorado no porto de Portmouth para efetuar reparos. De um total aproximado de mil pessoas a bordo, duzentas foram resgatadas. Curioso notar que havia cerca de trezentas mulheres e sessenta crianças que haviam embarcado para conhecer o interior do navio.

197 Canal marítimo localizado entre a porção nordeste da Ilha de Wight – a maior ilha do Canal da Mancha – e a costa sul da Inglaterra.

underwater breathing apparatus. Trata-se de um dispositivo de mergulho que permite a respiração por meio de um reservatório de ar que faz parte do próprio conjunto. Por não depender de mangueiras (para trazer ar fresco fornecido por compressores localizados na superfície), permite muito mais liberdade de movimentação ao mergulhador.

O modelo precursor, que inaugurou a era dos mergulhos com *Scuba*, foi desenvolvido em 1865 por dois franceses – Benoit Rouquayrol e Auguste Denayrouze. O conjunto – denominado *Aérophore* – era composto por um tanque de aço posicionado horizontalmente nas costas do mergulhador e preenchido com ar comprimido. Um tubo curto fornecia ar ao mergulhador por meio de um bocal. Uma válvula de demanda liberava o fluxo de ar, assim que o mergulhador iniciava o esforço para inspirar. Havia, ainda, a possibilidade de reabastecer o reservatório de ar a certos intervalos de tempo, por meio de mangueiras longas que subiam até a superfície. Uma vez reabastecido, o mergulhador desconectava-se da mangueira e voltava a se movimentar livremente por mais alguns minutos. Por certo, uma maneira mais curiosa e didática de ver modelo semelhante em ação é assistir ao filme *20.000 léguas submarinas*, nas cenas em que alguns tripulantes deixam o submarino *Nautilus* e vão explorar o fundo do mar. A versão cinematográfica, lançada em 1954 pelos Estúdios Disney[198], é baseada no livro de mesmo nome, de autoria de Júlio Verne. O romance de ficção científica foi escrito em 1869 e publicado em 1870, com o título original em francês de *Vingt mille lieues sous les mers*, cinco anos depois de ter sido concebido o *Aérophore*.

Junto com essas aquisições, um novo problema começava a causar alguma apreensão. À medida que aquele equipamento permitia prolongar a permanência dentro d'água, surgiam os primeiros relatos de dores, referidas pelos mergulhadores como uma sensação de "reumatismo e friagem no corpo", sem dúvida compatível com o que, mais tarde, viria a ser identificado como o mal da descompressão.

Portanto, cabia indagar se a impossibilidade de respirar embaixo da água, como os peixes, era o único fator limitante para o avanço da exploração subaquática pelo homem. Vencido esse obstáculo, com o uso de um pouco de criatividade, o restante estaria resolvido, e o caminho para o fundo do mar

---

198 Estrelada pelos atores Kirk Douglas e James Mason (como o capitão Nemo).

totalmente desimpedido? Ou haveria, na realidade, outras situações a colocar em risco o estado de saúde daqueles intrépidos aventureiros das profundezas?

Vale a pena, agora, aclarar para o leitor o título deste capítulo.

Por acreditar que Netuno, o mitológico deus dos mares, seja de mais amplo domínio popular, vamos dedicar, então, algumas linhas ao outro personagem menos assediado pela mídia: Esculápio, nome dado pelos antigos romanos ao deus da Medicina. Os romanos incorporaram várias divindades da mitologia grega às suas próprias narrativas míticas, trocando-lhes os nomes originais. Uma espécie de plágio mitológico! Assim, Poseidon ganhou o nome romano de Netuno; Afrodite, deusa do amor e da beleza, passou a ser conhecida como Vênus; Hermes é o mesmo que Mercúrio, o mensageiro do Olimpo; Hades (que nomeia outro capítulo deste livro) trasveste-se em Plutão e governa o submundo dos mortos; e o todo-poderoso deus dos deuses – Zeus –, ao imigrar para os domínios do antigo Império Romano, foi rebatizado como o glorioso Júpiter.

O mesmo se deu com Esculápio, que em suas origens gregas respondia pelo nome de Asclépio. Ao que consta, não se tratava, propriamente, de um deus, mas sim de um humano que teria vivido entre os anos de 1001 e 1100 na região da Grécia conhecida como Tessália[199]. Ao longo de sua vida, foi capaz de realizar inúmeras proezas, sendo a ele atribuídas curas espetaculares no campo da Medicina e da cirurgia. Com isso, em torno dele foi se desenhando um véu semimítico que acabou por alçá-lo à condição de divindade. Segundo a lenda, Asclépio era tido como filho do deus Apolo e de Corônis, uma ninfa e princesa da Tessália. Apolo, por sua vez, era o médico dos deuses e capaz de semear epidemias, bastando para isso se servir de seu arco e atirar flechas sobre os mortais. Ou, ao contrário, poderia evitar os surtos de doenças, a critério de sua própria bondade. Ainda criança, o pequeno Asclépio se viu órfão de mãe e, por isso, Apolo resolveu colocá-lo sob a guarda de Chiron (ou Quíron), um gentil e sábio centauro que o introduziu e guiou na arte da cura.

Não tardou, no entanto, para que os dotes excepcionais de Asclépio produzissem um inevitável conflito de egos com outra celebridade olímpica. Era inaceitável para os padrões do Monte Olimpo que as habilidades daquele

---

199 Região geográfica da Grécia Antiga, próxima ao Mar Egeu. É mencionada na *Odisseia* de Homero com o nome de *Aeolia* (Eólia). Depois de ter permanecido por vários séculos sob domínio otomano, voltou a integrar o território grego em fins do século XIX. Segundo a mitologia, foi naquelas paragens que se deu a luta entre os titãs e os deuses olímpicos.

semideus e exímio curador pudessem chegar até ao extremo de devolver a vida aos mortos! O que seria, então, do reino de Hades, que aos poucos, surpreso e descrente, foi vendo a população de seu mundo subterrâneo ser reduzida pela audácia terapêutica de Asclépio? Pois não deu outra – Hades formalizou uma reclamação perante Zeus, que decidiu encerrar sumariamente as atividades profissionais daquele médico metido a besta, por extrapolarem as regras básicas aplicadas aos mortais: disparou um de seus mortíferos raios, que acertou em cheio o alvo, matando Asclépio. Mas, ainda assim, seus fiéis discípulos iriam prosseguir na secular luta contra o império da morte, em tentativa inglória de subverter a ordem natural das coisas. Entre seus descendentes diretos, Asclépio deixou as filhas Higieia (ou *Hygiene*) – deusa da boa saúde, limpeza e saneamento – e Panaceia – deusa da cura e do remédio universal.

Mas, e quanto à cobra? Como, afinal, se encaixa a tal da cobra nessa história toda? Você irá se recordar de que a imagem clássica do deus da Medicina mostra Asclépio segurando um cajado no qual é possível distinguir a figura de uma serpente. Ela representa a força da regeneração, por ser capaz de se renovar e crescer a cada troca de pele.

Agora deve ficar mais evidente o porquê do título pouco convencional deste capítulo, em que se faz menção a essas duas divindades da mitologia grega. O título escolhido insinua que Esculápio, não contente com os poderes de seu bastão, cobiça o tridente do outro deus, que simbolicamente representa os segredos do mundo subaquático. Por isso, ele se vê obrigado a invadir os domínios do senhor dos oceanos para desvendar os mistérios e perigos do reino de Poseidon. Com tal ousadia, a Medicina poderia, de fato, contribuir para que os humanos se aventurassem a explorar as profundezas subaquáticas, porém, cercados de maior segurança, em um mergulho devidamente amparado pelos conhecimentos e avanços proporcionados pela ciência médica.

Agora chega de mitologia!

Como dissemos antes, Aristóteles (384-322 a.C.), aparentemente, já havia observado que mergulhadores exibiam lesões no ouvido, inclusive com perfuração da membrana do tímpano.

Apesar disso, os mergulhos prosseguiram ao longo dos tempos, e outros achados médicos não chegaram a merecer maior destaque nos registros históricos.

E foi assim até que os distúrbios clínicos se tornaram mais frequentes e começaram a chamar a atenção quando foram postos em operação os primeiros *caissons*[200]. Esse recurso era utilizado para permitir que trabalhadores descessem a grandes profundidades para explorar minas de carvão mineral. O princípio básico desenvolvido em 1826 era preencher os tais *caissons* com ar comprimido, criando um ambiente sob pressão, o que impedia a entrada da água naquele espaço delimitado em que os trabalhadores ficavam encerrados.

Em 1841, um francês de nome Jacques Triger construiu "caixões" na forma de cilindros de ferro com mais ou menos um metro de diâmetro e cinco a seis metros de altura. Eles foram usados para submergir trabalhadores a uma profundidade de aproximadamente vinte metros. Chamou sua atenção que alguns mineiros se queixavam de dor no ouvido, enquanto a câmara em que estavam era submetida à compressão, exatamente para evitar a entrada da água. Os trabalhadores passaram a referir também dores fortes nos braços, ombros e joelhos, após terem permanecido sob compressão (2.4 atmosferas) dentro dos *caissons* durante pouco mais de quatro horas.

Outros relatos semelhantes foram sendo coletados nos anos que se seguiram e davam conta de diferentes sintomas referidos por operários: peso na cabeça e dores nos membros; perda de consciência, convulsões (ataques) e até mortes. Por mero acaso, foi constatado que em alguns casos os trabalhadores relatavam alívio dos sintomas ao serem submetidos à recompressão em sua próxima jornada de trabalho. Àquela altura, no entanto, foi apenas uma constatação, que não se transformou, ao menos de imediato, em uma tentativa terapêutica mais sistemática.

Não tardou muito para se associar a ocorrência daqueles problemas clínicos com a profundidade e o período de tempo em que os homens ficavam submersos e enclausurados nos espaços pressurizados. Da mesma forma, a rapidez com que os caixões eram descomprimidos (isto é, quando retornavam à pressão atmosférica normal), após a subida de volta à superfície, parecia influenciar na ocorrência dos sintomas. Quanto mais jovens eram os operários, menos propensos a desenvolver o quadro clínico.

Um fisiologista francês – Eugène Bucquoy –, em 1861, foi o primeiro a publicar um balanço dos riscos associados ao trabalho em ambientes pressurizados[201]. Ele também recomendava que a descompressão deveria ser lenta.

---

200 Do francês *caisse* (caixa), *caisson* é uma caixa grande ou caixão.

201 *Action de l'air comprimé sur l'économie humaine* ("Ação do ar comprimido sobre o organismo humano").

Mais tarde foi reportado o caso, ocorrido em 1868, de um mergulhador grego que coletava esponjas e acabou por desenvolver paraplegia (paralisia abaixo da cintura) atribuída ao mal da descompressão. Dois anos depois, 25 homens que trabalhavam dentro de um *caisson* desenvolveram paralisia; quatro morreram.

Em St. Louis (EUA), em 1871, a construção da ponte Eades exigiu a contratação de 352 homens para trabalhar em câmaras subaquáticas pressurizadas. Foram reportados trinta casos de mal da descompressão e, desses, doze mortes. É curioso notar que o próprio médico responsável por supervisionar o estado de saúde dos operários também desenvolveu distúrbios clínicos, após ter permanecido a uma profundidade de 29 metros por duas horas e meia. Seu período de descompressão havia durado apenas pouco mais de três minutos. Ele próprio descreveu seus sintomas e sinais: tontura, dor nos membros, paralisia de um braço e de ambas as pernas e incapacidade para falar. Ele se recuperou espontaneamente após uma semana.

Em 1872, Friedburg apontou a similaridade entre quadros mais graves de descompressão e os casos de embolia gasosa, que ocorria como intercorrência operatória, provocada pela entrada de ar na corrente sanguínea. Então, ele concluiu que a rápida descompressão, de alguma forma, induziria a formação de ar nos vasos sanguíneos. Com base nessas observações, ele passou a recomendar que o procedimento fosse feito lentamente (tanto para compressão quanto para retornar à pressão atmosférica normal); os turnos de trabalho deveriam ficar limitados a quatro horas; não era recomendável exceder pressurização de quatro atmosferas; os casos mais graves deveriam ser tratados com recompressão.

A Brooklyn Bridge é, sem dúvida, um impressionante marco arquitetônico da cidade de Nova York. É uma ponte pênsil, com 1.825 metros de comprimento e largura de 26 metros, que liga a ilha de Manhattan ao bairro do Brooklin por cima do East River. Foi aberta ao tráfego em 1883, depois de catorze anos de construção.

Os trabalhadores ficavam dentro dos *caissons*, sob compressão, a uma profundidade de 23 metros. Por se acreditar, à época, que o frio intenso era o responsável por ocasionar os sintomas clínicos (depois atribuídos ao mal da descompressão), optou-se por manter as câmaras aquecidas. Em resumo: ambiente fechado, pouco iluminado, úmido, dentro dos quais os homens deveriam realizar exercícios físicos extenuantes durante várias horas, em atmosfera pressurizada e aquecida... Ah, e com a reconfortante lembrança de que estavam abaixo de oito andares de água! Ou seja, o lugar dos sonhos para aquelas pobres almas que precisavam ganhar seu sustento e de suas famílias e, por certo, não tinham nenhuma opção mais promissora.

Foram descritos 119 casos do mal da descompressão, dos quais 110 considerados sérios. Catorze operários morreram.

Os trabalhadores que desenvolviam as manifestações clínicas adversas assumiam, em geral, uma postura recurvada típica (uma espécie de corcova); devido a isso foram apelidados de "the bends" (os curvos ou curvados), por guardarem certa semelhança com a postura, ao andar, assumida pelas antigas mulheres gregas consideradas elegantes *(Grecian bend)*.

Também foi evidenciado, em 1895, que o acúmulo de gás carbônico (CO_2) dentro do *caisson*, devido à má ventilação, estava associado a um maior risco de os trabalhadores desenvolverem o mal da descompressão.

Pesquisadores da Cornell University Medical College, em 1909, reportaram 3.692 casos do mal que afetava os operários submetidos a um regime de trabalho em ambiente pressurizado e também chegaram à conclusão de que o tratamento de escolha era mesmo submetê-los a sessões de recompressão.

Naquele mesmo ano, uma publicação no *British Medical Journal* apontava duzentos casos do distúrbio em mergulhadores australianos que submergiam no mar em busca de pérolas. Como a paraplegia provocava retenção de urina na bexiga, isso podia ocasionar infecções e até mesmo morte por septicemia (infecção generalizada).

A construção dos túneis abaixo do leito do rio Hudson, em Nova York, produziu também sua cota de complicações entre os 8.400 operários. Foram 1.575 casos registrados do mal da descompressão entre os anos de 1902 e 1910, período em que sobrevieram três mortes.

Vamos agora deixar as águas rasas onde se constroem pontes e túneis e partir para mergulhos mais profundos.

Diante dos bons resultados alcançados com o emprego de submarinos durante a Primeira Guerra Mundial, esse tipo de embarcação passou a se multiplicar rapidamente e, com ela, o risco de acidentes.

É fato incontroverso que a maioria das novas aquisições e avanços científicos e tecnológicos, nos mais diversos campos do conhecimento humano, ocorreu na esteira do desenvolvimento de investigações com maior ou menor grau de rigor científico. Estas, por sua vez, podem estender-se por longos períodos, envolver muitos pesquisadores e consumir grandes volumes de recursos.

Tomemos, a título de exemplo, o submarino. Como já vimos em nosso mergulho na mais remota memória da humanidade, foi preciso que alguém, primeiramente, tentasse mergulhar dentro de um simples barril de madeira para desencadear uma sequência infindável de tentativas de aperfeiçoamento, intercalando sucessos e grande número de fracassos. A certa altura, nessa incansável trajetória, o barril de madeira cedeu lugar a um sino de metal que descia ao fundo carregando um ou mais tripulantes. Não tardou, no entanto, a se perceber que logo o ar retido na parte superior interna do sino tornava-se saturado e irrespirável. Alguém experimentou colocar dentro daquela câmara substâncias capazes de absorver o excesso de gás carbônico que se acumulava com a respiração do mergulhador. Outras ideias conceberam a possibilidade de trazer ar fresco da superfície por meio do bombeamento com foles e, mais tarde, com compressores elétricos de ar conectados ao sino por mangueiras. Até que o sino – com sua base originalmente aberta para a água – transformou-se em uma câmara hermeticamente fechada, no interior da qual os ocupantes poderiam respirar ar sob pressão atmosférica normal.

Antes de prosseguirmos, e para melhor compreender o cenário em que se desenvolve o chamado "mal da descompressão"[202], é indispensável empreendermos juntos uma incursão, ainda que breve e superficial, ao mundo da Física e revisitar alguns conceitos básicos essenciais.

Faça de conta que você resolveu dar um passeio pela praia antes de tomar seu banho de mar. Nesse ponto (ao nível do mar), todo o ar existente acima de sua cabeça, passando pelas sucessivas e cada vez mais altas camadas da atmosfera, exerce sobre seu corpo uma determinada pressão. A essa pressão atmosférica, ao nível do mar, atribuiu-se, por convenção, o valor de 1 (uma) atmosfera (1 atm), ou, em outras unidades de medida, 101 kPa = 1 bar = 760 mmHg ou 760 torr.

Quanto maior a altitude do lugar onde nos encontramos, menos camadas de ar haverá acima de nós, exercendo, assim, menos peso sobre nosso corpo. Ou seja, menor será a pressão atmosférica.

---

202 Doença descompressiva ou dibarismo.

A água, por sua vez, tem densidade maior que o ar. Basta afundarmos dez metros no mar para que a pressão se torne o dobro! E assim ocorrerá cada vez que afundarmos mais dez metros. Não fica difícil concluir que a uma profundidade de trinta metros estaremos, então, submetidos a uma pressão hidrostática de 4 atm – isto é, 1 atmosfera para cada dez metros de profundidade (no caso, 30 metros = 3 atm), mais 1 atm ao nível da superfície, totalizando 4 atm.[203]

Da mesma forma que nossa "carcaça", todos os espaços internos de nosso organismo estarão submetidos à mesma pressão. É o caso dos pulmões.

Robert Boyle (1627-1691) foi um físico e químico irlandês que formulou, em 1662, aquela que ficou conhecida como a Lei dos Gases. Esse princípio da Física diz, em resumo, o seguinte: *dentro de um sistema fechado e sem variação da temperatura, a pressão exercida por uma determinada massa de gás é inversamente proporcional ao seu volume.* Mas, afinal, o que Boyle quis dizer com isso? Simples: quanto maior for a pressão em determinado ambiente, menos volume o gás irá ocupar.

Eureca! Estava ali a grande sacada que iria permitir aos mergulhadores permanecerem por mais tempo embaixo d'água, pois poderiam carregar um reservatório de ar relativamente pequeno. Bastava, então, encher um recipiente com ar sob pressão e, assim, o tanque poderia receber um volume muito maior de ar do que seria possível se o gás estivesse sob pressão normal (1 atm). Se tomarmos, por exemplo, um tanque com capacidade de dez litros e resistente o bastante para suportar uma pressão interna, digamos, de 200 atm, então, será possível comprimir nele algo como 2 mil litros (200 x 10) daquele mesmo gás! Por consequência, o tempo de mergulho seria, também, muito mais prolongado, pois o mergulhador teria a sua disposição um volume muito maior de ar.

Esse mesmo princípio da Física, aplicado aos pulmões do nosso intrépido mergulhador, terá efeito similar. Ao descer da superfície do mar até dez metros de profundidade (ou seja, 2 atm), o volume dos pulmões irá encolher, pois será comprimido pela pressão ao redor do corpo, atingindo aproximadamente metade do tamanho que exibia ao nível da superfície. Isso significa que, à medida que o mergulhador vai baixando, diminui também sua capacidade

---

203 Para calcular a quantas atmosferas (atm) corresponde determinada profundidade subaquática, basta dividir o valor da profundidade por 10 e somar 1. Ex: uma profundidade de 90 m corresponde a 10 atm, ou seja: (90/10) + 1 = 10.

pulmonar. Durante a subida, ocorre exatamente o fenômeno contrário. O volume pulmonar volta a se expandir, e aí reside um dos perigos do mergulho de profundidade: se a ascensão for mais rápida do que o recomendado, as finas paredes dos alvéolos pulmonares (semelhantes aos favos de uma colmeia) podem romper-se, provocando diversos tipos de lesões. Conhecidas pela designação genérica de "barotrauma" (ou seja, trauma provocado pelo efeito da pressão aumentada), podem colocar em risco a vida do incauto mergulhador.

Outro princípio da Física com óbvia aplicação para a prática do mergulho foi formulado em 1801, pelo físico e químico inglês John Dalton (1766-1844). A chamada Lei de Dalton diz: *em uma mistura gasosa, a pressão total é igual à soma das pressões parciais correspondentes a cada um dos gases presentes, e cada um dos gases exerce a mesma pressão que exerceria se ocupasse sozinho o mesmo volume original.*

Portanto, à medida que nosso mergulhador vai alcançando profundidades progressivamente maiores, a pressão exercida pelo peso da água (pressão hidrostática), embora não altere a proporção de cada gás que compõe a mistura, faz com que a pressão parcial de cada componente individual também se eleve.

A esse fato científico, acrescenta-se que *a quantidade de gás capaz de se dissolver em um líquido é proporcional* à *sua própria pressão parcial.* Esse é o enunciado formulado pelo químico e físico inglês William Henry (1774-1836). Ou, dito de outra forma, *a solubilidade de um gás dissolvido em um líquido é diretamente proporcional à pressão parcial desse gás sobre o líquido.*

Ambas as leis anteriormente enunciadas permitem explicar a ocorrência das manifestações clínicas da descompressão. Vamos entender melhor seu significado um pouco mais adiante.

Até agora, falamos sobre a aplicação de diferentes pressões às misturas gasosas e os efeitos resultantes. Está na hora de entendermos um pouco melhor a composição da mistura presente no ar que respiramos. Nele, vamos encontrar dois componentes principais: nitrogênio, que responde por 79%, e oxigênio, que participa com cerca de 21%[204]. Vejamos primeiro o caso do nitrogênio.

No ano de 1772, o médico e químico escocês Daniel Rutherford (1749--1819) identificaria pela primeira vez a existência de um determinado gás

---

204 Para sermos mais precisos, o nitrogênio corresponde a 78,084% e o oxigênio a 20,946%. Resta, assim, 1% para outros gases como hidrogênio, hélio, neônio, dióxido de carbono (CO_2), monóxido de carbono (CO), entre outros.

a que Lavoisier denominou azoto. Esse termo deriva do grego e significa "privado de vida", exatamente pelo fato de ser um gás que não tem nenhum papel nos processos vitais do organismo, diferentemente do que acontece com o oxigênio. Foi um químico francês, Jean-Antoine-Claude Chaptal, que em 1790 atribuiu-lhe o nome de nitrogênio (que significa formador de salitre).

Em um ambiente ao nível do mar, portanto, com pressão de 1 atm (ou 101 kPa), um mergulhador desce até a profundidade de vinte metros (3 atm ou 303 kPa); a pressão parcial do nitrogênio na mistura será de 303 x 0,79, ou aproximadamente 239 kPa. Sob pressão atmosférica normal, seu discreto potencial anestésico não se manifesta. Em maiores profundidades, porém, sua pressão parcial também se eleva (e ele se dissolve mais nos líquidos corporais), provocando certo grau de narcose, como se o mergulhador estivesse embriagado. Isso pode comprometer o raciocínio, os reflexos e a destreza manual. É a chamada narcose pelo nitrogênio (N_2)[205], que se traduz em mais um risco a ameaçar a sobrevivência do indivíduo que mergulha.

A causa subjacente daquele que até então era um verdadeiro mistério, responsável por provocar os sintomas associados ao mal da descompressão, começaria a ser mais bem compreendida com a publicação, em 1878, do trabalho científico "La pression barométrique: recherches de physiologie expérimentale". Seu autor, Paul Bert (1833-1886)[206], demonstrou, definitivamente, que o mal da descompressão era causado pela presença de bolhas de nitrogênio nos órgãos e no interior dos vasos sanguíneos. Ou seja, o vilão era o nitrogênio (N_2). Vejamos em mais detalhes.

O N_2 pertence à categoria dos gases inertes. Diferentemente do oxigênio, não tem (como já afirmamos anteriormente) participação ativa nos processos metabólicos do organismo. Mas, apesar disso, comporta-se de acordo com as leis de Boyle, Dalton e Henry. Em outras palavras: quanto mais fundo desce o mergulhador, mais o N_2 vai sendo comprimido e menos volume ocupa; sua pressão parcial aumenta e provoca consequente aumento da quantidade desse gás dissolvida em todos os tecidos e fluidos do corpo humano.

---

205 Também conhecida como êxtase das profundezas. Em profundidades superiores a 45 metros costuma surgir sonolência; depois dos sessenta metros ocorre diminuição da força e perda da coordenação motora; com mais de 75 metros provoca inconsciência.

206 Fisiologista francês e um dos mais destacados discípulos de Claude Bernard. Foi professor de Fisiologia em Bordeaux e Sorbonne.

Ao finalizar suas atividades submarinas, o mergulhador inicia a subida de volta à superfície. Quanto mais se aproxima da superfície, menor será a pressão subaquática (hidrostática), o que leva à redução da pressão parcial e ao aumento do volume do N_2, que antes havia sido comprimido. Todo o gás que se dissolveu nos tecidos orgânicos retorna ao sangue, de onde será levado de volta aos pulmões e dali será expelido. Porém, se o mergulhador for mais "apressadinho", o nitrogênio acabará por formar bolhas. É o mesmo fenômeno que contemplamos ao abrir garrafas de refrigerantes gasosos. Enquanto o gás das bebidas pode provocar apenas um certo estufamento (em geral, seguido de sonoras, incontroláveis e constrangedoras eructações!), no caso das "bolinhas" de N_2, a coisa pode ser bem mais séria. Podem agredir os tecidos – por exemplo, pressionando raízes nervosas e provocando dores e até mesmo paralisias – ou se comportam como verdadeiras rolhas de ar dentro dos vasos sanguíneos, chegando inclusive a obstruir e interromper o fluxo de sangue para determinadas áreas. Eis aí o motivo a explicar a ocorrência dos vários sintomas que compõem o quadro clínico do mal da descompressão. Culpa de quem? Do nitrogênio! Portanto, uma forma razoável de minimizar os efeitos indesejáveis do nitrogênio é reduzir sua concentração na mistura gasosa que o mergulhador irá respirar, substituindo parte dele por oxigênio (essa mistura alternativa chama-se Nitrox).

Estudos experimentais realizados em sapos no ano de 1900 foram capazes de evidenciar que a descompressão (redução súbita da pressão atmosférica) provocava a formação de bolhas, e estas desapareciam quando os animais eram recomprimidos, isto é, colocados em ambientes especiais (câmaras de compressão) em que a pressão era novamente elevada de forma gradativa.

Cabe lembrar, no entanto, que esse fenômeno da presença de bolhas de ar em vasos sanguíneos e órgãos não era propriamente uma descoberta revolucionária. O grande mérito de Bert foi estabelecer a correlação entre causa (bolhas de nitrogênio) e efeito (mal da descompressão).

Na verdade, as tais bolhas de ar (à época, ainda não se sabia que eram devidas ao nitrogênio) já haviam sido observadas por Boyle no ano de 1670. Graças à montagem da primeira bomba de ar comprimido duas décadas antes (1650), por iniciativa de Otto von Guericke, foi possível a Boyle realizar experimentos para estudar o comportamento dos gases quando submetidos a diferentes regimes de pressão. Com base nessas pesquisas, ele formulou sua Lei dos Gases, da qual falamos anteriormente. Boyle também conduziu algumas pesquisas em que submetia animais a ambientes com pressão atmosférica mais elevada. Um desses estudos chamou sua atenção ao notar a presença de bolhas de ar no humor aquoso do olho (líquido que preenche o interior do globo ocular) de uma víbora, enquanto ia extraindo o ar e, assim, reduzindo a pressão no interior do receptáculo onde se encontrava o réptil. Também chamou a atenção de Boyle o fato de a cobra mostrar extrema agitação enquanto ele reduzia a pressão atmosférica na caixa. Mesmo sem saber, ele estava testemunhando a instalação do quadro clínico que mais tarde viria a ser caracterizado como mal da descompressão. A partir dessas pesquisas, em 1681, o padre francês Abbe Jean de Hautefeuille publicaria a *Arte de respirar embaixo d'água*. Assim, pela primeira vez na história, alguém explicava de forma didática por que não era possível ao homem respirar ar sob pressão atmosférica normal enquanto se encontrava submerso em profundidade.

No ano de 1769, chamou a atenção do anatomista italiano Giovanni Battista Morgagni (1682-1771), enquanto realizava necropsias em dois cadáveres, a presença de ar dentro de vasos sanguíneos do cérebro. A causa estava, ao que parecia, associada à embolia gasosa proveniente de lesão no intestino, por onde o ar conseguiu penetrar o interior da corrente circulatória. Ele então supôs que aquela teria sido a causa da morte.

Esse assunto, envolvendo a presença de bolhas de ar na corrente sanguínea, voltaria a aparecer mais tarde, quando François Xavier Bichat (1771-1802), anatomista e patologista francês, demonstrou em sua obra *Anatomie Descriptive* que pequenas quantidades de ar, se injetadas na circulação cerebral, eram fatais.

Agora é a vez do oxigênio.

O oxigênio (O_2) é o que se pode chamar de gás vital por excelência. Sem ele, nós, seres humanos, como também a grande maioria dos seres vivos, não sobrevivemos, inclusive debaixo d'água. Conclusão: quaisquer que venham a ser as diferentes misturas de gases, o reservatório do mergulhador deve conter, obrigatoriamente, uma quantidade mínima de O_2.

Enquanto fazia mais uma de suas experiências utilizando variadas substâncias químicas, Joseph Priestley (1733-1804)[207] observava, atento, que

---

207 Filósofo naturalista, teólogo e político inglês.

ao aquecer o óxido de mercúrio desprendia-se um gás. Isso se deu em 1774. Pouco mais tarde, o famoso químico francês Antoine Lavoisier (1743-1794) atribuiu a esse gás o nome com que viria a se consagrar: oxigênio.

Mais uma vez, confirmando o dito popular, *tudo que é demais acaba sendo prejudicial* – essa verdade também se aplica ao oxigênio. Em maiores profundidades, o regime de pressão parcial elevada faz desabrochar o seu lado menos "nobre". Oxigênio em excesso transforma-se em elemento tóxico para o organismo humano, em especial para as células nervosas. Acima de 2 atm podem surgir mal-estar, zumbidos, náuseas e vômitos, perda da visão periférica, tosse, chiados, falta de ar e dor no peito. Vale lembrar que ao nível da superfície do mar a pressão parcial do O_2 é de apenas 0,21 atm (pois o O_2 participa com cerca de 21% do ar que respiramos).

Para combater os efeitos adversos desses dois gases – O_2 e N_2 – é possível reduzir suas proporções na mistura gasosa, acrescentando uma quantidade maior de outro componente, por exemplo, o gás hélio. Essa alternativa reduz a chance de ocorrer narcose por N_2 em mergulhos mais profundos, bem como ajuda a prevenir a toxicidade pelo O_2[208]. Apesar desses avanços, é preciso lembrar, no entanto, que não há uma mistura ideal, isenta de riscos, para uso em mergulho.

A condição produzida pela descompressão (que se dá durante a subida de volta à superfície) ocorre, em 90% dos casos, dentro das primeiras seis horas do mergulho e pode manifestar-se de diferentes formas e graus. Podem ocorrer dores passageiras nos membros, inchaços, manchas na pele (*rash* cutâneo), ruptura da membrana do tímpano, até quadros mais severos, inclusive com paralisias ou mesmo paraplegia consequente à compressão exercida pelas bolhas sobre a medula espinal. No entanto, consequências ainda mais sérias podem se fazer presentes quando as bolhas de nitrogênio conseguem penetrar a corrente sanguínea arterial, provocando a chamada embolia gasosa. Caso as bolhas atinjam o território vascular arterial do cérebro, a lesão resultante pode desencadear manifestações como confusão mental, vertigem, convulsões, perda da consciência ou mesmo um acidente vascular cerebral (AVC, o popular derrame).

---

208 A elevada pressão parcial de oxigênio pode causar convulsões e até o coma devido ao acúmulo de radicais livres.

A ocorrência do distúrbio relacionado à descompressão, bem como a gravidade com que se manifesta em diferentes indivíduos, depende de uma série de fatores. Entre aqueles que aumentam o risco podemos citar o condicionamento físico insuficiente, idade avançada, desidratação, frio, realização de exercícios em profundidade e mergulhos que ultrapassam o limite de trinta metros.

O tratamento definitivo é baseado na recompressão em câmaras especiais (câmara hiperbárica). As sessões devem ser realizadas por vários dias. O objetivo é reduzir o tamanho das bolhas.

Então, qual deve ser o ritmo ideal de subida à superfície? Depende da profundidade? É possível subir diretamente ou a subida deve ser realizada em etapas?

As respostas a essas indagações essenciais foram encomendadas pela Marinha Real Britânica ao fisiologista escocês John Scott Haldane (1860- -1936). Depois de dois anos de estudos concluiu-se que seria necessário efetuar a subida, após mergulhos mais profundos, intercalando-se algumas paradas.

As recomendações técnicas foram consolidadas na forma de tabelas que relacionam, fundamentalmente, o tempo de subida com a profundidade em que se encontra o mergulhador.

O submarino HMS Poseidon, da Marinha Real Britânica, foi lançado em agosto de 1929 e, em seguida, enviado para uma base na China. Em 9 de junho de 1931, enquanto navegava na superfície, próximo à costa leste daquele país, colidiu com um navio mercante de bandeira chinesa. A operação de salvamento conseguiu recolher 31 tripulantes antes de o submarino afundar rapidamente até o leito do mar, em uma profundidade aproximada de quarenta metros. Tomados pelo pânico, outros oito marinheiros escaparam usando um aparato especial de mergulho dotado de circuito respiratório fechado, abastecido com oxigênio puro (100%). Esse traje, desenvolvido para uso em situações de emergência, dispunha ainda de um dispositivo que retardava a velocidade da subida até a superfície, precisamente para minimizar a ocorrência de descompressão. Dois deles morreram antes de alcançar a superfície e um terceiro morreu depois de ser resgatado. Mesmo assim, os demais cinco sobreviventes tiveram quadro compatível com o mal da descompressão.

Sepultos no fundo do mar, dentro daquele imenso ataúde de aço, com 79 metros de comprimento, restaram 21 homens.

Oito horas e quarenta minutos da manhã do dia 23 de maio de 1939. O submarino norte-americano USS Squalus, enquanto fazia manobras para testes de rotina, apresenta uma falha no sistema de válvulas logo após ter submergido no Atlântico Norte, próximo à costa do estado de New Hampshire. Houve inundação parcial dos compartimentos do motor e, em seguida, ele desceu para o fundo do mar, indo repousar a 73 metros de profundidade. Vinte e seis homens se afogaram em consequência da inundação inicial. Nos demais compartimentos, que permaneceram isolados por escotilhas de segurança, havia ainda 33 marinheiros com vida. Devido à profundidade e à baixa temperatura da água, seria arriscado tentar subir até a superfície usando os equipamentos de mergulho disponíveis para situações de emergência. Portanto, a decisão do comandante foi aguardar pelo resgate. No dia seguinte, uma equipe de mergulhadores fez três viagens até o fundo usando uma espécie de sino de mergulho moderno – a câmara de resgate McCann –, grande o suficiente para acomodar vários homens de cada vez.

Neste ponto, talvez, valha a pena fazermos um breve recorte para entender um pouco melhor como foi possível chegar às modernas câmaras de resgate submarino. Uma longa jornada, que teve início ainda na Antiguidade.

Além daquele já mencionado sino de mergulho – talvez estivesse mais para um barril de madeira! – que, conta-se, teria submergido com Alexandre, o Grande, por volta do século 4 a.C., outros modelos foram sendo aperfeiçoados.

Em 1616, Franz Kessler concebeu um sino (pois tinha mesmo o formato de um desses grandes sinos de igreja) dotado de bancada interna para acomodar sentado o mergulhador destemido (ou seria imprudente?). Sua base era aberta, mas em seu interior, próximo ao ápice, restava uma camada razoável de ar (lembre-se das leis da hidrodinâmica!) que permitia ao passageiro respirar durante alguns minutos, mesmo submerso. Naturalmente, o ar aprisionado no interior do sino mantinha-se à mesma pressão atmosférica da superfície. Como aquela geringonça era capaz de boiar, permitia ao tripulante sair de dentro do sino por sua base inferior aberta e andar no leito do mar enquanto fosse capaz de segurar o fôlego. Em seguida, retornava para respirar dentro da pequena atmosfera preservada no interior do sino.

Pouco tempo depois, em 1620, um inventor alemão desenvolveu outro tipo de sino. Este dispunha de um recipiente com cristais de hidróxido de potássio (ou potassa cáustica) com a propriedade química de absorver o CO_2 do ar exalado pelo mergulhador, evitando, assim, que o ar no interior do sino ficasse rapidamente saturado e irrespirável. Segundo consta, era movido por remos e podia descer até 4,5 metros. Ali, aparentemente, começava a se delinear o primeiro ancestral do submarino.

Não tardou muito até que os mais espertos se apercebessem de que aqueles trecos poderiam, quem sabe, se prestar à recuperação de materiais valiosos dados como perdidos em naufrágios.

No século 1 a.C. os mergulhos para recuperação de objetos perdidos em naufrágios tornaram-se atividades prósperas ao longo das principais rotas marítimas no Mar Mediterrâneo. Havia inclusive uma legislação que estabelecia cotas variáveis de lucro sobre o valor do montante total recuperado. Quanto mais fundo, maior a taxa de sucesso.

Entusiasmo ainda maior embalava os sonhos de riqueza de alguns aventureiros. Afinal, se era possível recuperar canhões de navios afundados, por que não botar as mãos também em tesouros?

Em 1677, um sino medindo 3,9 metros de altura por 2,7 metros de diâmetro desceu com dois homens nas águas do porto espanhol de Cadaqués, a nordeste de Barcelona, no Mar Mediterrâneo. Lá jaziam silentes duas naus e seus segredos a atiçar a ganância dos homens.

Poucos anos mais tarde, durante a década de 1680, foi usado um sino para recuperar os tesouros do galeão espanhol Nuestra Señora de la Pura y Limpia Concepción, tragado em 1641 pelas águas do Mar do Caribe, que em seu interior guardava bens cujos valores corresponderiam, atualmente, a cerca de 1 milhão de dólares. A tal expedição foi chefiada por William Phipps, um norte-americano que após o sucesso financeiro da empreitada recebeu de Londres o título honorífico de *Sir*. Ele se baseou em um tratado teórico de 1669 que descrevia algumas técnicas de uso dos sinos de mergulho, de autoria de George Sinclair, um professor da Universidade de Glasgow (Escócia). Mais tarde, Phipps foi também nomeado governador da província de Massachusetts.

Dadas as limitações tecnológicas daqueles tempos, uma preocupação constante e desafiadora era prover os bravos aventureiros subaquáticos com um adequado suprimento de ar. A primeira inovação nesse sentido veio em 1719.

Naquele ano, Edmond Halley (1656-1742)[209] – isso mesmo, o descobridor do famoso cometa, em 1696! – deu mostras de que não mirava sua curiosidade científica apenas no céu, mas também dedicava atenção para o que se passava abaixo da superfície da água. Ele incrementou seu protótipo de sino com uma válvula para eliminar do interior o ar mais carregado de gás carbônico; então, passou a submergir o sino conectado por mangueiras a dois tonéis-satélites feitos de madeira e recobertos por uma camada de chumbo (para torná-los impermeáveis), os quais eram posicionados nas proximidades do sino. Assim, preenchidos com ar atmosférico, funcionavam como reserva estratégica para aumentar o tempo de autonomia dos mergulhadores. O sino de Halley permitia mergulhos de até noventa minutos, em profundidades de cerca de vinte metros. Embora haja referências de que os mergulhadores se queixavam de dores nos ouvidos, não há menção a outras manifestações adversas mais sérias associadas à descompressão.

Para oferecer melhores condições de ventilação aos ocupantes, a partir de 1789 foram empregados foles que, por meio de mangueiras, bombeavam ar fresco desde a superfície. Com isso, era possível prolongar ainda mais o tempo de submersão. Coube ao engenheiro inglês John Smeaton (1724-1792) pôr em prática essa ideia, embora o conceito básico tenha sido concebido, ao menos em teoria, cem anos antes, por Denis Papin[210]. O sino de Smeaton foi usado durante a construção do quebra-mar no porto de Ramsgate, localizado no sudeste da costa inglesa. Era feito de ferro fundido, dotado de mangueiras que o conectavam a um fole na superfície, operado manualmente.

Ao seu tempo, os principais portos do mundo dispunham desse modelo para realizar operações de recuperação de naufrágios; também foi empregado em construções subaquáticas e realização de reparos em estruturas portuárias submersas.

Agora, de volta aos momentos finais e eletrizantes do salvamento dos marinheiros a bordo do submarino *USS Squalus...*

Os primeiros 25 sobreviventes foram resgatados até o navio-base, sem maiores intercorrências. A última viagem da câmara de resgate ao fundo do

---

209 Astrônomo e matemático britânico.

210 Matemático francês que propôs remover e renovar constantemente o ar do interior dos sinos por meio de foles posicionados na superfície e conectados ao sino através de mangueiras.

mar teve início ao cair da noite de 24 de maio. Haviam se passado, até então, 36 horas. Restava ainda recolher os últimos oito sobreviventes. Tudo parecia correr dentro da normalidade durante a última viagem de volta, quando a câmara já estava subindo em direção à superfície, até que um problema no cabo guia forçou a câmara a baixar novamente até onde estava o submarino. Mais momentos de grande tensão arrastaram-se pelas próximas horas, enquanto eram providenciados os reparos necessários. Finalmente, quando o relógio marcava já os primeiros minutos do dia 25 de maio, o resgate foi completado com sucesso, quase quarenta horas depois do naufrágio. É interessante assinalar que nenhum entre os mergulhadores que efetuaram o salvamento, respirando uma mistura de gás hélio e oxigênio (Heliox), acusou problemas cognitivos (isto é, sonolência e confusão mental), como era frequente quando se utilizava ar comum. Esse fato veio confirmar a teoria anterior de que o nitrogênio era, de fato, responsável por induzir o estado de narcose quando se respirava ar comprimido em grandes profundidades.

Mas o que representava, afinal de contas, aquela mera possibilidade de descer umas poucas dezenas de metros de profundidade para efetuar resgates a submarinos, quando se sabia que os oceanos mantinham em absoluto segredo profundidades incrivelmente maiores? Quem iria contentar-se com tão pouco? Ah, por certo, aquela incômoda e renitente comichão mental não iria arrefecer...

Para explorar as grandes profundezas dos mares, no entanto, era imprescindível que os desbravadores do mundo submarino descessem devidamente protegidos dentro de alguma estrutura capaz de resistir às elevadas pressões abissais. Do contrário, os impetuosos aventureiros seriam reduzidos a intrépidos pastéis! Qualquer cabine com tais características deveria ser construída com materiais altamente resistentes à deformação (em aço, por exemplo). Daí se conclui que seria um equipamento muito mais pesado que a própria água. Para descer e atingir grandes profundidades, seu peso até seria vantajoso, porém, como trazê-lo de volta à superfície? Estava claro, desde logo, que em tais profundidades não se poderia cogitar o uso de cabos de tração presos a um navio, como foi feito no caso da câmara de resgate dos tripulantes do *USS Squalus*. Seriam milhares de metros de cabos, algo totalmente inviável.

A solução encontrada por Auguste Piccard (falaremos mais sobre ele no capítulo que trata da Medicina aeroespacial), a partir de 1937, foi dotar a câmara subaquática desenvolvida por ele com tanques de flutuação capazes de tracionar a cabine para cima.

A guerra, que em geral induz maior incentivo aos avanços tecnológicos – quando estes se mostram particularmente úteis para os fins bélicos –, foi, no entanto, um fator que retardou as pesquisas conduzidas por Piccard. A construção do primeiro batiscafo só foi concluída após o fim da Segunda Guerra Mundial, em 1948.

Testes preliminares levados a efeito a uma profundidade de 1.400 metros demonstraram que a estrutura da cabine era capaz de resistir às enormes pressões externas. Finalmente, em agosto de 1953, dois batiscafos construídos sob a orientação direta de Piccard submergiram em locais distintos no Mar Mediterrâneo, atingindo um deles a profundidade de 3.150 metros. Os tanques de flutuação foram preenchidos com heptano, um líquido derivado do petróleo caracterizado por sua baixa densidade e, portanto, muito pouco compressível mesmo quando submetido a pressão elevada. Para neutralizar a tendência de flutuar conferida ao conjunto pela ação dos tanques de flutuação, durante a descida o batiscafo carregava grandes pesos adicionais de ferro. Uma vez completado o mergulho, era acionado um mecanismo magnético para liberá-los e, assim, permitir a subida em direção à superfície.

Em 1954, com algumas modificações e tendo um tripulante a bordo, o batiscafo de Piccard desceu até 4.176 metros.

O espírito de aventura que o físico Piccard trazia no sangue foi transmitido a seu filho Jacques, até então um pacato economista, que deu continuidade aos passos trilhados por seu pai. Na companhia do tenente da marinha norte-americana Don Walsh, e com um novo e mais moderno batiscafo – Trieste –, ambos atingiram a marca até então impensável de 10.911 metros, no ponto mais profundo da Fossa das Marianas, em 23 de janeiro de 1960. Localizada nas proximidades das ilhas de mesmo nome, no Mar das Filipinas (Oceano Pacífico), ela encerra em sua sinistra intimidade o conjunto de abismos mais profundos de toda a crosta terrestre, superando em altura o próprio Monte Everest[211]. Lá, envolto pelo volumoso silêncio da escuridão inexpugnável, permanece sepulto pelas águas do oceano o entalhe máximo que as mãos da prodigiosa natureza escavaram na silhueta

---

211 Com 8.848 metros, situa-se na cordilheira do Himalaia, entre o Nepal e o Tibete.

de nosso planeta. O majestoso e extremo precipício recebeu o sugestivo nome de Challenger Deep[212].

Em 25 de março de 2012, o cineasta James Cameron – famoso por ter dirigido o filme *Titanic* – também se deixou levar pelo irresistível magnetismo das profundezas e submergiu com seu batiscafo em busca dos mistérios daquele "Abismo Desafiador".

Quando analisamos o caminhar histórico desde os primeiros passos de algum evento marcante em determinada área do conhecimento, seja ele uma importante aquisição científica, tecnológica, artística ou ainda algum fenômeno sociocultural impactante, é possível observar – com a visão panorâmica assegurada pelo distanciamento temporal – todo o desenrolar de pequenas aquisições que se sucedem e vão sendo incorporadas ao longo do tempo. Em sua maioria, apenas modestas contribuições emprestadas por inúmeros colaboradores, sendo que muitos deles nem chegaram a se conhecer ou conviver no mesmo tempo e local. Singelas descobertas, porém, cada qual um elemento extraordinário e imprescindível para o conjunto da obra. É claro que de tempos em tempos a humanidade pode ser brindada com um toque de gênio e, então, surge uma descoberta de superlativo impacto, capaz de queimar sozinha várias etapas e acelerar, em muito, a velocidade do progresso. Sob esse olhar retrospectivo, a tendência é de que a série histórica – positiva ou negativa, não importa – sofra uma espécie de compressão na escala espaço-tempo, de tal sorte que ao observador que mira seu foco de interesse no passado muitas vezes pode parecer, até certo ponto, inacreditável que um próximo passo decisivo tenha custado tanto tempo até que fosse identificado para finalmente possibilitar o avanço ao estágio seguinte de desenvolvimento. O passar do tempo tende a deixar todas as coisas bastante evidentes, não é mesmo? Fica fácil descobrir coisas interessantes e inéditas quando se olha para trás!

– *Como é que aqueles sujeitos não enxergaram o que estava tão evidente, bem embaixo de seu nariz?*, é o que nós costumamos falar de nossos antepassados, e aquilo que provavelmente dirão de nós no futuro. Ou seja, para quem observa determinada sequência evolutiva, pode parecer incompreensível que as próximas providências – que precisariam ser adotadas à época – para atingir o degrau seguinte de evolução não saltassem aos olhos de forma óbvia e tão elementar.

---

212 Medidas mais recentes e utilizando instrumentos de maior precisão apontaram a profundidade máxima de 10.984 metros.

No caso da evolução e aprimoramento do *Scuba,* passaram-se mais de quarenta anos até que, finalmente, viesse a este nosso mundo o ator decisivo para materializar o tal "próximo passo".

Em 1910, nascia na França Jacques-Yves Cousteau (1910-1997). Mais 33 anos teriam que transcorrer para que o então tenente da marinha francesa conseguisse desenvolver, junto com o engenheiro Émile Gagnan, um novo modelo de válvula redutora de pressão adaptada para uso subaquático. Ali estava o elemento tecnológico-chave que permitiu conceber o moderno Scuba. Esse sistema, ao mesmo tempo tão simples e tão criativo, foi denominado Aqualung.

O homem finalmente reencontrara suas antigas guelras!

Jacques Cousteau referiu-se ao ambiente aquático abaixo da superfície de mares e oceanos como "o Mundo Silencioso". Este é, inclusive, o título de sua mais famosa obra, publicada em 1953, e que tomei emprestado para compor o título deste capítulo. Nele, o famoso oceanógrafo relata o desenvolvimento e os primeiros testes do Aqualung.

Mesmo correndo o risco de provocar uma polêmica "póstuma" e desassossegar o espírito de Cousteau, eu me atreveria a adicionar outro adjetivo à denominação original: o Mundo Silencioso... e hostil. Ainda que tenha sido o berço da vida na Terra e de lá também tenham evoluído os seres humanos, o fato é que abandonamos aquele hábitat há milhões de anos. Por isso, nos desacostumamos a ele. O homem, portanto, não circula pelo ambiente subaquático com a mesma desenvoltura com que o faz em solo firme, cercado pela leveza do ar atmosférico (mesmo que grande parte dele esteja bem poluída!). A água é mais densa que o ar; o corpo humano fica submetido a pressões hidrostáticas mais elevadas; é necessário respirar gases pressurizados. Enfim, a movimentação nesse mundo aquoso exige mais do nosso organismo e gera um incremento nas atividades fisiológicas. A visão não é comprometida apenas pelo fato de a água ser, por si mesma, mais turva. A refração da luz na água distorce a forma e o tamanho dos objetos; a percepção das cores também se modifica. O som trafega a velocidades muito superiores em comparação ao meio aéreo, o que torna mais difícil a localização exata de determinada fonte sonora. Ao mesmo tempo, a acuidade auditiva fica reduzida. A sensibilidade tátil e a destreza manual são afetadas pela pressão, pelo frio, pelo próprio traje de proteção e pelos efeitos colaterais de alguns gases respiratórios. Por ser mais densa, a água tem maior capacidade de transmitir o calor. Assim, pelo fato de a temperatura da água dos mares, lagos e rios ser menor do que a do corpo humano, naturalmente haverá perda de calor corporal durante o mergulho. Para compensar esse inconveniente, os trajes de mergulho são dotados de algum grau de isolamento térmico, o que, em contrapartida, reduz as sensações táteis e a habilidade de realizar algumas tarefas manuais.

Ao fim e ao cabo, a principal conclusão que podemos extrair de todo este parlapatório é bastante simples: água é mesmo lugar para peixes e outros seres aquáticos! O homem é apenas um intruso metido a besta, arrastado aos mistérios das profundezas por sua incontrolável presunção, curiosidade e teimosia. De qualquer forma, melhor que assim seja, pois do contrário, e com grande probabilidade, ainda estaríamos morando em cavernas.

Após o fim da Segunda Guerra Mundial, o Aqualung foi capaz de simplificar de tal forma o ritual de respirar embaixo d'água que permitiu popularizar e expandir, em escala exponencial, a prática do mergulho esportivo e de lazer em todo o mundo.

Estava, portanto, aberta a temporada de caça a muitos tesouros afundados e até então inacessíveis, bem como aos mistérios que a ciência oceanográfica e a biologia marinha havia tanto tempo esperavam por desvendar; bem como aos segredos arqueológicos cuidadosamente ocultos no fundo dos mares e, também, a fatos históricos inconclusos, aguardando para serem mais bem elucidados.

Por essa mesma perspectiva, por que não ousar ainda mais? Por que não pôr em marcha outras tentativas de encontrar o continente perdido de Atlântida? Ou até mesmo o próprio tridente de Netuno?

Pois, se assim desejar o espírito inquieto dos homens que se deixam seduzir por aventuras extremas e desafiadoras, que esses próximos passos de incontida ousadia se façam ao menos com o apoio estratégico oferecido por Esculápio e os avanços de sua Medicina subaquática.

Capítulo 24

HIPÓCRATES E A HIDRA DAS ALTURAS
OS MISTÉRIOS DA ALTITUDE

Se matamos uma pessoa somos assassinos. Se matamos milhões de homens, celebram-nos como heróis.

(Charles Chaplin, ator, humorista e diretor que se tornou famoso durante a era do cinema mudo, 1889-1977)

90 – 8 – 2...

O que de especial haveria nesses três algarismos? Há algum significado nesse conjunto? Guardam alguma relação entre si?

Amadores aficionados por números conseguiriam enxergar algumas possibilidades curiosas e criativas. Numerólogos seriam capazes de tirar conclusões incomuns e surpreendentes. Quem sabe o raciocínio lógico de matemáticos não fosse capaz de chegar a deduções incrivelmente complexas, mas que se distanciam da compreensão singela da maioria das pessoas?

Aos simples mortais, no entanto, bastaria uma análise despretensiosa e simplória para concluírem, por exemplo, que estamos diante de inofensivos números pares cuja soma é igual a 100.

Já para os britânicos, todavia, esses mesmos três números anunciaram-se temerários, causando enorme perplexidade. Teriam sido, em particular, motivo de justificável apreensão por parte do alto comando da Real Força Aérea, logo no início da Primeira Guerra Mundial (1914-1918).

Note que eu empreguei o condicional – *teriam sido* –, pois não há consenso definitivo na literatura especializada se a fonte de informação que os divulgou, no início do século passado, mereceria de fato alguma credibilidade estatística.

Seja como for – crível ou não –, a verdade, afinal, não devia estar tão afastada dos fatos preocupantes noticiados. E, de qualquer forma, os tais números prestaram-se a um importante papel na criação das primeiras equipes de militares especificamente dedicadas a estudos e pesquisas voltados a uma nova área da Medicina militar. Nascia, assim, a Medicina aeronáutica, atraindo para sua órbita o interesse de médicos, fisiologistas, engenheiros, físicos, psicólogos, entre outros. Esses profissionais passaram a se ocupar dos efeitos provocados pela altitude no organismo humano.

Outra preocupação levava em conta, também, a necessidade imperiosa de aprimorar o sistema de seleção de novos pilotos militares, buscando o melhor perfil e os atributos mais compatíveis para que os homens cumprissem com sucesso suas missões de combate aéreo. Em 1915, foi criada a seção de Medicina aeronáutica no serviço de saúde militar alemão. Os ingleses não demoraram a seguir o exemplo.

Ah, sim, não vamos nos esquecer da tal estatística assustadora e alarmante...

Ela mostrava que a cada cem pilotos britânicos da RAF – Royal Air Force – mortos em combates aéreos nos céus da Europa, logo no início da Primeira Guerra Mundial, noventa deles o foram em consequência direta de problemas de pilotagem devidos a fatores humanos, oito por falhas mecânicas das aeronaves e dois – apenas dois! – atingidos pela artilharia do inimigo! Aí está: 90 – 8 – 2.

Estava claro que, para minimizar os desgastes físicos e psicológicos enfrentados pelos pilotos – e, assim, recrutar os que mostrassem melhor perfil para a tarefa – era preciso antes identificar quais condições adversas seriam por eles enfrentadas nas alturas. Além dos próprios aviões que os perseguiam – e tentavam alvejá-los! –, dos canhoneiros que os bombardeavam do solo, quais outros inimigos mais dissimulados estariam também à espreita, com artimanhas sutis que dispensavam a obviedade do fogo das metralhas oponentes? As suspeitas que apontavam para algum ente hostil e invisível vinham de longe e, naturalmente, do alto...

Por tudo o que se lê na literatura – internacional ou mesmo nacional –, nenhum outro registro histórico sobre os efeitos deletérios provocados pela altitude no organismo humano teria antecedido o relato feito por Acosta, em 1590. No cumprimento de missões que lhe foram confiadas pela Companhia de Jesus, o padre jesuíta espanhol José de Acosta (1539-1600) aventurou-se por terras da América Latina. Chegou ao Peru em 1570 e, ao percorrer certos trechos em meio à Cordilheira dos Andes, subiu a altitudes de cerca de 4.600 metros. Foi assim que pôde observar os distúrbios que afetavam os companheiros de sua expedição. O relato detalhado está incluído em sua publicação de 1590, *História natural e moral das Índias*. Dela fazem parte aspectos históricos sobre a civilização inca, o uso da coca, além de várias informações sobre a própria geografia da América Latina. Quando de sua passagem pelo México, o jesuíta coletou também dados históricos relevantes sobre os astecas. Desde suas incursões aos Andes peruanos, as manifestações clínicas que ele atribuiu à altitude ficaram conhecidas como doença de Acosta e, depois, mal da montanha[213].

De qualquer forma, não seria preciso viajar especificamente até o sul das Américas e escalar as altas montanhas peruanas para encontrar esse inimigo oculto. Não se tratava, portanto, de alguma divindade protetora dos povos incas preocupada em desencorajar os invasores europeus que insistiam em explorar aquelas remotas paragens. Os mesmos efeitos também se fizeram evidenciar quando os primeiros balonistas ousaram subir aos céus europeus em busca do "misterioso reino etéreo das alturas".

A cultura da levitação, que transforma o peso da dura realidade em algo mais leve que o ar, parece ter seu início com os experimentos pioneiros de um "padre voador".

Bartolomeu Lourenço de Gusmão (1685-1724) nasceu em Santos, na capitania de São Vicente. Depois de ter frequentado um mosteiro na Bahia, viveu um período em Portugal. Foi quando concebeu o projeto de seu aeróstato, precursor dos balões de ar quente. Seus protótipos, em escala reduzida, foram apresentados à corte portuguesa e, assim, Gusmão obteve a patente para seu invento, concedida pelo rei D. João V em 19 de abril de 1709.

Mas seu pioneirismo parecia prenunciar o que mais tarde marcaria também a conquista de Santos Dumont: pouco e limitado reconhecimento mundial.

Bartolomeu de Gusmão morreu ainda jovem, aos 38 anos de idade, enquanto vivia na Espanha (fugindo à Inquisição), sem ter realizado o sonho de construir um balão tripulado.

---

213 Os sintomas iniciam-se, em geral, cerca de oito a 24 horas após a exposição à altitude extrema e pode durar até oito dias; caracteriza-se por cefaleia, irritabilidade, falta de ar e respiração ofegante, náuseas, vômitos, falta de apetite e insônia. A baixa pressão parcial de oxigênio produz dilatação dos vasos sanguíneos, o que acarreta edema (inchaço) cerebral – esta seria a causa dos sintomas.

No caso de Santos Dumont, o incrível feito que obteve ao levantar voo com seu avião 14 Bis sobre Paris, em 1906, foi, de certa forma, eclipsado pela conquista anterior dos irmãos Wilbur e Orville Wright, em 17 de dezembro de 1903, aceita mundialmente (ao menos no prevalente mundo anglo-saxão) como o evento pioneiro da aviação motorizada.

O voo tripulado inaugural em um balão só foi acontecer em 1783. A ele se seguiram várias outras iniciativas, inclusive no campo militar, com a finalidade de montar postos avançados nas alturas para melhor observar a movimentação do inimigo em solo. Em 1794, durante a guerra travada entre França e Áustria, balões franceses de vigilância, presos ao chão, tiveram papel de destaque no desfecho daquele conflito.

Enquanto os experimentos precursores de Bartolomeu de Gusmão permaneciam envoltos na névoa do esquecimento, os artefatos mais leves que o ar voltariam a despertar interesse, sobretudo da comunidade europeia, graças à criatividade e ao arrojo dos irmãos franceses Montgolfier. Joseph-Michel (1740--1810) e Jacques-Étienne (1745-1799) pertenciam a uma família abastada de fabricantes de papel, o que lhes franqueou acesso a boa parte da matéria-prima usada na confecção de suas máquinas voadoras. Os primeiros balões eram manufaturados com seda e revestidos de papel envernizado para garantir que se tornassem impermeáveis e, dessa forma, pudessem reter o ar em seu interior.

Em 5 de junho de 1783, na vila de Vidalon-les-Annonay (França), aconteceu a primeira demonstração pública da subida de um balão confeccionado com papel, com cerca de dez metros de diâmetro e preenchido com ar quente. O artefato não estava preso ao solo por meio de cordas. O voo livre não tripulado teve duração aproximada de dez minutos, percorreu a distância de dois quilômetros e atingiu uma altura estimada entre 1.600 e 2 mil metros.

Pouco mais tarde, em setembro daquele mesmo ano, outro balão construído pelos Montgolfier alçaria voo em frente ao Palácio de Versalhes, com o diferencial de que a bordo estavam os primeiros seres vivos a subirem às alturas: uma ovelha, um pato e um galo. O trio irracional retornou ao solo em boas condições, depois de subir até 518 metros e voar por oito minutos, para especial alívio da ovelha, o único dos três que, em caso de imprevisto, não tinha asas para atenuar a queda!

Embalado pelo sucesso dos voos anteriores, em 15 de outubro de 1783, o próprio Étienne transformou-se no primeiro homem a subir ao céu em um balão, ainda que preso por amarras ao solo. Finalmente, em 21 de novembro do mesmo ano, aconteceu o primeiro voo livre em balão, também construído pelos irmãos Montgolfier, mas, nessa oportunidade, transportando seres humanos. O sobrevoo se deu nos arredores dos céus de Paris. Durante 25 minutos, "o mais leve que o ar" percorreu algo entre nove e doze quilômetros, a uma altitude de mil metros, pousando sem intercorrências depois de 25 minutos. A bordo estavam Rozier e o marquês François Laurent d'Arlandes.

Jean-François Pilâtre de Rozier (1754-1785), um professor francês de Química e Física, ficou vivamente interessado pelo balonismo desde o momento em que assistiu à primeira demonstração pública dos Montgolfier, poucos meses antes. Voltou a participar de um voo de balão que partiu de Lyon, em 19 de janeiro de 1784, na companhia do próprio Joseph Montgolfier e outros quatro nobres. Ao lado de Joseph Louis Proust[214], em 23 de junho de 1784, chegou a percorrer aproximadamente 52 quilômetros, a mil metros de altitude, em um voo que durou 45 minutos, interrompido por causa de fortes turbulências.

A próxima meta de Rozier seria realizar a travessia do Canal da Mancha. Antes, porém, cabe esclarecer outro aspecto histórico que iria influenciar decisivamente sua escolha. Mais alguns parágrafos e voltaremos a Rozier.

Enquanto a tendência prevalente, naqueles primórdios do balonismo, era realizar voos em balões preenchidos com ar quente, começavam a ganhar terreno experiências paralelas utilizando as propriedades vantajosas de outro gás, que se tornaram conhecidas graças aos avanços científicos derivados da física e da química.

Henry Cavendish (1731-1810), nascido em Nice (França), vinha fazendo experimentos com um novo gás, ao qual se referia como "ar inflamável". Ele constatou que ao fazê-lo reagir quimicamente com o oxigênio resultava a produção de água. Ali estava, portanto, um novo elemento químico: o hidrogênio.

Sua outra característica seria, em breve, bastante comemorada pelos aficionados de voos com balões e dirigíveis: o hidrogênio é catorze vezes mais leve que o ar.

Esse fato também não passou despercebido a Jacques Alexandre Cesar Charles (1746-1823). Físico, químico e inventor francês, foi o primeiro cientista a formular, em 1787, a lei de dilatação dos gases (depois conhecida

---

214 Químico francês (1754-1826) autor da Lei das Proporções Definidas (também conhecida como Lei de Proust); foi chefe da farmácia do Hospital Salpêtrière, em Paris.

como Lei de Charles), que estabelece a relação existente entre as variações de pressão e temperatura de um gás. Foi ele também o pioneiro a determinar, com maior precisão, a composição dos gases existentes na atmosfera do planeta (aproximadamente 79% de nitrogênio e 20% de oxigênio, como veremos mais adiante neste capítulo). Por ora, no entanto, o que nos interessa saber sobre sua trajetória é que em 27 de agosto de 1783, enquanto os Montgolfier faziam subir aos céus franceses balões impulsionados pela força do ar quente, Jacques Charles fez decolar, da mesma vibrante Paris, um pequeno balão preenchido com hidrogênio e também não tripulado, de quatro metros de diâmetro e aproximadamente 35 m^3, que viajou por dezesseis quilômetros (de acordo com outras fontes, teriam sido 24 quilômetros). O balão foi construído com a ajuda técnica de outra dupla de irmãos franceses – Nicolas-Louis e Anne-Jean Robert, que impermeabilizaram o tecido de seda com borracha dissolvida em terebintina.

Ainda no final do ano de 1783, Jacques Charles e Nicolas Robert voaram em outro balão de hidrogênio durante 27 minutos, atingindo altitude pouco superior a 2.700 metros. Durante o voo, Charles experimentou fortes dores na região do ouvido, transformando-se no primeiro piloto a sofrer as consequências da variação na pressão ambiente relacionada à altitude.

Como ele obteve o volume de hidrogênio necessário para preencher o seu balão? Fez reagir ácido sulfúrico com limalha de ferro, cuja interação química desprende o gás hidrogênio. Essa bem-sucedida empreitada o animou a repetir a dose, porém utilizando outro balão, bem maior. Em 1º de dezembro de 1783, com um balão de 380 m^3, percorreu 36 quilômetros e atingiu 3.300 metros de altura.

Abriam-se, a partir do uso do hidrogênio, novas facilidades logísticas aos aventureiros dos ares. Agora eles podiam dispensar o incômodo carregamento do material combustível indispensável para alimentar a chama, aquecer o ar no interior do globo e, assim, sustentar o balão durante o voo; além do peso extra, aquele entulho ocupava um bom espaço no já restrito habitáculo.

Jean-Pierre François Blanchard (1753-1809), talvez o melhor balonista de seu tempo, estava atento aos avanços conquistados. Acompanhado do médico norte-americano John Jeffries, da cidade de Boston, sobrevoaram Londres por pouco mais de oitenta minutos, no dia 30 de novembro de 1784. Jeffries estava interessado em coletar amostras de ar para analisar a composição do ar atmosférico em maiores altitudes. Pouco mais tarde, em 7 de janeiro de

1785, Jeffries e Blanchard alçaram voo novamente, desta feita partindo de Dover (Inglaterra), para chegar, após duas horas e vinte e cinco minutos, à localidade de Guines (França), sobrevoando o Canal da Mancha em um balão impulsionado pelo hidrogênio.

Quando realizava seu 60° voo, em 20 de fevereiro de 1808, Blanchard sofreu um desfalecimento súbito e acabou caindo de seu balão. Mesmo vitimado por ferimentos graves, ainda sobreviveu por cerca de um ano.

Pois bem, agora já podemos retornar a Rozier e ao desafio que ele se impôs, de cruzar o Canal da Mancha a bordo de um balão de ar aquecido.

Estimulado a superar o feito anterior de Blanchard, ele também estava convencido de que, para vencer a distância entre França e Inglaterra sobre o Canal da Mancha, seria necessário dispor de uma reserva considerável de material combustível para queimar e manter acesa a chama do balão. Conhecedor das propriedades do hidrogênio, decidiu mudar o sistema convencional de ar aquecido e, da mesma forma que seu concorrente, optou por inflar seu balão com hidrogênio, o que deveria garantir uma capacidade melhor de elevação.

Em 15 de junho de 1785, juntamente com seu companheiro Pierre Romain, partiram das proximidades de Calais (França). Quando já sobrevoavam o Canal da Mancha em direção à Inglaterra, no entanto, fortes ventos empurraram o balão de volta ao continente. Subitamente, o balão iniciou uma queda rápida e caiu, matando seus dois ocupantes. Pelo que se pode apurar percorrendo os registros históricos mais confiáveis, a causa não foi um incêndio, que alguns quiseram atribuir ao próprio hidrogênio, altamente inflamável.

Essa foi, então, a primeira fatalidade na história causada pela queda de um balão. Outras iriam se suceder.

Em 1804, três italianos a bordo de um balão ganharam grande altitude e foram vitimados pela hipotermia (rebaixamento da temperatura do corpo) e pela hipóxia secundária à rarefação do oxigênio. Por fim, o balão acabou caindo no Mar Adriático; os três sobreviveram, mas um deles teve lesões graves ocasionadas pelo frio intenso e precisou amputar todos os dedos das mãos.

Tamanha ousadia indômita de humanos arrogantes a singrar os céus havia sido logo "detectada" e sobre eles "foram lançadas punições". Algo comparável a um tiro de alerta avisando que o invasor não deveria insistir em seu avanço.

Ainda assim, outras tentativas foram feitas, e os intrépidos balonistas regressaram ao solo relatando ter sido vítimas de um mal-estar inexplicável: dor de cabeça, fraqueza muscular, dor no ouvido, vertigem, fadiga e cianose (coloração violácea das extremidades). Estava claro que a tal entidade enigmática era onipresente e mantinha permanente vigília para expulsar os arrogantes mortais de seu território inexpugnável nos confins celestiais.

Mas os humanos estavam em seu encalço... Suas "pegadas" não escapariam facilmente à curiosidade e persistência dos desbravadores. Até que, em fins do século XVII, aquela divindade prepotente começaria finalmente a ter sua identidade revelada.

Na Inglaterra, o físico e químico irlandês Robert Boyle já suspeitava haver no ar algo indispensável à manutenção da vida. Por alguma razão até então desconhecida, esse mesmo "ingrediente vital" parecia escassear nas grandes alturas.

Alguns anos depois, Joseph Priestley conseguiu finalmente encurralar o "suspeito", que todavia permaneceu anônimo até ter sua identidade revelada por outro investigador que também estava rastreando sua pista. O francês Antoine Lavoisier, em 1777, o batizou de oxigênio (O_2).

Passaram-se nada menos de cem anos até que as investigações fossem concluídas, sob o competente e decisivo comando do fisiologista francês Paul Bert, em 1878. Foi Bert quem desvendou ser o oxigênio, na verdade, portador de dupla personalidade, pasme! Isso mesmo. Descobriu-se que o O_2 sofria de um distúrbio psiquiátrico, nos moldes do famoso e estranho caso do doutor Jekyll e o senhor Hyde[215].

Ao nível do mar, e mesmo em baixas altitudes, revelava-se o lado bom e altruísta do suspeito sempre disposto a se oferecer em generosas pressões parciais *(Dr. Jekyll)*. No entanto, ao penetrar as camadas mais elevadas da atmosfera, sua personalidade tornava-se cada vez mais dissimulada e mesquinha, incapaz de se doar de forma plena. Revelava-se assim o lado mais avaro, sinistro e letal *(Mr. Hyde)*, capaz de praticar, com absoluta frieza, suas pérfidas vinganças aos mesmos seres humanos que, lá embaixo, mereciam todo o seu desvelo. Portanto, nas alturas imperava o lado menos nobre do oxigênio, o seu lado "B", *Mr. Hyde*, mais conhecido pelo cognome de hipóxia.

---

215 *Strange Case of Dr. Henry Jekyll and Mr. Edward Hyde* (O médico e o monstro), novela de autoria do escocês Robert Louis Stevenson, publicada originalmente em 1886.

Concluída esta pequena "Fábula da Hipóxia", podemos retornar às conclusões científicas realmente sérias alcançadas pelos estudos de Paul Bert em câmaras especiais, capazes de simular baixas pressões atmosféricas (câmaras hipobáricas). Aliás, muitos dos experimentos tiveram o próprio Bert como cobaia. Ele demonstrou que os sintomas apresentados pelos viajantes das alturas eram consequência da diminuição da pressão parcial do oxigênio atmosférico, ou seja, a hipóxia (ou, para os românticos mais renitentes, "Hipóxia", a divindade malévola da mitologia moderna!).

A história está repleta de exemplos que demonstram, de forma insofismável, a vontade incontida dos homens de desafiar seus próprios limites. Há sempre uma nova curiosidade científica a ser saciada, um obstáculo a ser transposto, um recorde a ser batido. Muitas vezes, no entanto, o destemido incauto acaba pagando com a própria vida o preço de seu sonho.

Era o dia 15 de abril de 1875. Os franceses Croce-Spinelli, Sivel e Tissandier decidem ir ainda mais alto. Eles já haviam simulado na câmara hipobárica de Paul Bert voos até pouco mais de 7.500 metros de altura. Aquilo não era o suficiente. Sentiram-se confiantes para ir além. Quando o balão em que estavam ultrapassou os 8.500 metros, esgotou-se o suprimento de oxigênio que haviam levado em bolsas. Atingiram 9.200 metros.

Traiçoeira, aguardava por eles, impávida e letal, a hipóxia. Apenas Tissandier baixou à superfície com vida, talvez poupado para relatar ao público que os aguardava aquele assassinato impiedoso de seus companheiros.

Mas, aparentemente, a coragem – temperada com boa dose de teimosia, arrogância e mais uma pitadinha de *nonsense* – é o ingrediente que nos impulsiona à aventura.

A insistência em seguir explorando além dos limiares do conhecimento foi aos poucos demonstrando que a hipóxia, dentro de certos limites, não precisaria ser necessariamente fatal. Um adulto jovem e saudável, desde que previamente submetido a um programa sistemático de treinamento e aclimatação progressivos, seria capaz de tolerar até mesmo trabalhos relativamente pesados a uma altitude aproximada de 8.200 metros. Qualquer outro ingênuo desavisado, no entanto, sem estar devidamente aclimatado àquela altitude, não demoraria a perder a consciência por falta de oxigênio.

Ainda em 1894, o fisiologista vienense Hermann von Schrötter já havia desenvolvido um primeiro modelo de máscara facial para prover oxigênio e, com ela, o meteorologista Artur Berson subiu até 9.150 metros sem apresentar sinais clínicos devidos à hipóxia.

Explicavam-se assim, em boa parte, os sérios – em geral fatais – problemas de desempenho inadequado dos pilotos militares que punham em risco o sucesso das missões aéreas empreendidas durante a Primeira Guerra Mundial. Sem dúvida, o prejuízo era duplo: perdiam-se muitas vidas e com elas eram também destruídas aeronaves valiosas, com evidente impacto econômico para o custo da guerra.

Portanto, era natural que o foco principal das pesquisas no campo da ainda recém-nascida Medicina aeronáutica estivesse voltado ao esclarecimento do papel desempenhado pelo oxigênio.

De que maneiras a tecnologia poderia contornar aquela situação, ainda que os primeiros aviões de combate postos em serviço entre 1914-1918 voassem em altitudes relativamente baixas?

Com o fim da Primeira Guerra Mundial, a experiência adquirida no campo militar continuou a impulsionar o desenvolvimento aeronáutico, não só com fins bélicos, mas também na aviação civil.

De novo prevalecia o "cada vez mais veloz, cada vez mais alto". Iam surgindo máquinas voadoras mais potentes, capazes também de atingir maiores altitudes. Subir mais alto também se impunha por uma razão bastante pragmática: escapar ao alcance das baterias antiaéreas disparando suas rajadas desde o solo.

Nesse cenário, o oxigênio deixou de ser apenas um item benéfico (para assegurar melhor desempenho aos aviadores) e se tornou imprescindível para garantir a sobrevivência em voos que se aproximassem dos 5 mil metros.

Entre os países envolvidos no conflito, foram os alemães que mais cedo se preocuparam em fornecer suprimento adequado de O_2 aos tripulantes das aeronaves. Seus famosos dirigíveis mais leves que o ar (Zeppelin) passaram a armazenar O_2 comprimido em garrafas de ferro.

Entre os britânicos também não pairava dúvida sobre a importância de disponibilizar suplementos de oxigênio nas aeronaves. A questão estava justamente em buscar desenvolver equipamentos mais amigáveis à ergonomia de um apertado *cockpit* (cabine). Por não ser propriamente espaçoso, isso limitava a capacidade de acomodar reservatórios do gás e, por conseguinte, o seu tempo de duração era relativamente curto. Havia também o fato – nada desprezível – de aqueles primeiros bólidos motorizados e mais pesados que o ar possuírem cabines de pilotagem abertas! Isso era ótimo, caso o piloto sofresse de claustrofobia. Ah, o prazer de sentir a brisa refrescante soprando contra o rosto... Calma lá! Não estamos falando de um passeio em alguma praia tropical a bordo de um charmoso automóvel conversível, de preferência em boa companhia. Estamos, lembre-se, em céus revolutos da Europa, cruzando os ares em altitudes com temperaturas mais baixas quando comparadas àquelas encontradas ao nível do solo. Some-se a isso o fato de a sensação térmica ser ainda mais reduzida em função da velocidade dos ventos e do próprio deslocamento do avião. Brisa refrescante uma ova!

Aliás, os modernos trajes usados pelos pilotos de caça devem ser capazes de assegurar proteção térmica, evitando que também o frio se transforme em mais um fator a interferir negativamente no desempenho físico, por causa do potencial risco de provocar hipotermia (queda na temperatura do organismo)[216]. É bom que se diga que as primeiras máscaras faciais foram desenvolvidas com a finalidade apenas de proteger o rosto dos pilotos do vento gelado que varria o *cockpit*. Só depois seu design passou a incorporar os dispositivos complementares necessários ao suprimento de O_2. Este, por sua vez, tinha o inconveniente de estar em temperatura muito baixa, o que poderia ocasionar o seu congelamento dentro das tubulações (devido à presença de vapor de água nos circuitos), obliterando a passagem do gás e interrompendo o fornecimento ao piloto.

Os equipamentos pioneiros destinados ao fornecimento de oxigênio foram inspirados naqueles anteriormente desenvolvidos para uso em atividades subaquáticas (tema abordado no capítulo anterior). Em 1913, o piloto francês Georges Lagagneux decolou a bordo de um avião dotado de sistema especialmente desenvolvido para fornecer O_2 durante o voo.

Como nos conta a história, em tempos de guerra os avanços tecnológicos passam por um processo natural de aceleração. Aquilo que durante os períodos de paz se faria dentro de um cronograma mais elástico e confortável quanto aos prazos torna-se urgente em razão das demandas incessantes, que não permitem concessões e passam a extrair o máximo de tudo e de todos. As escalas de tempo são comprimidas, e com incontornável vigor. Ao fim – pode parecer uma constatação sórdida, mas igualmente revestida de crua veracidade

---

216 Um avião voando em altitude de 10 mil metros está cruzando uma zona cuja temperatura externa deve se aproximar dos 50-60ºC negativos.

–, o progresso da humanidade já não se faz com mais um simples passo, mas torna-se um salto em distância! O fato a se lamentar, com profunda constrição da alma, é que isso se faz esmagando-se milhões de vidas no caminho.

Pois bem, é inegável que, ao tempo em que se arrastou a Primeira Guerra Mundial, muito se evoluiu na adoção de sistemas de suprimento de oxigênio disponibilizados aos aeronautas, embora o patamar tecnológico alcançado ainda estivesse repleto de falhas e longe da confiabilidade desejável e necessária, particularmente em maiores altitudes. Para dar mais suporte técnico-científico ao inevitável progresso da Medicina de aviação, em 1919, o dr. H. Graeme Anderson – da Royal Air Force – publicou o primeiro texto sobre o tema: *The Medical and Surgical Aspects of Aviation.*

A importância da suplementação de oxigênio foi também objeto de investigações conduzidas pelo norte-americano Ross A. McFarland. Entre os anos de 1927 e 1928, ele demonstrou que a falta de O_2 durante os voos simulados podia comprometer o comportamento de pilotos e interferir no raciocínio e na capacidade de julgamento. Nos anos que se seguiram, McFarland investigou os efeitos produzidos pela altitude sobre a capacidade visual. Concluiu que mesmo em altitudes modestas (1.300 metros), quando não havia prévia aclimatação, poderiam surgir alterações na sensibilidade visual à luz. Tais conclusões resultaram na regulamentação do uso de O_2 por pilotos militares, principalmente durante voos noturnos de combate. Sua experiência prévia contribuiu para que ele se interessasse em desenvolver testes para seleção de pilotos e, assim, medir de forma objetiva a probabilidade de ocorrência de erros humanos, cometidos por aqueles menos adaptados a conviver nas alturas.

Ainda que a hipóxia fosse o aspecto mais em evidência, e que mereceu a maior parte da atenção dos profissionais engajados na Medicina de aviação, os combates aéreos travados durante a Primeira Guerra Mundial serviram para demonstrar que o oxigênio rarefeito[217] não era o único fantasma a ser

---

217 A concentração de oxigênio no ar atmosférico mantém-se sempre a mesma (cerca de 21%), independentemente da altitude; o que vai variar é sua pressão parcial. Ao nível do mar, a pressão atmosférica é de 760 mmHg, e a pressão parcial do oxigênio corresponde a 159 mmHg; ao subirmos para 3 mil metros, a pressão atmosférica reduz-se para 523 mmHg, e a pressão do oxigênio passa a ser de 110 mmHg; já numa altitude de 15 mil metros, a pressão atmosférica cai para 87 mmHg, o que faz a pressão parcial do oxigênio baixar para apenas 18 mmHg, tornando o ar extremamente rarefeito.

exorcizado. O problema da altitude parecia depender da intervenção de outras "entidades malévolas".

Em uma referência insólita à Grécia Antiga, a ciência aeronáutica talvez estivesse confrontando algo semelhante a uma criatura monstruosa da mitologia que possuía várias cabeças. Atacar e vencer apenas uma delas – no caso a hipóxia – não seria suficiente para sobrepujar os males da altitude. Haveria ainda outras cabeças a combater. A hipóxia, portanto, era apenas uma das cabeças da criatura enigmática chamada "Altitude", nossa Hidra[218] moderna.

Quais outros efeitos indesejáveis deveriam ser enfrentados? Já abordamos a hipóxia e o frio.

No capítulo dedicado à Medicina subaquática comentamos sobre a pressão atmosférica resultante da força exercida pela gravidade terrestre sobre o ar que envolve nosso planeta. Quanto mais alto subimos, menos camadas de ar teremos acima de nós e, portanto, menor será a pressão atmosférica exercida sobre os nossos corpos.

De forma similar ao que acontece durante a subida de um mergulho no mar, ascender na atmosfera também produz os efeitos já vistos da descompressão. A diferença está no fato de o ar ser menos denso que a água, portanto, é preciso percorrer distâncias verticais bem maiores no ar para se fazer sentir o efeito da descompressão; já no caso da água, bastariam poucos metros abaixo da superfície. Esse fato já havia sido objeto de consideração pelo fisiologista Yandell Henderson, em 1917. Todavia, o quadro típico do mal da descompressão que acometia os humanos em altitudes bem acima do nível do mar só seria descrito em publicação datada de 1931. A construção de câmaras capazes de gerar baixas pressões atmosféricas passou a permitir a simulação de voos em diferentes altitudes. Dessa forma, os fisiologistas e médicos podiam acompanhar e estudar os efeitos produzidos sobre o organismo humano. Foi em uma dessas simulações, em que se atingiu pressão atmosférica tão baixa como a encontrada em altitude de 11.550 metros, que o indivíduo testado desenvolveu paralisia da cintura

---

218 Hidra de Lerna era um monstro da mitologia grega com corpo de dragão e várias cabeças de serpente que tinham a capacidade de se regenerar. Habitava o pântano próximo ao lago de Lerna, na região conhecida como Argólida, uma península ao sul da Grécia. Seu hálito venenoso causava a morte de quem se aproximasse. Destruir a Hidra foi o segundo trabalho de Hércules.

para baixo (paraplegia). O problema resolveu-se espontaneamente quando a pressão na câmara voltou a se elevar.

Além do próprio Halley – o descobridor do famoso cometa, em 1696 –, outro cientista a manter um olho nas profundezas do oceano e outro nos confins das alturas foi Piccard. Auguste Antoine Piccard (1884-1962) nasceu na Basileia (Suíça) e estudou Física no Instituto Federal Suíço de Tecnologia. Em 1922, ele assumiu a cadeira de professor de Física Aplicada na Universidade de Bruxelas (Bélgica). Seu interesse científico no estudo dos raios cósmicos o levou a conceber um experimento que lhe permitisse observar o comportamento da radiação em mais detalhes, a partir de grandes altitudes (acima de 16 mil metros), para reduzir a interferência da própria atmosfera terrestre. Sabia-se, no entanto, que as camadas mais altas da estratosfera[219] eram, invariavelmente, fatais aos balonistas, em virtude das suas baixas pressões e consequente rarefação do oxigênio.

Para superar essa limitação, Piccard e Paul Kipfer idealizaram e construíram, em 1930, um balão especial e inovador que, em lugar do habitáculo convencional, era dotado de cabine esférica de alumínio hermeticamente fechada e pressurizada. Para atingir tão elevadas altitudes, o balão deveria ter grande força ascensional e, para isso, suas dimensões deveriam ser maiores. Com tais diferenciais, o balão de Piccard, lançado em 27 de maio de 1931, atingiu 15.787 metros sem que os efeitos potencialmente deletérios das baixas pressões atmosféricas (cerca de uma décima parte daquela que se tem ao nível do mar) tivessem afetado o organismo dos tripulantes.

Nos anos seguintes, usando modelos inspirados no balão pioneiro desenvolvido por Piccard – porém de dimensões ainda maiores –, outros balonistas lograram atingir altitudes pouco acima dos 18 mil metros.

Ali estava, portanto, lançada a base técnica que mais tarde foi incorporada à construção das cabines pressurizadas das aeronaves.

Apenas por mera curiosidade, vale mencionar que, em 20 de março de 1999, o piloto suíço Bertrand Piccard (neto de Auguste) concluiu o primeiro voo de balão sem escalas que deu volta completa ao redor do planeta em 19 dias, 21 horas e 55 minutos.

---

219 A troposfera estende-se da superfície da Terra (ao nível do mar) até cerca de dez quilômetros de altitude; em seguida, a estratosfera eleva-se por mais quarenta quilômetros.

Com base nos estudos desenvolvidos por Piccard, o doutor Harry G. Armstrong, médico da força aérea americana, propôs já em 1935 a pressurização dos aviões para minimizar as alterações fisiológicas provocadas pela altitude. O primeiro avião militar dotado de cabine pressurizada surgiria em 1937. Na esteira do desenvolvimento tecnológico conquistado no campo aeronáutico militar, dois anos depois o sistema de pressurização também foi aplicado a aviões de passageiros.

Para que se tenha ideia do nível de pressurização adotado nos aviões civis de carreira, é preciso lembrar que no solo (ao nível do mar), com as portas da aeronave ainda abertas, os passageiros estão submetidos à mesma pressão existente no ambiente externo, ou seja, 1 atm (o que corresponde, em outras unidades de medida, a 760 mmHg ou 760 torr). A pressão atmosférica existente em altitudes de até 4.575 metros não é suficiente para prejudicar em demasia as funções respiratórias do organismo humano, e a vida se mantém em condições satisfatórias. Acima desse teto, torna-se necessário respirar ar comprimido. Assim, se acaso a aeronave estabilizar sua altitude de voo aos 7 mil metros (ou aproximadamente 23 mil pés), a pressão em seu interior deverá estar ajustada para corresponder a uma altitude de 1.900 metros, ou pouco mais de 6.200 pés. Quando sua altitude de cruzeiro é superior – aproximadamente 10 mil metros, ou 33 mil pés[220] –, a pressão atmosférica externa encontra-se bem mais baixa (por volta de 0,2 atm), enquanto dentro da cabine o sistema interno de pressurização assegura algo em torno de 0,6 atm. Embora não seja o ideal, permite garantir relativo conforto aos tripulantes e passageiros, pois não compromete de forma significativa o nível de oxigenação. Manter, em grandes altitudes, a pressão interna na cabine igual àquela da superfície (1 atm) causaria explosão da aeronave em pleno voo, devido ao grande diferencial de pressão que haveria em relação ao ambiente externo; a fuselagem simplesmente não suportaria. O fato de a pressão interna ser bem superior àquela do ambiente externo (em grandes altitudes) explica aquelas famosas cenas cinematográficas em filmes de ação, quando algum terrorista provoca a abertura acidental da porta do avião ou se ocorre uma explosão interna que causa um rombo na fuselagem: passageiros serão sugados para fora, exatamente devido à grande diferença de pressão.

---

220 Medida inglesa de comprimento; 1 pé corresponde a 0,3048 metro.

O mesmo Armstrong, em 1939, chegaria à conclusão de que o mal da descompressão estava relacionado à altitude dos voos. O motivo por trás das alterações clínicas citadas – como já vimos no caso da descompressão subaquática – seria também a formação de bolhas de ar em pequenos vasos do organismo, obstruindo o fluxo sanguíneo.

Mas, ainda que disponível, o sistema de pressurização aplicado às cabines dos caças militares poderia falhar. Nesse caso, qual seria o "plano B"?

Diante dessa possibilidade, foram desenvolvidos trajes individuais igualmente pressurizados, tornando realidade, durante a década de 1930, aquilo que a mente prodigiosamente criativa de Júlio Verne havia concebido em 1872 para suas viagens espaciais. Testes conduzidos em câmaras hipobáricas (capazes de gerar baixas pressões) demonstraram que o traje especial conferia efetiva proteção em altitudes simuladas de quase 30 mil metros. Aperfeiçoamentos posteriores permitiram adaptar esses trajes para os astronautas em voos espaciais da Nasa[221].

Designado em 1962 para ocupar o cargo de cientista-chefe da Divisão Médica Aeroespacial da Nasa, o alemão Hubertus Strughold (1898-1986) foi responsável pelo desenvolvimento de trajes espaciais pressurizados e sistemas de suporte vital que estavam disponíveis nas espaçonaves das missões Gemini e Apollo.

A proximidade de Strughold com a Medicina aeroespacial teve início ao tempo da Segunda Guerra Mundial. Médico e fisiologista, atuou como pesquisador na Luftwaffe, a força aérea alemã. Ao final da guerra e com a vitória dos Aliados, vários cientistas alemães mudaram-se para os Estados Unidos, entre eles o próprio Strughold.

Em 1948, já prestando serviços para a força aérea americana, ele criou o termo "Medicina espacial".

Infelizmente, sua biografia, que reúne um conjunto respeitável de contribuições científicas de grande relevância para a Medicina foi maculada por investigações que apontaram fortes evidências de sua participação em crimes de guerra, por ter se envolvido em experimentos realizados com seres humanos, enquanto cientista a serviço dos nazistas.

A esta altura (perdão pelo trocadilho!), ao lado da Medicina hipocrática, já fomos capazes de atacar três cabeças da Hidra: hipóxia, frio e descompressão.

---

221 National Aeronautics and Space Administration.

Mas, como em toda boa Hidra que se preze, há outras mais prontas a atacar, com seu mortífero bafo, qualquer passante distraído a cruzar seus domínios.

Antes, porém, de prosseguirmos em nossa caçada aos males da altitude, que tal uma pausa para tomar um suco? Por que não? Acredite, pode ser uma boa ideia para ajudar a deglutir todo o palavrório que ainda teremos pela frente! Então, vamos ao suco...

Para isso, precisamos de uma centrífuga. Hoje em dia, a maioria dos lares dispõe desse eletrodoméstico. É possível jogar dentro dessa geringonça todo tipo de fruta, com casca e tudo, e em segundos teremos um suco livre de fiapos, caroços e cascas. Ao final, todos os resíduos sólidos ficarão colados e espremidos na parede lateral do recipiente circular. Como se deu a mágica? Por ação da chamada força centrífuga.

Outro exemplo prático, bastante comum no cotidiano das tarefas domésticas, está nas modernas máquinas de lavar roupas. Quando é acionado o modo "centrifugar", o mesmo princípio da força centrífuga espreme as roupas contra a parede lateral do cilindro e, assim, expulsa a maior parte da água e a roupa sai quase seca. Nada como a experiência vivenciada no lar para explicar certos fenômenos complexos da física!

Parques de diversão também se valem dessa força em alguns brinquedos, desde o romântico e inofensivo carrossel até aqueles mais radicais que giram em alta velocidade. A tal força centrífuga surge sempre que nos movimentamos fazendo uma curva ou descrevendo uma trajetória não retilínea. Ela é a responsável por gerar a sensação de que estamos sendo jogados para fora, ou seja, fugindo do centro do eixo de rotação.

Por falar em radical, sem dúvida os efeitos da aceleração e das mudanças violentas de direção na trajetória dos caças militares – especialmente os mais modernos e velozes – são os responsáveis por provocar as variações mais súbitas e impactantes na fisiologia do corpo humano durante o voo. Estamos, portanto, às voltas com a cabeça mais radical da Hidra!

Mesmo durante a Primeira Guerra Mundial, em que os aviões de combate não eram assim tão velozes, as curvas acentuadas e súbitas manobras para mudar de direção durante uma aguerrida perseguição aérea – o que permitiria ao angustiado piloto sair da alça de mira do inimigo – eram capazes de levar o arrojado ás dos ares à perda momentânea da consciência. Submetido à ação da força centrífuga, quanto maior for a aceleração (força g) imposta ao corpo humano, maiores serão as consequências adversas, podendo chegar ao ponto em que ocorre uma espécie de "roubo de sangue" da circulação sanguínea cerebral, que fica represado em outras partes do corpo. Então, a redução do fluxo de sangue que deveria dirigir-se ao cérebro faz com que o sujeito desfaleça. É o que basta para gerar mais uma estatística fatal.

Para estudar o fenômeno, surgiram as primeiras "centrífugas humanas" em laboratórios de pesquisa para simular e estudar as alterações induzidas no organismo, reproduzindo o cenário encontrado nas aeronaves em certas condições de voo. Os oficiais médicos da força aérea alemã foram os primeiros a conduzir testes em animais, em 1932. Estudos em humanos iniciaram-se em 1935. Nos anos seguintes, as centrífugas passaram a fazer parte de vários outros laboratórios, em diversos países. Equipamentos cada vez mais sofisticados prestaram-se inclusive aos treinamentos para simular situações que seriam enfrentadas pelos astronautas em missões espaciais.

A partir dessas pesquisas, foi possível desenvolver alguns dispositivos capazes de exercer importante compressão externa sobre determinadas partes do corpo do piloto e, assim, empurrar o fluxo de sangue para órgãos mais nobres, que não podem privar-se de uma adequada irrigação sanguínea (como é o caso do cérebro) durante manobras de aceleração ou desaceleração mais bruscas e intensas. Um tipo de cinta (espécie de corpete) infla-se automaticamente, comprimindo o abdômen quando certos limites de força g previamente determinados são atingidos e assim impedindo que o excesso de sangue fique represado em órgãos existentes na cavidade abdominal, em detrimento de outras áreas mais sensíveis.

A gravidade terrestre é a força exercida pela massa de nosso planeta, e responsável por atrair qualquer corpo que esteja dentro do alcance de sua órbita, forçando-o a "cair" em direção ao solo (isto é, ao centro da Terra). A aceleração impressa ao corpo que cai, submetido à ação da gravidade, é de aproximadamente 9,8 m/seg^2.

A chamada força g corresponde a uma unidade de aceleração praticamente igual à aceleração da gravidade terrestre, isto é, 9,80665 metros por segundo ao quadrado, ou:

$$1\ g = 9{,}80665\ \text{m/seg}^2$$

Ela está presente em deslocamentos que se fazem tanto no sentido vertical – subindo ou descendo – quanto no horizontal– para a frente ou para trás, de um lado para outro.

Imagine, por exemplo, um foguete em ascensão perpendicular à linha do horizonte, logo após o seu lançamento; ou ainda um caça militar fazendo um mergulho vertiginoso (com o bico em direção ao solo) para bombardear algum alvo. Em ambos os casos, os tripulantes serão submetidos à força g vertical. Já manobras bruscas de lateralização ou aceleração/desaceleração paralelas ao solo (para a frente ou para trás) irão submeter o ocupante à força g horizontal, que incide perpendicularmente ao corpo.

A estrutura do organismo humano permite resistir a acelerações até cinco vezes superiores, ou seja, 5 g. Até esse limite a maioria das pessoas, embora possa apresentar variações na pressão sanguínea (pressão arterial), em geral não sofre maiores consequências. Acima desse valor, no entanto, a queda na pressão dentro das artérias reduz significativamente o fluxo de sangue ao cérebro e pode acarretar perda da consciência.

Um programa criterioso de treinamento e aclimatação é capaz de ampliar o limiar de tolerância para cerca de 10 g. Esse limite, impensável para a maioria dos mortais, pode ser relativamente bem tolerado por pilotos de caças supersônicos.

O valor da força g, no entanto, não deve ser considerado de forma isolada. Irá depender do tempo de exposição do organismo. Assim, o condicionamento prévio pode permitir que um piloto suporte até 15 g por até um minuto, no máximo; todavia, caso o tempo exceda esse limite, a morte poderá sobrevir rapidamente.

Caso um ser humano, mesmo que altamente adaptado, fosse submetido a uma aceleração de 18 g, seus pulmões sofreriam tamanha compressão externa que seria impossível respirar, e a morte ocorreria em menos de um minuto.

Vamos analisar, agora, o lançamento de um desses modernos ônibus espaciais. Durante a subida vertical acoplado a um foguete, a força de aceleração que atua sobre os tripulantes atinge cifras de 3 g, aproximadamente o mesmo valor que os astronautas irão suportar na descida, durante a reentrada na atmosfera terrestre. Por certo, não deve ser lá uma sensação muito agradável, mesmo para aquela gente treinada com todo o rigor; no entanto, não chega a ocasionar perda da consciência.

De qualquer forma, não é preciso ser piloto de caça ou astronauta para experimentar a tal força. Um piloto que corre em competições de *dragster*[222], Fórmula 1 ou outras corridas automobilísticas disputadas em altas velocidades estão igualmente submetidos a forças que podem atingir 4 a 6 g!

Está bem... Já entendi. Você não é piloto de coisa alguma, muito menos um astronauta (a não ser, talvez, em sonho!). Mesmo assim, quer conhecer a sensação provocada pela força g, não é isso? Nenhuma grande dificuldade, naturalmente, para pessoas com alguma coragem! Basta encarar uma dessas montanhas-russas mais radicais. A depender de quão ousada seja sua construção – curvas, *loopings,* inclinações laterais e a altura máxima daquelas apavorantes quedas quase verticais –, você poderá experimentar algo que se aproxima ou até supera, os 4 g! Ainda que você não "apague" momentaneamente, os efeitos decorrentes da experiência com a força g podem resultar em perda da visão (ou ficar com visão tuneliforme, o que significa perder a visão periférica, como se estivesse olhando através de um tubo) ou comprometimento da capacidade de reconhecer certas cores; sempre de forma temporária, felizmente. Caso você não apresente nada disso, parabéns! Estamos diante de um candidato em potencial para tripular, quem sabe, um futuro voo espacial.

Os céticos acreditavam que o ser humano não seria capaz de suportar a magnitude de aceleração necessária para vencer a força de atração da gravidade e, assim, conseguir abandonar a atmosfera terrestre rumo ao espaço. A resposta a essa polêmica deu-se em definitivo quando, em 12 de abril de 1961, o homem finalmente foi capaz de ir além do limite superior da estratosfera, e teve início a era dos voos espaciais tripulados.

A conquista inaugural foi alcançada pelo cosmonauta Yuri Alekseievitch Gagarin (1934-1968), um piloto militar da antiga União Soviética. Antes disso, vários testes preliminares foram conduzidos com animais, a partir de 1948. Em 1957, a União Soviética colocou um cão em órbita; no ano seguinte foi a vez de os Estados Unidos despacharem um macaco para o espaço.

Enfim, vários dos desafios que se apresentaram diante desse novo patamar transposto pela humanidade já eram relativamente bem conhecidos

---

222 Veículos projetados para provas de arrancada, por isso são construídos com materiais leves e motorização de grande potência. Utilizam combustível especial (à base de nitrometano) com elevada capacidade de combustão, o que lhes permite atingir velocidades acima de 700 km/h em menos de quatro segundos.

dos cientistas que vinham se dedicando à Medicina aeronáutica: aceleração/desaceleração, variações de pressão, hipóxia, frio, desorientação.

Mas a altitude extrema – já fora da atmosfera terrestre – acabou por revelar outras cabeças da Hidra, que até então permaneciam ocultas: ausência de gravidade, risco de contaminação por algum microrganismo desconhecido, distúrbios de comportamento e maior incidência das radiações cósmicas.

A fim de prevenir a ocorrência de perda do tônus e da própria massa muscular – em função da ausência de gravidade –, foi desenvolvida uma sistemática e rigorosa programação de atividades físicas a ser cumprida pelos astronautas durante seu tempo de permanência no espaço.

Os dados coletados a partir de testes realizados nos animais enviados ao espaço não apontaram a existência de riscos biológicos que pudessem causar maior apreensão. Ainda assim, optou-se por manter os astronautas que retornaram da missão Apollo (aquela que pousou na Lua) em quarentena de 21 dias, enquanto se avaliava a possível existência de algum microrganismo extraterrestre com potencial para causar infecções entre os terráqueos. Nas missões que se seguiram, a quarentena foi dispensada.

Era também de se supor que pudessem sobrevir alterações comportamentais em consequência do confinamento em um pequeno espaço a que os tripulantes seriam submetidos, às vezes, por períodos mais prolongados. Ainda assim, nada que um bem planejado e conduzido treinamento não fosse capaz de antever e atenuar.

Mesmo as radiações cósmicas não se mostraram séria ameaça; nada que superasse a dose de radiação emitida por um simples exame de raios X. De qualquer modo, o planejamento das viagens espaciais sempre procura evitar os períodos em que se espera acontecerem as explosões solares, que emitem maiores quantidades de radiações gama.

Em outros capítulos chamamos a atenção para certas conquistas da Medicina militar que, com o tempo, acabaram por impactar positivamente também a vida civil. Os exemplos são muitos, e vários deles bastante significativos e gratificantes. No caso da Medicina aeroespacial não é diferente, como já tivemos oportunidade de verificar ao longo dos parágrafos anteriores. Um bom exemplo são os cintos de segurança, hoje indispensáveis em muitas atividades da vida civil, como nos aviões de passageiros, helicópteros e automóveis. Pois eles também são resultado de inovação desenvolvida inicialmente para uso militar que se tornou rotina – senão sempre obrigatória, ao menos altamente necessária e desejável – no dia a dia da vida moderna. Sua concepção original visava prevenir que o piloto viesse a ser lançado para fora da cabine do avião, bem como evitar que ele se ferisse seriamente em acidentes durante eventual aterrisagem forçada, por causa de violenta desaceleração.

Será que ainda sobrou mais alguma cabeça da Hidra capaz de ameaçar os viajantes das altitudes? Corremos o risco de ser surpreendidos por mais alguma inesperada emanação venenosa desse monstro?

Desorientação espacial, eis aí mais um obstáculo a ser enfrentado.

Vertigem, mal-estar e enjoo, além de ilusões visuais, são subprodutos que podem afetar seres humanos "acondicionados" em ambientes em movimento, desde um simples ônibus até um avião. Todas essas manifestações resultam de distúrbios dos nossos sistemas sensoriais, que podem ficar "confusos" quando submetidos a condições que fogem às rotinas habituais de movimentação em nosso dia a dia. Também sofrem influência dos aspectos emocionais e experiências pregressas, que afetam de modo diferente as diferentes pessoas, em diferentes graus e em diferentes circunstâncias, dependendo do limiar individual.

Em 1914, o fisiologista húngaro Bárány Róbert (1876-1936) recebeu o Prêmio Nobel de Fisiologia e Medicina. Seus estudos ajudaram a esclarecer o papel desempenhado pelas estruturas existentes dentro da porção mais interna do ouvido humano na manutenção do senso de equilíbrio corporal. Para realizar suas experiências, Bárány projetou um tipo de cadeira giratória – depois conhecida como *Barany chair* – que acabou se prestando também à aplicação de testes de fisiologia aeroespacial direcionada aos aeronautas, militares ou civis, de todo o mundo. O objetivo é avaliar o grau de desorientação espacial que pode sobrevir durante o voo.

Quinta-feira, 14 de dezembro de 1911. Nas bancas, o jornal *O Estado de S. Paulo* trazia a seguinte manchete:

"A quarta arma de guerra. Bombas atiradas por um aeroplano".

O tenente da força aérea italiana Giulio Gavotti, a bordo de um monoplano modelo Etrich Taube, atacou um acampamento turco, lançando sobre ele quatro granadas de mão. Como estava só, e preocupado com a pilotagem da aeronave, não teve alternativa senão retirar os pinos de detonação com os próprios dentes!

Aquele foi o primeiro bombardeio aéreo da história realizado por uma máquina mais pesada que o ar; a primazia foi de um avião pilotado por um italiano. Era o dia 1º de novembro de 1911.

Antes dessa data histórica, e inclusive no decorrer daquela mesma guerra, o lançamento de bombas sobre o inimigo só havia sido realizado por meio de dirigíveis (portanto, mais leves do que o ar). Estava em curso a Guerra Ítalo--Turca, também denominada Guerra da Tripolitânia ou, ainda, Guerra da Líbia, que se estendeu de 29/9/1911 a 18/10/1912.

Embalada pelo apetite colonialista da Inglaterra e da França, a Itália também ambicionava obter seu quinhão no continente africano. Para isso, tratou de obter o aval das outras potências por meio de acordos bilaterais sigilosos que foram conduzidos a partir de 1902. Assim, na base de acertos recíprocos, cada qual ficaria com sua fatia africana sem causar maiores incômodos às aspirações dos demais: a Inglaterra não seria importunada em seu domínio já bem estabelecido sobre o Egito; a França teria o caminho desimpedido para se apossar do Marrocos; e a Itália poderia abocanhar a Líbia. Um exemplo eloquente da velha política de "manda quem pode, quem não pode, obedece e se submete". E estamos conversados!

Trípoli não resistiu mais do que uns poucos dias. No entanto, ainda que o rei Vítor Emanuel houvesse publicado, em 5 de dezembro de 1911, um decreto real em que anexava as províncias otomanas de Trípoli e Cirenaica (atual Líbia), a Itália acabou levando mais tempo que o esperado para vencer aquele conflito, por causa das táticas de guerrilha empregadas pelos turcos no interior do país.

Pronto! Os aviões haviam provado sua indubitável e cruel serventia também em bombardeios aéreos bem-sucedidos.

Desde então, esse recurso só fez ganhar cada vez mais espaço e destaque nas guerras, que continuaram impiedosamente assolando o século XX. Atingiu, sem dúvida, os píncaros da monstruosidade – que só a raça humana é capaz de conceber – com a exterminação em massa levada a cabo pelos dois ataques atômicos que varreram do mapa as cidades japonesas de Hiroshima e Nagasaki, encerrando com "chave de ouro" a Segunda Guerra Mundial.

As duas bombas atômicas – Little Boy e Fat Man – foram lançadas de aviões.

E pensar que 34 anos antes eram apenas granadas de mão...

Evitar guerras é muito mais gratificante do que vencer mil batalhas.
(Sun Tzu)

REFERÊNCIAS
BIBLIOGRÁFICAS

Acott CA. Brief History of Diving and Decompression Illness. SPUMS Journal. 1999; 29(2): 98-109.

Adams DB. Abdominal Gunshot Wounds in Warfare: A Historical Review. Mil Med. 1983; 148(1): 15-20.

Adams GW. Adamson PB. The Military Surgeon: His Place in History. J R Army Med Corps. 1982; 128(1): 43-50.

Aerospace Medicine, Microsoft Encarta Online Encyclopedia 2000. Disponível em: http://encarta.msm.com.

Alam HB et al. Hemorrhage Control in the Battlefield – Role of New Hemostatic Agents. Mil Med 2005; 170(1): 63-9.

Albin M. Opium Eaters and Morphinists' – Narcotic Addiction and the Civil War: did it all start there? Anesthesiology. 2002: A1162.

Aldrete JA, Marron GM, Wright AJ. The First Administration of Anesthesia in Military Surgery: An Occasion of the Mexican-American War. Anesthesiology. 1984; 61(5): 585-8.

Alexander JW. The Contributions Of Infection Control to a Century of Surgical Progress. Ann Surg. 1985; 201(4): 423-28.

Altos e Baixos. Disponível em: www.fisio.icb.usp.br.

Amis Jr EE. The Influence of Military Radiology. Disponível em: www.arrs. org/publications/HRS/diagnosis/RCI_D_c25.pdf.

Annas G. Unspeakably Cruel: Torture, Medical Ethics and the Law. N Engl J Med. 2005; 352 – May 19: 2127-32.

Arnold K, Cutting RT. Causes of Death in United States Military Personnel Hospitalized in Vietnam. Mil Med. 1978; 143(3): 161-4.

Assmus A. Early History of X rays. Bean Line. 1995; 25(2): 10-24.

Atlas of World History. 1999, Dorling Kindersley, London.

Baker MS. Military Medical Advances Resulting from the Conflict in Korea. Part I: Systems Advances that Enhanced Patient Survival. Mil Med. 2012; 177 (4): 423-29.

Baker MS. Military Medical Advances Resulting from the Conflict in Korea. Part II: Historic Clinical Accomplishments. Mil Med. 2012; 177 (4): 430-5.

Baker TD. Contributions of Military Medicine to International Health. Mil Med. 1967; 132 (5): 385-8.

Bamberger PK. The Adoption of Laparotomy for the Treatment of Penetrating Abdominal Wounds in War. Mil Med. 1996; 161 (4): 189-96.

Bano R. Florence Nightingale: Pioneer of Nursing Profession. Nurse J India. 1984; 75 (5): 99-118.

Beadle C; Hoffman SL. History of Malaria in the United States Naval Forces at War: World War I through the Vietnam Conflict. Clin Infect Dis. 1993; 16 (2): 320-9.

Beardsley EH. Allied against sin: American and British Responses to Venereal Disease in World War I. Med Hist. 1976; 20 (2): 189-202.

Beardsley EH. No Help Wanted. Medical Research Exchange Between Russia and the West During The Second World War. Med Hist. 1978; 22 (4): 365-77.

Beavers CL. A Chronological History of Aviation Medicine. Flight Surgeons Topics. 1938; 2: 185-206.

Belmont PJ et al. Disease and Noncombat Injuries Sustained by a U.S. Army Brigade Combat Team During Operation Iraqi Freedom. Mil Med. 2010; 175 (7): 469-76.

Bendiner E. From Barbershop to Battlefield – Paré and the Renaissance of Surgery. Hosp Pract. 1983; 18 (8): 193-5, 199, 202 passim.

Benedicta M. Florence Nightingale: A Pioneer in Nursing Profession. Nurs J India. 1990; 81 (5): 139-40.

Benenson AS. Immunization and Military Medicine. Rev Infect Dis. 1984; 6 (1): 1-12.

Benison S, Barger AC, Wolfe EL. Walter B. Cannon and the Mystery of Shock: A study of Anglo-American Co-operation in World War I. Med Hist. 1991; 35 (2): 216-49.

Bennett JDC. Abdominal Surgery in War – The Early Story. J R Soc Med. 1991; 84 (9): 554-57.

Bennett JDC. Medical Advances Consequent to the Great War 1914-1918. J R Soc Med. 1990; 83 (11): 738-42.

Best, G. Humanity in Warfare, London, 1980.

Bigelow HJ. Insensibility during Surgical Operations Produced by Inhalation. Boston Medical and Surgical Journal. 1846; 35: 309-17.

Blagg CR. Triage: Napoleon to the Present Day. Journal of Nephrology. 2004; 17: 629-32.

Blalock A. Experimental Shock: The Cause of Low Blood Pressure Caused by Muscle Injury. Archives of Surgery. 1930; 20: 959-96.

Bollet AJ. An Analysis of the Medical Problems of the Civil War. Trans Am Clin Climatol Assoc. 1992; 103: 128-41.

Booker RJ, Bricknell MCM. Heat Illness – Recent Developments. JRAMC. 2002; 148: 11-18.

Bouchama A, Knochel JP. Heat Stroke. NEJM. 2002; 346 (25): 1978-88.

Bouglé J. La Suture Artérielle Etude Critique et Expérimental. Arch Med Exp D'Anat Path. 1901; 13: 205-24.

Bowen JZ. The Odyssey of Smallpox Vaccination. Bulletin of the History of Medicine. 1981; 55: 17-33.

Bramson L, Goethals G. War: Studies from Phycology, Sociology, Anthropology. New York, 1964.

Brewer LA. Respiration and Respiratory Treatment: A Historical Overview. Am J Surg. 1979; 138 (3): 342-54.

Brewer LA. The contributions of the Second Auxiliary Surgical Group to Military Surgery During World War II with Special Reference to Thoracic Surgery. Ann Surg. 1983; 197 (3): 318-26.

Brewer TG, Oetgen WJ, Johnson LF. Hepatitis B in United States soldiers in Korea. South Med J. 1980; 73 (12): 1568-9.

Bricknell MCM. Heat Illness – a review of military experience (Part 1). JRAMC. 1995; 141(3): 157-66.

Briquet, R. Manual da Socorrista de Guerra. Comitê Feminino dos Cursos de Enfermagem e Socorros de Guerra da IIª Região Militar. São Paulo: Empresa Gráfica da Revista dos Tribunais, 1943.

British Military and Naval Medicine 1600-1830. Geoffrey Hudson. "Diseases and Medicines in the Armies of British India". The Welcome Series in the History of Medicine.

Brown JM, Williams J, Bray RM, Hourani L. Post Deployment Alcohol Use, Aggression, and Post-traumatic Stress Disorder. Mil Med. 2012; 177 (10): 1184-90.

Bruce-Chwatt LJ. John Hull Grundy Lecture. Mosquitoes, Malaria and War; then and now. J R Army Med Corps. 1985; 131 (2): 85-99.

Buckenmaier CC, Griffith S. Military Pain Management in 21th Century War. Mil Med. 2010; 175 (Suppl 1): 7-12.

Bullough B. The Lasting Impact of World War II on Nursing. Am J of Nursing. 1976; 76 (1): 118-20.

Burkle FM Jr, Orebaugh S, Barendse BR. Emergency Medicine in the Persian Gulf War – Part 1: Preparations for Triage and Combat Casualty Care. Ann Emerg Med. 1994; 23 (4): 742-7.

Burkle FM, Newland C, Orebaugh S, Blood CG. Emergency Medicine in the Persian Gulf War – Part 2: Triage Methodology and Lessons Learned. Ann Emerg Med. 1994; 23 (4): 748-54.

Burns S. A History of Blood Transfusion. AMWA Journal. 1993; 8(4): 132-36.

Bush L, Abrams B, Beall A, Johnson C. Index Case of Fatal Inhalational Anthrax due to Bioterrorism in the United States. NEJM. 2001; 22 – November 29: 1607-10.

Cable GG. In-flight Hypoxia Incidents in Military Aircraft: Causes and Implications for Training. Aviat Space Environ Med. 2003; 74: 169-72.

Campbell D'Ann. Women in Uniform: The World War II Experiment. Military Affairs. 1987; 51-July: 137-39.

Cannon DW, McCollum J. Army Medical Department Lessons Learned Program Marks 25th Anniversary. Mil Med. 2011; 176 (11): 1212-14.

Carey CT. A Brief History of US Military Aviation Oxygen Breathing Systems. Disponível em: webs.lanset.com/aeolusaero/.../pdf.

Carlson ET. Benjamin Rush on Revolutionary war Hygiene. Bull N Y Acad Med. 1979; 55 (7): 614-35.

Carrel A, Dakin H, Daufresne J. Traitement abortif de L'Infection des Plaies. Bull Acad Med Paris 1915; 74: 361-68.

Castro Souza L. A Medicina na Guerra do Paraguai. Rio de Janeiro, 1972.

Caucio LC et al. Wartime Burn Care in Iraq: 28th Combat Support Hospital, 2003. Mil Med. 2007; 172 (11): 1148-53.

Century of Flight. The History of Flight. Disponível em: http://www.history-of-flight.net/new%20site/ballons/Napoleonic.htm.

Cerqueira, D. Reminiscências da Campanha do Paraguai: 1865-1870. Rio de Janeiro: Biblioteca do Exército Editora, 1980.

Chain, E et al. Penicillin as a Chemotherapeutic Agent. Lancet. 1940; 2:226.

Chosidow O. Scabies. N Engl J Med. 2006; 354 - April 20: 1718-27.

Churchill ED. The Standards of Military Practice in the Army. Presented February 11, 1951, Medical Service Officer Basic Course, Army Medical Service Graduate School, Army Medical Center, Washington, DC.

Civil War Battlefield Medicine. Disponível em: http://www.aretsurf.com/cwmedicine.

Clark C. Os Sonâmbulos: Como Eclodiu a Primeira Guerra Mundial (The Sleepwalkers: How Europe Went to War in 1914). 1. ed. – São Paulo: Companhia das Letras, 2014.

Clausewitz C von. On war (trad. M. Howard e P. Paret), Princeton, 1976. On war (trad. J. J. Graham), London, 1908.

Connor H. The Use of Chloroform by British Army Surgeons during the Crimean War. Med Hist. 1998; 42 (2): 161-93.

Coupland R. Abdominal Wounds in War. British Journal of Surgery. 1996; 83:1505-11.

Cousteau JY, Dumas F. The Silent World. New York: Ballantine Books, 1953.

Coyl EB. Hospital Ships in Korea. Military Surgeon. 1953; 112: 342-44.

Crowdy JP. The Soldiers Food. Practitioner. 1974; 212 (1270 Spec Nº): 560-9.

Curtis DE. Nurses and War. The Way it Was. Am J Nurs. 1984; 84 (10): 1253-4.

Cushing A. Organization of Patient Care in the Roman Military Hospitals. Collegian. 1999; 6 (4): suppl 4.

Cushing A. Roman Military Hospitals. Collegian. 1999; 6 (3): suppl 4.

Cusimano R et al. The Genius of Alexis Carrel. Can Med Assoc J. 1984; 131: 1142-50.

Custis DL. Military Medicine from World War II to Vietnam. JAMA. 1990; 264 (17): 2259-62.

Dakin HD. On the Use Of Certain Antiseptic Substances in the Treatment of Infected Wounds. Br Med J. 1915: 318-19.

Dammin G. Military Medicine and its Influence on Medicine. Bull N Y Acad Med. 1971; 47 (12): 1455-72.

Daroff RB. Neurology in a Combat Zone: Viet Nam 1966 [see comments]. J Neurol Sci. 1999; 170 (2): 131-7. Comment in J Neurol Sci 2000; 176 (1): 75-7.

Davis DA. Anesthesia in the World Wars. Clin Anesth. 1968; 2: 19-29.

Davis WR. The Development of Aviation Medicine. Military Surgeon. 1923; 53: 207-17.

Dayan L, Zinmann C, Stahl S, Norman D. Complications Associated with Prolonged Tourniquet Application on the Battlefield. Mil Med. 2008; 173 (1): 63-6.

Dealey C. German Wound Surgeons: 1450-1750. European Wound Management Association Journal. 2005; 5: 48-51.

DeBakey ME, Simeone FA. Battle Injuries of the Arteries in World War II. An analysis of 2741 cases. Ann Surg. 1946; 123: 534-79.

DeBakey ME. Military surgery in World War II. N Engl J Med. 1947; 236: 341-50.

DeBakey ME. History, the Torch that Illuminates: Lessons from Military Medicine. Mil Med. 1996; 161 (12): 711-6.

Defalque RJ, Wright AJ. The Immediate Treatment of Frostbite in the American and German Armies in Europe during World War 2: An Historical Perspective. J R Army Med Corps; 157(3): 222-225.

Defense Council Instruction, Joint Service Publication 122. Heat Illness in the Armed Forces: Prevention and Treatment. HMSO. 2001.

DeGroot DW, Castellani JW. Williams JO, Amoroso PJ. Epidemiology of US Army Cold Wheather Injuries, 1980-1999. Aviation Space and Environmental Medicine. 2003; 74 (5): 564-70.

Dempsey CA. 50 Years of Research on Man in Flight. Air Force Aerospace Medical Research Laboratory, US Air Force.

DePalma RG, Burris DG, Champion HR, Hodgson MJ. Blast Injuries. N Engl J Med. 2005; 352 – March 31: 1335-42.

Devi U. A Tribute to the Pioneer of Nursing. Miss Florence Nightingale. Nurs J India. 1996; 87 (10): 221-2.

Diasio JS, Richardson FM. Clinical Observations on Dengue Fever: Report of 100 Cases. Military Surgeon. 1944; 94 – June: 365-69.

Dick R. Historical Development of Latex Allergy. AORN Journal. 2000; 72 (1): 27-9, 32-3, 35-40.

Dohrenwend BP, Turner JB, Turse NA, Adams BG, Koenen KC, Marshall R. The Psychological Risks of Vietnam for U.S. Veterans: A Revisit with New Data and Methods. Science. 2006; 313: 979-82.

Domingues MO, Pina ME. As Primeiras Lesões por Armas de Fogo – Novo Paradigma para o Cirurgião Militar – Ambroise Paré. Rev. Port. Cir. [on line] 2012; 23: 77-84.

Donahue MP. Historia de la Enfermeria, las Guerras del Siglo XX. Doyma, Barcelona, 1985. p. 410-31.

Donchin Y, Wierner M, Grande CM, Cotev S. Military Medicine: Trauma Anesthesia and Critical Care on the Battlefield. Crit Care Clin. 1990; 6 (1): 185-202.

Dougherty PJ, Edit HC. Wound Ballistics: Minié Ball *vs* Full Metal Jacketed Bullets – A Comparison of Civil War and Spanish-American War. Mil Med. 2009; 174 (4): 403-7.

Drabkin IE. On Medical Education in Greece and Rome. Bulletin of the History of Medicine. 1944; 15 – April: 333-51.

Dunbar-Miller RA. Alcohol and the Fighting Man – An Historical Review. J R Army Med Corps. 1984; 130 (1): 12-15.

Dunbar-Miller RA. Alcohol and the Fighting Man – An Historical Review. J R Army Med Corps. 1984; 130 (2): 117-21.

Duncum BM. The Development of Inhalation Anaesthesia. London, Oxford University Press, 1947, p. 228-229.

Duthie DJR. Heat-Related Illness. Lancet. 1998; 352: 1329-30.

Eiseman B. Combat Casualty Management in Vietnam. J Trauma. 1967; 7 (1); 53-63.

Eldad A. Notes on the Contribution of Wars and Conflicts to Medical Achievements [editorial]. Burns 1998; 23 (7-8): 523.

Ellenbogen C. Infectious Diseases of War. Mil Med. 1982; 147 (3): 185-8.

Ellis RH. The Introduction of Ether Anaesthesia to Great Britain 2. A Biographical Sketch of Dr. Francis Boott. Anaesthesia. 1977; 32: 197-208.

Encarta World English Dictionary 1999. Bloomsbury, London.

Estes JW. John Jones's Mysteries of Opium Reveal'd (1701): Key to Historical Opiates. J Hist Med Allied Sci. 1979; 34 (2): 200-9.

Fahrni GS. Contributions Made to Canadian Medicine During World War II. Can Med Assoc J. 1981; 124 (8): 1095, 1098-9, 1101-2.

Fallon WF Jr. Surgical Lessons on the Battlefield. J Trauma. 1997; 43 (2): 209-13.

Faria MA Jr. Dominique-Jean Larrey: Napoleon's Surgeon from Egypt to Waterloo. J Med Assoc Ga. 1990; 79 (9): 693-5.

Farmer Jr HF. Contributions of the American Civil War to Medicine. J Fla Med Assoc. 1992; 79 (5): 306-8.

Faulkner LA. Herophilus and Erasistratus: The 'Butchers' of Alexandria. Disponível em: http://www.historyinanhour.com/2012/12/17/herophilus--and-erasistratus/#sthash.9IUILB3k.dpuf

Feeney RE, Askew EE, Jezior DA. The Development and Evolution of U.S. Army Field Rations. Nutr Rev. 1995; 53 (8): 221-25.

Fischer RP. High Mortality of Post-Traumatic Renal Insufficiency in Vietnam: A Review of 96 Cases. Am Surg. 1974; 40 (3): 172-7.

Fishbein M. The Barber Surgeons and the Liberation of Surgery. Journal of the International College of Surgeons. 1957; 27: 766-79.

Fisiologia das Pressões Alteradas: Altas Altitudes e Mergulho. Disponível em: www.fisfar.ufc.br

Fleming A. The Action of Chemical and Physiological Antiseptics in a Septic Wound. Brit J Surg. 1919; 7: 99-129.

Fleming A. On the Antibacterial Action of Cultures of Penicillium, with Special Reference to Their Use in Isolation of Influenza, British Journal of Experimental Pathology 1929;10: 226.

Fleming A. On the Specific Antibacterial Properties of Penicillin and Potassium Tellurite – Incorporating a Method of Demonstrating some Bacterial Antagonisms, Journal of Pathology and Bacteriology. 1932; 35:831.

Fleming WH, Petty C, Gielchinsky I. Evolution of an Intensive Care Unit in Vietnam. Am Surg. 1973; 39 (7): 422-23.

Fletcher I. Aid, First and Foremost: a Brief Outline History of the St John Ambulance Association and Brigade. Injury. 1979; 11 (2): 104-9.

Flexer M. The Helicopter Ambulance Service. In: International Aeromedical Evacuation Congress, Zurich, Switzerland. 1985. Anais. Zurich, Switzerland: Eigenverlag der Schweizerischer Rettungsflugwatch (REGA); 1987: 61-71.

Flowers FP, Fenske NA, Whisman PA. Agent Orange: What's it All About? J Fla Med Assoc. 1981; 68 (12): 991-2.

Floyd WE. Southern Medicine During the War Between the States. J Med Assoc Ga. 1994; 83 (2): 73-8.

Forrest RD. Development of Wound Therapy from the Dark Ages to the Present. J R Soc Med. 1982; 75 (4): 268-73.

Francis P. Diário da Corte: crônicas do maior polemista da imprensa brasileira; apresentação e organização de Nelson de Sá). São Paulo: Três Estrelas, 2012.

Franco A. Cortes J, Alvarez J, Diz JC. The Development of Blood Transfusion: The Contributions of Norman Bethune in the Spanish Civil War (1936--1939). Can J Anaesth. 1996; 43 (10): 1076-78.

Fraser I. Penicillin: Early Trials in War Casualties. Br Med J. 1984; 289 (6460): 1723-25.

Freud, S. Novas Conferências Introdutórias sobre Psicanálise e outros Trabalhos (1932-1936). Rio de Janeiro: Imago Editora, 1976. v. XXII.

Friedman MJ. Veterans' Mental Health in the Wake of War. N Engl J Med. 2005; 352 (13): 1287-90.

Friedman SG. A History of Vascular Surgery. New York: Future Publishing Company Inc, 1989.

Frierson JG. The Yellow Fever Vaccine: a History. Yale Journal of Biology and Medicine. 2010; 83: 77-85.

Funk DJ et al. Sepsis and Septic Shock: a History. Crit Care Clin. 2009; 25: 83-101.

Gan WH, Low R, Singh J. Aviation Medicine: global historical perspectives and the development of Aviation Medicine alongside the growth of Singapore's aviation landscape. Singapore Med J. 2011; 52(5): 324-29.

Garrison FH. The History of Medicine. Philadelphia: WB Saunders, 1929.

Gaunt J, Aldington D. British Military use of Morphine: A Historical Review. J R Army Med Corps, 155(1): 42-67.

Gawande A. Notes of a Surgeon: Casualties of War – Military Care for the Wounded from Iraq and Afghanistan. N Engl J Med. 2004; 351 (24): 2471-75.

Geiger JP, Gielchinsky. Acute Pulmonary Insufficiency. Treatment in Vietnam casualties. Arch Surg. 1971; 102 (4): 400-5.

Geneva Convention III: Relative to the Treatment of Prisoners of War. Geneva, Switzerland, Diplomatic Conference for the Establishment of International Conventions for the Protection of Victims of War, 1949. Disponível em: http://www.genevaconventions.org.

Giangrande PLF. The History of Blood Transfusion. Br J Haematology. 2000; 110: 758-67.

Gibson T. Evolution of Catgut Sutures: The Endeavour and Success of Joseph Lister and William MacEwen. British Journal of Surgery. 1990; 77 – July: 824-25.

Gill BS, Cox CS. Thermodynamic and Logistic Considerations for Treatment of Hypothermia. Mil Med. 2008; 173 (8): 743-8.

Gilmore OJA. 150 Years After: a Tribute to Joseph Lister. Ann Royal College of Surgeons of England. 1977; 59: 199-204.

Ginzberg E. The Impact of World War II on U.S. Medicine. Am J Med Sci. 1992; 304(4): 268-71.

Goldberg MS. Death and Injury Rates of U.S. Military Personnel in Iraq. Mil Med. 2010; 174 (4): 220-6.

Gomes MAV, Alberti LR, Ferreira FL, Gomes VM. Aspectos Históricos do Transporte Aeromédico e da Medicina Aeroespacial – revisão. Rev Med Minas Gerais. 2013; 23(1): 113-120.

Goodwin THJC. Military Hygiene on Active Service. J R United Services Inst. 1905; 50: 737-65.

Goodwin THJC. The Prevention of Disease on Active Service. Proc R Soc Med. 1919; 13:15-30.

Gordon JE. Nurses and Nursing in Britain. The Nurse in War in the 18th and 19th Centuries. 1. In the Navy. Midwife Health Visit. 1972; 8 (6): 214-7.

Gordon N. O Físico – A Epopeia de um Médico Medieval. 13. ed. Rio de Janeiro: Rocco, 2013.

Graham JHP. A Note on Relapsing Febrile Illness of Unknown Origin. Lancet. 1915; ii: 703.

Greeley PW. The Influence of War on the Development of a Major Subspecialty. Mil Med. 1973; 138 (4): 231.

Griffin AM. Medicine During the Great War of 1914-1918. N C Med J. 1976; 37 (2): 96-8.

Griffiths R. The History of Aviation Medicine. Specialist Paper, Aukland, NZ.

Grimes M, Manson J. Evolution of Flight Nursing and The National Flight Nurses Association. J Air Med Transp. 1991; 10: 19-22.

Gunderson CH et al. Neurology in the Vietnam War – CPT Carr's Patients. Mil Med. 2004; 169 (10): 768-72.

Gurdjian ES. The Treatment of Penetrating Wounds of the Brain Sustained in Warfare. A Historical Review. J Neurosurg. 1974; 40 (2): 157-67.

Haller JS Jr. The Great War: Its Impact on the British and American Medical Communities, 1914-1918 [see comments]. N Y State J Med 1991. 91 (1): 19-28.

Haller JS Jr. Trench Foot – A Study in Military-Medical Responsiveness in the Great War, 1914-1918. West J Med. 1990; 152 (6): 729-33.

Haller JS. The Beginnings of Urban Ambulance Service in the United States and England. J Emerg Med. 1990; 8 (6): 743-755.

Halperin G. Nikolai Ivanovich Pirogov: Surgeon, Anatomist, Educator. Bulletin of the History of Medicine. 1956; 30 – July-August: 347-55.

Handke T. Medical Support in a Nuclear/Biological/Chemical Threat Environment. Mil Med. 2007; 172 (Suppl 1): 26-8.

Harcke HT et al. Radiology in a Hostile Environment – Experience in Afghanistan. Mil Med. 2006; 171 (3): 194-9.

Hardaway RM 3d. Contributions of Army Medicine to Civilian Medicine. Mil Med. 1973; 138 (7): 409-12.

Hardaway RM 3d. Wartime Treatment of Shock. Mil Med. 1982; 147 (12): 1011-17.

Hardaway RM. 200 Years of Military Surgery. Injury. 1999; 30 (6): 387-97.

Hardaway RM. Care of the Wounded of the United States Army from 1775 to 1991. Surg Gynecol Obstet. 1992; 175 (1): 74-88.

Hardaway RM. Traumatic Shock. Mil Med. 2006; 171 (4): 278-9.

Hardaway RM. Wound Shock – A History of its Study and Treatment by Military Surgeons. Mil Med. 2004; 169 (4): 265-9.

Harris SH. Factories of Death: Japanese Biological Warfare, 1932-45, and the American Cover-up. New York, Routledge, 2002.

Hart G. Factors Influencing Venereal Infection in a War Environment. British Journal of Venereal Diseases. 1974; 50: 68.

Hawk A. An Ambulating Hospital: or How the Hospital Train Transformed Army Medicine. Civil War History. 2002; 48: 197-219.

Hayes GJ. Medical Aspects of the Vietnamese Campaign. Clin Neurosurg. 1966; 14: 380-5.

Heizmann C. Military Sanitation in the Sixteenth, Seventeenth and Eighteenth Centuries. Annals of Medical History. 1917-1918; 1: 281-300.

Heled Y et al. The "Golden Hour" for Heat Stroke Treatment. Mil Med. 2004; 169 (3): 184-6.

Henderson DA. Edward Jenner's Vaccine. Public Health Reports. 1997; 112: 116-121.

Henning JD, Roberts MJ, Sharma D, Hoffman A, Mahoney PF. Military Intensive Care Part 1. A Historical Review. J R Army Med Corps. 153(4): 283-85.

Hess JR, Schmidt PJ. The First Blood Banker: Oswald Hope Robertson. Transfusion. 2000; 40 (1): 110-3.

Hirsch EF. The Treatment of Infected Wounds, Alexis Carrel's Contribution to the Care of Wounded Soldiers during World War I. J Trauma. 2008; 64 (Suppl): 209-10.

Hobson C. The roll of honor of the British and Commonwealth Air Services of the First World War. Suffolk: J.B.Hayward &Son; 1995.

Hoge CW, Auchterlonie JL, Milliken CS. Mental Health Problems, Use of Mental Health Services, and Attrition from Military Service After Returning from Deployment to Iraq or Afghanistan. JAMA. 2006; 295 (9): 1023.

Hoge CW. Combat Duty in Iraq and Afghanistan, Mental Health Problems, and Barriers to Care. N Engl J Med. 2004; 351 (1): 13-22.

Houghton IT. Anaesthesia During the Falklands Campaign [letter]. Anaesthesia. 1984; 39 (2): 198.

Hourani LL, Council CL, Hubal RC, Strange LB. Approaches to the Primary Prevention of Post-Traumatic Stress Disorder in the Military: A Review of the Stress Control Literature. Mil Med. 2011; 176 (7): 721-30.

Howard JM, Invi FK. Clostridial Myositis; Gas Gangrene; Observations of Battle Casualties in Korea. Surgery. 1954; 36: 1115.

Hughes CW. Vascular Surgery in the Armed Forces. Milit Med. 1959; 124: 30-46.

Hutley EJ, Green AD. Infection in Wounds of Conflict – Old Lessons and New Challenges. J R Army Med Corps. 155(4): 315-19.

Hyams KC, Bargeris AL, Merrill BR. Diarrheal Diseases During Operation Desert Storm. NEJM. 1991; 325 – May 16: 1423-28.

Inglesby T, Henderson D, *et al.* Anthrax as a Biological Weapon: Medical and Public Health Management. JAMA. 1999; 281 – May 12: 1735-45.

Ireland MW. The Achievement of the Army Medical Department in the World War. JAMA. 1921; 76: 765.

Jarcho SA. Roman Experience whith Heat Stroke in 24 BC. Bull NY Acad Med. 1967; 43: 767-68.

Jelenko C, Matthews JB, Matthews JC. Emergency Medicine in Colonial America: Revolutionary War Casualties. Ann Emerg Med. 1982; 11 (1): 40-3.

Jensen JE. Napoleonic Medicine. Md State Med J. 1981; 30 (7): 66-8.

Johnson D. Árvore de Fumaça (Tree of Smoke). São Paulo: Companhia das Letras, 2008.

Johnston JH, Lloyd J, McDonald J, Waitkins S. Leptospirosis – An Occupational Disease of Soldiers. J R Army Med Corps. 1983; 129 (2): 111-4.

Joklik WK. The History of Penicillin: the View from Oxford in the Early 1950s. The Faseb Journal. 1996; 10: 525-28.

Jones DR. Flying and Dying in WWI: British Aircrew Losses and the Origins of U.S. Military Aviation Medicine. Aviat Space Environ Med. 2008; 79: 139-46.

Jünger E. Tempestades de Aço (*In Stahlgewittern*). São Paulo: Cosac Naify, 2013.

Kang HK, Hyams KC. Mental Health Care Needs among Recent War Veterans. N Engl J Med. 2005; 352 (13): 1289.

Kang HK, Bullman T. Mortality among U.S. Veterans of the Persian Gulf War. N Engl J Med. 1996; 335 – November 14: 1498-1504.

Kaufman HH. Treatment of Head Injuries in the American Civil War. J Neurosurg. 1993; 78 (5): 838-45.

Keegan, John. Uma História da Guerra. São Paulo: Companhia das Letras, 2006.

Keller TM. A Roentgen Centennial Legacy: The First Use of X-ray by the US Military in the Spanish-American War. Mil Med. 1997; 162 (8): 551-4.

Kelly F. Iodine in Medicine and Pharmacy. Proceedings of the Royal Society of Medicine. 1961; 54: 831-36.

Kempthorne GA. The Waterloo Campaign. J Roy Army Med. Corps. 1933; 60: 52.

Kendrick DB. Blood Program in World War II. Washington: Medical Department, United States Army, 1964: 15, 74, 714.

Kennedy JW. Early Use of X-ray by Military. Ariz Med. 1973; 30 (9): 635-7.

Keynes G. The history of Blood Transfusion. In: Keynes G, ed. Blood Transfusion. London: Simpkin Marshall, 1949: 1-40.

Killian, H. O Preço da Guerra (*Im Schatten der Siege*): um cirurgião alemão no fronte da Rússia (1941-1942-1943). 3. ed. São Paulo: Livraria Editora Flamboyant.

Knapik JJ et al. Soldier Load Carriage: Historical, Physiological, Biomechanical and Medical Aspects. Mil Med. 2004; 169 (1): 45-56.

Koblentz G. Pathogens as Weapons: The International Security Implications of Biological Warfare. International Security 2003-2004; 28 (3): 84-122.

Kopperman PE. Medical Services in the British Army, 1742-1783. J Hist Med Allied Sci. 1979; 34 (4): 428-55.

Larsen B, Netto K, Aisbett B. The Effect of Body Armor on Performance, Thermal Stress and Exertion: A Critical Review. Mil Med. 2011; 176 (11): 1265-73.

Lathan SR. Caroline Hampton Halsted: the First to Use Rubber Gloves in the Operating Room. Proc Balt Univ Med Cent. 2010; 23(4): 389-92.

Lidwell OM. Special Article – Joseph Lister and Infection from the Air. Epidem. Inf. 1987; 99: 569-78.

Lim ML, Murphy GS, Calloway M, Tribble D. History of U.S. Military Contributions to the Study of Diarrheal Diseases. Military Medicine. 2005; 170: 30-38.

Lim M, Wallace MR. Infectious Diarrhea in History. Infectious Disease Clinics of North America. 2004; 18: 261-274.

Linton DS. The Obscure Object of Knowledge: German Military Medicine Confronts Gas Gangrene during World War I. Bull Hist Med. 2000; 74 (2): 291-316.

Lister J. On the Antiseptic Principle in the Practice of Surgery. Lancet. 1867; 2: 353-6.

Lister J. On the Effects of Antiseptic System of Treatment upon the Slubrity of a Surgical Hospital. Lancet 1870; 1: 84-101.

Lyons TJ, Davenport C, Copley GB, et al. Preventing G-induced Loss of Consciousness: 20 Years of Operational Experience. Aviat Space Environ Med. 2004; 75: 150-3.

Mabry RL. Tourniquet Use on the Battlefield. Mil Med. 2006; 171 (5): 352-6.

Makins GH. Gunshot Injuries of Arteries. Br Med J. 1913; 2: 1569-77.

Malinin TI. Remembering Alexis Carrel and Charles A. Lindbergh. Texas Heart Instit J. 1996; 23(1): 28-35.

Mangold T, Goldberg J. Plague Wars: The Terrifying Reality of Biological Warfare. New York, St. Martin's Press, 2000.

Manual de La Otan. Cirugia de Emergência en Guerra – Washington: United States Government Printing Office, 1967.

Marshall G. A Doctor in the Great War – an Interview with Sir Geoffrey Marshall. Br Med J. 1982; 285(6357): 1780-3.

Martin L. A Brief History of Diving, From Antiquity to the Present. Scuba Diving Explained: Questions and Answers on Physiology and Medical Aspects of Scuba Diving. Disponível em: www.lakesidepress.com/.../books/scuba/sectiona.htm

Matheson JM. Comments on the Medical Aspects of the Battle of Waterloo, 1815. Med Hist. 1966; 10 (2): 204-7.

Mayor, Adrienne (2003). Greek Fire, Poison Arrows and Scorpion Bombs: Biological and Chemical Warfare in Ancient World. Woodstock, NY: Overlook Duckworth.

McAllister P, Hughes JH. The Symptoms and Recognition of Post-Traumatic Stress Reactions. J R Army Med Corps. 2008; 154 (2): 107-9.

McCallum JE. Military Medicine: from Ancient Times to the 21st Century. Santa Barbara, California: ABC-CLIO, Inc., 2008.

McCullough D. The Great Bridge. The Epic Story of the Building of the Brooklin Bridge. New York: Simon and Schuster, 1972.

McKenny EM. History of the Motorized Ambulance Transport. Mil Med. 1967; 132 (10): 819-22.

McKenzie AG. Anaesthetic and other Treatments of Shell Shock: World War I and Beyond. J R Army Med Corps. 2012; 158 (1): 29-33.

McNabney WK. Emergency Medicine and the Military [editorial]. Ann Emerg Med. 1981; 10 (3): 173-4.

McNabney WK. Vietnam in Context. Ann Emerg Med. 1981; 10 (12): 659-61.

McNeill J. R. Yellow Jack and Geopolitics: Environment, Epidemics, and the Struggles for Empire in the American Tropics, 1650-1825. OAH Magazine of History. 2004; 18 (3): 9–13.

McNeill W. Plagues and People, New York, 1976.

Mehran R, Connelly P, Boucher P, Berthiaume E, Cote M. Modern War Surgery: The Experience of Bosnia. Part 1: Deployment. Can J Surg. 1995; 38 (3): 266-74.

Mehran R, Connelly P, Boucher P, Cote M. Modern War Surgery: The Experience of Bosnia. Part 2: The Clinical Experience [see comments]. Can J Surg 1995; 38 (4): 338-46. Comment in Can J Surg. 1995; 38 (4): 302-5.

Michaeli D. Medicine on the Battlefield: A Review. J R Soc Med. 1979; 72 (5): 370-3.

Micozzi MS, Townsend FM, Koop CE. From Army Medical Museum to National Museum of Health and Medicine. Arch Pathol Lab Med. 1990; 114 (12): 1290-95.

Middleton WS. Military Medicine: Its Role in World Health. Mil Med. 1968; 133 (4): 257-64.

Military Cold Injury During the War in the Falkland Islands. 1982: An Evaluation of Possible Risk Factors. LT Col, RP Craig. J R Army Med Corps. 153(S1): 63-68.

Milliken CS, Auchterlonie JL, Hoge CW. Longitudinal Assessment of Mental Health Problems Among Active and Reserve Component Soldiers Returning from Iraq War. JAMA. 2007; 298 (18): 2141.

Mills M. A Respirator Development. Mil Med. 1973; 138 (10): 671-73.

Mitchell RE. Aviation Medicine Research: A Historical Review. Naval Aerospace Medical Laboratory. Disponível em: www.dtic.mil/dtic/tr/fulltext/u2/a258198.pdf.

Mohler HK. The Therapeutic Use of Sulfanilamide and Related Compounds. The Military Surgeon. 1941; 88 – January: 473-86.

Montegriffo C. History of Medicine in Gibraltar. Br Med J 1978; 2 (6136):552-5.

Morris MJ. Acute Respiratory Distress Syndrome in Combat Casualties – Military Medicine and Advances in Mechanical Ventilation. Mil Med. 2006; 171 (11): 1039-44.

Morton A. Post-Operative Pulmonary Dysfunction: An Historical Review. Anaesth Intensive Care. 1975; 3 (3): 239-243.

Mullins RJ. A Historical Perspective of Trauma System Development in the United States. J Trauma. 1999; 47 (S3): S8-S14.

Murray CK, Hinkle MK, Yun HC. History of Infections Associated with Combat-related Injuries. J Trauma. 2008; 64: S221-31.

Murray DPJ. Sexually Transmitted Diseases a Waste of Military Manpower. J R Army Med Corps. 1980; 126 (2): 83-7.

Murray MJ. The Influence of Armed Conflict on the Development of Critical Care Medicine. Mil Med. 2011; 176 (6): 674-8.

Napier WFP. War in the Peninsula and the South of France from 1807 to 1814. 2nd ed., Vol. 5, Book 19, p. 248, as also quoted by Elkington HP. J Roy. Army Med. Corps. 1911; 16: 103.

National Highway Traffic Safety Administration. Helicopters in Emergency Medical Service – NHTSA Experience to Date. Washington: United States US Govt Print Off; 1973.

NATO Handbook (First Revision) 1975. Emergency War Surgery. United States Government Printing Office, USA.

Noble MJ, Bryant T, Ing FY. Casualty Anesthesia Experiences in Vietnam. Anesth Analg. 1968; 47 (1): 5-11.

Noce, C. Socórros de Urgência em Tempo de Guerra. São Paulo: Est. Gráf. Cruzeiro do Sul, 1942.

Nutton V. Medicine and the Roman Army: A Further Reconsideration. Medical History. 1969; 13 – July: 260-70.

O'Hara R, Eveland E, Fortuna S, Reilly P, Pohlman R. Current and Future Cooling Technologies Used in Preventing Heat Illness and Improving Work Capacity for Battlefield Soldiers – Review of the Literature. Mil Med. 2008; 173 (7): 653-7.

Oppenheim AL. Mesopotamian Medicine. Bulletin of the History of Medicine. 1962; 36 – March-April: 97-107.

O'Sullivan ST, O'Shaughnessy M, O'Connor TP. Baron Larrey and Cold Injury During the Campaigns of Napoleon. Ann Plast Surg. 1995; 34 (4): 446-9.

Pacheco e Silva, AC. Conferências do Curso de Aperfeiçoamento de Psiquiatria de Guerra. São Paulo: Edigraf, 1943.

Palmer IP. A Brief History of British Army Psychiatry Origins, Experiences and Understandings. J R Army Med Corps. 2003; 149 (4): 364-68.

Parrish JN Jr, Leary JP. The French Revolution and the Rise of Surgery. Am Surg. 2000; 66 (1): 94-5.

Payton G. 50 Years of Aerospace Medicine: 1919-1968. AFSC Historical Publications series nº 67-180, 1968.

Peake JB. Beyond the Purple Heart – Continuity of Care for the Wounded in Iraq. N Engl J Med. 2005; 352 – January 20: 219-222.

Pearce FJ, Lyons WS. Logistics of Parenteral Fluids in Battlefield Resuscitation. Mil Med. 1999; 164 (9): 653-5.

Pearn J. The Earliest Days of First Aid. Br Med J. 1994; 309 (6970): 1718-20.

Perkins R et al. Renal Replacement Therapy in Support of Operation Iraqi Freedom – A Tri-Service Perspective. Mil Med. 2008; 173 (11): 1115-21.

Pikoulis EA, Pretropoulos JCB, Tsigris C et al. Trauma Management in Ancient Greece: Value of Surgical Principles Through the Years. World J Surg. 2004; 28: 425-30.

Porter JB. Medical and Surgical Notes of Campaigns in the War with Mexico, During the years 1845, 1846, 1847 and 1848. Am J Med Sci. 1858; 35: 347-52.

Price BA. The Influence of Military Surgeons in the Development of Vascular Surgery. J R Army Med Corps. 1999; 145: 148-152.

Pruitt BA Jr. Combat Casualty Care and Surgical Progress. Ann Surg. 2006; 243: 715-29.

Radbill SX. Medicine in 1776: Colonial and Revolutionary Medicine in Philadelphia. Trans Stud Coll Physicians Phila. 1976; 44 (2): 1-8.

Redding JS, Matthews JC. Anesthesia during the American Civil War. Clin Anesth. 1968; 2:1-18.

Reed W. et al. The Etiology of Yellow Fever – A Preliminary Note. Military Medicine 2001. 166 (suppl. 1): 29-37.

Reeves GI. Medical Implications of Enhanced Radiation Weapons. Mil Med. 2010; 175 (12): 964-70.

Reid RL. The British Crimean Medical Disaster – Ineptness or Inevitability? Mil Med. 1975; 140 (6): 420-6.

Reidel S. Biological Warfare and Bioterrorism: A Historical Review. Baylor University Medical Center Proceedings. 2004; 17 – October: 400-406.

Reidel S. Plague: From Natural Disease to Bioterrorism. Baylor University Medical Center Poceedings. 2005; 18: 116-24.

Repine TB et al. The Dynamics and Ethics of Triage: Rationing Care in Hard Times. Mil Med. 2005; 170 (6): 505-9.

Rich NM, Baugh JH, Hughes CW. Acute Arterial Injuries in Vietnam: 1000 cases. J Trauma. 1970; 10: 359-69.

Richards T. Medical Lessons from the Falklands. Br Med J. 1983; 286 (6367): 790-2.

Richardson FM. Mitchiner Memorial Lecture. Wellington, Napoleon and the Medical Services. J R Army Med Corps. 1985; 131 (1): 9-15.

Richet, C. O Que é Indispensável Saber Sobre Assistência aos Feridos de Guerra. Rio de Janeiro: Ariel Editora.

Rignault D. Abdominal Trauma in War. World Journal of Surgery. 1992; 16 – September: 940-46.

Robertson LB. Further Observations on the Results of Blood Transfusion in War Surgery. Br Med J. 1917; 2: 679-82.

Robinson K, Byers M. Diving Medicine. J R Army Med Corps. 2005; 151: 256-263.

Roentgen WK. Ueber Eine neve Art von Strahlen. Nature. 1896; 53: 274-76.

Rona RJ, Hyams KC, Wessely S. Screening for Psychological Illness in Military Personnel. JAMA. 2005; 293 (10): 1257.

Rowbotham GF. A Historical Survey of the Treatment of Injuries to the Head. Neurologia-Neurocirurgia-Psiquiatria (México). 1970; 11 (1): 19-29.

Ruffin JR. The Efficacy of Medicine During the Campaigns of Alexander The Great. Mil Med. 1992; 157 (9): 467-75.

Ryan JM. The Falklands War – Triage. Ann R Coll Engl. 1984; 66(3): 195-6.

Sachs M, Bojunga J, Encke A. Historical Evolution of Limb Amputation. World Journal of Surgery. 1999; 23: 1088-93.

Sanford JP. Acute Respiratory Disease in the United States Army in the Republic of Vietnam, 1965-1970. Yale J Biol Med. 1975; 48 (3): 179-84.

Sarnecky MT. Nursing in the American Army from the Revolution to the Spanish-American War. Nurs Hist Rev. 1997; 5: 49-69.

Scarborough J. Roman Medicine and the Legions: A Reconsideration. Med Hist. 1969; 12 (3): 254-61.

Schilling JA. Advances in Knowledge Related to Wounding, Repair, Healing: 1885-1984. Ann Surg. 1985; 201 (3): 268-77.

Schmidt PJ. Transfusion in America in the Eighteenth and Nineteenth Centuries. N Engl J Med. 1968; 279 (24): 1319-1320.

Schwartz D et al. Aero-Medical Evacuation from the Second Israel-Lebanon War: A Descriptive Study. Mil Med. 2009; 174 (5): 551-56.

Scott R. Military Science and Military Surgery: 1984 Fitts Lecture, A.A.S.T. J Trauma. 1984; 24 (7): 553-6.

Secher O. Nikolai Ivanovich Pirogoff. Anaesthesia. 1986; 41 – August: 829-37.

Seddon RL, Edgar J, Greenberg N. The Role of Chaplains in Maintaining the Psychological Health of Military Personnel: An Historical and Contemporary Perspective. Mil Med. 2011; 176 (12): 1357-61.

Seibel RM. Medical Care During the Revolutionary War. J Indiana State Med Assoc. 1976; 69 (7): 513-5.

Selwyn S. Sir John Pringle: Hospital Reformer, Moral Philosopher and Pioneer of Antiseptics. Medical History. 1966; 10 – July: 266-74.

Shapira SC, Shemer J. Medical Management of Terrorist Attacks. IMAJ. 2002; 4: 489-92.

Shaw R. Health Services in a Disaster: Lessons from the 1975 Vietnamese Evacuation. Mil Med. 1979; 144 (5); 307-11.

Shepherd JA. 'The Smart of the Knife' – Early Anaesthesia in the Services. J R Army Med Corps. 1985; 131 (2): 109-15.

Shumacker HB. Ramuald Weglowski: Neglected Pioneer in Vascular Surgery. J Vasc Surg. 1987; 6: 95-7.

Simeone, FA. Pulmonary Complications of Nonthoracic Wounds: A Historical Perspective. J Trauma. 1968; 8(5): 625-648.

Simmons RL, Heisterkamp CA 3d, Bredenburg CE, Martin AM. Acute Pulmonary Edema in Battle Casualties. J Trauma. 1969; 9 (9): 760-75.

Skirbst R. On the Battlefield: Nursing in the Civil War. J Pract Nurs. 1979; 29 (9): 32-3.

Smith AM, Llewellyn. Caring for Our Casualties. Proceedings of the Naval Institute. 1991; 117 – December: 72-78.

Smith WJ et al. A Review of Multi-Threat Medical Countermeasures against Chemical Warfare and Terrorism. Mil Med. 2004; 169 (11): 850-5.

Snyder CC. On the History of Suture. Plastic and Reconstructive Surgery. 1976; 58 – October: 401-06.

Solomon J. From Florence Nightingale to Critical Care Nursing: A Visit to Istanbul. Focus on Critical Care. 1990; 17 (5): 370-373.

Sorokina TS. Russian Nursing in the Crimean War. J R Physicians Lond. 1995; 29 (1): 57-63.

Special Issue. Psychological Health and Traumatic Brain Injury. Mil Med. 2012; 177 (Suppl 1, August).

Staal MA. A Descriptive History of Military Aviation Psychology. The Military Psychologist April 2014. Disponível em: www.apadivision.org/.../military/.../aviation-psycho

Steinfeld JL, Summers N, Schoenberg BS. Southern Medicine in the Civil War. South Med J. 1980; 73 (4): 497-8.

Stewart J, Warner F. Observations on the Severely Wounded in Forward Field Hospitals: with Special Reference to Wound Shock. Annals of Surgery 1945; 122 – August: 129-146.

Stinner DJ et al. Prevalence of Late Amputations During the Current Conflicts in Afghanistan and Iraq. Mil Med. 2010; 175 (12): 1027-29.

Stone WJ, Knepshield JH. Post-Traumatic Acute Renal Insufficiency in Vietnam. Clin Nephrol. 1974; 2 (5): 186-90.

Sun S. Where the Girls Are: The Management of Venereal Disease by United States Military Forces in Vietnam. Literature and Medicine. 2004; 23 (1): 66-87.

Surg.-General W.F. Stevenson, cb. Notes on Surgical Experiences of the Boer War. J R Army Med Corps. 1903; 1 (2): 83-91.

Swain VAJ. Franco-Prussian War, 1870-1871: Voluntary Aid for the Wounded and Sick. British Medical Journal. 1970; 29 – August: 514-17.

Swan KG. Triage: The Past Revisited. Mil Med. 1996; 161 (8): 448-452.

Taylor B. Some Medical-Historic Aspects of the Later Napoleonic Wars, 1812--15. Md State Med. J 1978; 27 (12): 24-31.

Temkin O. The Elusiveness of Paracelsus. Bulletin of the History of Medicine. 1952; 26: 210-17.

Teschan PE. Acute Renal Failure during the Korean War. Ren Fail. 1992, 14(3): 237-239.

Textbook of Military Medicine. Conventional Warfare – Ballistic, Blast and Burn Injuries. Part 1, volume 5, 1990. Office of the Surgeon General, Department of the Army, USA.

Thevenet A. Guy de Chauliac (1300-1370). Annals of Vascular Surgery. 1993; 7 – March: 208-12.

Thompson SV. A Fearsome Enemy; A History of Sanitation in the British Army 1899-1914. J R Army Med Corps. 1998; 144: 166-71.

Thomsen M. Historical Landmarks in the Treatment of Burns. British Journal of Plastic Surgery. 1977; 30: 212-17.

Thorwald J. O Século dos Cirurgiões. 1. ed. São Paulo: Leopardo Editora, 2010.

Trueta J. Reflections on the Past and Present Treatment of War Wounds and Fractures. Mil Med. 1976; 141 (4): 255-8.

Tyndall, J. The Optical Deportment of the Atmosphere in Relation to the Phenomena of Putrefaction and Infection, Philosophical Transactions of the Royal Society. 1876; 166: 27.

Udihara, M. Um Médico Brasileiro no Front – O Diário de Massaki Udihara na II Guerra Mundial – São Paulo: Hacker Editores Narrativa Um; Imprensa Oficial do Estado; Museu Histórico da Imigração Japonesa no Brasil, 2002.

U.S. Navy Diving Manual (Volume 1): Chapter 1 – History of Diving. Disponível em: docs.lib.noaa.gov/.../us_navy_diving_manual

Vassalo DJ. The International Red Cross and Red Crescent Movement and Lessons from the Experience of War Surgery. Journal of the Royal Army Medical Corps. 1994; 140: 146-54.

Veja: edição 2247 – ano 44 – nº 50, 14/12/2011, p. 128.

Veja: edição 2325 – ano 46 – nº 24, 12/6/2013, p. 108.

Veja: edição 2335 – ano 46 – nº 34, 21/8/2013, p. 15.

Veja: edição 2362 – ano 47 – nº 9, 26/2/2014, p. 76.

Veja: edição 2379 – ano 47 – nº 26, 25/6/2014, p. 53.

Verne J. 20,000 Leagues Under the Sea. New York: Charles Scribner's Sons, 1925.

Vetter S. Understanding Human Behavior in Times of War. Mil Med. 2007; 172 (Suppl 1): 7-10.

Vilella MO. História da Medicina Aeroespacial. Disponível em: http://www.sbma.org.br/historia.htm

Visoni RM, Canalle JBG. Bartolomeu Lourenço de Gusmão: O Primeiro Cientista Brasileiro. Rev Bras Ensino de Física. 2009; 31:3604.

Wangensteen OH, Wangensteen SD, Klinger CF. Wound Management of Ambroise Paré and Dominique Larrey, Great French Military Surgeons of the 16th and 19th Centuries. Bull Hist Med. 1972; 46(3): 207-34.

Wangensteen OH, Wangensteen SD. Some Pre-Listerian and Post-Listerian Antiseptic Wound Practices and the Emergence of asepsis. Sug Gynecol Obstet. 1973; 137 (4): 677-702.

Watt J. Doctors in the Wars [editorial]. J R Soc Med 1984; 77 (4): 265-7.

Waugensteen OH, Waugensteen SD. Military Surgeons and Surgery, Old and New: An Instructive Chapter in Management of Contamined Wounds. Surgery. 1967; 62: 1102-24.

Webster NR, Ward MJ. Battlefield Transfusions. JAMA. 1994; 271 (4): 319.

Weld SB. Surgeon Bentley and the First Human Blood Transfusion. Conn Med. 1973; 37 (8): 423-4.

West J. Paralysis and Blindness During a Balloon Ascent to High Altitude. High Altitude Medicine & Biology. 2004; 5 – December: 453-56.

Whelan TJ Jr. MASH, Military Medicine, and Beyond: Mainstream or Tributary? Am J Surg. 1986; 152 (1): 2-5.

Whelan TJ Jr. Surgical Lessons Learned and Relearned in Vietnam. Surg Annu. 1975; 7: 1-23.

Whelton A, Donadio J. Post-Traumatic Acute Renal Failure in Vietnam. Johns Hopkins Med J. 1969; 124(2): 95-105.

Whelton A, Donadiq JV Jr. Post-Traumatic Acute Renal Failure in Vietnam. A Comparison with the Korean War Experience. Johns Hopkins Med J. 1969; 124 (2): 95-105.

Whelton A. Post-Traumatic Acute Renal Failure in Vietnam: A Milestone in Progress. Conn Med. 1974; 38 (1): 7-9.

Whitby, JD. Alcohol in Anaesthesia and Surgical Resuscitation. Anaesthesia. 1980; 35: 502-5.

Wickes HL. History of Nursing in the Army: Behind the Lines. Nurs Mirror. 1981; 153 (2): 23-4.

Wilmer WH. Plane News. Newsletter of Issoudun army Air Field, AEF France. 19 October 1918.

Wilmer WH. The Early Development of Aviation Medicine in the United Satates. The Military Surg. 1935; 77: 115-34.

Wilson B. Relearning in Military Surgery: The Contributions of Princess Vera Gedroitz. Clinical and Investigative Medicine. 2007 (Suppl); 30 (4): 44-45.

Wilson J. Medicine in Ancient Egypt. Bulletin of the History of Medicine. 1962; 36 (2): 114-123.

Wilson TH Jr. Advances in the Treatment of War Wounds. Surg Annu. 1970; 2 (0): 223-38.

Wilson TH Jr. New Concepts in the Management of Trauma (Vietnam War). Am Surg. 1969; 35 (2): 104-6.

Woodward TE. The Public's Debt to Military Medicine. Mil Med. 1981; 146 (3): 168-73.

Wright AE. Wound Infections and their Treatment. Proc R Soc Med. 1915; 9: 60-5.

Wright LF. Army Dialysis: Past, Present, and Future. Mil Med. 1982; 147 (9): 738-40.

Wyatt HV. Iron Lungs in the Service of Polio Cases Overseas in World War II. J R Army Med Corps. 1997; 143 (1): 53-60.

Yehuda R. Post Traumatic Stress Disorder. N Engl J Med. 2002; 346 – January 10: 108-14.

Zimbardo PG. Stanford Prison Experiment: A Simulation Study of the Psychology of Imprisonment. Stanford, CA, Phillip G. Zimbardo, 1972. Disponível em: http://www.prisonexp.org.

http//:www. historyinanhour.com.